高等职业教育医学卫生类专业系列教材

供临床医学、口腔医学、药学、护理等专业用

U0694630

新形态活页式教材

药 理 学

主 编　胡春光　郭丽琴　夏明红

副主编　张绪恕　李　伟　胡琦兰　涂开峰　陈少泽

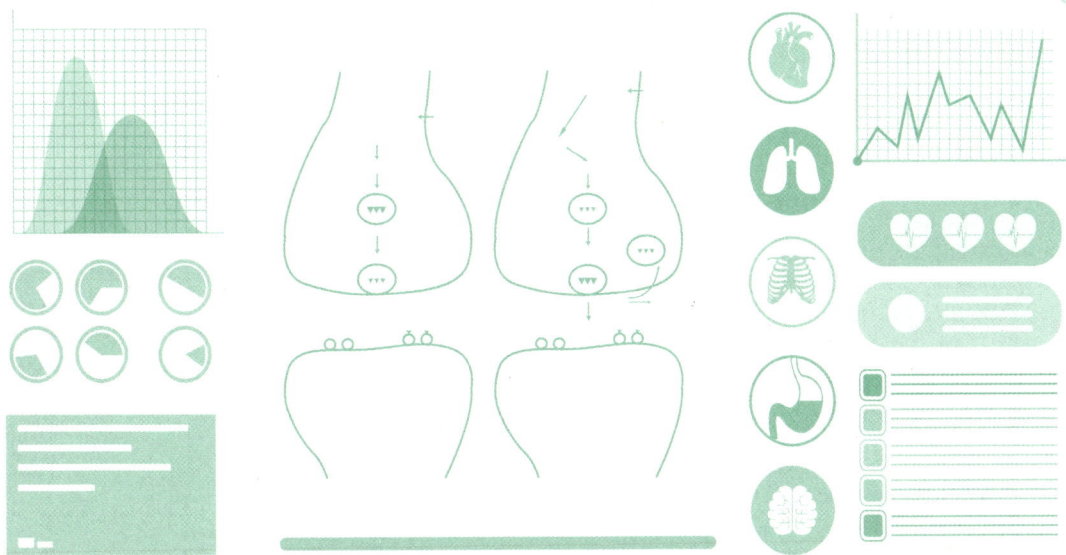

重庆大学出版社　国家一级出版社　全国百佳图书出版单位

内容提要

本书在编写体例上,依据职业教育精神以及临床岗位需求,每个章节都设置了具体的"素质目标""知识目标"以及"能力目标"。为了进一步提升学生的素质、拓宽学生的视野、增加学生的知识和技能,本书还设置了"案例导入""知识链接""知识拓展""处方评判""医海拾贝""杏林育英"六大模块。

本书是新形态活页式融媒体教材,线上线下一体。线下纸质部分一共分为41章,其中第一至五章为总论部分,主要介绍药理学的相关基本理论、基本知识以及基本技能。第六至四十一章为各论部分,主要介绍各类药物的体内过程、药理作用及临床应用。线上配有全套的 PPT 课件、目标测试习题、微课、动画及虚拟仿真等视频资源、各类参考文献等,学生学习的时候可以轻松突破时间和空间的局限,从而达到理想的学习效果。

本书可供高等职业教育临床医学、口腔医学、药学、护理等相关专业师生使用,也可供医药类相关从业者参考。

图书在版编目（CIP）数据

药理学 / 胡春光,郭丽琴,夏明红主编. -- 重庆:
重庆大学出版社,2023.7（2025.7 重印）
高等职业教育医学卫生类专业系列教材
ISBN 978-7-5689-3947-8

Ⅰ.①药…　Ⅱ.①胡…②郭…③夏…　Ⅲ.①药理学
—高等职业教育—教材　Ⅳ.①R96

中国国家版本馆 CIP 数据核字 (2023) 第093477号

药理学
YAOLI XUE

主　编　胡春光　郭丽琴　夏明红
策划编辑:袁文华
责任编辑:张红梅　　版式设计:袁文华
责任校对:刘志刚　　责任印制:赵　晟
*
重庆大学出版社出版发行
社址:重庆市沙坪坝区大学城西路 21 号
邮编:401331
电话:（023）88617190　88617185（中小学）
传真:（023）88617186　88617166
网址:http://www.cqup.com.cn
邮箱:fxk@cqup.com.cn（营销中心）
全国新华书店经销
重庆市国丰印务有限责任公司印刷
*
开本:889mm×1194mm　1/16　印张:22.25　字数:660 千
2023 年 7 月第 1 版　2025 年 7 月第 2 次印刷
印数:2 001—5 000
ISBN 978-7-5689-3947-8　定价:82.00 元

BIANWEIHUI 编委会 ✚

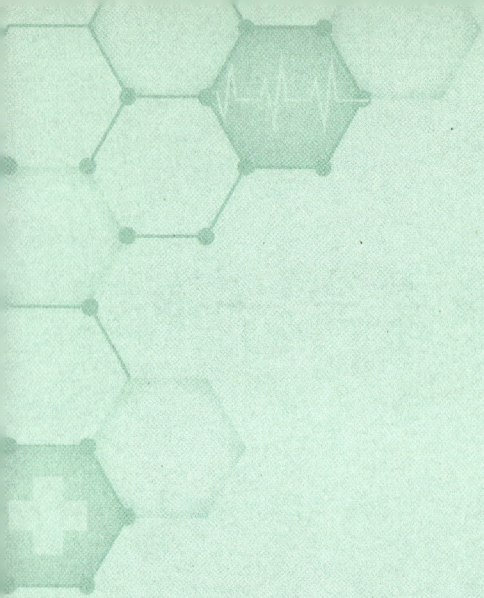

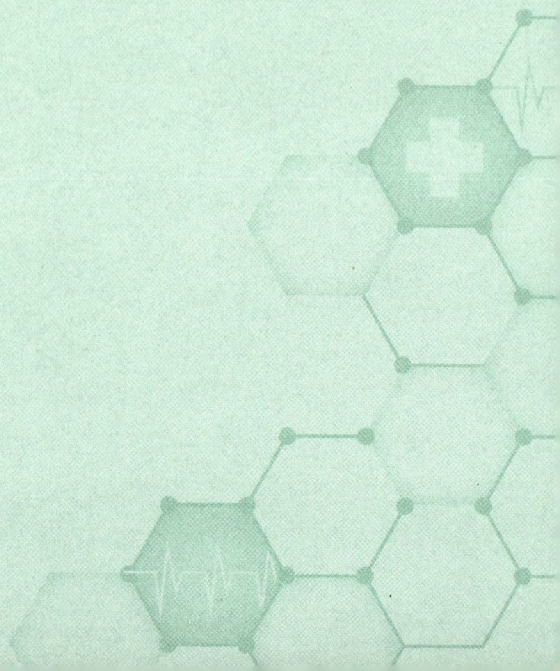

本书以习近平新时代中国特色社会主义思想为指导，深入贯彻全国职业教育大会精神，落实《国家职业教育改革实施方案》和《"十四五"职业教育规划教材建设实施方案》文件要求，深入实施科教兴国战略，强化现代化人才建设。本书是一本活页式融媒体教材，主要面向3年制专科层次临床医学、口腔医学、药学、护理等专业的学生。本书在形式和内容上都做了很大的创新，是对"传统教材"的一次深入的、全方位的改革探索。我们希望本书的创新能带动使用这本书的学校以及整个"药理学"课程教学的改革创新。我们相信本书是一部高质量的教材，将会给予师生良好的用书体验。

本书编写组成员来自学校、医院以及医药企业，其中，学校教师均从事过一线"药理学"教学工作，团队成员以高级职称和中级职称为主，且多数为"双师型"教师，兼职教师为本地医院临床经验丰富的医务人员，以及湖北省知名药企。其中，涂开峰为黄冈职业技术学院二级主任医师，陈少泽博士为黄冈市中心医院主任医师，夏明红为黄冈职业技术学院附属医院副主任医师，孔凡为黄冈市优抚医院主管药师。我们在本书编写前期，进行了广泛而深入的调研，对国家职业教育精神、高职高专学生特点以及岗位要求进行了多轮研讨，最终确定了统一的编写方向，明确了编写内容以及编写要求。

本书把立德树人作为根本任务，坚持德技双修，把社会主义核心价值观以及马克思主义思想作为精神内核，引入爱国文化、传统中医文化、当代中国人药学成就、职业素养、劳动教育等。在本书的编写过程中，我们坚持医教协同，采用"岗课赛证"融通的方式将岗位技能要求、竞赛相关知识技能要求以及执业助理医师资格考试大纲要求有机地融合起来。在内容设置上，我们严格遵循"三基"（基本理论、基本知识、基本技能）和"五性"（思想性、科学性、先进性、启发性和适用性）原则。"三基"方面，我们遵循"必需""够用"原则，在传统教材的基础上，大幅度减少机理性理论知识，尤其是与临床岗位、后期专业课以及执业助理医师资格考试大纲关联度不高的理论知识，本书总论部分的编写尤其显著地体现了这一特点；同样，基于传统教材以及"必需""够用"原则，我们增加了生活及临床中涉及的药理方面的基本理论以及基本知识，如重要概念、药物管理知识、剂型特点、用药理念、必要疾病介绍等；本书注重学生医学技能的培养，增加了一定篇幅的技能内容，如药物的选择、处方的书写、常见疾病用药案例分析、知识的科普等。"五性"方面，相较于传统教材，我们做了以下工作：①在书中引入了大量思政元素的内容，突显立德树人的宗旨；②规范了药物代谢动力学、药物效应动力学、抗菌药物等一些重要的概念，使之与国家出台的文件一致，同时符合语义学的要求，经得起逻辑的推敲；③直接对接国家最新的法律法规文件、疾病诊疗指南、规范和权威医学专业书籍，例如：《中国高血压防治指南（2024年修订版）》《中华人民共和国药典（2025年版）》《中国糖尿病防治指南（2024版）》《新编药物学（第18版）》《中国成人失眠诊断与治疗指南（2023 版）》，人民卫生出版社 2024 年出版的 5 年制临床医学本科教材《内科学》和《药理学》等；④摒弃了目前市面上常见教材上有而国家已经退市的药物，如酚酞、他克林、苯乙双胍、酚氨咖敏、苯丙醇胺、阿司咪唑、司帕沙星等；⑤摒弃了一些高风险药物如西沙必利、己烯雌酚等，以及临床上不常用的药物，如除五大类一线降压药以外的大部分降压药等；⑥纠正了目前不少教材中出现的一些常见的知识性错误，例如，"沙利度胺在全球被禁用"（解释：沙利度胺只是不用于孕妇，并没有在所有领域被禁用）、"我国药典均分为一、二两部"（解释：我国的药典 2000 年及以前分为两部，现在的药典分为四部）、"医用酒精不能杀灭病毒"（解释：医用酒精能够杀灭新型冠状病毒）等；⑦针对目前的临床用药情况，在书中引入了一定数量的深受临床欢迎的新药，如达比加群酯、依克那肽、五代头孢等，体现了与时俱进的特点；⑧增加了药物的新技术、新工艺，如分散片、双释放肠溶剂型、脂质体剂型、胶样分散剂型等，开阔学生视野，引导学生理解药物剂型对药物作用的影响；⑨引入了足够的最新知识和理论，如高血压的标准及选药原则、糖尿病的治疗目标、抗菌药物的合理应用、头孢菌素常规不做皮试等；⑩增加了临床热点元素，如新型冠状病毒感染的对症治疗以及消毒用药等。

在本书的编写体例上，我们依据职业教育精神以及临床岗位需求，在每个章节都设置了具体的"素质目标""知识目标"以及"能力目标"。为了进一步提升学生的素质、开阔他们的视野、增加他们的知识和技能，我们设置了"案例导入""知识链接""知识拓展""处方评判""医海拾贝""杏林育英"六大模块。其中，"案例导入"主要出现在个论的每个章节中，所选的案例均是典型疾病的典型用药，能够很好地帮助学生熟悉病历的书写以及掌握临床用药思维；"知识链接"主要是一些新增加的帮助学生学好该章节的铺垫知识，如某个症状或疾病的介绍等；"知识拓展"主要是一些新增的需要以该章节知识和技能为基础而外延的知识；"处方评判"主要是给予学生常见疾病的用药处方，要求学生对选用药是否合理以及处方书写是否正确规范进行评判，通过这种途径，学生可以更快地掌握处方书写技能；"医海拾贝"主要是一些代表性药物的相关历史故事以及代表性中药治病的古籍记载等；"杏林育英"主要介绍一些大医在药学领域所取得的成就，弘扬他们的爱国精神，以及高尚的职业道德情操，同时传播我国优秀的传统中医文化。

本书是融媒体教材，线上线下一体。线下纸质部分一共分为 41 章，其中，第一至五章为总论部分，主要介绍药理学的基本理论、基本知识以及基本技能。第六至四十一章为个论，主要介绍各类药物的体内过程、药理作用及临床应用。线上配有全套的 PPT 课件、目标测试习题、微课、动画及虚拟仿真等视频资源以及各类参考文献等，学生学习的时候可以轻松突破时间和空间的局限，从而达到理想的学习效果。

在本书的编写过程中，我们始终将质量放在第一位。为了编写出师生满意的教材，我们参考了大量与教材相关的法律法规文件、药品说明书、权威书籍以及专业期刊，并于 2025 年加印时进行了全面的更新，所有的知识点都经过了反复推敲。我们有一颗追求完美的心，但深知自己不完美，因此书中难免还是会出现一些不足甚至错误，敬请各位师生批评指正！

特别声明："常用制剂和用法"的内容仅供学生学习参考，不具有法律效力，实际工作请参阅工作时的药品说明书。

胡春光

2025 年 7 月

MULU **目 录**

素质目标

具有热爱祖国、热爱医生职业的情怀。

具有求真务实的学习态度。

知识目标

掌握药物、毒物、药理学、药物代谢动力学、药物效应动力学、处方药、非处方药的概念。

熟悉药品的批准文号、有效期、通用名、商品名、麻醉药品、精神药品的特点。

了解药品管理法及监管部门、药典及药品说明书的基本知识。

能力目标

能够说出药理学课程的任务。

能够解读药品的批准文号及有效期。

能够分辨非处方药及处方药。

能够说出药理学的学习方法。

第一节　医学的精神

医学起源于爱，没有爱就没有医学。我们选择医学这一专业，正是因为我们对生命的热爱，对知识的热爱，对奉献精神的热爱，以及对祖国和这片养育我们的土地的深深热爱。

医学的精神是每一位医学生前行的明灯，怀着永恒的敬意仰望这盏明灯，它将指引我们攀登高处。终有一天，我们也会成为那崭新的一盏，让更多处在病痛折磨中的人们以及渴望维持健康、远离疾病的人们，看到希望，看见光明！

每一位学生走进神圣的医学学府时，都会宣读一段誓词，让我们不忘初心，再次回望那段让我们热血沸腾的誓词吧！

我决心竭尽全力除人类之病痛，助健康之完美，维护医术的圣洁和荣誉。救死扶伤，不辞艰辛，执着追求，为祖国医药卫生事业的发展和人类身心健康奋斗终生。

——《中华人民共和国医学生誓词》

唐代药王孙思邈，医者仁心，悬壶济世，他将一生奉献给了医学事业，其高尚的医德，为后世之楷模。他的名言：

凡大医治病，必当安神定志，无欲无求，先发大慈恻隐之心，誓愿普救含灵之苦。

——《备急千金要方》

第二节　药理学的基本概念及课程任务

药物（drug）是指可以改变或查明机体的生理功能及病理状态，用于预防、诊断和治疗疾病的物质。毒物（toxicant）是指在较小剂量时就能够对机体产生明显毒性作用、损害人体健康的化学物质。药物和毒物之间并无严格的界限，有的药物同时具有毒物的特征，因此，在选择和使用时需格外注意。

📋 知识拓展

"是药三分毒"这句话对吗？

"是药三分毒"，意思就是只要是药，就有三分的毒性。这句话明显地泛化了"毒性"的概念。毒性是指用药剂量过大、用药时间过长（超出药典和说明书规定的范围）时，药物对机体的损害性。如果不谈剂量和使用时程而谈毒性，是不科学的！另外，不要说毒性，就是药物总的不良反应，绝大多数也达不到"三分"（即30%），我们常见的药物不良反应发生率为3%～9%。

> 药物的价值在于预防、诊断和治疗。生病用药，合情合理，不要因为药物可能存在的不良反应而拒绝使用药物，从而错失治疗良机；也不要无所敬畏地滥用药物，危害身体健康。把药典、药品说明书、临床诊疗指南、有循证医学证据的药品用法作为用药根据，是每位医师都应遵守的行医准则。（参考 2021 年 8 月通过的《中华人民共和国医师法》最新规定）

药理学（pharmacology）是一门研究药物与机体（包括病原体）相互作用及作用规律的学科。依据涉及的内容，药理学包括药物代谢动力学（pharmacokinetics，简称"药动学"）和药物效应动力学（pharmacodynamics，简称"药效学"）两部分。药物代谢动力学主要阐述药物在机体的影响下所发生的变化及其规律，包括药物的体内过程、药物在体内动态变化的规律。药物效应动力学主要阐述药物对机体的作用及作用机制，包括药物的临床应用和不良反应等。

药理学是一门桥梁课程，一方面它连接解剖学、生理学、病理学等基础医学课程；另一方面，它又与内科学、外科学等临床课程深度融合。本课程以立德树人为根本任务，通过阐明常规药物的基本作用、临床应用、不良反应、禁忌证及注意事项，培养热爱祖国、热爱人民、热爱中国共产党、热爱医师职业的符合临床岗位素质、知识和技能要求的社会主义医疗事业接班人。

第三节 药品的管理

一、药品管理法及药品监管部门

《中华人民共和国药品管理法》（以下简称《药品管理法》）是国家为了加强药品管理，保证药品质量，保障公众用药安全和合法权益，保护和促进公众健康而制定的法律，我国所有的药物法规政策都不得违背该法案。2019 年，我国对该法案进行了第二次修订。该法案规定药品生产企业必须严格执行 2011 年实施的《药品生产质量管理规范（2010 年修订）》，药品经营企业必须严格执行 2016 年实施的《药品经营质量管理规范》。我国的药品监管部门包括国家药品监督管理局（NMPA，"国家药品监督管理局"这一名称从 2018 年 9 月 1 日正式启用，该机构前身为国家食品药品监督管理总局）以及各省、自治区、直辖市药品监督管理局等。国家药品监督管理局负责药品的标准管理、注册、质量、安全监督管理等，各省（市）药品监督管理局贯彻执行国家药品安全监管的法律法规，负责当地药品的质量监督、不良反应监测等。

二、药典和药品说明书

《中华人民共和国药典》（以下简称《中国药典》）是一部记载药品标准、规格的法典，它是药品生产、供应、使用、检验以及监督管理共同遵循的法定依据。截止到目前，我国最新版的药典是 2025 版，共分为四部：第一部收载中药，第二部收载化学药品，第三部收载生物制品及相关通用技术要求和指导原则，第四部收载通用技术要求、指导原则和药用辅料等。药品说明书是指药品生产企业根据最新药典制订，并依据市场反馈和循证医学研究而及时修订的指导医务人员用药的技术性资料，它是药品选择和使用的法定指南。药品说明书的内容包括药品的名称、规格、生产企业、药品批准文号、产品批号、有效期、主要成分、适应证或功能主治、用法用量、禁忌、不良反应和注意事项等，中药制剂说明书还应包括主要药味（成分）性状、药理作用、贮藏等。

三、药品名称分类

药品有多种名称，包括通用名、商品名、别名和化学名。因别名和化学名使用较少，下面仅介绍通用名和商品名。

1.通用名　是由国家药典委员会依据《中国药品通用名称命名原则》组织制定并上报国家卫生行政管理部门备案的法定名称。该名称具有强制性和约束性，不同品种的药品拥有不同的药品通用名，而同一种药品只能使用同一个药品通用名。国家卫生行政管理部门规定，所有上市流通的药品的标签、说明书以及包装上必须标注药品的通用名。药品通用名不可注册成商标。

2.商品名　是指药品生产企业自己注册的标志性名称，它体现了药品生产企业的形象以及对该名称的专属权。同一种药品，不同企业可以注册不同的商品名，部分药品可能存在几十上百个不同的商品名。比如，奥美拉唑的商品名有洛赛克、奥克等。在正式的学术交流场合、期刊、著作以及教材中，通用名是标准名称，一般不使用商品名。

四、处方药和非处方药

为了保障广大人民的用药安全，以及使用方便，我国制定了《处方药与非处方药分类管理办法（试行）》。处方药（prescription drug 或 receptor X，Rx）是指必须凭执业医师或执业助理医师的处方才可以调配、购买和使用的药品；非处方药（over the counter drug，OTC）是指不需要凭执业医师或执业助理医师的处方，消费者可自行判断病情、购买和使用的药品。非处方药经批准可以在大众媒体上进行广告宣传，而处方药只允许在专业的期刊、文献、会议上进行宣传。部分药物，同时具有处方药和非处方药两种身份。处方药和非处方药实施动态管理，每 3～5 年会重新评价并调整。

非处方药根据安全性又分为甲类（OTC 标识背景呈红色）和乙类（OTC 标识背景呈绿色）。甲类非处方药只能在具备经营许可证以及人员资质的社会药店、医疗机构药房零售；乙类非处方药由于安全性更高，除甲类的社会药房以及医疗机构外，还可以在经过批准的普通零售企业如超市、宾馆等地零售。药品专用标识如图 1-1 所示。

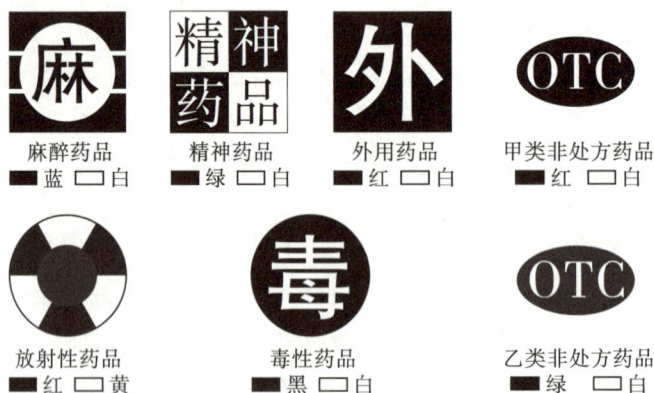

图 1-1　药品专用标识

五、国家基本药物

依据国情，我国从临床各类药品中遴选出疗效可靠、不良反应小、质量稳定、价格合理、使用方便的药品作为基本药物，制定了《国家基本药物目录（2018 年版）》。实施国家基本药物制度，既保障了基本药物的生产、供应，稳定了基本药物的价格，又可以有效地指导临床合理用药，杜绝了药物滥用和浪费，同时为我国的医疗保险制度提供了报销范围和比例依据。

六、药品的批准文号和有效期

1.药品的批准文号　药品经国家药品行政管理部门批准后方可生产以及上市流通，药品获批同时拥有批准文号。批准文号的格式是：国药准（试）字＋1位字母＋8位数字。其中，"准"表示获批正式生产的药品，"试"表示获批试生产的药品；1位字母有H、Z、B、S、J等，H表示化学药品，Z表示中药，B表示保健药品，S表示生物药品，J表示进口药品；8位数字中，1、2位代表批准文号来源，3、4位代表批准某药生产年号的后两位数字，5、6、7、8位数字为顺序号。例如，国药准字Z10960078。

2.有效期　是指药品在规定的贮存条件下，能够保持质量的期限。其表示方法有3种。①直接标明有效期：如某药品有效期为2025年9月，表明该药品可在2025年9月30日前使用。②直接标明失效期：国外进口药品常采用EXP，Date或Use before，如某药标明EXP，Date：May 2025，表示该药品在2025年5月失效，即有效期到2025年4月30日。③标明有效年限：如某药品标明批号240207，有效期2年，则表示该药品可在2026年2月6日前使用。2019年修订的《药品管理法》明确规定，未标明有效期以及更改有效期的药物按劣药处理。

七、特殊药品

《药品管理法》将麻醉药品、精神药品、医疗用毒性药品、放射性药品、药品类易制毒化学品作为特殊药品进行严格管理，以避免流入社会危害他人。

1.麻醉药品　是指对中枢神经有麻醉作用，连续使用、滥用或不合理使用易产生生理依赖性和精神依赖性，能成瘾癖的药品，包括吗啡、哌替啶、可待因等。麻醉药品在医疗上主要用于外科手术、各类癌症晚期疼痛及急诊患者的镇痛等。麻醉药品须由专人进行管理，并建立麻醉药品处方登记册，定期接受管理部门的检查。

2.精神药品　是指作用于中枢神经系统，使之兴奋或抑制，连续使用可产生依赖性的药品。根据药物导致人体精神依赖的难易程度以及对人体的危害程度，精神药品可分为第一类精神药品和第二类精神药品。第一类精神药品包括麦角乙二胺、麦司卡林、氯胺酮、三唑仑、司可巴比妥等；第二类精神药品包括巴比妥类（司可巴比妥除外）、苯二氮䓬类（三唑仑除外）、曲马多、唑吡坦等。医生在开具精神药品时，应严格依据医疗需要合理使用，严禁滥用。第一类精神药品管理同麻醉药品。

3.医疗用毒性药品　是指毒性强烈、治疗剂量与中毒剂量相近，使用不当易致患者中毒或死亡的药品，故使用时必须小心。医疗用毒性药品主要包括去乙酰毛花苷丙、洋地黄毒苷、阿托品、毛果芸香碱等。

4.放射性药品　是指含有放射性核素、供医学诊断和治疗用的一类特殊药物，如放射性碘131等。

5.药品类易制毒化学品　是指国家规定管制的可用于制造毒品的前体和化学助剂等物质，如麻黄碱、1-苯基-2-丙酮。

第四节　药理学的学习方法

1.密切联系基础医学　药理学有相当一部分知识需要以解剖学、生理学、病理学、微生物学等为基础，学习相应章节前，应回顾基础医学课程对应的知识和相关技能。

2.密切联系临床以及生活　将大量的药物知识和相关技能放进具体的临床案例或生活场景，相应药物知识和相关技能就更容易被掌握。

3.积极地参与各种课前、课中以及课后活动　在参与、体验过程中学到的药物知识和相关技能将更加深刻，也更加容易唤醒学生对药理学学习的热忱。

4.积极主动地提出问题　提出的问题既可以是书本上的问题，也可以是日常生活中或者临床上见到的与疾病和药物相关的问题，提问对象可以是老师、学生，也可以是人工智能。学生在求索的过程中，更容易掌握药物的关键知识和技能。

5.多看信息化平台上的各种资源　对于书中的难点和重点，及时观看信息化平台上的动画、视频、微课，学生将更加方便地掌握相关知识。本教材在智慧职教信息化平台开设了药理学MOOC，有丰富线上资源。

6.查阅国家疾病诊疗指南、药典、药品说明书以及权威期刊的医学论文资料　通过查阅相关资料，学生一方面可以巩固课本知识的学习；另一方面，也可以了解各种疾病的前沿用药情况。

📝 思考题

> 1.简述药理学课程的任务。
>
> 2.简述处方药与非处方药的区别。
>
> 3.请思考如何成为一名好医生。

（胡春光）

第一章
目标测试

药物代谢动力学

素质目标

具有热爱祖国、热爱患者、诚信待人的医师必备的职业道德。

具有严谨求学的意识。

知识目标

掌握吸收、分布、代谢、排泄、首过消除、恒比消除、半衰期、生物利用度的概念。

熟悉药酶诱导剂、药酶抑制剂、恒量消除、肠肝循环的概念，药物的剂型及特点。

了解药物的分布以及代谢。

能力目标

具有良好的人际沟通能力，能选择合适的给药途径以及药物剂型。

药物代谢动力学，简称药动学，主要阐述药物在机体的作用下所发生的变化及其规律。机体对药物的作用包括4个过程，分别是吸收、分布、代谢和排泄。药物的体内过程为临床用药提供了理论依据。

第一节　药物的跨膜转运

药物的体内过程其实就是一个不断跨膜的过程。药物的跨膜转运方式主要是被动转运和主动转运。

一、被动转运

被动转运（passive transport）是指药物顺着浓度差，从高浓度一侧向低浓度一侧的扩散过程。膜两侧的浓度差越大，药物被动转运的速度越快；当膜两侧的药物浓度达到动态平衡时，药物的被动转运相对停止。

被动转运的特点：顺浓度梯度，不需要载体，不消耗能量，分子量小、脂溶性高、极性小、非解离型的药物易被转运。多数药物以被动方式转运。

二、主动转运

主动转运（active transport）是指药物逆着浓度差，从浓度低的一侧向浓度高的一侧转运。

主动转运的特点：逆浓度梯度，需要载体，且载体对药物具有特异性和选择性，消耗能量，且存在饱和竞争性抑制现象。少部分药物以主动方式进行转运，例如，青霉素和丙磺舒可竞争肾小管同一载体转运排泄，青霉素因排泄慢可致有效血药浓度持续时间长，抗感染作用增强。

第二节　药物的体内过程

一、吸收

药物的吸收（absorption）是指药物从给药部位进入血液循环的过程。除静脉注射和静脉滴注是药物直接进入血液循环外，其他的给药途径均存在吸收过程。药物的吸收多以被动转运方式进行，吸收的速度和程度直接决定了药物效应的强弱和快慢。吸收的速度和程度与吸收的部位关系很大，血液运行越丰富的部位，吸收越快；反之，吸收越慢。

给药途径影响药物的吸收，药物的吸收速度由快到慢依次为：吸入 > 肌内注射 > 皮下注射 > 舌下及直肠 > 口服 > 黏膜 > 皮肤，其中，吸入、肌内注射、皮下注射、舌下和直肠的吸收较为完全，而口服给药吸收相对差一些，皮肤给药吸收最差，仅少数脂溶性高的药物可通过皮肤吸收。

（一）口服、舌下及直肠给药

口服给药经胃和小肠吸收。由于小肠的面积大，且血流丰富，因此小肠是吸收的主要途径。少数弱酸性药物，在胃的酸性环境下解离更少，更容易被吸收。胃肠的药物经黏膜及毛细血管进入肝门静脉，最终进入血液循环。有些口服的药物，存在首过消除（first pass elimination）现象，即药物经肠黏膜到达肝脏时，被部分灭活代谢，最终进入全身血液循环的药量减少，首过消除也

称为首过效应（first pass effect）。针对首过消除明显的药物，通常采用其他途径给药，如舌下以及直肠给药：舌下含服硝酸甘油片，直肠给予对乙酰氨基酚栓等。部分口服刺激性较大的药物或者患者不能口服药物时，亦可采用直肠给药。

（二）注射给药

静脉滴注以及静脉注射无吸收过程，药物进入血液循环后立即分布到各组织器官发挥作用。皮下注射及肌内注射时，药物经毛细血管壁吸收入血，吸收速度与给药部位的血液运行情况以及药物的剂型有很大的关系，水溶液吸收迅速，油剂、混悬剂或植入片吸收慢，作用时间相对较长。肌肉组织内毛细血管比皮下组织要丰富，故药物肌内注射起效速度快于皮下注射，休克患者肌内注射肾上腺素升血压作用比皮下注射更快。

（三）吸入给药

由于肺泡面积大，肺血流量十分丰富，因此具有一定溶解度的药物可以轻松通过肺泡膜进入肺毛细血管，从而被吸收。吸入性给药除吸入性麻醉药物外，临床上呼吸系统疾病也常用到吸入途径给药，如沙丁胺醇、特布他林、色甘酸钠、倍氯米松等，由于气道本身就是该类药物作用的靶器官，故吸入给药起效快，效果好。

（四）影响药物吸收的其他因素

1. 药物的理化性质　分子量越小、脂溶性越高、极性越小的药物越容易被吸收。不溶于水又不溶于脂类的药物无吸收作用。

2. 药物的剂型　同一种药物，制成不同的剂型后，吸收的速度以及程度可以有很大的差别。药物的剂型有：普通片剂、胶囊剂、缓释剂型（缓释片、缓释胶囊）、双释放肠溶剂型（双释放肠溶片、双释放肠溶胶囊）、控释剂型（控释片、控释胶囊）、溶液剂、糖浆剂、颗粒剂、注射剂、气雾剂、栓剂等。剂型不同，药物的崩解速度、时间不同；给药途径不同，药物的吸收速度也不相同。选择药物时，要综合考虑患者的疾病状况、用药的便利性、药物的经济性等诸多情况。常见药物剂型的特点如下。

普通片剂：又称为压制片，是指药物加辅料直接压制而成的片剂或异形片状的固体制剂。普通片剂一般在 15 分钟内完全崩解。

胶囊剂：通常所说的胶囊是指硬胶囊，药物以粉末或者颗粒状态填充于囊壳中。硬胶囊一般于 30 分钟内完全崩解。胶囊可以隔离药物的气味并且避免药物直接对口腔以及食道的刺激。

肠溶片（肠溶胶囊）：在胃液中不崩解，仅在肠道崩解释放和吸收的剂型。此类剂型一般于 1 小时左右完全崩解，并且可以避免药物被胃酸分解以及减少患者胃部的不良反应。

分散片：在水中能迅速崩解成细小的颗粒并均匀分散的片剂。分散片的特点是崩解速度快，3 ～ 5 分钟完全崩解，故吸收快，生物利用度高于普通片剂和胶囊剂。

缓释片（缓释胶囊）：通过一定的技术使药物缓慢非恒速释放的剂型。此种剂型使血药浓度比较平稳，减少大幅度的波动。同时，该剂型可减少每天的服药次数，方便患者使用。服用时宜整片吞服。

双释放肠溶剂型（双释放肠溶片、双释放肠溶胶囊）：通过一定的技术使药物快速释放，快速起效，同时能长时间释放的剂型。服用时宜整片吞服。

控释片（控释胶囊）：通过一定的技术使药物缓慢恒速释放的剂型。其他特点同缓释片（缓释胶囊）。

舌下含片：置于舌下能迅速溶化，药物经舌下黏膜吸收发挥全身作用的片剂。该剂型要求含于舌下，勿嚼，一般 3 ～ 5 分钟起效，含药后 30 分钟内禁止饮水、进食。

泡腾片：要求以 100 ～ 150 mL 温水浸泡，待药物完全溶解或气泡消失后方可使用。泡腾片分口服和外用两种，口服泡腾片，禁止气泡未消失前直接服用。泡腾片一般于 3 分钟内完全崩解，吸收速度也较快。

栓剂：药物与适宜基质制成的具有一定形状的专供于人体腔道发挥局部或全身治疗作用的固体制剂。栓剂主要通过肛门和阴道给药，如对乙酰氨基酚栓用于退热，制霉菌素栓用于白色念珠菌性的阴道炎等。

二、分布

药物的分布（distribution）是指药物吸收后从血液循环到达机体各个组织和器官的过程。和吸收一样，大多数药物的分布过程属于被动转运，仅有少部分药物为主动转运。影响分布的因素如下。

（一）药物的血浆蛋白结合率

药物的血浆蛋白结合率是指药物与血浆蛋白结合的百分率。药物进入血液循环后的特点：①药物与血浆蛋白的结合是可逆的；②结合型药物是药物的储存形式，暂时无药理活性（疗效及不良反应），因分子量大而不能跨膜，故不被代谢或排泄，血浆蛋白结合率高的药物在体内作用的时间较长；③因血浆蛋白结合位点有限，故结合具有饱和性，当结合位点达到饱和时，游离型药物的浓度可快速升高，药物的作用和不良反应也随之增大；④药物之间存在竞争现象，与相同蛋白结合的两个药物可发生竞争性置换，同时可导致游离型药物的浓度增加。例如，抗凝血药双香豆素与解热镇痛药保泰松同用，可致抗凝作用增强甚至出血。

（二）药物的组织亲和力

不同药物与组织的亲和力是不一样的，各组织器官中所含药量以及血药浓度也是不一样的。例如，碘绝大多数被甲状腺储存，左氧氟沙星在肺中的浓度较高，红霉素在肝胆中浓度较高。组织的血药浓度越高，药物效应越强。

（三）体液的 pH 值

人体在生理状态下，细胞内液 pH 值为 7.0，细胞外液 pH 值为 7.4。改变体液的 pH 值，可改变药物的分布。例如，弱酸性药物巴比妥类中毒时，口服碳酸氢钠可碱化血液及尿液，加速药物的排泄。

（四）器官的血流量

同样的组织器官，血流量因人而异；同一个人，不同组织器官的血流量也是不同的。血流越丰富的地方，药物分布越快，肝、肾、脑、肺等器官血流丰富，药物分布较快，而皮肤、脂肪等组织药物分布较慢。当然，组织器官的血流量并不完全决定药物的最终分布浓度，部分药物在体内还存在再分布现象。

（五）血脑屏障

血脑屏障是指血液与脑细胞、血液与脑脊液、脑脊液与脑细胞之间的屏障。此屏障为机体的自我保护结构，可减少或者避免大分子毒物进入脑组织，有利于维护中枢内环境的稳定性。血脑屏障可阻碍许多大分子、水溶性或者解离型药物通过，能够通过血脑屏障的药物一般见于分子量小、脂溶性高的药物。婴幼儿由于血脑屏障发育不完全，因此，中枢神经系统易受某些药物或毒物的影响。

（六）胎盘屏障

胎盘屏障是指存在于胎盘绒毛与子宫血窦之间的屏障。该屏障由数层生物膜组成，几乎所有能通过生物膜的药物都能通过胎盘进入胎儿体内。药物进入胎盘后即在胎儿体内循环，并很快在胎盘和胎儿之间达到平衡，此时胎儿血液和组织内的药物浓度与母亲的血浆浓度相似。因此，妊娠期应谨慎用药，避免胎儿畸形以及重要脏器的损伤。

三、代谢

药物的代谢（metabolism）又称为生物转化，是指药物作为外源性物质在体内经酶或其他作用而发生化学结构的改变。代谢过程中，药物的药理活性可发生改变，有些药物在转化过程中，代谢产物比原始药物作用更强或者原始药物无活性而代谢产物有活性，这种现象称为活化；还有一部分药物，转化后代谢产物无活性，这种现象称为灭活。药物代谢的最主要器官是肝脏，肝功能不全时，药物代谢缓慢，易在体内蓄积。药物的代谢属于消除过程。

（一）药物代谢酶种类

1.专一性酶　是指具有代谢一种物质或一类分子结构相似的物质的酶，不同的酶有不同程度的专一性。专一性酶广泛存在于肝、肾、肺、肠、血浆等组织中，如乙醇脱氢酶、乙醛脱氢酶、胆碱酯酶、单胺氧化酶等。

2.非专一性酶　一般是指肝细胞微粒体混合功能酶系统，又称为肝药酶或者药酶，细胞色素P_{450}酶系是肝内促进药物代谢的最主要酶系，具有选择性低、个体差异性大、易受药物等因素影响的特点。

（二）肝药酶的诱导与抑制

某些药物可干扰肝药酶活性，从而改变其他药物经肝药酶的代谢。

1.肝药酶诱导剂　是指能增强肝药酶活性或者增加肝药酶合成的药物。如苯巴比妥、苯妥英钠、卡马西平、利福平、乙醇等。

2.肝药酶抑制剂　是指能减弱肝药酶活性或者减少肝药酶合成的药物。如甲硝唑、红霉素、异烟肼、环丙沙星、阿司匹林等。

四、排泄

药物的排泄（excretion）是指药物以原形或代谢产物的形式通过不同途径排至体外的过程。代谢和排泄是药物消除的两大重要过程。肾脏是最主要的排泄器官，胆道、肠道、肺、腺体等也可排泄某些药物。药物的排泄以被动转运为主，肝肾功能不全时，药物的排泄速度减慢。

1.肾脏排泄　肾脏对药物的排泄方式包括肾小球滤过和肾小管分泌，大多数游离型药物及其代谢产物以肾小球滤过为主，结合型药物因体积大不易通过滤过膜，所以血浆蛋白结合率高的药物排泄较慢。部分滤过的药物，因极性低、脂溶性高而在肾小管被重新吸收，从而减慢了药物的排泄。丙磺舒与青霉素合用时，丙磺舒可抑制青霉素的分泌，从而延长其抗菌作用。

影响肾脏排泄药物的因素包括肾功能以及尿液的pH值。肾功能良好时，药物经肾脏代谢良好；肾功能不全时，经肾脏代谢的药物排泄减慢，若用药不加注意，可致蓄积性中毒。因此，对肾功能不全的患者，医生在选择药物时，应尽可能选择经肝脏排泄的药物，如果必须选择经肾脏排泄的药物，应减少药物剂量或给药频率。尿液pH值的改变，可使弱酸性或弱碱性药物的排泄加速或延缓，酸化尿液可减少酸性药物的解离，从而增加药物的重吸收，使排泄减慢；反之，酸化尿液可使碱性药物的排泄加快。同理，碱化尿液可使碱性药物排泄减慢，而使酸性药物排泄加快。

2.胆汁排泄　部分药物及其代谢产物可经胆汁排泄。经胆汁排泄的药物由于胆道内药物浓度较高，故可用于治疗胆道疾病。主要经胆汁排泄的药物有红霉素、罗红霉素、阿奇霉素、利福平等。经胆汁排泄的药物及其代谢产物最后进入肠道，有的被破坏，有的随粪便排至体外，还有的被重新吸收。

肠肝循环（enterohepatic circulation）是指药物在肝脏、胆汁和小肠之间的循环，部分进入血液循环的药物，可随胆汁经胆道及胆总管排入肠腔，然后随粪便排泄，经胆汁排入肠腔的药物部分再经小肠上皮细胞吸收，经肝脏再次进入血液循环。肠肝循环可延长药物的血浆半衰期和作用维持时间，减少给药次数。

3. 肠道排泄　主要是口服后肠道中未吸收的药物以及吸收后由肠黏膜分泌到肠道的药物。

4. 乳汁排泄　乳汁富含脂质，脂溶性高、弱碱性药物易通过乳汁排泄，故哺乳期妇女患病期间用药要注意对婴儿的影响，根据药物的血浆半衰期不同，一般建议哺乳期妇女停药 3 ~ 7 天后再母乳喂养。

案例导入

> 某哺乳期妇女因呼吸道感染使用抗生素，她很担心抗生素影响到 6 个月大的婴儿，于是尝试用牛奶代替母乳，但孩子喝牛奶后出现轻度腹泻。如果你是她的医生，你会给她什么建议？要求沟通过程中体现出对患者及婴儿的关怀。

第三节　药物代谢动力学的重要概念

一、药物的消除动力学

药物的消除是指药物因代谢和排泄而导致血药浓度不断衰减的过程。药物最常见的两种消除为恒比消除和恒量消除。

1. 恒比消除　又称为一级动力学消除，是指体内药物按恒定比例进行消除，单位时间内的药物消除量与血浆药物浓度成正比。当机体消除能力正常时，治疗量的大多数药物呈恒比消除。

2. 恒量消除　又称为零级动力学消除，是指药物在体内以恒定速率进行消除，即不论血浆药物浓度高低，单位时间内消除的药物量不变。当机体消除功能低下或者用药量过大，机体消除能力达饱和时呈恒量消除。

二、生物利用度

生物利用度（bioavailability，F）是指非血管性给药时，药物吸收进入全身血液循环的程度和速度。生物利用度用百分率表示：

$$F = \frac{A}{D} \times 100\%$$

式中，A 为进入全身血液循环的药物总量；D 为实际给药总量。

不同厂家、不同剂型甚至不同药品批号之间，都可能存在生物利用度差异。不同厂家同一剂型的同种药物，生物利用度越高，表示某厂家该药的品质越好。

三、药物消除半衰期

药物消除半衰期（half life，$t_{1/2}$）是指血浆药物浓度下降一半所需要的时间。由于大多数药物属恒比消除，因此，可将药物消除半衰期看作恒定的，不受给药剂量以及给药途径的影响。一般认为，恒比消除的药物，一次给药后，经过 5 个 $t_{1/2}$ 从体内基本消除（消除率达 96% 以上）。根据 $t_{1/2}$ 的长短可将药物分为超短效、短效、中效、长效以及超长效药物，具体区分方式根据药物类别而定。恒比消除的药物，经过 $4 \sim 5$ 个 $t_{1/2}$ 定时定量多次给药可达到稳态血药浓度（steady state concentration，C_{ss}）。稳态血药浓度是指给药速度等于药物的消除速度，血药浓度维持在一个相对稳定的水平波动。肝、肾功能不全者，药物的 $t_{1/2}$ 将会延长，给药时需要注意安全，要及时调整用药剂量或间隔时间。

恒比消除的药物，首剂药量加倍，间隔 1 个 $t_{1/2}$ 再给予维持量，可快速达到稳态血药浓度。此种给药方法，适用于安全范围大、起效速度较慢的药物。临床上磺胺类药常采用首剂加倍的方法。

思考题

1. 试举出常见的 5 种药物剂型，并写出各自的特点。
2. 药物的分布与哪些因素有关？

（胡春光）

第二章
目标测试

药物效应动力学

素质目标

具有敬畏生命、关爱患者、坚持科学的医师必备的职业精神。

具有安全用药的意识。

知识目标

掌握防治作用、不良反应、副作用、毒性反应、过敏反应、精神依赖性、躯体依赖性、剂量、受体激动药、受体拮抗药的概念，以及受体的特性。

熟悉局部作用、吸收作用、后遗效应、继发反应、对因治疗、对症治疗、治疗指数的概念，以及受体调节的特点。

了解药物作用与药物效应的区别，以及受体的种类。

能力目标

具有良好的人际沟通能力，能正确分析药物的治疗作用和不良反应。

能对患者进行基本的用药指导或向大众科普药物的基本知识。

药物效应动力学，又称为药效学，是主要阐述药物对机体的作用及其机制的科学。药效学阐述的内容包括防治作用以及不良反应。

第一节　药物的作用

一、药物作用与药理效应

药物作用（drug action）属于微观层面概念，是指药物对机体的初始作用。药理效应（pharmacological effect）属于宏观层面概念，是指药物作用的结果，是机体反应的表现。由于这两个概念相近，故通常不严加区别，但当这两个概念同时出现时，我们还是要体现二者的根本性区别。

药物的基本作用包括兴奋和抑制作用，兴奋是指机体原有功能增强，抑制是指机体原有功能减弱。例如，肌肉的收缩增强，汗腺分泌增加等。

二、药物作用的方式

1.局部作用和吸收作用　局部作用是指药物进入血液循环之前在用药部位直接产生的作用。例如，表面麻醉药利多卡因可以直接涂抹在黏膜表面而产生麻醉作用。药物在给药部位被吸收后，经过血液循环分布到各组织器官，在这些组织器官中表现的作用，称为吸收作用，又称为全身作用。

2.药物作用的选择性　同一种药物对不同组织器官的效应有所区别：对有的组织器官作用强，而对有的作用很弱甚至毫无作用，此特点称为药物作用的选择性。药物作用的选择性与药物的分布、组织的亲和力、细胞的结构等不同有关。选择性越高的药物，局部组织药物的浓度越高，作用范围窄，大多数药理活性较高，不良反应较少。选择性越低的药物，作用范围越广泛，局部组织药物浓度与其他组织无明显差异，不良反应较多，如化疗药物等。药物的选择性具有相对性的特点，用药剂量越大，药物选择性越低，不良反应越多。因此，医务人员用药时需要严格遵循药典或药品说明书要求，不要为了增加效果而主观性超剂量使用。

📗知识拓展

恶性肿瘤治疗的传统化疗药物和靶向治疗药物

传统化疗药物：均有不同程度的毒副作用，这与它们的选择性低有很大的关系。它们在杀伤肿瘤细胞的同时，也会杀伤大量的正常组织细胞，尤其是人体中生长旺盛的细胞。由于人体的皮肤、黏膜、骨髓以及免疫细胞等代谢功能旺盛，因此，都会受到化疗药物的影响，这就导致患者容易出现多种不良反应，如脱发、呕吐、内脏出血、肝肾损害、肺毒性、心脏毒性等。需要强调的是，患者免疫系统被破坏，有可能诱发致命的感染或者癌症细胞再次迅速发展。

靶向治疗药物：被称为"分子导弹"，其药物的选择性非常高。药物进入人体后会特异性地与致癌位点结合并发生作用，从而导致肿瘤细胞特异性死亡。药物在治疗过程中基本不累及肿瘤周围的正常组织细胞。正因为这个特点，此类药物的不良反应比传统化疗药物轻得多。靶向治疗药物是目前癌症药物开发的主要方向。

第三章电子课件

三、药物作用的两重性

药物同时具有防治疾病作用以及可能导致患者身体出现不适或对患者身体产生危害的特点称为药物作用的两重性。

（一）防治作用

1. 预防作用（preventive action） 疫苗接种能预防部分疾病的发生，例如，利用乙肝疫苗预防乙型肝炎，利用百白破混合疫苗可预防百日咳、白喉、破伤风。另外，一些维生素也可以预防疾病，如维生素 D 可预防佝偻病。

2. 对因治疗（etiological treatment） 又称为治本，用药目的在于消除原发致病因子，彻底治愈疾病，如利用抗生素杀灭体内致病菌。

3. 对症治疗（symptomatic treatment） 又称为治标，用药目的在于改善疾病症状。例如，新型冠状病毒导致的上呼吸道感染，使用对乙酰氨基酚或者布洛芬解热镇痛，使用盐酸羟甲唑啉喷雾剂收缩鼻黏膜改善鼻塞症状。

一般来说，对因治疗和对症治疗哪个更重要，要看具体疾病情况，患者出现高热、休克、心力衰竭、呼吸道梗阻等症状时，对症治疗更为重要；机体一般细菌性感染，无高热现象，对因治疗更重要；病因未明，且无明显有效的对因治疗药物时，以对症治疗为主。对因治疗和对症治疗是一个动态的过程，医务人员应根据患者的机体反应及时调整治疗策略，以最利于患者的方式进行治疗。在使用药物的基础上，医务人员要及时消除患者的恐惧和顾虑，因为良好的心态有助于患者康复。

（二）不良反应

不良反应（adverse reaction）是指与用药目的无关，并给患者带来不适甚至危害的反应。大多数药物的不良反应是其固有的效应，较大规模的群体使用其效应可提前预知，但不一定能够避免；具体到某个个体，是否发生存在着一定的差异性。少数药物不良反应较严重，组织和器官功能较难恢复，这类不良反应称为药源性疾病（drug-induced disease），例如，庆大霉素引起的神经性耳聋，肼屈嗪引起的红斑性狼疮等。

1. 副作用（side effect） 是指药物在治疗剂量时出现的与用药目的无关的作用，又称为副反应（side reaction）。药物的副作用与药物的选择性有关，选择性越低，药物分布范围越广，药理效应越多，治疗目的作用以外的效应就称为药物的副作用。药物的治疗作用与副作用根据用药目的是可以相互转化的，例如，阿托品用于全身麻醉时，其抑制腺体分泌的作用是治疗作用，但当治疗胃肠痉挛时，其抑制腺体分泌导致的口干、便秘等又是副作用。

2. 毒性反应（toxic reaction） 是指用药剂量过大，或者用药时间过长，药物在体内蓄积过多时发生的对机体的危害性反应，一般较为严重。用药后短时间内发生的毒性反应称为急性毒性反应，较长时间才出现的毒性反应称为慢性毒性反应，慢性毒性反应常可损害肝、肾、骨髓等器官的功能。三致反应（致癌、致畸形和致突变）属于特殊的慢性毒性反应。

🌿 医海拾贝

沙利度胺的致畸事件

1953 年，瑞士 Ciba 药厂（诺华制药公司的前身）研发合成了沙利度胺。1957 年，德国格仑南苏制药厂给该药起了一个商品名"反应停"并上市，作用包括镇静催眠以及缓解妊娠期恶心、呕吐。随后，该药迅速风靡英国、巴西、加拿大、澳大利亚、日本等 46 个国家。

　　1961年，澳大利亚医生 W. G. McBride 怀疑"海豹样"肢体畸形的婴儿与沙利度胺有关系，并将研究结果发表于权威医学杂志《柳叶刀》上，从而引起了全世界的高度关注。随后的毒理实验证实了沙利度胺对灵长类动物的强致畸性。尽管格仑南苏制药厂迅速召回市场上所有的沙利度胺，但受其致畸影响，世界范围内仍有1万多名"海豹样"肢体畸形儿童。

　　该事件没有影响到美国，这要归功于美国食品药品监督管理局（FDA）负责沙利度胺上市审批的审评员弗朗西丝·凯尔希（Frances Kelsey），她怀着"药物安全第一"的信念，严格遵循科学的原则，认为沙利度胺安全性证据不足，坚持要求上市申请的梅里尔公司提供更加可靠的数据。梅里尔公司先后6次提交申请，并动用多种途径向其施压，弗朗西丝均坚持原则没有让其通过审批。1962年，美国总统肯尼迪授予弗朗西丝美国公务员最高荣誉"优异联邦公民服务总统奖"，她成为美国家喻户晓的英雄。

　　3. 超敏反应（hypersensitivity）　又称为过敏反应或者变态反应，是机体异常的、过高的免疫应答反应。致敏的物质可以是药物、药物杂质或辅助成分、药物代谢产物，这些物质常作为抗原或半抗原，与机体接触后直接致敏或者与蛋白结合后变成抗原引起过敏。超敏反应发生与否以及反应程度强弱与致敏物质量的多少均无关系，超敏反应的症状与药物的药理效应无关。超敏反应的主要表现包括皮疹、发热、肝肾损害、血管源性水肿、休克、喉头水肿等。因此，为了预防严重过敏伤害到患者，临床用药前，医务人员经常要给患者做皮肤过敏试验。当然，临床上依然存在着部分假阳性或假阴性患者，故医务人员在使用易过敏的药物时，即使皮试呈阴性，也依然要保持高度警惕，要时常观察患者并询问患者有无用药反应，该措施一方面体现医务人员对患者的关心；另一方面，也为突发情况做好准备。

　　4. 后遗效应（residual effect）　是指停药后，血药浓度已降至最低有效浓度（又称为阈浓度）以下时残存的药理效应。例如，应用地西泮治疗失眠症，患者次日出现乏力、困倦等现象。

　　5. 继发反应（secondary reaction）　是指由药物的治疗作用引发的不良后果，也称为治疗矛盾。例如，长期使用广谱抗生素引起二重感染。

　　6. 停药反应（withdrawal reaction）　是指长期使用某种药物后突然停药，患者病情出现恶化，包括反跳现象和停药症状。反跳现象是指原有症状迅速重现或加剧，如长期应用普萘洛尔降高血压，突然停药后血压再次升高；停药症状是指患者出现了原来没有的症状。

　　7. 特异质反应（idiosyncratic reaction）　少数特异体质患者因遗传基因缺陷导致对某些药物特别敏感，反应性质也可能与常人不同，但与药物固有的药理作用基本一致，特异质反应发生与否与剂量大小无关，但其严重程度与药物剂量成正相关。例如，葡萄糖-6-磷酸脱氢酶（G-6-PD）缺乏患者，使用磺胺类药物治疗时易出现溶血现象。

　　8. 耐受性（tolerance）　是指连续用药后，机体的反应性降低，必须增大药物剂量方可保持原有药物的效应。停药一段时间后，机体对药物的反应性可逐渐恢复。短时间多次用药后立即发生的耐受性，称为快速耐受性。

　　9. 依赖性（dependence）　是指长期使用某种药物后，患者对药物产生主观和客观上需要连续用药的现象，包括精神依赖性和躯体依赖性。精神依赖性是指停用药物后患者仅有主观上的不适。若停药后不仅有主观上的不适，还有严重的生理功能紊乱，这种现象则称为躯体依赖性。

第二节 药物剂量－效应关系中的基础术语

药物剂量－效应关系（dose-effect relationship），又称为量－效关系，是指在一定范围内，药物剂量（或血药浓度）与药物效应之间的变化关系，如图 3-1 所示。量－效关系中有很多基础术语，临床中使用得非常普遍。

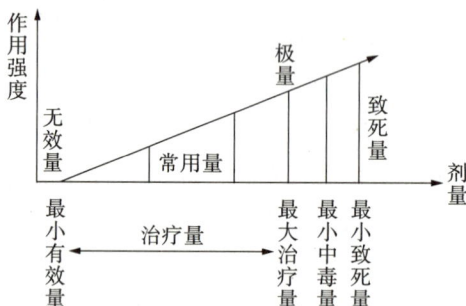

图 3-1 量－效关系

1. **剂量** 即用药的分量。剂量的大小直接决定血药浓度的高低。在出现最大效应之前，药物剂量越大，效应也随之增大。

2. **无效量** 是指不能产生明显药理效应的药物剂量。

3. **最小有效量** 是指能引起药理效应的最小剂量，又称为阈剂量。

4. **有效量** 又称为治疗量，是指最小有效量和极量之间的量。治疗量中，位于最小有效量和极量之间，且疗效显著又安全的剂量，称为临床常用量，它是药典和药品说明书经常推荐的剂量。

5. **极量** 又称为最大治疗量，是指能引起最大效应而不致中毒的剂量。极量是药典和药品说明书明确规定的允许使用的最大安全剂量。医务人员用药时，要始终把患者的安全放在首位，故一般不允许超过极量使用药物。但是针对某些疾病的特殊需要，医务人员要开具大于极量的药物时，需要在处方上特别交代原因并二次签名以示负责。

6. **最小中毒量和中毒量** 最小中毒量是指引起机体产生最小中毒反应的剂量，而介于最小中毒量和最小致死量之间的剂量称为中毒量。

7. **剂量安全范围** 是指最小有效量与最小中毒量之间的剂量范围，此范围越大，表示该药越安全。

8. **最小致死量和致死量** 最小致死量是指引起死亡的最小药物剂量，比最小致死量多的剂量称为致死量。

9. **半数有效量**（median effective dose，ED_{50}） 是指能引起 50% 的实验动物出现阳性反应的药物剂量；如果效应为死亡，则称为半数致死量（median lethal dose，LD_{50}）。

10. **治疗指数**（therapeutic index，TI） 是指药物的半数致死量（LD_{50}）与半数有效量（ED_{50}）的比值。对于部分药物，治疗指数是其安全性评价指标，治疗指数大的药物，一般安全性相对较高。然而也有部分药物的治疗指数用作安全性评价指标时并不完全可靠，例如，有效剂量与致死剂量存在重叠时，此时可以参考 1% 致死量（LD_1）和 99% 有效量（ED_{99}）的比值或者 5% 致死量（LD_5）和 95% 有效量（ED_{95}）的比值来衡量药物的安全性。

第三节 药物与受体

一、受体与配体

1. 受体（receptor） 是存在于细胞膜、细胞浆或细胞核中的大分子物质，能识别并与神经递质、激素、自身活性物质及药物发生特异性结合，产生特定生物效应的大分子物质。

2. 配体（ligand） 是指能与受体特异性结合的物质，包括内源性配体（如神经递质、激素、等）以及外源性配体（如药物、毒物等）。

二、受体种类

目前已经确定的受体主要分为 4 类，分别是离子通道偶联受体，如 N 胆碱受体、谷氨酸受体等；G 蛋白偶联受体，如肾上腺素、多巴胺、阿片受体等；酪氨酸激酶受体，如胰岛素受体等；以及细胞内受体，如甾体激素受体等。

三、受体的特性

1. 特异性 受体具有高度特异性识别并结合对应配体的能力。

2. 敏感性 受体只需要与很低浓度的配体结合就可以产生显著的效应。

3. 饱和性 受体的数量是有限的，因此受体与配体结合的剂量反应曲线具有饱和性，当两种配体都可以与该受体结合时，二者就存在着竞争现象。

4. 可逆性 受体与配体的结合是可逆的，配体与受体复合物可以解离，解离后依然是原来的受体和配体，而非代谢物。

5. 多样性 同一类型受体在不同组织中的分布是不一样的，因此产生的效应也是不一样的。除此之外，受体数量以及亲和力受到生理、病理以及用药等因素的影响，也会经常发生变动。

四、作用于受体的药物分类

药物要产生药理效应，需要具备两大条件：一是亲和力，即药物与受体相结合的能力；二是内在活性，即药物与受体结合后，激活受体产生特异药理效应的能力。根据满足这两大条件的药物情况不一样，可以将与受体结合的药物分为两大类。

1. 激动药（agonist） 是指既与受体有亲和力，又具有内在活性的药物。根据其亲和力以及内在活性又可以分为完全激动药和部分激动药，二者都有较强的亲和力，但前者内在活性较强，而后者内在活性较弱，二者联合使用，可能导致产生的总的效应小于单用完全激动药产生的效应。

2. 拮抗药（antagonist） 是指能与受体结合，有较强的亲和力但无内在活性的药物。这类药物能与受体结合但是不能激动受体，因其耗费了组织的受体资源，阻碍了激动剂与受体结合产生效应，因此也称为完全拮抗药。少数拮抗药以拮抗作用为主，同时尚有较弱的内在活性。拮抗药又分为竞争性拮抗药和非竞争性拮抗：①竞争性拮抗药，与激动药可逆性竞争同一受体，具有可逆、可拮抗激动药的作用，与激动药合用的最终效应取决于两者的浓度和亲和力；②非竞争性拮抗药，与受体的结合牢固，结合后可引起受体构型改变，激动药不能竞争性对抗非竞争性拮抗药的作用。

五、受体调节

受体虽然是遗传获得的固有蛋白（个别为糖脂），但并不是固定不变的，其数目和效应会经常性地波动。

受体调节（receptor regulation）是指受体的数量、亲和力及效应受到各种生理以及药理因素的影响而发生的改变。受体调节有脱敏和增敏两种方式。

1. 受体脱敏（receptor desensitization） 是指长期使用一种受体激动药后，受体在数目、亲和力以及内在活性上有所下降，组织或细胞对激动药的敏感性和反应性下降的现象。例如，长期使用镇静催眠药治疗失眠，患者对药物出现耐受性，治疗失眠的效果明显变差。

2. 受体增敏（receptor hypersensitization） 是指受体激动药水平降低或者长期使用一种受体阻断药，受体的数目、亲和力和内在活性明显增强的现象。例如，长期使用 β 受体阻断药普萘洛尔降血压时，突然停药后可出现心率增快、血压反而升高的反跳现象。

📋 **思考题**

> 1. 药物的不良反应有哪些？
> 2. 受体有哪些特性？

（胡春光）

第三章
目标测试

影响药物作用的因素

素质目标

具有尊重患者、爱岗敬业、认真负责等医师必备的职业道德。

具有实事求是的意识。

知识目标

掌握联合用药的概念。

熟悉给药次数和给药时间对药物作用的影响。

了解药物剂型、给药途径、性别、遗传因素、病理因素对药物作用的影响。

能力目标

能正确分析具体案例中影响药物作用的相关因素。

药物最终产生的药理作用及效应是药物和机体相互作用的结果，影响药物作用的因素包括3个方面：一是机体因素，二是药物因素，三是给药方式。医务人员在临床用药时，都必须考虑这3个方面的因素，然后再制订药物治疗方案。

第一节　机体因素

一、年龄

药典和药品说明书上所说的成人剂量，指的是年龄为 18 ～ 60 岁的人群一次用药的平均剂量。此区间的成人肝肾功能均较强，代谢以及排泄药物的能力较好，用药相对安全。

1.小儿　14 岁以下小儿，尤其是早产儿与新生儿，与成年人的自身调节功能以及药物代谢差异较大，因此，他们对药物的反应比成人更加敏感，某些药物的肝脏代谢或者肾脏排泄由于效率较差而比成人更容易产生不良反应。另外，新生儿血脑屏障发育尚未完善，很多药物容易通过此屏障而引起中枢不良反应。因此，我们在给小儿用药时，要参考小儿的年龄以及体重情况。

小儿用药剂量的计算方法有很多种，下面列举常用的两种。

（1）小儿每日剂量 = 小儿每日每公斤用药剂量 × 小儿体重。再根据药品说明书分次使用。

（2）小儿剂量 = 成人剂量 × 小儿体重 /70 kg。此方法简单易记，但只是一种粗略的计算方法。

临床上为了在保障用药安全的同时，提高用药效率，也常常采用年龄折算比例法，此法所得药量与患儿实际所需药量相比稍微偏小，但用药相对安全。具体见表 4-1。

表 4-1　年龄折算比例法

小儿年龄	相当于成人用量比例	小儿年龄	相当于成人用量比例
6 个月～ 1 岁	1/7 ～ 1/5	1 ～ 2 岁	1/5 ～ 1/4
2 ～ 4 岁	1/4 ～ 1/3	4 ～ 6 岁	1/3 ～ 2/5
6 ～ 9 岁	2/5 ～ 1/2	9 ～ 14 岁	1/2 ～ 2/3

2.老年人　老年人各个器官功能随着年龄的增大而逐渐衰退，而肝肾功能低下直接影响药物的代谢和排泄。老年人对中枢神经系统抑制药、心脑血管系统药的反应比成人更为敏感，更容易发生不良反应。此外，老年人对药物的耐受能力也较成人差。因此，医务人员在临床给药时，一定要综合考虑这些因素，在确保安全和疗效的前提下选择合适的药物及剂量。在无特殊的肝肾功能不全的情况下，老年人一般使用成人剂量的 3/4。

针对一些婴幼儿用药，以及使用毒副作用较大的药物如抗癌药，临床常常需要使用精准的药量，此时最为合理的方法是体表面积计算法，此法手工计算比较繁琐，现在临床有专用的药物剂量计算卡片以及手机 App 软件，医务人员只要输入患者的身高和体重，就可迅速得到该患者的体表面积和药量。

二、性别

多数情况下，男性和女性在使用药物方面没有实质性的区别，区别主要见于性激素的使用，以及女性特有的月经期、妊娠期、哺乳期、分娩期 4 个阶段部分药物的使用。因此，医务人员在给女性患者用药时，需要考虑女性的特殊情况。月经期应避免使用番泻叶、硫酸钠等强泻药类以及抗凝血类药如肝素、华法林等。妊娠期第 1 个月内，药物使用不当易导致流产，1 ～ 3 个月内，药物使用不当可导致胎儿畸形或流产。目前，很多药物在孕妇使用的安全性方面的研究依然欠缺，因此，医务人员在给孕妇用药时，要慎重，权衡利弊，最后决定是否用药，以及使用何种药物和剂量。使用药物时，要避免已经证实的对孕妇有明显危害的药物，例如，抗肿瘤药，以及导致畸形的糖皮质激素、性激素药等。由于很多药物可以进入乳汁，因此，哺乳期妇女要尽量避免在用药期间哺乳，尽可能减小对婴儿的影响。另外，临产前的孕妇不可使用吗啡，以免造成胎儿呼吸抑制。

三、遗传因素

遗传是药物代谢与效应的决定性因素，它是很多药物代谢、转运、活化、功能表达的基石。药物作用的差异化很多是由遗传因素引起的，这种差异主要表现为遗传多态性、种族差异和个体差异。

1. 遗传多态性（genetic polymorphism）　是一种孟德尔单基因性状，由同一正常人群中的同一基因位点上具有多种等位基因引起，并由此导致多种表型。例如，异烟肼的代谢有快乙酰化型和慢乙酰化型，使用同样的剂量，前者代谢更快，半衰期更短。

2. 种族差异（racial differences in drug response）　不同种族的人群对药物的代谢与反应也有着显著的差异性，不同人种中，也存在代谢快者和代谢慢者，这些直接影响药物的效果以及不良反应的发生。

3. 个体差异　在同一人种中，即使各项条件相同，依然有部分人对同样的药物有着不同的反应，这就是个体差异。这种反应性差异包括量反应差异和质反应差异。在量反应差异里，有些个体对药物剂量反应敏捷，较小剂量即可产生较强效应，称为高敏性（hypersensitivity）。与之相反，有些个体则需要使用高于常用量才能体现出药物效应，称为低敏性（hyposensitivity），也称为耐受性。质反应包括变态反应和特异质反应（此内容参考药物效应动力学章节）。

四、病理状态

机体的病理状态可以改变药物在人体内的代谢情况，也可以改变机体对药物的敏感性，从而影响药物的应用效果。例如，营养不良造成的低蛋白血症可使药物与血浆蛋白结合率降低，游离型药物浓度随之增高，导致药理作用增强甚至引发毒性反应；肾功能不全时，经肾脏排泄药物的清除时间延长，从而导致药物的半衰期变长，容易引起药物蓄积性中毒。此外，有些药物发挥作用时有一些特殊要求，比如，磺酰脲类降糖药，需要患者的胰岛具有分泌胰岛素功能方能起效；阿司匹林、布洛芬只降低发热患者的体温，而不降低正常人的体温。

五、心理精神因素

患者的精神状态以及心理活动对药物治疗具有一定的影响，这种作用在轻症、慢性病以及功能性疾病的治疗中影响程度较大，而在急症和重症的治疗中影响程度较小。影响心理变化的因素既包括患者的人格特征、文化层次、疾病性质、疾病知识的掌握情况，还包括医务人员的语言、表情、态度、技术熟练度、工作经验等。临床试验证明，安慰剂（不含药理活性成分，仅含有一些中性物质如乳糖、淀粉等制剂，外观上与有药理活性成分制剂完全一样）对许多的慢性疾病如高血压、头痛、神经官能症等，有着显著的"疗效"，而这种"疗效"被称为安慰剂效应（placebo effect），它是因为患者对药物以及对医务人员的信任，并由此而引起的一系列精神和生理上的变化。因此，在临床工作中，医务人员应该主动关心、爱护患者，努力建立良好的医患关系，通过自身让患者拥有积极的心态，从而达到满意的治疗效果。此外，患者对药物效应的敏感程度、反应大小、耐受程度也反过来影响药物的治疗效果。因此，针对一些可能存在的特殊反应的药物，医务人员应该实事求是地向患者讲清楚药物的特性，使患者充分了解药物，消除心理压力，提高患者治疗的依从性，发挥药物的治疗效果。

六、饮食

饮食可直接影响部分药物的吸收、代谢和排泄。因此，医务人员在给患者使用药物时，要常规性地考虑食物可能的作用，及时向患者及家属交代饮食注意事项，减少饮食对药物治疗带来的潜在不利影响。

1. 饮食影响药物的吸收　美托洛尔餐后服用的血药浓度比空腹时明显要高；诺氟沙星空腹服用的血药浓度是餐后服用时的数倍；食物中的高钙、高磷、高脂影响铁的吸收，而酸性食物可增加铁的溶解度，使 Fe^{3+} 被还原为 Fe^{2+}，从而促进铁的吸收；高脂类饮食可促进脂溶性维生素如维生素 A、D、E 的吸收；茶以及咖啡影响钙和铁的吸收；菠菜、西红柿中含有大量的草酸，与钙剂同服影响钙的吸收。

2. 饮食影响尿液的 pH 值　正常人体血液的 pH 值在 7.35 ～ 7.45 波动，饮食中的酸碱可影响血液的酸碱平衡调节，肾脏是调节酸碱平衡的重要器官。因此，饮食中所含有的酸碱常常导致尿液 pH 值的改变，鱼、肉、蛋等荤腥食物属于弱酸性食品，而菠菜、豆类、水果、牛奶等多属于碱性食品。有的药物，在酸性尿液中抗菌能力更强，如四环素，用药时宜多食用酸性食品；有的药物，在碱性尿液中抗菌能力更强，如红霉素、头孢菌素类、氨基糖苷类、磺胺类药等，用药时宜多食用碱性食品。

3. 服用药物的特殊要求　婴儿以及消化不良的成人使用益生菌时，不宜使用开水冲服，以免高温杀死活菌而降低药效，应用 40 ℃左右的温开水服用。患者服用泻药、解热镇痛药以及毒副作用较大的药物时应多饮水，其目的一方面是给机体补充水分；另一方面是减轻药物对肾脏的毒副作用，加速药物的排泄。服药期间，一般不要饮茶，因为茶中含有大量的生物碱，可影响药物的吸收甚至改变药物的分子结构。由于钠盐的过多摄入可引起血压增高，因此，在服用降压药时应限制高钠饮食。酒精常可以影响肝脏的功能，甚至影响其他药物或毒物的代谢，因此，患者在服用药物时，一般不宜同时饮酒。部分药物使用期间，若饮酒，可导致严重的中毒反应，甚至死亡，如头孢菌素类、甲硝唑、呋喃唑酮、磺胺类药等。

第二节　药物因素

一、药物的结构

一般情况下，化学结构相似的药物，其作用也相似。例如，β - 内酰胺类抗生素，都具有破坏细菌细胞壁从而达到杀菌作用。有部分药物化学结构相似，而作用完全相反。例如，华法林与维生素 K，二者分别具有抗凝和促凝血作用。

二、药物的剂量

在药物使用的一定范围内，药量的增多，药物作用也会随之增强，但超过极量，可引起质的变化，出现毒性反应，严重者甚至会死亡。任何药物的过量使用都有中毒的危险。

三、药物的剂型

为了适应预防或治疗疾病的需要，临床上制备了各种不同的药物剂型。剂型不同，药物的生物利用度不同，不良反应不同，药物作用的时长亦不同，甚至最终的预防或治疗效果也不同。剂型对药物作用的影响主要体现在消除和吸收两个方面，注射剂肌内注射、皮下注射给药的吸收速度比口服剂型快；口服剂型中，溶液剂吸收最快，散剂、分散片吸收次之，普通胶囊剂以及片剂吸收最慢，这与药物的崩解速度有关（具体内容参考药物代谢动力学章节）。

第三节　给药方式

一、给药途径

在药物代谢动力学章节中我们已经谈到了给药途径影响药物作用的强弱和快慢，按照药效出现时间的快慢，排序为静脉注射 > 肌内注射 > 皮下注射 > 口服。临床用药根据病情的需要和制剂的特点选择合适的给药途径。虽然口服药物起效很慢，但方便且安全，适用于大部分的药物与患者；静脉输液起效快，适用于急危重症的患者；局部用药如滴眼液、喷鼻药、外敷类等，可以发挥局部治疗的效果。有些药物，给药途径的改变，药物的作用也会随之发生改变。例如，硫酸镁口服有导泻、利胆的作用，外敷有消肿作用，而静脉给药有抑制中枢以及明显降压的作用；利多卡因局部组织注射有局麻作用，而血管给药有抗室性心律失常的作用。

二、给药时间与次数

何时用药一般取决于药物的特点与病情的需要。有的药物，空腹吸收效果比较好；而有的药物，需要餐时或者餐后服用吸收效果更好。例如，驱虫药宜在空腹或者半空腹时服用；卡托普利宜在餐前 1 小时口服；助消化药宜在饭前或者餐时使用；催眠药宜在睡前服用；解热镇痛抗炎药如布洛芬、对乙酰氨基酚宜在餐后服用，以减少对胃肠道的刺激，同时要按时服用，不能因为体温没有下降而缩短给药时间，增加服药次数；磺酰脲类降糖药一般于餐前服用。给药的时间虽然只是小细节，但是它更能体现一名医务人员的责任心以及严谨的治学和行医态度。

人体的生理功能表现为昼夜节律性变化，我们的身体在一天内不同的时间对药物的敏感性也不相同，在适合的时间给予合适的药物，往往会收到良好的效果，同时也可以减少药物的不良反应发生。

知识链接

时辰药理学

时辰药理学（chronopharmacology）是一门研究昼夜节律对药物作用和体内过程影响的学科。其研究内容包括时间药动学和时间药效学两部分。

人类研究发现，昼夜节律下人体的生理功能会出现明显的变化。如体温的变化、血压的变化以及肾上腺皮质激素分泌的变化等。同样，在昼夜节律的影响下，机体对部分药物的敏感性也存在着明显的差异。例如，使用洋地黄类药治疗心功能不全时，夜间用药时药物的敏感性比白天要高数倍；使用肾上腺糖皮质激素时，早晨 8 时一次性给药对肾上腺皮质分泌的抑制作用比其他时间给药要小；使用硝酸甘油抗心绞痛时，早上作用强而下午作用弱，故早晨给药更为有效；青霉素夜间用药更易发生过敏，故青霉素适合白天使用。

三、联合用药与药物的相互作用

两种或者多种药物合用，或者先后贯序使用，称为联合用药。两种或者多种药物联合使用时引起作用和效应的变化，称为药物的相互作用。不同药物各自的理化性质不同，以及产生的效应存在相互影响等原因，机体最终呈现出来的效应也可能出现新的变化。

联合用药的目的是提高药物疗效，减少药物不良反应的发生，并防止药物耐受性和细菌耐药性的产生。但是，不合理的联合用药也会导致药物之间发生不良的相互作用，从而致使疗效降低，药物不良反应加重或者增多，另外，也会额外增加患者的费用支出。因此，医务人员在给患者治病时，要以患者为中心，多为患者的病情以及经济情况考虑，做出基于患者病情最真实的身体评估以及是否联合用药最可靠的判断，一旦采取了联合用药的措施，用药期间要多注意观察患者用药后的疗效以及不良反应。

1. 药物在体外的相互作用　药物进入人体前，由于配伍而发生了物理以及化学性质的改变，导致药物疗效降低，甚至产生有毒有害物质，这种组合的药物存在配伍禁忌，临床上不允许配伍使用。需要特别注意的是，在需要连续输注不同药物而没有更换输液管时，有些药物可在输液管中混合而发生性质的改变，甚至产生一定的毒性。因此，针对这种类型的药物，临床上常需要在两种药物之间输注一段时间的生理盐水或者葡萄糖水，以达到清洁管道残存药物的目的。

📗 **知识拓展**

> #### 药物组合
>
> 药物组合又称为配伍用药，是指将两种或两种以上的药物配合在一起，供临床应用。配伍用药一方面方便医务人员开具处方；另一方面，也方便患者使用。药物组合主要有以下几种形式：①复方制剂，将经常性需要一起配合使用的药物预制成复方的剂型，如复方氨酚烷胺胶囊；②单剂量包装，将多种药片或其他剂型，按一次应用剂量包装在一个小袋中，方便患者正确使用；③临时配方，将多种药物成分临时组合成一个方剂，如临时调配的散剂、合剂等。

2. 药物在药动学方面的相互作用　药物的体内过程包括吸收、分布、代谢与排泄。联合用药时，药物在胃肠道吸收、血浆蛋白结合、肝脏代谢以及肾脏排泄方面受到其他药物的影响，使药物在作用部位的浓度发生改变，最终导致药物的效应增强或者减弱，以及药物作用时间的改变。比如，酸性药物有利于铁剂的吸收。

3. 药物在药效学方面的相互作用　药物在药效学方面的相互作用是指一种药物对另一种药物药理效应的影响，主要包括协同作用和拮抗作用。协同作用是指两药合用时的效应大于单用效应的总和。拮抗作用是指两种药物合用时的效应低于原有药物单用时的效应。例如，化痰药与平喘药联合使用，二者具有协同作用；吗啡与阿托品用于胆绞痛时，二者具有协同作用；沙丁胺醇联用普萘洛尔，普萘洛尔可拮抗沙丁胺醇的扩张支气管作用。

📝 **思考题**

> 1. 简述影响药物作用的因素有哪些。
>
> 2. 哪些情况下主张联合用药？

第四章
目标测试

（胡琦兰）

第五章

处方与医嘱

素质目标

具有依法行医、严谨务实等医师必备的职业精神。

具有积极主动的学习态度。

知识目标

掌握处方的种类、处方的书写规则。

熟悉处方的常用外文缩写。

了解处方权的获得。

能力目标

能够分辨各种类型处方。

能够遵循处方开具原则开具处方。

能够识别处方中常见的外文缩写。

第一节 处 方

一、处方概念及意义

2007 年实施的《处方管理办法》规定：处方是指由注册的执业医师和执业助理医师（以下简称"医师"）在诊疗活动中为患者开具的、由取得药学专业技术职务任职资格的药学专业技术人员（以下简称"药师"）审核、调配、核对，并作为患者用药凭证的医疗文书。处方除具有上述作用外，还具有法律层面和技术层面的意义。法律层面：医师的诊疗活动过程中，一旦出现事故纠纷，处方可以作为法律凭证，保障医师和患者的合法权益。技术层面：处方要求写明药物名称、数量、剂型以及用法用量等，这些技术要求保证了药物使用的安全性和有效性。

二、处方权的获得

《处方管理办法》规定：经注册的执业医师在执业地点取得相应的处方权；经注册的执业助理医师在医疗机构开具的处方，应当经所在执业地点执业医师签名或加盖专用签章后方有效；经注册的执业助理医师在乡、民族乡、镇、村的医疗机构独立从事一般的执业活动，可以在注册的执业地点取得相应的处方权。医师应当在注册的医疗机构签名留样或者专用签章备案后，方可开具处方。

为了缓解医师人数的短缺，降低政府医疗费用的开支，改善传统医患关系等，我国部分地区突破《处方管理办法》的限制开展试点，赋予执业药师和专科护士一定的处方权。2018 年，广东省 36 家医院开设收费的药学门诊，其他开设药学门诊的还有安徽省、河南省、浙江省等地的部分大医院。2023 年 1 月 1 日，深圳市率先放开护士处方权，新修订的《深圳经济特区医疗条例》允许取得专科护士证书的护士开具外用类药品处方。

三、处方的种类及组成部分

1. 处方的种类　白色处方，包括普通处方（右上角标注"普"或"普通"）和第二类精神药品处方（右上角标注"精二"），若在普通处方右上角标注有"急"或"Cito"就变成了急诊处方；淡黄色处方为急诊处方（右上角标注"急"或"急诊"）；淡绿色处方为儿科处方（右上角标注"儿"或"儿科"）；淡红色处方为麻醉药品和第一类精神药品处方（右上角标"麻、精一"）。

2. 处方的组成　处方前记：包括医疗机构的名称，费用类型，患者姓名、性别、年龄，科别，门诊或住院病历号，临床诊断，开具日期等。医院依据实际工作要求可添列特殊项目。麻醉药品和第一类精神药品处方还应当包括患者身份证号，代办人姓名、性别、身份证号。

处方正文：处方正文以"R"或"Rp"标示起头，"R"来源于拉丁文"Recipe"，表示"请取"之意。医师在书写处方时，要求包括药品的名称、剂型、规格、数量、用量、用法等。

处方后记：包括医师、调配及审核药师、计价员签名，以及价格。签名要求签全名，并且与医院的备案签名方式一致，电子处方可直接插入备案签名。

3. 处方书写规则

（1）处方要求字迹清楚、剂量准确、内容完整，一般不可涂改，如有涂改，医师必须在涂改处签字，以示负责。

（2）一张处方限用于一位患者，不可一张处方多人共同使用。

（3）药品名称应当使用规范的中文名称书写，没有中文名称的可以使用规范的英文名称书写，药品名称、剂量、规格、用法、用量要书写准确规范，药品用法可用规范的中文、英文、拉丁文书写。用法禁止使用"遵医嘱""自用"等模糊用语。

（4）处方中每一种药物书写时占两行，第一行包括药物的通用名（包括复方药的复方名称）、剂型、规格、数量、总量，第二行以用法（或拉丁文 Sig.）起头，包括给药剂量、给药途径、给药次数或时间、特别嘱咐如皮试等。开具多种药物时，应按药物作用的主次顺序书写。

（5）处方前记中临床诊断除特殊情况外，一般要按标准名称书写，名称与患者病历临床诊断名称一致。患者年龄应当填写实足年龄，新生儿、婴幼儿填写日、月龄，必要时注明体重。

（6）西药和中成药可以开在一张处方单上，也可以分别开具，中药饮片要求单独开具处方。

（7）开具西药以及中成药处方时，每张处方不得超过 5 种药品，开具结束应在空白处画一斜线以示完毕。

（8）开具处方时应按照药典或者药品说明书的常规用法用量开具，一般不超过极量，如因病情需要超过极量时，医师应在剂量旁注明原因并再次签名以示负责。

（9）药品剂量与数量应当使用法定剂量单位。质量以克（g）、毫克（mg）、微克（μg）、纳克（ng）为单位；容量以毫升（mL）、升（L）为单位；另外还有国际单位（IU）、单位（U）等。处方中可以省略"g"或"mL"字样不写，其余单位不可省略。

（10）处方开具一般当日有效，特殊情况下医师可适当延长，但不得超过 3 天。

（11）急诊处方一般不超过 3 日常用量。普通处方和第二类精神药品处方一般不超过 7 日常用量，对于慢性病、老年病或特殊情况，处方可以适当延长。2021 年 8 月，国家卫生健康委员会办公厅、国家医疗保障局办公室颁布的《关于印发长期处方管理规范（试行）的通知》规定，允许医师针对临床诊断明确、用药方案稳定、依从性良好、病情控制平稳、需长期药物治疗的慢性病患者开具长期处方。首次开具要求医师具有中级及以上职称，处方量一般在 4 周以内；再次开具时，普通医师资质即可，时间可根据患者疾病特点适当延长，最长不超过 12 周。长期处方还适用于特殊管理药品。

四、处方常用外文缩写

处方常用外文缩写见表 5-1。

表 5-1 处方常用外文缩写

外文缩写词	中文	外文缩写词	中文
q.d.	每日 1 次	b.i.d.	每日 2 次
t.i.d.	每日 3 次	q.i.d.	每日 4 次
q.o.d.	隔日 1 次	q.h.	每小时
q.4h.	每 4 小时 1 次	q.8h.	每 8 小时 1 次
q.2d	每 2 日 1 次	q.n.	每晚
q.m. 或 o.m.	每晨	a.m.	上午
p.m.	下午	a.c.	饭前
p.c.	饭后	h.s.	睡前
p.o. 或 o.s.	口服	pr.dos	顿服，一次量
i.h. 或 H	皮下注射	i.m.	肌内注射

续表

外文缩写词	中文	外文缩写词	中文
i.v.gtt 或 i.v.gutt 或 i.v.drop	静脉滴注	i.v.	静脉注射
		i.p.	腹腔注射
C.T（ ）	皮试	Rp 或 R	请取
cito!	急速地	stat! 或 st!	立即
p.r.n.	必要时（可多次执行）	s.o.s.	需要时（仅执行一次）
prim.vic.No2	首剂加倍	sig. 或 s.	用法
lent!	慢慢的	Gutt/min	每分钟多少滴
us.ext.	外用	us.int.	内服
U	单位	I.U.	国际单位
Caps.	胶囊剂	Inj.	注射剂
Syr.	糖浆剂	Mist.	合剂
Tab.	片剂	Pulv.	散剂
Gutt.	滴眼剂	Co.	复方
Sol. 或 Liq.	溶液剂	Ung.	软膏剂
Ocul.	眼膏剂	Gran.	颗粒剂

处方评判

> **口服用药以及肌内注射用药处方**
>
> 1. 口服用药：
>
> Rp：
>
>   阿莫西林胶囊   250 mg×24 粒
>
>   Sig.750 mg   t.i.d.   p.o.
>
> 2. 肌内注射用药：
>
> Rp：
>
>   0.1% 盐酸肾上腺素注射液   1 mg×1 支
>
>   Sig.0.5 mg   i.m.   st!

第二节　医　嘱

一、医嘱的概念、内容及分类

医嘱是由医生根据患者病情进展拟订，再由护理人员执行的治疗计划。《处方管理办法》将病区用药医嘱列为处方的一种。医嘱内容包括医嘱日期、时间、护理常规、护理级别、饮食种类、体位、各种检查及治疗、药物名称、剂量和用法等。医嘱又分为长期医嘱、临时医嘱、备用医嘱以及停止医嘱4种。

知识链接

长期医嘱与临时医嘱

长期医嘱：医生开具医嘱时起，有效时间24小时以上，可连续遵循，至少执行两次的定期医嘱，医生注明停止时间后即失效。如护理常规、饮食、长期检查、药物等。长期医嘱医师一般于当日10：00前开出。要求医师开具到分钟，电子医嘱可自行生成时间，护士30分钟内执行，平诊患者处置时间不超过1小时。

临时医嘱：一次完成的医嘱，有效时间在24小时内，如各种辅助检查（化验、超声、X线片、CT、MRI、病理检查等）、处置、临时用药等。有的临时医嘱要求在限定时间内执行。

医嘱执行顺序：先急后缓，先临时医嘱，后长期医嘱。

二、医嘱书写实例

下面是某重度心力衰竭患者长期医嘱和临时医嘱处方书写实例。

长期医嘱	临时医嘱
内科护理常规	血常规
I级护理	尿常规
告病危	大便常规
半卧位	血电解质
吸氧（2 L/min）	肾功能
持续心电监护	肝功能
记24小时出入量	心脏超声
氢氯噻嗪片 25 mg p.o b.i.d.	0.9% 氯化钠注射液20 mL i.v st lent!
螺内酯片 40 mg p.o b.i.d.	去乙酰毛花苷注射液 0.2 mg
硝酸异山梨酯片 10 mg p.o t.i.d.	
依那普利片 10 mg p.o q.d.	

思考题

1. 处方有哪些种类？分别是什么颜色？
2. 处方书写有哪些规则？

第五章
目标测试

（胡春光）

第六章

传出神经系统药理概论

素质目标

具有救死扶伤、大爱无疆等医师必备的职业道德。

具有爱护患者的意识。

知识目标

掌握传出神经的分类、传出神经系统常见受体的分布及效应。

熟悉传出神经系统药物的作用方式。

了解传出神经系统药物的分类。

能力目标

具有良好的人际沟通能力。

能根据药物作用的受体类型推导出效应及临床应用。

神经系统可分为中枢神经系统和周围神经系统，后者按功能又分为传入神经系统和传出神经系统，传入神经的主要功能是将机体感觉器所接收到的各种信号传导到中枢，传出神经的主要功能是传导来自中枢发动的冲动信号进而支配效应器的活动。作用于传出神经系统的药物通过直接或间接影响其递质的合成、贮存、释放、失活以及与受体的结合而影响效应器官的活动。局部麻醉药物（以下简称"局麻药"）与传出神经药物作用部位如图 6-1 所示。

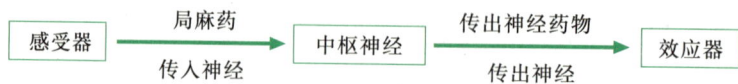

感受器 —局麻药／传入神经→ 中枢神经 —传出神经药物／传出神经→ 效应器

图 6-1　局麻药与传出神经药物作用部位

第一节　传出神经的分类和化学传递

案例导入

患者，男，12岁，因"溺水后心脏骤停"急诊入院。医生立即行心肺复苏术，同时快速建立静脉通道，给予肾上腺素等药物进行抢救。15分钟后，患者心脏恢复自主跳动，自主呼吸恢复。肾上腺素属于 α、β 受体激动药，对 α_1、β_1、β_2 都有作用。

请思考：

医生在抢救心脏骤停的患者过程中为什么要给予肾上腺素？请同学们从受体的分布和效应角度回答。

一、传出神经按解剖学分类

1. 自主神经系统　又称为植物神经系统，包括交感神经和副交感神经，其活动一般不受人的意识控制，故称为非随意活动。自主神经系统主要支配心脏、血管、平滑肌、腺体及眼等效应器官。自主神经自中枢发出后，最后到达所支配的效应器，其间有节前纤维和节后纤维之分。

2. 运动神经系统　自中枢发出后，中途不交换神经元，直接到达骨骼肌支配其运动，该活动受意识控制，通常为随意活动。

二、传出神经按释放的递质分类

根据传出神经末梢释放递质的不同，传出神经分为胆碱能神经和去甲肾上腺素能神经。传出神经分类及作用部位和递质示意图如图6-2所示。

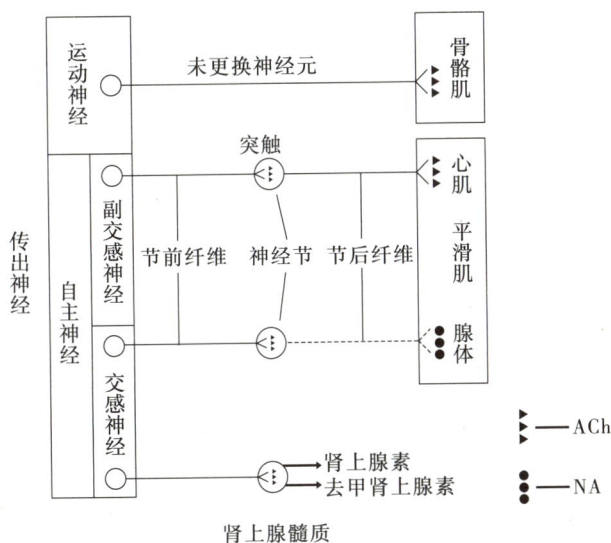

图 6-2　传出神经分类及作用部位和递质示意图

1. 胆碱能神经　包括全部交感神经和副交感神经的节前纤维、运动神经，全部副交感神经的节后纤维和极少数交感神经节后纤维（支配汗腺分泌和骨骼肌血管舒张神经）。

2. 去甲肾上腺素能神经　包括几乎全部交感神经节后纤维。

除交感和副交感神经系统外，肠神经系统（enteric nervous system，ENS）也日益受到关注，该系统在药理学方面的作用比交感神经或副交感神经系统更为复杂，其中涉及多种神经肽和其他递质，如 5- 羟色胺（5-HT）、一氧化氮（NO）、三磷酸腺苷（ATP）、P 物质（SP）和神经肽（NP）等，这些递质主要在局部发挥调节作用。

第二节　传出神经系统递质的合成、贮存和释放机制

一、乙酰胆碱的合成、贮存和释放机制

乙酰胆碱（acetylcholine，ACh）主要在胆碱能神经末梢合成，少量在胞体内合成，以胆碱和乙酰辅酶 A（acetyl coenzyme A，AcCoA）为原料，在胆碱乙酰化酶（choline acetylase，ChAT）的参与催化下生成。ACh 随后进入囊泡，与 ATP 以及囊泡蛋白共同储存。当神经冲动到达神经末梢时，囊泡被启动，向突触前膜移动，囊泡膜与突触前膜融合，以胞吐的方式释放囊泡中的 ACh。ACh 进入突触间隙后，与突触后膜上的胆碱受体（M 受体和 N 受体）结合，立即产生效应，在产生效应的随后数毫秒内，突触间隙中的胆碱酯酶（acetylcholinesterase，AChE）迅速水解 ACh，生成胆碱和乙酸。部分胆碱再次被突触前膜摄取进入神经元内，作为原料参与下一轮的 ACh 的合成。乙酰胆碱神经递质的合成、贮存和释放示意图如图 6-3 所示。

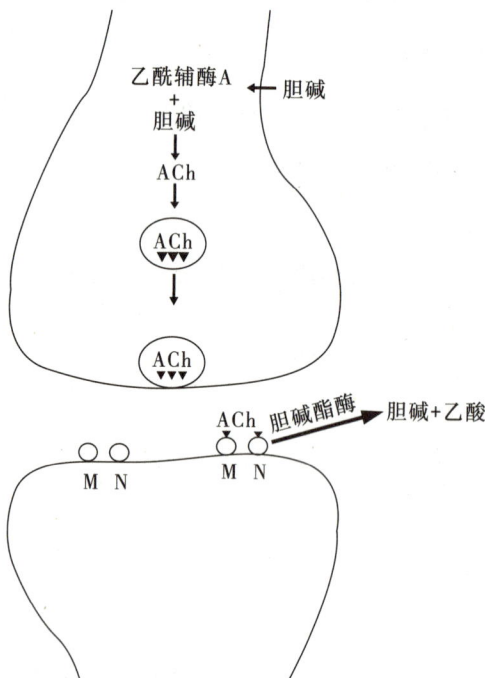

图 6-3　乙酰胆碱神经递质的合成、贮存和释放示意图

二、去甲肾上腺素的合成、贮存和释放机制

去甲肾上腺素（noradrenaline，NA 或 norepinephrine，NE）主要在去甲肾上腺素能神经末梢进行生物合成。血液中的酪氨酸经钠依赖性转运体进入去甲肾上腺素能神经末梢，经酪氨酸羟化酶

（tyrosine hydroxylase，TH）催化生成多巴，多巴再经多巴脱羧酶（dopa decarboxylase，DDC）催化生成多巴胺（dopamine，DA），DA 被转运入囊泡，并由多巴胺 β-羟化酶催化生成 NA，并与 ATP 和嗜铬颗粒蛋白结合贮存于囊泡中，以避免被胞质中的单胺氧化酶（monoamine oxidase，MAO）灭活破坏。NA 可进一步甲基化生成肾上腺素。在上述参与递质合成的酶中，TH 的反应速度慢、活性较低且对底物的要求专一，是整个合成过程的限速酶。当神经冲动传递到神经末梢，囊泡启动并向突触前膜移动，与突触前膜融合后通过胞吐方式释放 NA，NA 与突触后膜上的 α、β 受体结合后产生效应，同时，75% ～ 95% 的 NA 被突触前膜再摄取，其中大部分重新贮存于囊胞中，以供下次释放使用。少部分没有进入囊泡的 NA，再次被胞质中的 MAO 破坏。心肌、平滑肌等部分非神经组织摄取的 NA 被儿茶酚氧位甲基转移酶（COMT）以及 MAO 破坏。去甲肾上腺素神经递质的合成、贮存和释放示意图如图 6-4 所示。

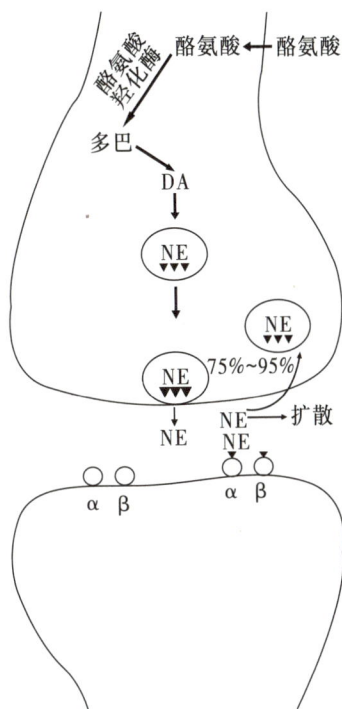

图 6-4　去甲肾上腺素神经递质的合成、贮存和释放示意图

第三节　传出神经系统的受体分类、分布及效应

传出神经系统按照传出神经末梢递质的选择来确定其分类，可分为胆碱受体、肾上腺素受体及多巴胺受体。

一、胆碱受体

胆碱受体指的是能与乙酰胆碱结合的受体，包括 M 胆碱受体（毒蕈碱型胆碱受体）和 N 胆碱受体（烟碱型胆碱受体）。M 胆碱受体有多种亚型，其中 M_1 胆碱受体阻断药在消化系统疾病中有所应用；N_M 胆碱受体效应在新斯的明治疗重症肌无力时有重要价值。

M 胆碱受体的分布与效应见表 6-1。

表 6-1　M 胆碱受体的分布与效应

分布	效应
瞳孔	瞳孔括约肌收缩、缩瞳
心血管	心脏抑制、血管舒张
腺体	汗腺、唾液腺、胃腺分泌增加
胃肠平滑肌	胃肠平滑肌收缩，蠕动增加，利于消化
膀胱逼尿肌	膀胱逼尿肌收缩，蠕动增加，利于排尿
支气管平滑肌	支气管平滑肌收缩

N 胆碱受体的分布与效应见表 6-2。

表 6-2　N 胆碱受体的分布与效应

分类	分布	效应
N_N	自主神经节	神经节兴奋
	肾上腺髓质	肾上腺素分泌
N_M	骨骼肌	骨骼肌收缩

二、肾上腺素受体

肾上腺素受体是指能与肾上腺素（AD）或去甲肾上腺素（NA）结合的受体，分为 α 受体（α 肾上腺素受体）和 β 受体（β 肾上腺素受体）。

α 肾上腺素受体的分布与效应见表 6-3。

表 6-3　α 肾上腺素受体的分布与效应

分类	分布	效应
α_1	皮肤、黏膜、内脏血管	皮肤、黏膜、内脏血管收缩
	瞳孔	瞳孔开大肌收缩，瞳孔扩大
	胃肠括约肌	胃肠括约肌收缩
	膀胱括约肌	膀胱括约肌收缩
	腺体	腺体分泌增加
α_2	突触前膜	抑制去甲肾上腺素的释放

β 肾上腺素受体的分布与效应见表 6-4。

表 6-4　β 肾上腺素受体的分布与效应

分类	分布	效应
β_1	心脏	心脏兴奋、传导加快、心率加快、收缩增强
β_2	支气管平滑肌	支气管平滑肌舒张
	胃肠平滑肌	胃肠平滑肌舒张
	冠状动脉、骨骼肌血管	冠状动脉、骨骼肌血管舒张
	心脏、骨骼肌	心脏兴奋、骨骼肌收缩
	脂肪、糖原	脂肪、糖原分解，血糖升高
β_3	脂肪	脂肪分解

三、多巴胺受体

多巴胺受体（简称 DA 受体或 D 受体）是指能选择性地与多巴胺结合的受体。目前发现 D 受体至少存在 5 种亚型。其中，D_1 受体主要分布于肾脏、肠系膜、脑等内脏的血管平滑肌以及冠状动脉处，激动时可引起血管平滑肌舒张；D_2 受体主要分布于去甲肾上腺素能神经末梢和胃肠平滑肌等处，激动时可引起 NA 分泌减少、胃肠平滑肌舒张。

第四节　传出神经系统药物的作用方式和分类

一、传出神经系统药物作用方式

1.药物直接作用于受体　多数传出神经系统药物能直接与胆碱受体或去甲肾上腺素受体结合而产生效应。凡与受体结合后产生的效应与递质效应相似的药物，称为受体激动药或者拟似药，如胆碱受体激动药和肾上腺素受体激动药；结合后阻碍递质与受体结合，产生与递质相反的效应，称为受体阻断药或拮抗药，如胆碱受体阻断药和肾上腺素受体阻断药。

2.药物影响递质　有些药物可以影响神经递质的释放和生物转化从而发挥作用。例如：麻黄碱和间羟胺可促进去甲肾上腺素的释放而发挥拟肾上腺素作用；抗胆碱酯酶药新斯的明通过抑制胆碱酯酶而阻碍乙酰胆碱水解，使突触间隙的乙酰胆碱含量增加，持续激动胆碱受体而发挥拟胆碱作用，抗胆碱酯酶药类似于 M、N 受体的激动药。

二、传出神经系统药物的分类

传出神经系统药物可按其作用性质及对受体选择性的不同进行分类，见表 6-5。

表 6-5　传出神经系统药物的分类及各类代表性药物

受体激动药（包括类似于受体激动的药）		受体阻断药	
（一）胆碱受体激动药		（一）胆碱受体阻断药	
1.M 受体激动药	毛果芸香碱	1.M 受体阻断药	
2.N 受体激动药	烟碱	（1）非选择性 M 受体阻断药	阿托品
3.M、N 受体激动药	卡巴胆碱	（2）M_1 受体阻断药	哌仑西平
（二）抗胆碱酯酶药	新斯的明	2.N 受体阻断药	
（三）肾上腺素受体激动药		（1）N_M 受体阻断药	泮库溴铵
1.α、β 受体激动药	肾上腺素	（2）N_N 受体阻断药	樟磺咪芬
2.α 受体激动药		（二）肾上腺素受体阻断药	
（1）α_1、α_2 受体激动药	去甲肾上腺素	1.α 受体阻断药	
（2）α_1 受体激动药	去氧肾上腺素	（1）α_1、α_2 受体阻断药	酚妥拉明（短效）、酚苄明（长效）
3.β 受体激动药		（2）α_1 受体阻断药	哌唑嗪
（1）β_1、β_2 受体激动药	异丙肾上腺素	2.β 受体阻断药	

续表

受体激动药（包括类似于受体激动的药）		受体阻断药	
（2）β₁受体激动药	多巴酚丁胺	（1）β₁、β₂受体阻断药	普萘洛尔
（3）β₂受体激动药	沙丁胺醇	（2）β₁受体阻断药	阿替洛尔
		3. α、β 受体阻断药	拉贝洛尔

📝 思考题

1. M 受体兴奋可产生哪些效应？

2. 肾上腺素受体主要分布在哪些部位？

（张绪恕）

第六章
目标测试

胆碱受体激动药和胆碱酯酶抑制药

素质目标

具有同情心、责任心、团结奉献等医师必备的职业道德。

具有勤研专技的意识。

知识目标

掌握毛果芸香碱和新斯的明的作用、临床应用、主要不良反应及注意事项。

熟悉有机磷农药中毒后的临床表现及救治用药。

了解卡巴胆碱和毒扁豆碱的临床应用和注意事项。

能力目标

具有良好的人际沟通能力。

能正确指导患者合理用药以及科普野生蕈和有机磷农药中毒知识。

胆碱受体激动药（cholinoceptor agonist）是指可直接激动胆碱受体，产生与乙酰胆碱（ACh）类似作用的药，它和胆碱酯酶抑制药合称为拟胆碱药。

第一节 胆碱受体激动药

第七章
电子课件

案例导入

患者，女，28岁。近日右侧头部剧烈疼痛，右眼球充血，视力骤降，眼球坚硬，眼压明显升高，伴恶心、呕吐以及出汗等。入院就诊，医生诊断为急性闭角型青光眼。给予2%硝酸毛果芸香碱滴眼液治疗后好转。

请思考：

1. 医生选用毛果芸香碱滴眼液治疗的原因是什么？为什么不选择口服给药？

2. 如果你是该患者的首诊医生，你会如何与她沟通？要求体现医生的同情心和责任心。

一、M受体激动药

毛果芸香碱

毛果芸香碱（pilocarpine）又称为匹鲁卡品，是从毛果芸香植物的叶子中提取的有生物活性的咪唑类碱。该药目前已经可以人工合成。本品遇光容易变质，应避光保存。

【药理作用】

毛果芸香碱是M受体激动药，能直接激动M受体，其中对腺体和眼的M受体作用较明显。

1. 腺体分泌　毛果芸香碱可明显增加汗腺和唾液腺的分泌，同时也可促使泪腺、胃腺、胰腺、小肠腺体和呼吸道黏膜腺体分泌增加。

2. 对眼的作用　用毛果芸香碱滴眼后可引起缩瞳、降低眼压和调节痉挛等作用。M胆碱受体激动药和M胆碱受体阻断药对眼的作用如图7-1所示。

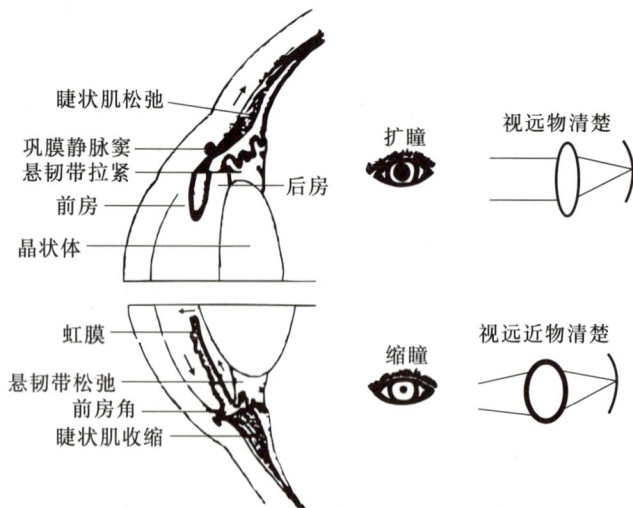

上：M胆碱受体阻断药的作用　下：M胆碱受体激动药的作用

图7-1　M胆碱受体激动药和M胆碱受体阻断药对眼的作用

（1）缩瞳：毛果芸香碱可激动瞳孔括约肌的M胆碱受体，使瞳孔括约肌向瞳孔中心方向收缩，表现为瞳孔缩小。

（2）降低眼压：毛果芸香碱通过收缩瞳孔，使虹膜向中心拉动，导致虹膜根部变薄，使处于虹膜周围的前房角间隙被拉大，房水更容易经小梁网进入巩膜静脉窦，房水回流至静脉，使眼压下降。

（3）调节痉挛：毛果芸香碱能激动睫状肌上的 M 受体，使环状肌向瞳孔中心方向收缩，悬韧带随之松弛，晶状体因自身弹性变凸，屈光度增加，导致视近物清楚，而视远物模糊。此作用一般可持续 2 小时左右。

知识链接

房水循环和青光眼

房水的产生及循环路径：睫状体上皮细胞产生房水→房水进入后房→越过瞳孔到达前房→从前房的小梁网进入巩膜静脉窦→通过集液管和房水静脉→汇入睫状体前静脉，回流到血液循环，此循环称为房水循环。正常人的房水的产生和排出保持动态平衡，一旦某一环节发生故障，房水不能及时排出，眼内压就会增高，从而出现青光眼症状。

青光眼为十分常见的眼科疾病，患者以眼内压间断或持续性升高为主要特征，并伴发头痛、视力减退等症状，严重者可致视野变窄甚至失明。青光眼分为闭角型和开角型两种。闭角型青光眼为各种原因所致的前房角闭塞引起眼内压升高，常见于眼部术后以及各种炎症。开角型青光眼的前房角处于开放情况，房水的外流受阻于小梁网-Schlemm 管系统，导致眼内压慢性升高。开角型青光眼多发于中年人，且早期多无不适症状，多在晚期视力视野有显著损害时才引起重视，因此，早期诊断、早期干预十分重要。

【临床应用】

1. 青光眼　低浓度的毛果芸香碱（2% 以下）滴眼可治疗闭角型青光眼（又称充血性青光眼），用药后可使患者瞳孔缩小，前房角间隙扩大，房水回流通畅，眼内压下降。但高浓度毛果芸香碱可使患者症状加重，故不宜使用。本品对开角型青光眼（又称单纯性青光眼）的早期也有一定的疗效，但机制未明。本品易透过角膜进入眼房，用药后数分钟即可使眼内压下降，作用可持续 4～8 小时。

2. 虹膜睫状体炎　本品为缩瞳药，与扩瞳药如阿托品交替使用，可防止虹膜与晶状体粘连。

3. 阿托品类药物中毒的解救　毛果芸香碱 1～2 mg 皮下注射，可用于阿托品等药物中毒的解救。给药方式为皮下或肌内注射，给药次数依病情而定。

【不良反应及注意事项】

毛果芸香碱过量可出现 M 胆碱受体过度兴奋的症状，如多汗、流涎、腹痛、腹泻、气管痉挛等，可用阿托品对抗处理。滴眼时应压迫内眦，避免药液流入鼻泪管增加吸收而产生全身不良反应。

知识拓展

毒蕈碱与野生蕈

毒蕈碱早期由捕蝇蕈分离提取而来。本品不作为药物治疗使用。毒蕈碱是经典的 M 胆碱受体激动药，其效应与节后胆碱能神经兴奋效应相似。

民间常有食用野生蕈中毒的报道。捕蝇蕈中毒蕈碱含量很低（约 0.003%），人类偶然误食捕蝇蕈后，一般不会引起中毒反应。人类发现，丝盖伞菌属和杯伞菌属中含有较高的毒蕈碱成分，食用这些菌属后，会在 30～60 分钟内出现毒蕈碱中毒症状，临床表现为流涎、流泪、恶心、呕吐、头痛、视觉障碍、腹部绞痛、腹泻、支气管痉挛、心动过缓、休克等。一旦中毒，可肌内注射阿托品（每次 1～2 mg，每隔 30 分钟一次）治疗。

医务人员不仅有治病救人的责任，而且还肩负着知识科普的社会责任，医务人员需要传播野生草的科普知识，使更多的人远离有毒野生草。

二、M、N 受体激动药

卡巴胆碱

卡巴胆碱（carbachol），又称为氨甲酰胆碱。该药对 M、N 胆碱受体的选择性与 ACh 相似，但是化学性质更加稳定，不易被胆碱酯酶水解，故作用时间较长。因不良反应较多，仅限于眼科局部用药。局部滴眼用于治疗开角型青光眼，也可用于毛果芸香碱无效和过敏的患者。滴眼后可使瞳孔缩小，眼内压降低。此外，该药可作为快速强效缩瞳剂，用于各类眼科手术如人工晶体植入、白内障摘除等。

甲状腺功能亢进、低血压、心力衰竭、消化性溃疡、支气管哮喘等患者禁用本品。

第二节　胆碱酯酶抑制药

胆碱酯酶抑制药又称为抗胆碱酯酶药。该类药物可抑制胆碱酯酶活性，而胆碱酯酶可分解ACh，故此类药物可导致胆碱能神经末梢突触间隙 Ach 蓄积，Ach 激动 M、N 受体，产生 M 样作用及 N 样作用。依据其与胆碱酯酶结合得疏松还是牢固，可将胆碱酯酶抑制药分为易逆性胆碱酯酶抑制药和难逆性胆碱酯酶抑制药。

一、易逆性胆碱酯酶抑制药

新斯的明

新斯的明（neostigmine）为季铵类化合物，脂溶性低，口服不易吸收，不易透过血脑屏障，对中枢神经系统无明显作用；皮下注射或肌内注射起效快，15 分钟即可显效，作用持续 2～4 小时；滴眼时因不易透过角膜，故对眼的作用很弱。该药主要经肾脏排泄。

【药理作用】

该药主要通过抑制乙酰胆碱酯酶，使 Ach 增多而发挥 M 样及 N 样作用。不同的组织器官，其作用效果存在差异，该药对骨骼肌的兴奋作用最强，对胃肠和膀胱平滑肌兴奋作用较强，而对眼、支气管、心血管、腺体等作用较弱。

【临床应用】

1. 重症肌无力　新斯的明所呈现的 N_M 样作用，表现为骨骼肌兴奋，故能改善肌无力症状。一般症状口服给药即可，紧急情况或重症患者可皮下或肌内注射。

2. 腹胀气和尿潴留　本品可增强胃肠和膀胱平滑肌的张力，促进排便和排尿，故常用于治疗术后腹胀气和尿潴留。口服起效慢，常需要 2～4 小时，故临床多采用皮下或者肌内注射给药。

3. 阵发性室上性心动过速　新斯的明可产生 M 样作用，抑制心脏，减慢心率。

4. 肌松药中毒的解救　本品适用于非除极化型肌松药过量中毒的解救，而对除极化型肌松药过量中毒无效。

【不良反应及注意事项】

本品治疗剂量可引起恶心、呕吐、腹痛、肌肉震颤、心动过缓、呼吸困难等。大剂量则可产生"胆碱能危象"，表现为肌无力症状加重、大汗淋漓、大小便失禁、心动过速等，严重者可有呼吸肌麻痹。因此，医务人员在治疗过程中要严格控制药物用量，切记不要超过极量。

新斯的明禁用于机械性肠梗阻、泌尿道梗阻以及支气管哮喘患者。

处方评判

> 患者，女，27岁。因"四肢无力伴眼睑下垂2年"入院。患者2年前经常性出现四肢乏力，并常常伴有眼睑下垂，症状在下午或傍晚运动后加重，早晨和休息后减轻，呈现规律的波动性变化。经医生检查后诊断为重症肌无力。处方如下：
>
> Rp:
>
> 　　　甲硫酸新斯的明注射液 1 mg×60 支
>
> 　　　sig. 2 mg，3次/日，肌内注射
>
> 请分析该处方是否合理，为什么？

毒扁豆碱

毒扁豆碱（physostigmine）为叔胺类化合物，可人工合成。该药脂溶性高，易透过血脑屏障，小剂量可兴奋中枢，大剂量则表现出抑制作用；其外周作用与新斯的明相似。该药因毒性大，较少全身用药，临床上主要用于青光眼，治疗青光眼时作用与毛果芸香碱类似，同样具有缩瞳、降低眼压以及调节痉挛的作用。毒扁豆碱因刺激性较大，滴眼时需压迫内眦，避免药物流入鼻腔后吸收中毒。

吡斯的明

吡斯的明（pyridostigmine）作用与新斯的明相似，同样可抑制胆碱酯酶，出现M样和N样作用。其特点为起效缓慢，作用时间长，口服吸收差。临床上主要用于重症肌无力、术后功能性胃肠胀气和尿潴留等。常见的不良反应有腹泻、恶心、呕吐、腺体分泌增多等；大剂量使用时，可出现精神异常。心绞痛、支气管哮喘、机械性肠梗阻及尿路梗阻患者禁用本品。

安贝氯铵

安贝氯铵（ambenonium choride，酶抑宁）作用与新斯的明类似，同样可抑制胆碱酯酶，出现M样和N样作用。作用时间长，口服易吸收，主要用于肠胀气及重症肌无力等。本品不良反应较大，主要用于不能耐受新斯的明或吡斯的明的患者。

二、难逆性胆碱酯酶抑制药

难逆性胆碱酯酶抑制药主要为有机磷酸酯类杀虫药，本类药物对人、畜均有毒性，临床使用价值不大，但有毒理学意义。本类药物包括敌百虫、敌敌畏、乐果、马拉硫磷、内吸磷和对硫磷等。

【中毒机制】

有机磷酸酯类杀虫药脂溶性较高，可通过消化道、呼吸道、皮肤及黏膜吸收，进入人体后与AChE结合，导致体内ACh过度蓄积而引起中毒症状。若不及时使用胆碱酯酶复活药，则AChE可在几分钟或几小时内发生"老化"，再次用药治疗效果极差，需等待几周时间，待机体产生出新生的胆碱酯酶后，才能恢复水解乙酰胆碱的能力。

【中毒表现】

1.急性中毒　轻度中毒以M样症状为主，中度中毒可同时出现明显的M样及N样症状，重度中毒时除M样和N样症状加重外，还有明显的中枢症状。有机磷酸酯类药致死的主要原因是呼吸衰竭、休克以及急性心衰等。

中毒的具体临床表现有：①M样症状：表现为恶心、呕吐、腹痛、大小便失禁、瞳孔缩小、视物模糊、心动过缓、血压下降、腺体分泌物增加、呼吸困难、发绀等；②N样症状：激动N_M受体引起肌肉抽搐，严重者出现呼吸肌麻痹；③中枢症状：常见先兴奋后抑制，后期患者出现意识模糊、昏迷等。

2.慢性中毒　慢性中毒多发生于长期接触农药的人员。主要症状有头痛、头晕、视物模糊、记忆力减退、思想不集中、多汗、失眠乏力等，偶见肌束颤动和瞳孔缩小等。本病主要以预防为主，症状明显者可对症治疗。医务人员在给长期接触农药的人员进行健康指导时，要强调劳动防护的重要性，告诫他们避免与有机磷类农药长期直接接触，做好劳动防护等。

知识拓展

有机磷酸酯类药急性中毒的一般救治原则

1.催吐　适用于神志清醒者，可用压舌板刺激咽后壁，亦可皮下注射阿扑吗啡。

2.洗胃　一般中毒4～6小时洗胃，中毒量大者，超过6小时也要洗胃。不同的毒物选用不同的洗胃液。

3.导泻和灌肠　常用的导泻药有硫酸镁；常用的灌肠液为1%微温肥皂水（可加药用碳）。

4.加速毒物排泄　加大静脉输液，降低体内毒物浓度，加速通过肾脏排毒。

5.对症治疗　包括保暖、吸氧、补液、阿托品等。

6.胆碱酯酶复活药　氯解磷定、碘解磷定等。

三、难逆性胆碱酯酶抑制药常用解毒药

阿托品

【药理作用】

阿托品（atropine）为对症处理急性有机磷酸酯类中毒的特异性、高效能药物。阿托品可迅速阻断M受体，对抗M样作用；同时它能通过血脑屏障，消除部分中枢症状。但是由于本品对中枢的N受体无明显作用，故对有机磷酸酯类中毒引起的惊厥、躁动不安等效果较差。阿托品不能阻断N_M受体，对肌束颤动无效。此外，本品对呼吸中枢有兴奋作用，可改善中毒引起的呼吸抑制。

【临床应用】

本品用于有机磷农药中毒的患者时，应早期、足量、反复给药，本品的用量可超过药典规定的极量，依症状变化调整剂量。开始时可用阿托品2～4 mg静脉注射，亦可肌内注射。如无效，可每隔5～10分钟肌内注射2 mg，直至患者出现阿托品化，然后改为维持量。阿托品化的表现为：瞳孔较前散大但仍不超过5 mm、心率每分钟100次左右、体温37.3～37.5 ℃、意识清楚、颜面潮红、腺体减少、肺湿啰音减少或消失、轻度躁动不安等。患者第1天用量常超过200 mg，达到阿托品化后需维持48小时。由于不能使胆碱酯酶复活，故对中度或重度中毒患者必须与胆碱酯酶复活药联合使用。

氯解磷定

氯解磷定（pralidoxime chloride，PAM-CL）为胆碱酯酶复活药，可显著缩短中毒病程。常静脉或肌内注射给药。不良反应较少，临床较为常用。

【药理作用】

氯解磷定进入机体后，能与磷酰化胆碱酯酶中的磷酰基结合而使胆碱酯酶游离，进而恢复活

性；又可直接与体内游离的有机磷酸酯类结合，成为无毒的磷酰化氯解磷定，由尿液排出，从而阻止游离的毒物继续抑制胆碱酯酶的活性。

【临床应用】

本品常用于解救有机磷酸酯类引起的急性中毒，解除 N 样症状效果好，而解除 M 样症状效果差，故常与阿托品同时应用。此外，对中枢神经系统的中毒症状也有一定的改善作用。本品也应早期、足量、反复给药，患者中毒症状消失、病情稳定 48 小时后停药。

【不良反应】

本品肌内注射可导致局部微痛；静脉注射过快（>500 mg/min）时可出现头痛、乏力、视物模糊、恶心及心动过速等。剂量过大（>8 g/24 h）可抑制胆碱酯酶，使神经肌肉传导阻滞，导致呼吸抑制、癫痫发作等。

碘解磷定

碘解磷定（pralidoxime iodide，派姆，PAM）作用和临床应用与氯解磷定相似，但作用弱，水溶液不稳定，久置可释放出碘，不良反应多。本品对不同的有机磷酸酯类药中毒疗效存在差异，例如，对内吸磷、对硫磷和马拉硫磷中毒疗效较好，对美曲膦酯（敌百虫）、敌敌畏中毒疗效稍差，而对乐果中毒无效。

思考题

1. 简述毛果芸香碱的作用及临床应用。
2. 有机磷酸酯类药物中毒的抢救措施有哪些？

知识拓展

常用制剂及用法

毛果芸香碱（pilocarpine）　滴眼剂，1%～2%。滴眼次数按需要决定。

卡巴胆碱（carbachol）　滴眼剂，0.5%～1.5%，每天 2～3 次；注射剂，0.25 mg : 1 mL，皮下注射，每次 0.25 mg，必要时隔 30 分钟重复一次，共 2 次。

溴新斯的明（neostigmine bromide）　片剂，15 mg。口服，每次 15 mg，每天 3 次；极量每次 30 mg，每天 100 mg。

甲硫酸新斯的明（neostigmine methylsulfate）　注射剂，0.5 mg : 1 mL，1 mg : 2 mL。皮下或肌内注射，每次 0.25～1.0 mg，每天 1～3 次；极量：每次 1 mg，每天 5 mg。

溴吡斯的明（pyridostigmine bromide）　片剂，60 mg。口服，每次 60 mg，每天 3 次；极量：每次 120 mg，360 mg/d。注射剂，1 mg : 1 mL、5 mg : 1 mL。肌内注射，1 mg 起效，次量以 4～6 mg 为限，极量为每小时 0.6 mg/kg。

水杨酸毒扁豆碱（pyrsostigmine salicylate）　滴眼剂，0.25%。每 4 小时一次，或按需要决定滴眼次数。溶液变红色后不可用。注射剂，0.5 mg : mL，1 mg : mL。

安贝氯铵（ambenonium chloride）　片剂，5 mg，10 mg，25 mg。口服，每次 5～10 mg，每天 3～4 次。

（张绪恕）

第七章
目标测试

第八章

胆碱受体阻断药

📱 素质目标

具有爱国敬业、严谨求实、爱护患者等医师必备的职业道德。
具有重视中国传统医学的意识。

📱 知识目标

掌握阿托品的药理作用、临床应用及主要不良反应。
熟悉山莨菪碱、东莨菪碱的作用特点和临床应用。
了解其他抗胆碱药物的特点及临床应用。

📱 能力目标

具有良好的人际沟通能力。
能开展用药咨询并正确指导临床用药。

胆碱受体阻断药（anticholinergic drug）是指能与胆碱受体结合却极少激动或不激动胆碱受体的一类药物，因其竞争性阻断乙酰胆碱或胆碱受体激动药与受体结合，故而能产生抗胆碱效应。胆碱受体阻断药可分为 M 胆碱受体阻断药和 N 胆碱受体阻断药。

第一节　M 胆碱受体阻断药

案例导入

患者，男，55 岁。饭后突然感到右上腹绞痛，随即疼痛放射至右肩部和右肩胛骨处。患者剧痛难忍、坐卧不安、捧腹弯腰、面色苍白、大汗淋漓，伴恶心、呕吐。经检查，初步诊断为胆绞痛。

请思考：

1. 该患者可选用什么药物治疗？

2. 用药过程中应注意哪些问题？

第八章
电子课件

一、阿托品类生物碱

阿托品

阿托品（atropine）为莨菪、颠茄、曼陀罗等植物中提取的季铵类生物碱，目前可人工合成。阿托品与 M 胆碱受体具有较高的亲和力，口服易吸收，吸收率达 50%，作用 1 小时血药浓度达峰值，作用时间持续 3 ～ 4 小时，注射给药起效更快。该药可作眼科用药，局部作用可达数日。

【药理作用】

阿托品为非选择性 M 受体阻断药，对很多组织器官都有作用，影响甚为广泛。

1. 平滑肌松弛作用　本品通过阻断内脏平滑肌上的 M 受体，使平滑肌松弛，对痉挛状态的平滑肌效果十分显著。阿托品对胃肠平滑肌作用最强，其次是膀胱壁平滑肌，而对胆管、输尿管和支气管平滑肌作用较弱。

2. 腺体分泌　本品能阻断腺体细胞膜上的 M 胆碱受体，使腺体分泌减少。其中，对汗腺和唾液腺作用最强，表现为口干和皮肤干燥；对呼吸道腺体作用较强；较大剂量可抑制胃酸和 HCO_3^- 分泌，但对胃酸浓度影响较小。

3. 对心血管系统的作用

（1）心脏兴奋：本品可使心率加快，对迷走神经张力高的青壮年作用更明显，对婴幼儿及老年患者影响相对较小。同时，本品还可用于房室传导阻滞和心动过缓，使房室传导加快。

（2）血管舒张：治疗量阿托品对血管与血压无明显影响，大剂量阿托品可引起皮肤血管扩张，解除小血管痉挛，改善微循环，患者可出现皮肤潮红等症状。

4. 对眼的作用　阿托品对眼的作用与毛果芸香碱完全相反。

（1）扩瞳：本品可阻断瞳孔括约肌上的 M 受体，引起瞳孔括约肌松弛，使去甲肾上腺素能神经支配的瞳孔开大肌功能占据优势，导致瞳孔扩大。

（2）升高眼内压：由于瞳孔扩大，虹膜退至四周外缘，前房角间隙变窄，妨碍房水回流入巩膜静脉窦，造成眼内压升高，故青光眼患者禁用本品。

（3）调节麻痹：本品可阻断睫状肌上的 M 受体，使睫状肌松弛而退向外缘，悬韧带拉紧，晶状体被拉至扁平，屈光度降低，不能将近物清晰地成像于视网膜上，导致视远物清楚，视近物模糊。这种不能调节视力的作用，称为调节麻痹。

5. 中枢神经系统兴奋　本品的治疗剂量（0.5 mg）对中枢神经系统影响不明显。较大剂量（1 ～ 2 mg）可轻度兴奋延髓和大脑，产生轻度的迷走神经兴奋作用，5 mg 时中枢兴奋明显增强，

患者表现为焦躁不安、精神亢奋甚至谵妄、呼吸兴奋等。中毒剂量（10 mg 以上）可见明显中枢中毒症状，如烦躁、幻觉、定向障碍、共济失调、抽搐或惊厥等。继续增加剂量，则可由中枢兴奋转为抑制，导致昏迷与呼吸麻痹，最后死于循环与呼吸衰竭，阿托品的给药剂量与效应详见表 8-1。

表 8-1 阿托品给药剂量与效应

剂量	作用
0.5 mg	轻度心率减慢，轻度口干，汗腺分泌减少
1.0 mg	口干、口渴感，心率加快（有时心率可先减慢），轻度扩瞳
2.0 mg	心率明显加快、心悸，明显口干、扩瞳、调节麻痹
5.0 mg	上述所有症状加重，说话和吞咽困难，不安、疲劳，头痛，皮肤干燥、发热，排尿困难，肠蠕动减少
10.0 mg	上述所有症状加重，脉搏细速，瞳孔明显扩大，视力明显模糊，皮肤潮红、发热，运动失调，不安、激动、幻觉，谵妄和昏迷

【临床应用】

1. 解除平滑肌痉挛　阿托品对胃肠平滑肌痉挛绞痛及膀胱刺激征疗效较好；单用对胆绞痛和肾绞痛疗效较差，临床上常需要与镇痛药哌替啶合用。阿托品还可用于遗尿症，减轻膀胱平滑肌的紧张度，增加膀胱容量，减少夜尿次数。

2. 抑制腺体分泌　阿托品常用于麻醉前给药，以减少呼吸道腺体及唾液腺分泌，防止分泌物阻塞气道及吸入性肺炎的发生；也可用于严重盗汗及流涎症的治疗，用量以不产生口干为宜。

3. 缓慢型心律失常　阿托品可用于治疗迷走神经过度兴奋所致的窦性心动过缓、窦房阻滞、房室传导阻滞等缓慢型心律失常。

4. 抗休克　在补足血容量的基础上，阿托品改善微循环的作用可用于抢救感染性休克。但对休克伴有高热或心率加快者，不宜使用本品。

5. 有机磷酸酯类药物中毒的解救　阿托品是有机磷酸酯类药物中毒的特效药，可迅速、有效地缓解药物中毒的 M 样症状（详见第七章第二节）。

6. 眼科应用

（1）虹膜睫状体炎：0.5%～1% 阿托品溶液局部滴眼，可松弛虹膜瞳孔括约肌和睫状肌，使之活动减少，有助于炎症消退；还可与缩瞳药交替使用预防虹膜与晶状体的粘连。

（2）验光配镜、眼底检查：眼内滴入阿托品溶液后，可使睫状肌松弛，具有调节麻痹作用，此时由于晶状体固定，有助于准确测定晶状体的屈光度；阿托品扩瞳后，检查眼底更加方便。阿托品的缺点是作用时间较长，扩瞳作用可维持 1～2 周，视力恢复较慢，现主要用于睫状肌调节功能较强的儿童验光配镜，其他情况多用后马托品以及托吡卡胺代替。

【不良反应及注意事项】

阿托品常出现口干、视近物模糊、皮肤干燥潮红、心悸、排尿困难和体温升高等不良反应；过量中毒时还可出现中枢神经系统兴奋症状（如头痛、幻觉、谵妄、躁狂甚至惊厥等），严重中毒者可由兴奋转为抑制，甚至死亡。

使用阿托品中毒时，外周症状可用毛果芸香碱或新斯的明对抗解救；解救有机磷酸酯类中毒使用过量时，中枢兴奋症状可用地西泮对抗。

老年人、妊娠期、哺乳期妇女等慎用。青光眼、前列腺肥大者禁用。

山莨菪碱

山莨菪碱（anisodamine）是从茄科植物唐古特莨菪中分离出的生物碱，天然的简称为 654-1，而人工合成品简称 654-2，有明显的抗外周胆碱作用。药理作用与阿托品类似，解除血管平滑肌痉挛和微循环障碍的作用较强，与阿托品相当或稍弱，但抑制唾液腺分泌和扩瞳作用较弱，仅为阿托品的 1/20 ～ 1/10。因不易通过血脑屏障，故中枢兴奋作用很弱。临床上主要用于治疗内脏平滑肌绞痛、感染性休克、各种神经痛、眩晕症、糖尿病足、假性近视等。山莨菪碱的不良反应比阿托品明显少而轻，禁忌证与阿托品相似。

东莨菪碱

东莨菪碱（scopolamine）是一种颠茄类生物碱，可从洋金花、颠茄或莨菪等植物中提取，其外周作用与阿托品相似，其中抑制腺体分泌作用较阿托品强，扩瞳及调节麻痹作用较阿托品稍弱，对心血管系统作用较弱。东莨菪碱对中枢神经系统的抑制作用较强，随着剂量的增加，可逐渐出现镇静、催眠甚至麻醉作用。此外，东莨菪碱有致欣快作用，因此不可滥用。

本品主要用于麻醉前给药，还可用于治疗晕动病和帕金森病。不良反应和禁忌证与阿托品相似。

医海拾贝

天仙子

天仙子，原名莨菪子，其主要药理成分为东莨菪碱和阿托品等，因服用过量后人会出现精神错乱，产生幻觉，飘飘欲仙，故名天仙子。

该药始载于《神农本草经》，书中提及该药具有解痉镇痛作用。《名医别录》以及《本草拾遗》中提到该药具有镇静作用。《本草纲目》对其毒性有过多次记载："莨菪、云实、防葵、赤商陆，皆能令人狂惑，昔人有未发其义者，盖此者皆有毒，能使痰迷心窍，蔽其神明，以乱其视听故耳""其子服之，令人狂狼放宕""有毒，误食令人狂乱"。目前，中药天仙子以及其主要成分的西药东莨菪碱、阿托品都被国家《医疗用毒性药品管理办法》（中华人民共和国国务院令第 23 号）列为毒性中药以及毒性西药的名录中。

中国古籍对天仙子的作用及不良反应的准确记载令今人感叹，中医药是中华文明的重要组成部分，也是人类医学史上的瑰宝。用现代科技研究中草药、发掘中草药、改造中草药，是现代药学发展的一个重要的方向。

二、阿托品的合成代用品

针对阿托品作用选择性差、不良反应较多、眼科用药作用时间长等缺点，临床上合成了不少阿托品的替代用品，其中包括扩瞳药和解痉药。

（一）合成扩瞳药

目前临床主要用于扩瞳的药物有后马托品（homatropine）、托吡卡胺（tropicamide）、环喷托酯（cyclopentolate）等，这些药物的扩瞳作用维持时间明显缩短，作用强度弱，患者视力恢复更快，故适用于一般的眼科检查。

（二）合成解痉药

异丙托溴铵

异丙托溴铵（ipratropium bromide）为非选择性的 M 胆碱受体阻断药，注射给药可产生与阿托品类似的支气管扩张、心率加快和抑制呼吸道腺体分泌等作用，但无中枢作用。气雾吸入给药对支气管平滑肌 M 胆碱受体选择性较高，松弛支气管平滑肌作用较强，对心率、血压、膀胱功能、眼压及瞳孔几乎无影响。临床上主要用于缓解慢性阻塞性肺病（COPD）引起的支气管痉挛、喘息症状。常见的副作用为口干等。

溴丙胺太林

溴丙胺太林（propantheline bromide）又名普鲁本辛，是一种合成的季铵类解痉药，口服吸收差，食物可妨碍其吸收，故宜在饭前 0.5 ～ 1 小时服用，作用时间约为 6 小时。本品对胃肠道 M 胆碱受体的选择性较高，治疗量可明显抑制胃肠平滑肌，并能减少胃液分泌。本品主要用于消化性溃疡、胃肠绞痛、泌尿道痉挛，也可用于遗尿症及妊娠呕吐。其不良反应类似于阿托品，中毒量可因神经肌肉接头信号传递阻断而引起呼吸麻痹。

第二节　N 胆碱受体阻断药

一、N_N 受体阻断药

N_N 受体阻断药又称为神经节阻滞药，因本品不良反应较多，目前已经少用，故本章节不作叙述。

二、N_M 受体阻断药

因 N_M 分布于骨骼肌，N_M 受体阻断后骨骼肌松弛，故亦称为骨骼肌松弛药，简称肌松药。按其作用机制的不同，肌松药可分为除极化型肌松药和非除极化型肌松药两类。

（一）除极化型肌松药

除极化型肌松药又称为非竞争型肌松药，与神经肌肉接头后膜的胆碱能受体的亲和力较强，且在神经肌肉接头处不易被胆碱酯酶分解，故产生与乙酰胆碱相似但较为持久的除极化作用，使神经肌肉接头后膜的 N_M 胆碱受体失去了对乙酰胆碱的反应，从而导致骨骼肌松弛。本类药物具有以下特点：①起效快，持续时间短，主要用作插管等小手术麻醉的辅助药；②用药后常先出现较短暂的肌束颤动；③连续用药可产生快速耐受性；④抗胆碱酯酶药可增强本类药的肌松作用，因此，中毒时不可用新斯的明解救；⑤治疗量无神经节阻滞作用。

琥珀胆碱

琥珀胆碱（suxamethonium，succinylcholine）又称司可林（scoline），由琥珀酸和两个分子的胆碱组成，在碱性溶液中易被分解。

【药理作用】

琥珀胆碱的肌松作用快而短暂，静脉注射 10 ～ 30 mg 琥珀胆碱后，即可见短暂的肌束颤动，尤以胸腹部肌肉明显。起效时间为 1 ～ 1.5 分钟，2 分钟时肌松作用达高峰，持续时间为 5 ～ 8 分钟。肌松作用从颈部肌肉开始，逐渐波及肩胛、腹部和四肢。肌松部位以颈部和四肢肌肉最明显，面、舌、咽喉和咀嚼肌次之，对呼吸肌麻痹作用不明显。临床上可通过调节滴注速度来改变肌松作用的强度。

【临床应用】

1. 气管内插管、气管镜、食管镜检查等短时操作　由于本品对喉肌松弛作用较强，静脉注射作用快而短暂，故适用于气管内插管及气管镜检查等短时操作。

2. 外科麻醉辅助使用　本品静脉滴注可维持较长时间的肌松作用，便于在浅麻醉下进行外科手术，从而减少麻醉药的用量，保证手术安全。

【不良反应】

本品的不良反应主要包括肌痛、肌束颤动、呼吸肌麻痹、眼压升高、血钾升高、心动过缓、心脏骤停、恶性高热等。

（二）非除极化型肌松药

非除极化型肌松药又称竞争型肌松药。该类药物能与乙酰胆碱竞争神经肌肉接头后膜的 N_M 胆碱受体，但没有内在活性，能竞争性阻断 ACh 的除极化作用，使骨骼肌松弛。该类药物具有以下特点：①肌肉松弛前无肌束颤动；②抗胆碱酯酶药可对抗其肌肉松弛作用，本类药物过量中毒可用新斯的明解救；③具有一定的神经节阻断作用，可引起血压下降。

泮库溴铵

泮库溴铵（pancuronium bromide）为长效非除极化型肌松药，该药起效快（4～6分钟），维持时间可达2～3小时，肌肉松弛作用强。临床上主要用于手术过程中维持肌肉松弛作用以及气管插管等。本品的不良反应有心率加快以及血压增高。

维库溴铵和阿曲库铵

维库溴铵（vecuronium bromide）和阿曲库铵（atracurium bromide）作用选择性更高，静脉注射后均能快速起效（2～3分钟），可维持30～40分钟，作用时间比泮库溴铵要短。临床上的应用和泮库溴铵相似。两药特别适用于肝、肾功能不全者。

📝 思考题

1. 阿托品的临床应用与不良反应有哪些？
2. 除极化型肌松药和非除极化型肌松药的特点和区别有哪些？

🔍 知识拓展

常用制剂及用法

硫酸阿托品（astropine sulfate）　片剂，0.3 mg，口服，每次0.3～0.6 mg，每天3次。注射剂，0.5 mg∶1 mL，1 mg∶1 mL，5 mg∶1 mL，肌内或静脉注射，每次0.5 mg。滴眼液，0.5%，1%。眼膏，1%。极量：口服，每次1 mg，每天3 mg；皮下注射或静脉注射，每次2 mg。

氢溴酸山莨菪碱（anisodamine hydrobromide）　片剂，5 mg，10 mg，口服每次5～10 mg，每天3次。注射剂，5 mg∶1 mL，10 mg∶1 mL，20 mg∶1 mL，静脉注射或肌内注射每次5～10 mg，每天1～2次。

氢溴酸东莨菪碱（scopolamine hydrobromide）　片剂，0.2 mg，口服，每次0.2～0.3 mg，3次/天。注射剂，0.3 mg∶1 mL，0.5 mg∶1 mL，皮下或肌内注射，每次0.2～0.5 mg。极量，口服，每次0.6 mg、每天2 mg；注射，每次0.5 mg，每天1.5 mg。

氢溴酸后马托品（homatropine hydrobromide）　滴眼剂，1%～2%。

氯化琥珀胆碱（succinylcholine chloride）　注射剂，50 mg∶1 mL，100 mg∶2 mL，成人短时外科手术，常用静脉注射剂量为0.2～1.0 mg/kg。

泮库溴铵（pancuronium bromide）　注射剂，4 mg∶2 mL，10 mg∶5 mL，10 mg∶10 mL。静脉注射，成人常用量为40～100 μg/kg。

罗库溴铵（rocuronium bromide）　注射剂，50 mg∶5 mL，100 mg∶10 mL，静脉注射初始剂量为600 μg/kg，维持量为150 μg/kg；静脉滴注，每小时300～600 μg/kg速度给药。

维库溴铵（vecuronium bromide）　注射剂，2 mg，4 mg，10 mg。首次0.08～0.1 mg/kg静脉注射，重复给药时剂量减半。

阿曲库铵（atracurium）　注射剂，25 mg∶2.5 mL，50 mg∶5 mL。首次0.4～0.5 mg/kg静脉注射，重复给药时剂量减半。

第八章
目标测试

（张绪恕）

第九章

肾上腺素受体激动药

素质目标

具有救死扶伤、爱岗敬业、敬畏生命等医师必备的职业道德。

具有积极主动的学习意识。

知识目标

掌握肾上腺素、多巴胺、异丙肾上腺素的药理作用、临床应用及主要的不良反应。

熟悉去甲肾上腺素、麻黄碱、间羟胺的作用特点和临床应用。

了解其他拟肾上腺素药的特点及临床应用。

能力目标

具有良好的人际沟通能力，能开展用药咨询并正确指导患者用药。

肾上腺素受体激动药（adrenoceptor agonist）是指能与肾上腺素受体结合并激动受体，产生肾上腺素样作用的药物，此类药物又称为拟肾上腺素药（adrenomimetic drug）。肾上腺受体激动药化学结构及药理作用相似，都是胺类化合物，作用亦与兴奋交感神经的效应相似，故又称为拟交感胺类药（sympathomimetic amine）。根据药物作用的受体不一样，我们将肾上腺素受体激动药分为 α、β 受体激动药，α 受体激动药以及 β 受体激动药3 大类。

第一节　α、β受体激动药

案例导入

　　患者，女，39岁。因上呼吸道感染于某医院门诊静脉滴注青霉素G钠，3分钟后患者突发急性呼吸困难、面色苍白、心动过速、血压86/55 mmHg。医生诊断为：过敏性休克。立即实施抢救，在抢救过程中，医生使用到了0.1%肾上腺素0.5 mg肌内注射。20分钟后，患者各项休克症状消失，血压恢复到110/72 mmHg。

　　请思考：

　　医生为什么给患者使用肾上腺素肌内注射？

肾上腺素

　　肾上腺素（adrenaline，AD，epinephrine）是肾上腺髓质分泌的主要激素，肾上腺髓质嗜铬细胞首先生成去甲肾上腺素，去甲肾上腺素甲基化后形成肾上腺素。药用肾上腺素可从家畜肾上腺中提取，也可以人工合成。肾上腺素化学性质不稳定，见光、空气易失效，在中性，尤其是碱性溶液中易氧化变色失去活性。

　　【体内过程】

　　本品口服后在碱性肠液、肠黏膜及肝内易被破坏氧化失效，不能达到有效的血药浓度。皮下注射因血管收缩而吸收缓慢，但作用维持时间长，可达1小时左右。肌内注射吸收速度较皮下注射吸收速度快，作用维持10～30分钟。静脉注射立即起效，但作用仅维持数分钟。

　　【药理作用】

　　本品能直接激动α、β受体，产生相应的作用。具体作用如下。

　　1. 兴奋心脏的作用　本品主要通过激动心脏β$_1$受体，使心肌收缩力增强，传导加速，心率加快，心排血量增加。肾上腺素也可激动心脏上的β$_2$受体，产生心脏兴奋效应。剂量过大或静脉给药速度过快可引起心律失常，甚至心室颤动。

　　2. 舒缩血管的作用　肾上腺素能激动血管平滑肌上的α$_1$受体和β$_2$受体，产生α$_1$受体效应如皮肤、黏膜和内脏血管收缩，以及β$_2$受体效应如骨骼肌血管和冠状动脉舒张。

　　3. 血压的改变　肾上腺素对血压的影响与其用药剂量有关，特点如下：

　　（1）治疗量的肾上腺素激动β$_1$受体，使心脏兴奋，心排血量增加，收缩压增高；因其同时能够激动β$_2$受体，产生β$_2$受体效应，骨骼肌血管舒张，从而降低血压；α$_1$受体激动的收缩血管作用与β$_2$受体激动的舒张血管的作用综合叠加后，导致舒张压不变或略微下降，脉压增大。

　　（2）较大剂量肾上腺素，除可兴奋心脏外，还可明显地激动血管平滑肌上的α受体，产生极强的收缩血管效应，其作用远远超过血管的舒张效应，两种作用的叠加，导致收缩压和舒张压均升高，脉压减小。

　　4. 舒张支气管平滑肌　肾上腺素能激动支气管平滑肌上的β$_2$受体，发挥强大的舒张支气管平滑肌作用；肾上腺素还能抑制肥大细胞释放过敏性物质如组胺等，可对抗过敏反应；此外，肾上腺素还可减轻支气管黏膜水肿。

　　5. 影响代谢　肾上腺素能提高机体代谢，使机体耗氧量增加。因其激动β$_2$受体，故可促进肝糖原分解，同时由于可抑制外周组织对葡萄糖的摄取，因此有升高血糖作用。此外，肾上腺素还可促进脂肪分解，升高血液中的游离脂肪酸。

【临床应用】

1.心脏骤停　因药物中毒、心脏疾病、溺水、麻醉等各种原因所引起的心脏骤停，均可采用肾上腺素心室内注射或静脉注射治疗。心室内注射的部位为胸骨左缘第4肋或第5肋间胸骨旁开2 cm，进针4～5 cm深度，注射前回抽有大量血液表示针尖进入心腔。此外，肾上腺素气管滴入起效也很快，非常有利于心脏骤停的抢救。在药物治疗前以及治疗的同时，医务人员需要对患者进行心肺复苏操作，并尽早使用除颤仪进行抢救以提高成活率。

2.过敏性休克　肾上腺素是抢救过敏性休克的首选药物。肾上腺素通过激动 α 受体与 β 受体，发挥一系列效应，如兴奋心脏、收缩血管、舒张支气管、抑制过敏性物质释放和减轻支气管黏膜水肿等作用，可迅速缓解过敏性休克所致的循环衰竭和呼吸衰竭症状。给药方法一般采用皮下注射或肌内注射，必要时也可用 0.9% 氯化钠溶液稀释后静脉滴注。但必须严密监测患者用药后的反应，避免出现血压骤升及心律失常等不良反应。

3.支气管哮喘　由于本品作用范围广，不良反应较多，故临床上主要用于控制支气管哮喘急性发作，用药后起效快、作用强、维持时间短。

4.局部应用　在局麻药液中加入少量肾上腺素，可使注射部位血管收缩，延缓局麻药的吸收，延长局麻药的作用时间，降低局麻药的毒副反应发生率。但是，手指、足趾、阴茎、耳根等处手术时，不宜加用肾上腺素，以免引起局部组织缺血坏死。一般局麻药中肾上腺素的浓度为1:250 000，一次用量不超过0.3 mg。另外，当鼻黏膜或牙龈出血时，可将浸有0.1%肾上腺素溶液的棉球或纱布填塞于患处，用于局部止血。

【不良反应及注意事项】

本品主要有心悸、烦躁、皮肤苍白、头痛和血压升高等不良反应。剂量过大或静脉注射速度过快，可致血压骤升、搏动性头痛，甚至发生脑出血，还可诱发心律失常。临床应用时，需要严格控制剂量，密切观察患者各项指征变化。高血压、脑动脉硬化、器质性心脏病、糖尿病和甲状腺功能亢进症患者禁用。

多巴胺

多巴胺（dopamine，DA）是去甲肾上腺素合成的前体物质，临床上使用的多巴胺为人工合成品。多巴胺口服易被破坏，故临床上一般采用静脉滴注给药。该药作用时间短暂，易代谢失活。多巴胺不易透过血脑屏障，故外周用药无明显中枢作用。

【药理作用】

多巴胺主要激动 α、β 受体和外周的多巴胺受体，并促进神经末梢释放去甲肾上腺素。

1.兴奋心脏的作用　多巴胺激动心脏 β₁ 受体，使心肌收缩力增强，心排血量增加。治疗量对心率影响不太明显，大剂量使用可加快心率，偶可致心律失常。

2.舒缩血管的作用　治疗量多巴胺能激动多巴胺受体（D_1 受体），使肾血管、冠状动脉和肠系膜血管舒张；同时激动 α 受体，使皮肤、黏膜血管收缩。大剂量使用时，α 受体效应明显增强，皮肤、黏膜、肾及肠系膜等内脏血管均收缩。

3.血压的改变　治疗量多巴胺使收缩压升高，舒张压不变或略升。大剂量给药时，主要激动血管的 α 受体，导致广泛性的血管收缩，机体收缩压、舒张压均升高。

4.肾脏功能的改变　治疗量多巴胺能舒张肾血管，使肾血流量及肾小球滤过率增加，还能产生排钠利尿的作用。大剂量给药时，肾血管主要表现为 α 受体效应，血管明显收缩，肾血流量减少，不利于肾脏功能。

【临床应用】

1.各种类型休克　多巴胺可用于各种类型休克，如感染中毒性休克、心源性休克及出血性休克等，尤其适用于伴有心肌收缩力减弱、尿量减少而血容量已补足的休克。滴注给药时须适当补足血容量，纠正酸中毒，用药时应监测心功能改变。

2. 急性肾功能衰竭　多巴胺与利尿药联合用于急性肾衰竭的治疗，多巴胺使用时一般采用小剂量，小剂量有利于增加肾血流量。

【不良反应及注意事项】

本品的不良反应一般较轻，偶见恶心、呕吐。剂量过大或静脉滴注速度过快可致心动过速、血压升高、心律失常、尿量减少、头痛等，一旦出现上述症状，应减慢滴注速度或停药。

嗜铬细胞瘤患者禁用。高血压、室性心律失常、心肌梗死、闭塞性血管病、动脉硬化等患者慎用。

麻黄碱

麻黄碱（ephedrine）是从中药麻黄中提取的生物碱，《神农本草经》中记载麻黄能"止咳逆上气"。张仲景的《伤寒论》中记载麻黄汤（含有麻黄）有止咳平喘的功效。麻黄碱现已人工合成。该药口服易吸收，易透过血脑屏障，一次给药作用可持续 3 ～ 6 小时。

【药理作用】

本品是 α、β 受体激动药，作用温和而持久，口服以及静脉给药时，中枢兴奋作用较强，易致失眠，鼻腔黏膜规范给药时极少出现全身不良反应。该药短期内连续反复应用，其作用可迅速减弱，该现象被称为快速耐受性。

【临床应用】

本品主要用于防治椎管内麻醉（硬膜外腔麻醉和蛛网膜下腔麻醉）引起的低血压，急、慢性鼻炎所致的鼻塞症状，也可用于预防支气管哮喘发作和轻症患者的治疗。此外，对于荨麻疹和血管神经性水肿引起的皮肤黏膜症状也有缓解作用。

【不良反应及注意事项】

本品的不良反应主要以中枢兴奋症状为主，表现为不安、头痛、失眠等，故应尽量避免夜间服用，如需夜间服用，可加用镇静催眠药。禁忌证同肾上腺素。麻黄碱不在国家《麻醉药品管理目录》中，同时也不属于第一类、第二类精神药品。由于麻黄碱属于药品类易制毒化学品，是特殊药品，因此，如有需要，应在医生的指导下使用。

🌿 杏林育英

陈克恢与麻黄碱

陈克恢（1898—1988），药理学家，中华民国时期中央研究院第一届院士，曾担任过美国药理与实验治疗学会主席、美国实验生物学联合会主席，还被选为国际药理联合会（IUPHAR）名誉主席。他长期致力于中药药理研究，是 20 世纪国际药理学的一代宗师，也是现代中药药理学研究的创始人。

他一生发表论文 350 余篇，在麻黄碱、磺胺、麦角、雌激素等方面做了大量杰出工作。他发现麻黄碱具有拟肾上腺素药理作用，为推动整个拟交感神经药的化学合成奠定了基础，他还发明了解救急性氰化合物中毒的方法，该法一直沿用至今。

陈克恢院士身居海外数十年，但一直怀揣一颗爱国的心，他时刻惦记着祖国药理事业的发展。中华人民共和国成立初期，他曾向很多留学美国的中国学生开放了实验室，并热情地给予他们指导。

第二节　α 受体激动药

去甲肾上腺素

去甲肾上腺素（noradrenaline，NA；norepinephrine，NE）是去甲肾上腺素能神经末梢释放的主要递质，肾上腺髓质亦可少量分泌，临床上使用的去甲肾上腺素多为人工合成品。该药化学性质不稳定，见光、遇热、中性、碱性环境易分解，酸性溶液中较稳定。该药口服极易被破坏，皮下注射和肌内注射因强烈收缩血管，易发生局部组织坏死。该药不易通过血脑屏障，故对中枢作用微弱。临床上多采用静脉滴注给药。

【药理作用】

该药主要激动 α 受体，对 $α_1$ 和 $α_2$ 受体无选择性。对 $β_1$ 受体作用较弱，对 $β_2$ 受体几乎无作用。

1. 收缩血管的作用　NA 能激动血管 $α_1$ 受体，可使全身皮肤、黏膜、内脏血管收缩。同时可间接舒张冠状动脉。

2. 兴奋心脏的作用　NA 能较弱地激动心脏 $β_1$ 受体，使心肌收缩力增强，心率加快，传导加速，心排血量增加。但综合分析，由于药物能够引起总外周阻力增高，故可引起心率反射性减慢。大剂量去甲肾上腺素可引起心律失常。

3. 血压的改变　小剂量去甲肾上腺素静脉滴注时，由于心脏兴奋使收缩压升高，而舒张压升高不明显，故脉压差增大。较大剂量时，因血管强烈收缩使外周阻力明显增高，因此，收缩压、舒张压均明显升高，脉压差减小。

【临床应用】

1. 休克　目前去甲肾上腺素在休克治疗中仅用于早期神经源性休克、嗜铬细胞瘤切除后或药物中毒时（如 α 受体阻断药氯丙嗪）的低血压及过敏性休克等。用药时注意避免长时间大剂量使用，否则会加重微循环障碍。

2. 上消化道出血　去甲肾上腺素 1～3 mg，适量稀释后口服，可使食管或胃黏膜血管收缩而达到局部止血效果。

【不良反应及注意事项】

1. 局部组织缺血坏死　静脉滴注时间过长、浓度过高或药液外漏，导致局部组织血管剧烈收缩，可引起局部缺血坏死。故静脉穿刺时一旦出现外漏，应立即停止注射或更换注射部位，进行局部热敷，以及注射 α 受体阻断药酚妥拉明或局麻药普鲁卡因。

2. 急性肾衰竭　用药时间过长或剂量过大，可导致肾血管剧烈收缩，出现少尿、无尿等现象。用药过程中应严格控制静脉滴注速度，严密监测尿量。

伴有高血压、动脉硬化症、器质性心脏病、少尿或无尿、严重微循环障碍的患者及孕妇禁用。

间羟胺

间羟胺（metaraminol）又名阿拉明（aramine），常作为去甲肾上腺素的代用品。本品的主要作用是直接激动 α 受体，对 $β_1$ 受体作用较弱。本品性质较 NA 稳定，可促进去甲肾上腺素能神经末梢释放去甲肾上腺素，作用维持时间较长。临床上用于各种休克早期或其他低血压。

与 NA 相比，本药主要具有以下特点：①收缩血管、升高血压的作用弱而持久；②对肾血管影响小，不易引起急性肾衰竭；③不易引起心律失常，偶尔因血压升高反射性地引起心率减慢；

④给药方便，可静脉滴注，也可肌内注射。

羟甲唑啉

羟甲唑啉（oxymetazoline）为 α 受体激动药，具有迅速收缩鼻腔黏膜血管，改善鼻塞症状的作用。临床上适用于急、慢性鼻炎，过敏性鼻炎等。常用剂型有滴鼻剂和喷雾剂。该药不宜长期连续使用，连续使用时间不宜超过 7 天。

冠心病、高血压病、甲状腺功能亢进、糖尿病等严重器质性和代谢性疾病患者慎用。孕妇、哺乳期妇女以及 3 岁以下儿童禁用。

第三节　β 受体激动药

异丙肾上腺素

异丙肾上腺素（isoprenaline，isoproterenol）为人工合成药。本品口服易在肠黏膜与硫酸基结合而失效，气雾吸入或舌下给药吸收较快，也可静脉滴注。

【药理作用】

本品主要激动 β 受体，对 β_1 和 β_2 受体选择性很低。对 α 受体几乎无作用。

1. 兴奋心脏的作用　本品能激动心脏 β_1 受体，使心肌收缩力增强，心率加快，传导加速，心排血量增加；也可引起心律失常，但较少产生心室颤动。

2. 舒张血管的作用　本品能激动 β_2 受体，使骨骼肌血管和冠状血管明显舒张。

3. 血压的改变　本品一方面可使心脏兴奋；另一方面，由于大量骨骼肌血管舒张，外周血管阻力明显下降，故收缩压升高而舒张压下降，脉压差增大。

4. 舒张支气管平滑肌　本品能激动 β_2 受体，松弛支气管平滑肌，同时可抑制组胺等过敏物质释放。本品长期使用可产生耐受性。

5. 分解糖原　本品能促进肝糖原、肌糖原分解，增加组织耗氧量。

【临床应用】

1. 支气管哮喘　本品用于控制支气管哮喘急性发作，舌下给药或喷雾吸入，疗效快而强。

2. 心脏骤停　异丙肾上腺素对心脏具有强大的兴奋作用，可重启心脏搏动。

3. 房室传导阻滞　通过舌下含药或静脉滴注给药，可治疗Ⅱ度、Ⅲ度房室传导阻滞。

4. 休克　本品适用于中心静脉压高、心排血量低的感染性休克，但要注意补液及心脏毒性。目前临床已少用。

【不良反应及注意事项】

本品的常见不良反应包括心悸、头痛、头晕、心律失常等，大剂量偶可发生猝死。长期反复应用易产生耐受性。冠心病、心肌炎和甲状腺功能亢进症患者禁用。

知识拓展

心脏骤停的抢救

心脏骤停是指心脏射血功能突然终止。最常见的心脏骤停的病理、生理机制是室颤和室性心动过速。心脏骤停 10 秒患者可丧失意识，骤停 4 分钟患者大脑可出现不可逆的损害。

心脏骤停最重要的院外急救措施是心肺复苏术。院内急救常用到的药物有肾上腺素、利多卡因、阿托品、碳酸氢钠、血管活性药物等。肾上腺素是目前全世界公认最有效的抢救心脏骤停的药，利多卡因常用来消除心室纤颤或室性心动过速，阿托品可解除迷走神经对心脏的抑制，上述 3 种药为抢救心脏骤停的"新三联"用药。

医务人员在给患者静脉给药的同时，应行心肺复苏术，形成人为的血液循环。在抢救生命的时候，医务人员务必竭尽所能，不辞艰辛，不轻易放弃哪怕是万分之一的希望，有了希望，生命才会被重启。

思考题

1. 肾上腺素临床应用有哪些？
2. 异丙肾上腺素有哪些作用和临床应用？

知识拓展

常用制剂及用法

盐酸肾上腺素（adrenaline hydrochloride） 注射剂，0.5 mg：0.5 mL，1 mg：1 mL。皮下或肌内注射，每次 0.25～0.5 mg。必要时可心室内注射，每次 0.25～0.5 mg，用生理盐水稀释 10 倍。极量：皮下注射，每次 1 mg。

盐酸多巴胺（dopamine hydrochloride） 注射剂，20 mg：2 mL。20 mg 加入 5% 葡萄糖注射液 200～500 mL，静脉滴注，75～100 μg/min。极量：静脉滴注每分钟 20 μg/kg。

盐酸麻黄碱（ephedrine hydrochloride） 片剂，15 mg，30 mg。每次 25 mg，每天 3 次。注射剂：每次 15～30 mg。极量：口服、皮下或肌内注射，每次 0.06 g，每天 0.15 g。

重酒石酸去甲肾上腺素（noradrenaline bitartrate） 注射剂，2 mg：1 mL，10 mg：2 mL。2 mg 相当于去甲肾上腺素 1 mg，一般以本品 2 mg 加于 5% 葡萄糖注射液 500 mL 中，静脉滴注，每分钟滴入 0.004～0.008 mg。

重酒石酸间羟胺（metaraminol bitartrate） 注射剂，10 mg：1 mL，50 mg：5 mL。19 mg 相当于间羟胺 10 mg，肌内注射，间羟胺每次 10 mg；或 10～20 mg 以 5% 葡萄糖注射液 100 mL 稀释后静脉滴注。极量：静脉滴注每次 100 mg（0.2～0.4 mg/min）。

盐酸羟甲唑啉（oxymetazoline hydrochloride） 喷雾剂，5 mg：10 mL。成人和 6 岁以上儿童一次 1～3 滴，早晨和睡前各 1 次。

盐酸异丙肾上腺素（isoprenaline hydrochloride） 注射剂，1 mg：2 mL。静脉滴注，以 0.5～1 mg 加于 5% 葡萄糖注射液 200～300 mL 中缓慢滴注。气雾剂，14 g。0.25% 喷雾吸入，每次 0.1～0.4 mg。舌下含服，每次 10 mg，每天 3 次。极量：喷雾吸入每次 0.4 mg，每天 2.4 mg，舌下含服每次 20 mg，每天 60 mg。

（张绪恕）

第十章

肾上腺素受体阻断药

素质目标

具有热爱祖国、诚信友善、尊重患者隐私等医师必备的职业道德。

具有全心全意帮助患者的服务意识。

知识目标

掌握酚妥拉明、β 受体阻断药的作用、临床应用和主要不良反应。

熟悉酚苄明、哌唑嗪、坦索罗辛的作用、临床应用和不良反应。

了解其他肾上腺素受体阻断药的作用特点及临床应用。

能力目标

具有良好的人际沟通能力，能根据患者疾病情况选择合适的药物并开具简单处方。

肾上腺素受体阻断药（antiadrenergic blocking drug）又称为肾上腺素受体拮抗药或抗肾上腺素药，是指能与肾上腺素受体结合，本身不产生受体效应或者效应较少的一类药物。肾上腺素受体阻断药分为 α 受体阻断药、β 受体阻断药和 α、β 受体阻断药 3 类。

第一节 α 受体阻断药

案例导入

> 患者，男，50 岁，患有精神分裂症，长期使用氯丙嗪治疗。近日因精神病症状加重，家人遂私自加大氯丙嗪剂量。昨日患者出现头昏、轻度低血压，送医院救治。医生迅速给患者补充血容量，并使用去甲肾上腺素静脉滴注升高血压，但在用药过程中发现滴注部位皮肤苍白，皮肤温度下降。
>
> **请思考：**
> 1. 静脉滴注去甲肾上腺素为何会导致患者滴注部位皮肤苍白、温度下降？
> 2. 出现上述情况，该如何处理？

α 受体阻断药能选择性地与 α 肾上腺素受体结合，竞争性地阻碍去甲肾上腺素能神经递质及肾上腺素受体激动药与 α 受体的结合，从而产生抗肾上腺素作用。

"肾上腺素升压作用的翻转"（adrenaline reversal）是指使用了 α 受体阻断药后患者血压出现下降，若给予肾上腺素升压解救，最终不但没有升高血压，反而导致血压继续下降的现象。其机理为：使用 α 受体阻断药后，该类药可选择性地阻断血管上 α 受体收缩血管的作用，导致大量皮肤、黏膜、内脏血管舒张，可引发血压下降，此时使用肾上腺素进行升血压，由于肾上腺素同时具有 α 受体激动作用以及 β 受体激动作用，α 受体激动作用可对抗 α 受体的阻断降血压作用，但是 β_2 受体效应可使骨骼肌大量血管舒张而引起血压的继续下降。为了避免上述情况，临床上救治 α 受体阻断药引起的低血压常选用选择性激动 α 受体的去甲肾上腺素。

α 受体阻断药具有广泛的药理作用，根据药物对 α 受体的选择性不同，可将其分为非选择性 α 受体阻断药（α_1、α_2 受体阻断药）以及选择性 α_1 受体阻断药两类。

一、非选择性 α 受体阻断药

酚妥拉明

酚妥拉明（phentolamine）属于短效非选择性 α 受体阻断药，该药口服生物利用度低，仅为注射给药的 20%，口服给药作用可维持 3 ～ 6 小时。临床上常肌内注射或静脉给药，肌内注射作用可维持 30 ～ 45 分钟。大部分酚妥拉明以无活性的代谢产物随尿排泄。

【药理作用】

1. 舒张血管 酚妥拉明能与血管平滑肌上的 α 受体可逆性结合，这种结合相对疏松。本品可阻断血管平滑肌上的 α 受体，引起血管平滑肌松弛，血管舒张；同时还可舒张静脉和小动脉，导致外周血管阻力下降，血压降低。

2. 兴奋心脏 因血压下降，酚妥拉明可反射性兴奋交感神经，又因阻断突触前膜 α_2 受体，增加去甲肾上腺素递质的释放，导致心脏兴奋，心率加快，心肌收缩力增强，心排出量增加。

3. 其他作用 酚妥拉明可兴奋胃肠平滑肌，也可引起皮肤潮红等。

【临床应用】

1. 外周血管痉挛性疾病 如肢端动脉痉挛的雷诺综合征、血栓闭塞性脉管炎及冻伤后遗症。

2. 去甲肾上腺素滴注外漏　长期、过量静脉滴注去甲肾上腺素或静脉滴注去甲肾上腺素外漏时，可致周围皮肤缺血、苍白以及出现剧烈疼痛，甚至坏死。处理办法：局部热敷，酚妥拉明10 mg 或妥拉唑林 25 mg 溶于 10～20 mL 生理盐水中做皮下浸润注射，可拮抗去甲肾上腺素的收缩血管作用。

3. 顽固性充血性心力衰竭　心力衰竭时，由于心排血量不足，导致交感张力增加、外周阻力增高、肺充血以及肺动脉压力升高，易产生肺水肿。酚妥拉明能扩张血管，降低外周阻力，减轻心脏后负荷，同时增加心排血量，从而减轻心力衰竭症状。

4. 肾上腺嗜铬细胞瘤　酚妥拉明可用于肾上腺嗜铬细胞瘤的鉴别诊断，还可以用于肾上腺嗜铬细胞瘤引起的高血压危象的治疗。

5. 抗休克　本品能舒张血管，降低外周阻力，使心排血量增加，防止肺水肿，减轻心脏负荷，改善脏器微循环。同时，还可以增加心脏的排血能力。本品适用于感染性、心源性和神经源性休克。但给药前必须先补足血容量。

6. 其他　酚妥拉明口服或直接阴茎海绵体内注射可用于诊断或治疗阳痿。

【不良反应及注意事项】

本品常见的不良反应有低血压、心悸、腹痛、腹泻、呕吐甚至诱发消化性溃疡。静脉注射给药时，要求速度缓慢或采用静脉滴注，并监测血压和心率变化。冠心病、胃炎、消化性溃疡患者慎用。

知识链接

嗜铬细胞瘤

嗜铬细胞瘤主要来源于肾上腺髓质（占 80%～90%，且多为一侧性）以及交感神经节，这些组织中的嗜铬细胞过度生长形成肿瘤，多为良性，恶性仅占 10%。嗜铬细胞有释放 NA 和 AD 等拟交感胺类物质的作用。该肿瘤持续或阵发性释放 NA 和 AD，可导致患者出现血压增高、头痛、心悸、心绞痛、高代谢等症状。某些患者可因长期高血压导致严重的心、脑、肾等脏器的损害，部分患者因突发高血压危象可出现生命危险。嗜铬细胞瘤发病年龄常见于 20～50 岁，早期诊断，早期药物控制以及手术治疗，继发性的高血压可完全治愈。

医务人员在给患者进行健康指导时，要积极与患者沟通，用诚信友善的态度争取患者的治疗配合，避免各种潜在的并发症，同时争取达到完全治愈的结果。

酚苄明

酚苄明（phenoxybenzamine）又名苯苄胺，为长效非竞争性 α 受体阻断药，主要采用口服给药和静脉给药。酚苄明局部刺激性强，故不作肌内或皮下注射；口服吸收少而不规则；静脉给药起效慢，1 小时后达最大效应。本品脂溶性高，作用持久，一次用药作用可维持 3～4 天，主要经肝脏代谢，经肾脏及胆汁排泄。

【药理作用】

酚苄明可与 α 受体形成牢固的共价键，阻断血管平滑肌上的 α 受体。本品起效慢，能扩张血管，降低血压，作用强而持久。

【临床应用】

1. 外周血管痉挛性疾病　适用对象与酚妥拉明相同，主要用于酚妥拉明无效的患者。

2. 嗜铬细胞瘤　适用于不宜手术或恶性嗜铬细胞瘤患者以及嗜铬细胞瘤术前准备的患者。

3. 抗休克　适用于感染性休克。

4. 良性前列腺增生 适用于前列腺增生引起的阻塞性排尿困难，可明显改善症状。

【不良反应及注意事项】

本品常见的不良反应包括直立性低血压、反射性心动过速、心律失常、鼻塞等，口服尚可见恶心、呕吐、嗜睡及疲乏等。用药过程中要密切监护患者血压和心率变化。

🍃 处方评判

酚妥拉明的使用

患者，男，35 岁。因"双下肢间歇性跛行伴疼痛 3 年"来院就诊。患者自诉 3 年前双下肢明显怕冷、疼痛、麻木感，行走持续时间长时易出现间歇性跛行，休息后缓解。患者有长期抽烟的习惯，且有胃溃疡病史。医生诊断为：双下肢血栓闭塞性脉管炎。处方如下，请分析处方是否合理。

Rp:

甲磺酸酚妥拉明注射液　5 mg×30 支

用法：10 mg，肌内注射，立即，需要时重复给药。

二、选择性 α_1 受体阻断药

选择性 α_1 受体阻断药对动脉和静脉的 α_1 受体有较高的选择性阻断作用，而对去甲肾上腺素能神经末梢突触前膜 α_2 受体无明显作用。

哌唑嗪

哌唑嗪（prazosin）口服吸收完全，生物利用度为 50% ～ 85%，半衰期为 2 ～ 3 小时。本品口服后 2 小时起开始有降压作用，作用时间持续 10 小时。本品主要在肝内代谢，经胆汁、肠道以及肾脏排泄。

【药理作用及临床应用】

本品选择性阻断 α_1 受体，能扩张动静脉血管，以扩张小动脉为主，具有降压作用，用于轻、中度高血压。因对 α_2 受体无明显作用，故不引起反射性心动过速及肾素分泌增加。

【不良反应及注意事项】

本品主要的不良反应为首剂现象，即在首次用药后 30 ～ 90 分钟出现严重的体位性低血压现象。为了避免此现象的发生，一般建议个体化用药，从小剂量开始，用药后卧床休息（最好睡前服用），不宜驾车；其他不良反应还有恶心、呕吐、眩晕、头痛、出汗等。

坦索罗辛

坦索罗辛（tamsulosin）生物利用度高，成人一次口服 0.2 mg 时，6 ～ 8 小时后血药浓度达高峰，半衰期为 10 小时，连续口服时，血药浓度可于第 4 天达到稳态。

【药理作用及临床应用】

本品为选择性 α_1 受体阻断药，由于 α_1 受体又分为 α_{1A}、α_{1B} 以及 α_{1D} 3 种亚型，α_{1A} 受体主要分布于膀胱颈部、前列腺和尿道平滑肌处，α_{1B} 分布于血管平滑肌，而坦索罗辛对 α_{1A} 受体的亲和力最高。因此，坦索罗辛可松弛前列腺平滑肌，缓解良性前列腺肥大引起的排尿困难症状。该药治疗量对血压影响较小，但过量也会引起血压下降。

【不良反应及注意事项】

本品偶见头晕、蹒跚感、血压下降、过敏性皮疹、恶心、呕吐、胃部不适等症状。

第二节　β 受体阻断药

β 受体阻断药分为非选择性的 β_1、β_2 受体阻断药和选择性的 β_1 受体阻断药两类。临床常用药物见表 10-1。

表 10-1　β 受体阻断药分类及药理学特性

药物名称	内在拟交感活性	膜稳定作用	生物利用度 /%	血浆半衰期 /h	首过消除 /%
非选择性的 β_1、β_2 受体阻断药					
普萘洛尔	-	++	30	3～5	60～70
噻吗洛尔	-	-	75	3～5	25～30
吲哚洛尔	++	+	90	3～4	10～20
选择性的 β_1 受体阻断药					
美托洛尔	-	+/-	50	3～4	25～60
阿替洛尔	-	-	50	5～8	50
比索洛尔	-	-	90	10～12	0～10
α、β 受体阻断药					
拉贝洛尔	+/-	+/-	20～40	4～6	60
卡维地洛	-	+	25～35	7～10	65～75

【药理作用】

1. β 受体阻断作用

（1）对心血管系统的影响：β 受体阻断药因能阻断心脏 β_1 受体，而表现出心脏抑制效应，如心率减慢，心肌收缩力减弱，心排出量减少，血压下降等。应用非选择性的 β_1、β_2 受体阻断药普萘洛尔时，可反射性兴奋交感神经，同时阻断骨骼肌血管以及冠状动脉上的 β_2 受体，导致骨骼肌血管血流量以及冠状动脉血流量降低。β 受体阻断药对正常人的血压影响小，但对高血压患者具有降压作用。

（2）收缩支气管平滑肌：非选择性的 β_1、β_2 受体阻断药可阻断支气管平滑肌的 β_2 受体，收缩支气管平滑肌，增加呼吸道阻力，可诱发或加重支气管哮喘或慢性阻塞性肺疾病患者的哮喘。

（3）影响脂肪和糖代谢：长期应用非选择性的 β_1、β_2 受体阻断药可增加血浆中 VLDL、TG，降低 HDL，抑制脂肪组织分解，增加冠状动脉粥样硬化性心脏病的危险。非选择性的 β_1、β_2 受体阻断药可抑制糖原的分解，减弱肾上腺素升高血糖的作用。普萘洛尔既不影响正常人的血糖水平，也不影响胰岛素的降血糖作用，但能延缓使用胰岛素后血糖水平的恢复。因此，普萘洛尔可掩盖低血糖时交感神经兴奋的症状如心悸等，从而影响医生对低血糖的判断。

（4）抑制肾素的释放：β 受体阻断药通过抑制肾小球球旁细胞的 β_1 受体而抑制肾素的释放，从而影响血压。普萘洛尔作用最强。

2. 对甲状腺激素的影响　β 受体阻断药可抑制甲状腺素（T_4）转变为三碘甲状腺原氨酸（T_3），从而有效控制甲亢的症状。

3. 其他作用　有些 β 受体阻断药如吲哚洛尔有内在拟交感活性，即与受体结合后有部分 β 受体激动作用。由于这种作用较弱，通常被其 β 受体阻断作用所掩盖；普萘洛尔具有膜稳定作用（局部麻醉作用），可降低细胞膜对离子的通透性；普萘洛尔有抗血小板聚集作用；噻吗洛尔具有降低眼压作用。

【临床应用】

1. 快速型心律失常　β 受体阻断药对多种原因引起的室上性快速型心律失常均有效，对于交感神经兴奋性过高、甲状腺功能亢进引起的窦性心动过速，运动或情绪紧张、激动所致的心律失常或因心肌缺血引起的心律失常疗效良好。

2. 心绞痛和心肌梗死　普萘洛尔、美托洛尔对稳定型心绞痛有良好的疗效。普萘洛尔、美托洛尔等均可降低心肌梗死早期患者猝死率，当心肌梗死出现严重的房室传导阻滞或者心动过缓时，使用此类型药物可加重患者病情，甚至导致死亡。因此，心肌梗死患者要慎用。

3. 高血压　本类药物是治疗高血压的基础药物，能降低血压并减慢患者心率。

4. 甲状腺功能亢进　临床上常使用普萘洛尔和比索洛尔治疗甲状腺功能亢进，此类药可降低患者的基础代谢率，减慢心率，可迅速控制甲状腺危象症状。

5. 其他　本类药物对扩张型心肌病导致的心力衰竭效果明显，早期应用可改善预后；噻吗洛尔可治疗原发性开角型青光眼，效果与毛果芸香碱相近或较优，且无缩瞳和调节痉挛等不良反应；普萘洛尔可治疗偏头痛等。

【不良反应及注意事项】

1. 消化道症状　本类药物可有恶心、呕吐、胃痛、腹泻等症状。

2. 心血管反应　本类药物可引起心脏功能抑制，导致低血压，患者可出现眩晕和头昏等症状，还会导致四肢发冷、雷诺症状或间歇性跛行以及心动过缓。部分心功能不全、窦性心动过缓和房室传导阻滞的患者，本类药物可加重其病情，易引起重度心功能不全、肺水肿、房室传导完全阻滞导致的心脏骤停等。

3. 诱发或加重支气管哮喘　非选择性的 β 受体阻断药，因其可阻断支气管平滑肌上 β_2 受体，故可诱发或加剧哮喘。选择性 β_1 受体阻断药如美托洛尔，无明显的收缩支气管平滑肌的作用，哮喘患者可以使用，但仍须谨慎。

4. 反跳现象　长期应用 β 受体阻断药时如果突然停药，可使原来的病情加重，如心绞痛发作次数增加、血压升高，甚至产生急性心肌梗死或诱发猝死。因此，长期应用该药不可突然停药，应逐渐减量直至停药。

5. 其他　本类药物可掩盖低血糖休克引起的心动过速、出汗等症状，在给糖尿病患者用药时要注意；个别患者可有幻觉、失眠和抑郁等中枢神经系统症状。

严重左室心功能不全、窦性心动过缓、Ⅱ度及Ⅲ度房室传导阻滞和支气管哮喘（美托洛尔可以使用）的患者禁用。心肌梗死患者及肝功能不良者应慎用。

一、非选择性 β_1、β_2 受体阻断药

普萘洛尔

普萘洛尔（propranolol）口服，既可以空腹，也可以餐时同服，首过消除可达 60% ~ 70%，生物利用度仅为 30% 左右，主要在肝脏代谢，老年人肝功能减退，其消除半衰期可延长。当长期或大剂量给药时，肝的消除能力饱和，其生物利用度可提高。药物主要以代谢产物的方式经肾脏排泄。普萘洛尔的使用存在着很大的个体差异性。临床上可用于治疗心律失常、心绞痛、高血压、甲状腺功能亢进等疾病。临床用药时需从小剂量开始，逐渐增加到适当剂量。有糖尿病、肝功能不全、雷诺病或者周围血管疾病、肾功能减退者慎用。

二、选择性 β_1 受体阻断药

美托洛尔

美托洛尔（metoprolol）对 β_1 受体具有选择性阻断作用，缺乏内在的拟交感活性，对 β_2 受体作用较弱，故增加呼吸道阻力作用较轻，但对哮喘患者仍需慎用。本品口服吸收迅速而完全，生物利用度约 50%，消除半衰期 3～4 小时，主要经肝脏代谢，肾脏排泄。本品口服用于治疗心律失常、高血压、心绞痛、甲状腺功能亢进等。静脉注射可用于室上性快速型心律失常，预防和治疗心肌缺血、急性心肌梗死伴快速型心律失常和胸痛患者。

第三节　α、β 受体阻断药

本类药物对 α、β 受体的阻断作用选择性不强，临床上主要用于高血压的治疗，代表药物有拉贝洛尔、卡维地洛等。

拉贝洛尔

拉贝洛尔（labetalol）口服给药，生物利用度为 20%～40%，大部分被首关消除，个体用药差异性大，半衰期为 4～6 小时，99% 经肝脏迅速代谢，少量以原形方式经肾脏排出。

【药理作用及临床应用】

拉贝洛尔能同时阻断 α 受体和 β 受体，但对 β 受体的阻断作用强于对 α 受体，阻断 β_1 和 β_2 受体作用相当。临床上用于高血压、心绞痛的治疗，静脉注射或静脉滴注可用于高血压危象。

【不良反应及注意事项】

本品常见的不良反应有眩晕、乏力、恶心等。大剂量可引起直立性低血压。哮喘及心功能不全者禁用。儿童、孕妇及脑出血者忌用静脉注射。注射液不能与 5% 葡萄糖生理盐水混合滴注。

卡维地洛

【药理作用】

卡维地洛（carvedild）是一种新型的可以同时阻断 α_1、β_1 和 β_2 受体的药物。整体上 α_1、β 受体阻断作用的比率为 1∶10，因此，阻断 α_1 受体所引起的不良反应明显减少。卡维地洛是一种强抗氧化物和强反应性的氧自由基清除剂，能消除体内产生过量的自由基，抑制氧自由基诱导的脂质过氧化，保护细胞免受损伤。高浓度的卡维地洛有钙离子拮抗作用，还具有抗氧化、抑制心肌细胞凋亡、抑制心肌重构等多重作用。

【临床应用】

1. 心力衰竭　卡维地洛是此类药物中第一个被正式批准用于治疗心力衰竭的 β 受体阻断药。本品可以明显改善充血性心力衰竭的症状，提高射血分数，有效防止和逆转心力衰竭进展过程中出现的心肌重塑，提高患者的生活质量，降低心衰患者的住院率和病死率。

2. 治疗高血压　卡维地洛用于治疗轻、中度高血压疗效与其他 β 受体阻断药、硝苯地平等相似。建议个体化用药，小剂量开始，根据病情每 2 周调整一次。

📝 思考题

1. 酚妥拉明的临床应用有哪些？

2. 使用 β 受体阻断药有哪些禁忌证？

知识拓展

常用制剂和用法

盐酸酚妥拉明（phentolamine hydrochloride） 注射剂，10 mg∶1 mL。防止去甲肾上腺素静脉滴注中因药液外溢所致组织坏死，可在含有去甲肾上腺素的药液 1 000 mL 中加入本品 10 mg。如药液已经外溢，则将 5～10 mg 本品加入 0.9% 氯化钠注射液中在局部进行浸润注射。用于抗休克，应首先补足血容量，以本品 10 mg 加入 5% 葡萄糖注射液 500～1 000 mL 中滴注，如与去甲肾上腺素合用，可将本品 1～2 mg 与去甲肾上腺素 1 mg 一并加入 5% 葡萄糖注射液 500 mL 滴注。

盐酸酚苄明（phenoxykenzamine hydrochloride） 注射剂，10 mg∶1 mL。一次 0.5～1 mg/kg，加入 5% 葡萄糖注射液 200～500 mL 中静滴，滴速不能太快。一日总量不超过 2 mg/kg。片剂，10 mg。开始时一次 10 mg，每天 2 次，隔日增加 10 mg，维持量：一次 20～40 mg，一天 2 次。

盐酸哌唑嗪（prazosin hydrochloride） 片剂，1 mg。高血压，初量一次 0.5 mg，一天 3 次，4～6 天后可每日递增 0.5～1 mg，视反应可渐增至一次 1～2 mg，一天 3～4 次。充血性心衰，初量一天 0.5 mg，渐增至一天 4 mg，分 2～3 次用药；常用维持量一天 4～20 mg，分 3 次服；极量：一天 20 mg。

盐酸坦索罗辛（tamsulosin hydrochloride） 胶囊剂，0.2 mg。一次 0.2 mg，一天 1 次，饭后服用，根据年龄及症状可适当增减。

盐酸普萘洛尔（propranolol hydrochloride） 注射剂，5 mg∶5 mL。一次 5 mg，用 5% 葡萄糖注射液 100 mL 稀释后静脉滴注，根据病情需要调整滴注速度。片剂，10 mg。抗心绞痛及抗高血压，一次 10 mg，一天 3 次，每 4～5 日增加 10 mg，直至每天 80～100 mg 或至症状明显减轻或消失。抗心律失常，一次 10～20 mg，一天 3 次。

美托洛尔（metoprold） 注射剂，5 mg∶1 mL。用于心律失常，开始时一次 5 mg，静脉推注速度 1～2 mg/min，隔 5 分钟可重复注射，直至生效。一般总量为 10～15 mg。片剂，50 mg，100 mg。一次 50～100 mg，一天 2 次。

阿替洛尔（atenolol） 片剂，25 mg，50 mg，100 mg。一次 50～100 mg，一天 1～2 次。

比索洛尔（bisoprolol） 片剂，2.5 mg，5 mg。高血压或心绞痛的治疗：一次 5 mg，一天 1 次，口服。

吲哚洛尔（pindolol） 注射剂，0.2 mg∶2 mL，0.4 mg∶2 mL。一次 0.2～1 mg，静脉注射或静脉滴注。片剂，5 mg。一次 5～10 mg，一天 3 次。

拉贝洛尔（labetalol） 片剂，100 mg，200 mg。注射液：50 mg∶5 mL。口服：开始一次 100 mg，一天 2～3 次。如疗效不佳，可增至一次 200 mg，一天 3～4 次。通常对轻、中、重度高血压的每天剂量相应为 300～800 mg，600～1 200 mg，1 200～2 400 mg，加用利尿剂时可适当减量。静注：一次 100～200 mg。

（汪俊闻、夏明红）

素质目标

具有细心谨慎、热情友善、尊重生命的医师必备的职业道德。
具有规范操作的医师意识。

知识目标

掌握局部麻醉药的临床应用、不良反应及防治。
熟悉常用局部麻醉药的作用特点、临床应用及主要不良反应。
了解吸入性麻醉药和静脉麻醉药。

能力目标

具有正确选择局部麻醉药并妥善处置不良反应的能力。
具有与患者及家属良好沟通的能力，能正确进行用药宣教。

第一节　局部麻醉药

局部麻醉药（local anaesthetics）简称局麻药，是一类以适当浓度应用于局部神经末梢或神经干周围，在意识清醒的条件下可使局部痛觉等感觉暂时消失的药物。本类药物的特点是能暂时、完全和可逆地阻断神经冲动的产生和传导，患者意识清醒，局麻作用消失后，神经功能可完全恢复，同时局麻药对各类组织无损伤作用。

案例导入

患者，男，55岁。因"发现右侧臀部包块2周"入院。患者2周前无意间摸到右侧臀部皮下有一卵圆形包块，大小2.0 cm×3.0 cm，边界清楚，有明显压痛，无波动感，皮肤颜色无明显改变，近2周来自觉包块明显增大，呈持续性跳痛，包块皮肤暗红色。医生检查发现包块大小4.0 cm×5.0 cm，有明显的压痛和波动感，诊断为：右侧臀部脓肿。医生打算行局部麻醉下包块切开术治疗。

请思考：

1. 如果你是该医生，你会选择使用何种药物进行麻醉？

2. 医生在局麻药中加入肾上腺素的目的是什么？

一、局麻药的基础知识

【作用机制】

神经动作电位的产生是由于神经受刺激时引起膜通透性的改变，产生 Na^+ 内流和 K^+ 外流。局麻药的作用是阻止这种通透性的改变，使 Na^+ 在其作用期间内不能进入细胞。关于局麻药作用机制的学说较多，目前公认的观点是局麻药阻断神经细胞膜上的电压门控性 Na^+ 通道，与 Na^+ 通道内侧受体结合，阻滞 Na^+ 内流，从而阻断细胞膜的兴奋性而产生局麻作用。

【作用特点】

局麻药对神经的各个部分都有阻断作用，其作用强度与神经细胞或神经纤维的直径大小及神经组织的解剖特点有关。通常神经纤维末梢、神经节及中枢神经系统的突触部位对局麻药最为敏感。神经纤维越细，效果越好，无髓鞘比有髓鞘神经纤维更易被阻断。由于传导痛觉的神经纤维细而无髓鞘，因此，当局麻药作用于混合神经时，最先消失的是持续性钝痛（如压痛），其次是短暂性锐痛，继之依次为冷觉、温觉、触觉和压觉消失，最后消失的是传出神经的运动功能。

【临床应用】

常用的局部麻醉方法有以下几种。

1. 表面麻醉（surface anaesthesia）　又称为黏膜麻醉，是将穿透性强的局麻药直接点滴、涂布或喷洒在黏膜表面而产生的麻醉，常用药有丁卡因、利多卡因、奥布卡因等。本品多用于口腔、鼻腔、眼、咽喉、气管、食管及泌尿生殖道等黏膜的浅表手术或者内镜检查。

2. 浸润麻醉（infiltration anaesthesia）　是将局麻药注入皮下、手术切口部位或手术部位附近的组织而产生的麻醉。临床上适用于部位浅表的小手术。常用药有利多卡因和普鲁卡因等。

3. 传导麻醉（conduction anaesthesia）　又称为神经干阻滞麻醉，是将局麻药注射于外周神经干附近，阻断神经冲动传导，使该神经所分布的区域麻醉。本品多用于口腔、四肢、会阴等处的手术，临床常用药有利多卡因、普鲁卡因和布比卡因等。

4.蛛网膜下腔麻醉（subarachnoidal anaesthesia） 又称为腰麻或脊髓麻醉，是指将局麻药注入腰椎蛛网膜下腔，作用于该部位的脊神经根。本品临床上主要用于脐部以下的手术，包括下腹部及下肢，临床常用药有丁卡因、布比卡因、罗哌卡因等。由于蛛网膜下腔与颅腔相通，麻醉药可扩散至脑组织引起呼吸麻痹，故腰麻时应注意药液的比重与手术体位。

5.硬膜外麻醉（epidural anaesthesia） 是指将局麻药注入硬膜外腔，麻醉药沿着神经鞘扩散，穿过椎间孔阻断神经根而产生的麻醉。硬膜外腔不与颅腔相通，药液不会扩散至脑组织，无腰麻时头痛或脑脊膜刺激现象。临床上主要用于膈肌以下部位手术，常用药物有利多卡因、丁卡因和布比卡因等。硬膜外麻醉所使用的药量比腰麻大很多，为了安全起见，应注意不要注入到蛛网膜下腔。

6.区域镇痛（regional analgesia） 近年来，随着外周神经阻滞技术的不断发展，局麻药常联用阿片类药物镇痛，可减少单独使用阿片类药物的用量。常用药有罗哌卡因、布比卡因、左布比卡因。

【不良反应】

1.毒性反应 局麻药的剂量或浓度过高或误将药物注入血管时引起的全身作用，包括中枢神经系统和心血管系统的毒性。

（1）中枢神经系统：多数局麻药作用于中枢神经系统时，会先兴奋后抑制。临床表现为患者刚开始时话多、头痛、焦虑、烦躁不安，严重者可发生阵挛性惊厥等，随后中枢由过度兴奋转为抑制，可出现昏迷、呼吸麻痹等。少部分患者用药如丁卡因，可直接出现中枢抑制现象，患者活动明显减少，反应迟滞，可直接出现嗜睡和昏迷症状。中枢抑制的患者，更容易发生危险，因此，医务人员在用药时需要格外警惕。

（2）心血管系统：局麻药对心肌细胞膜具有膜稳定作用，心肌细胞及其传导系统对局麻药的耐受性比一般细胞要高，但是，当局麻药浓度增高，依然可以降低心肌细胞的兴奋性，导致心肌收缩力减弱，心脏传导减慢，严重的甚至可以引起心脏停搏。局麻药剂量过大还可引起血管扩张甚至血压下降。

2.过敏反应 局麻药主要分为酯类和酰胺类。酯类过敏发生率高，酰胺类极少引起过敏。过敏表现有荨麻疹、支气管痉挛、喉头水肿甚至过敏性休克等。

【不良反应的防治】

1.毒性反应的预防 ①使用麻醉前用药减少局麻药的总用量；②局麻药限量，普鲁卡因每次1 g、利多卡因每次0.4 g、丁卡因每次0.1 g；③每次注射局麻药前，先行回抽，确定注射器针尖不在血管内再给药；④局麻药中加入少量肾上腺素以收缩局部血管，延缓局麻药吸收速度，避免中毒，同时延长局麻药的作用时间，减少手术野出血。特殊部位如手指、脚趾、耳根和阴茎根部不宜加肾上腺素，以免组织缺血坏死。

2.毒性反应的治疗 一旦发生毒性反应，立即停药，吸氧，同时给予患者药物治疗。兴奋患者可静脉注射地西泮；一旦发生低血压，立即使用间羟胺和麻黄碱进行治疗；出现心动过缓时，使用阿托品进行治疗。

3.过敏反应的防治 酯类过敏性反应发生率高，使用前先做皮试，皮试呈阴性再行使用；一旦发生过敏，可使用抗组胺药以及糖皮质激素治疗，若发生过敏性休克，首选肾上腺素治疗。

知识链接

麻醉前给药

麻醉前给药（premedication）是指患者进入手术室前经常需要应用的药物。例如，麻醉前使用镇静催眠药，可以减轻或消除患者术前紧张，稳定患者情绪，帮助患者睡眠，此类药物有地西泮、苯巴比妥等；中枢性镇痛药如吗啡、哌替啶等，可增强镇痛效果，减少麻醉药物的用量；M 受体阻断药如阿托品、东莨菪碱等，可减少呼吸道分泌物，防止呕吐、误吸引起窒息性肺炎。

术前医务人员要多与患者沟通，友善对待患者，给予尊重和鼓励，帮助患者树立信心，同时结合麻醉前给药，使患者达到理想的手术状态。

二、常用局麻药

局麻药分为酯类和酰胺类两大类。常用局麻药比较表见表 11-1。

表 11-1　常用局麻药比较表

药物	相对强度[1]	相对毒性[2]	黏膜穿透力	持续时间 /h	局麻用途
酯类					
普鲁卡因	1	1	弱	0.5～1	不作表面麻醉
丁卡因	10	10～12	强	2～3	不作浸润麻醉
酰胺类					
利多卡因	2	1～2	强	1～2	万能局麻药，慎用腰麻
布比卡因	8～10	6.5	弱	5～10	不作表面麻醉，可行浸润麻醉、传导麻醉、椎管麻醉
罗哌卡因	8	小于 6.5	弱	5～8	浸润麻醉、传导麻醉、硬膜外麻醉

注：1、2 处的"相对"是指相对普鲁卡因，把普鲁卡因的强度和毒性设定为"1"，其余药与它对比。本表的相对强度、相对毒性，以比值表示。数据来源于王开贞主编的《药理学》第 8 版，2019 年。

普鲁卡因

普鲁卡因（procaine）又名奴佛卡因（novocaine），属短效酯类局麻药，毒性较小，是常用的局麻药之一。本品脂溶性低，黏膜穿透力弱，不用于表面麻醉，临床上主要用于浸润麻醉、传导麻醉等类型局麻。注射给药后 1～3 分钟起效，作用可维持 30～60 分钟，若在药液中加用肾上腺素，其作用时间可延长 20%。普鲁卡因还可用于损伤部位的局部封闭。过量应用可引起中枢神经系统和心血管反应。由于该药可引起过敏反应，故使用前要求做皮肤过敏试验，阴性者方可使用，但皮试阴性者仍有发生过敏的可能。

丁卡因

丁卡因（tetracaine）又名地卡因（dicaine），属长效酯类局麻药，毒性较大，是常用的局麻药之一。该药脂溶性高，黏膜穿透力强，起效快，1～3 分钟显效，作用时间长，可持续 2～3 小时。因毒性大，吸收迅速，故一般不用于浸润麻醉。本品临床上主要用于眼科、耳鼻咽喉科和口腔科手术的表面麻醉，也可用于传导麻醉、腰麻和硬膜外麻醉。用量过大可引起心脏毒性及中枢神经系统毒性；药液误入血管可致猝死。医务人员在使用丁卡因时，务必要小心谨慎，使用后一定要密切观察患者反应，一旦发现中毒反应，要及时处理。

奥布卡因

奥布卡因（oxybuprocaine），又名丁氧卡因（butoxcaine），为酯类局部麻醉药，用于表面麻醉，常用剂型有滴眼液和凝胶。在相同溶液浓度下，其结膜麻醉时的刺激性比丁卡因小。本品溶液常用于眼科小手术，于90秒钟内滴入3滴，可在5分钟内产生良好的局部麻醉效果；1小时后可恢复，对瞳孔无影响，但反复多次使用可致角膜炎和角膜严重损害。本品也可以用于耳鼻喉科表面麻醉。奥布卡因凝胶可用于各科检查（胃镜检查、尿道插管、阴道检查）、处置、小手术的表面麻醉和润滑止痛，但不可代替滴眼液。对本品过敏者禁用。心脏病患者、甲状腺功能亢进或溃疡患者慎用。

利多卡因

利多卡因（lidocaine）又名赛罗卡因（xylocaine），属中效酰胺类局麻药。临床上常用的剂型有注射液以及凝胶。本品脂溶性较高，起效快、作用强而持久，穿透力强，作用强度是普鲁卡因的2倍，作用时间可达1～2小时，也是普鲁卡因的2倍，安全范围较大。本品对血管无扩张作用，对组织无刺激性，临床上可用于各种局部麻醉，有全能局麻药之称，是目前应用最多的局麻药。由于本品脂溶性高，导致其扩散力强，腰麻时范围不易控制，故应慎用于腰麻。此外，利多卡因尚可用于治疗室性心律失常。

本品用量过大可引起惊厥及心脏停搏，故切勿过量；利多卡因不容易发生过敏性休克，但在临床使用时依然要有防范过敏性休克的意识，有临床研究报道，利多卡因一旦发生过敏性休克，致死风险较高。肝功能严重不全、严重房室传导阻滞、有癫痫大发作病史的患者禁用。

布比卡因

布比卡因（bypivacaine）又名麻卡因（marcaine），属长效酰胺类局麻药，化学结构与利多卡因相似，局麻作用比利多卡因强4～5倍，持续时间长达5～10小时。本品可用于浸润麻醉、传导麻醉、硬膜外腔麻醉和蛛网膜下腔麻醉。因对组织穿透力弱，故不适用于表面麻醉。与等效剂量的利多卡因相比，此药可产生严重的心脏毒性，并难以治疗，尤其是在酸中毒、低氧血症时更为严重。

左布比卡因

左布比卡因（levobupivacaine）为新型长效酰胺类局麻药，该药比布比卡因更安全，中枢和心脏毒性更低，可用于外科及产科手术。

罗哌卡因

罗哌卡因（ropivacaine）为长效酰胺类局麻药，化学结构与布比卡因相似。心脏毒性比布比卡因小。本品有明显的收缩血管作用，故无须加肾上腺素。本品适用于局部浸润麻醉、臂丛阻滞麻醉、硬膜外腔麻醉和蛛网膜下腔麻醉。它对子宫和胎盘血流几乎无影响，故适用于产科手术麻醉。

知识拓展

复方盐酸阿替卡因注射液

法国碧兰公司投产了一种新型的口腔专用麻醉药——复方盐酸阿替卡因注射液，商品名为碧兰麻（primacaine），其主要成分是4%盐酸阿替卡因和1/100 000肾上腺素。因其渗透力较强，故在口腔治疗中一般仅采用黏膜下浸润麻醉或者神经干阻滞麻醉，因其麻醉力强（2～3分钟出现）、持续时间长（60分钟）、手术野出血少、感染少、注射点疼痛轻（有专用特细注射器针头）、毒性小（为普鲁卡因的0.8），少见过敏反应（酰胺类局麻药），故被认为是目前口腔科最安全有效的局麻药。

第二节 全身麻醉药

全身麻醉药（general anesthetics）简称全麻药，其特点是能可逆性抑制中枢神经系统功能，引起暂时性感觉（特别是痛觉）、意识和反射消失，骨骼肌松弛。临床上用于外科手术。全麻药可分为静脉麻醉药和吸入性麻醉药。

一、静脉麻醉药

静脉麻醉药是以静脉方式给药，药物随着血液循环透过血脑屏障，作用于中枢神经系统。静脉麻醉起效迅速，麻醉分期不明显，消除较慢，不易控制麻醉深度，多作为其他麻醉药的辅助用药。常用的静脉麻醉药有丙泊酚、依托咪酯、氯胺酮等。

丙泊酚

丙泊酚（propofol）属于短效静脉麻醉药。本品对中枢神经有抑制作用，有良好的镇静、催眠作用，起效快，作用时间短，苏醒迅速，不易蓄积，有轻度的镇痛作用。临床上可用于门诊短小手术的辅助用药，也可作为麻醉诱导、麻醉维持及镇静催眠辅助用药。本品呈剂量依赖型循环和呼吸抑制，诱导过程中偶见肌阵挛，术后恶心和呕吐少见。

依托咪酯

依托咪酯（etomidate）为强效、超短效、非巴比妥类催眠药，起效快，维持时间短，苏醒迅速，无明显镇痛作用，故用作诱导麻醉时常需加用镇痛药、肌松药或吸入麻醉药，特别适用于其他麻醉药物过敏以及心肌受损者。常见的不良反应为恢复期恶心、呕吐、不自主肌肉活动以及注射部位疼痛。

硫喷妥钠

硫喷妥钠（thiopental sodium）为超短效的巴比妥类镇静催眠药，脂溶性高，静脉注射后麻醉作用迅速，无兴奋期，作用维持时间短，脑中半衰期仅为 5 分钟。硫喷妥钠的镇痛效果差，肌松不完全，临床上主要用于诱导麻醉、基础麻醉以及耗时很短的小手术，如脓肿的切开引流、骨折、脱臼的闭合复位等。硫喷妥钠可明显抑制呼吸中枢，故新生儿、婴幼儿禁用。因容易诱发喉头和支气管痉挛，故支气管哮喘者禁用。

氯胺酮

氯胺酮（ketamine）并不对所有中枢神经系统产生抑制，只是选择性抑制丘脑内侧核，阻滞脊髓网状结构束的上行传导，同时又能兴奋脑干及边缘系统，如海马。该药为速效、短效静脉全麻药，可轻度抑制呼吸，常作为麻醉诱导剂，或者作为氧化亚氮的辅助用药。氯胺酮具有一定的精神依赖性，还可以产生分离麻醉，患者可能会出现僵直状、浅镇静、遗忘、显著镇痛，并能出现精神分裂症状如幻听、幻视等。由于该药的社会危害性极大，因此是国家管制药物，目前该药已经被列为国家第一类精神药品。

二、吸入性麻醉药

吸入性麻醉药是指经过呼吸道吸入从而产生麻醉效应的药物。吸入性麻醉药脂溶性高，易通过肺泡扩散而吸收入血，然后突破血脑屏障进入中枢神经系统从而发挥全身麻醉作用，患者的意识、痛觉等各种感觉和神经反射暂时消失，肌肉出现松弛。

氧化亚氮

氧化亚氮（nitrous oxide）又名笑气，是最早的全身麻醉药。本品为无色、味甜、无刺激性气体，性质稳定，不燃不爆，在体内不代谢，绝大多数以原形经肺呼出。本品脂溶性低，诱导期短而苏醒快，患者感觉舒适愉快。本品镇痛作用强，对呼吸和肝、肾功能无不良影响，对心肌略有抑制作用。氧化亚氮主要用于诱导麻醉或与其他全身麻醉药配伍使用。

医海拾贝

一路走来的氧化亚氮

1620 年，比利时科学家范·海尔蒙特首次人工制造出氧化亚氮。1798 年，化学家汉弗莱·戴维爵士发现了吸入氧化亚氮后人会不停地笑起来，并且感觉不到疼痛，于是给氧化亚氮起了一个别名"笑气"。1824 年，德国的希克曼首次使用氧化亚氮成功开展动物手术实验。1844 年，美国人科尔顿使用氧化亚氮为牙医霍勒斯·韦尔斯成功地进行了无痛拔牙。随后，霍勒斯·韦尔斯在给患者拔牙时，由于氧化亚氮剂量过少，患者出现剧烈疼痛，于是他为患者加大了氧化亚氮的剂量，最终导致患者死亡。1868 年，美国外科医生安德鲁斯发表了氧化亚氮与 20% 的氧气混合的麻醉方法，让人们重新认识了氧化亚氮的麻醉与安全的关系。目前研究发现，100% 浓度的氧化亚氮才会使人哈哈大笑，而临床治疗的氧化亚氮浓度要求低于70%，这样安全性才有保障。

据报道，一些年轻人为了寻求刺激而吸食纯氧化亚氮，从而获得短暂的兴奋和愉悦感。但是，长期使用氧化亚氮可产生一定的依赖性，使人欲罢不能，还会出现一系列中枢神经系统症状，氧化亚氮使人体耐受的特点又会导致使用者用药剂量的不断增加，继而危及生命安全。

我国并没有将氧化亚氮列为毒品目录，但是它的社会危害性需要每一个人重视。作为医学生，我们需要树立正确的观念：珍爱健康，珍爱生命，非医用勿尝试！

异氟烷

异氟烷（isoflurane）诱导麻醉过程平稳，起效快，肌肉松弛良好，患者舒适性好，停药后迅速苏醒。偶有恶心、呕吐，反复使用无明显不良反应，是目前较为常用的吸入性麻醉药之一，特别适合颅脑手术。

地氟烷

地氟烷（desflurane）的化学结构与异氟烷相似，诱导麻醉时间短，患者易苏醒，麻醉性能弱。本品可引起咳嗽和喉头痉挛，有一定的刺激性。本品可用于成人和儿童的麻醉维持，以及成人的诱导麻醉。

七氟烷

七氟烷（sevoflurame）化学结构与异氟烷相似，诱导麻醉时间短而平稳，患者易苏醒，麻醉强度比地氟烷强，麻醉深度容易控制。本品不刺激呼吸道，对心脏影响小。临床上用于成人和儿童的诱导麻醉和维持麻醉，尤其适用于严重缺血性心脏病的高危心脏手术。

知识拓展

常用制剂和用法

盐酸普鲁卡因 注射剂，100 mg：20 mL，50 mg：20 mL，100 mg：10 mL，40 mg：2 mL，每支 0.15 g，1 g（粉针）。浸润麻醉 0.5% ～ 1% 等渗液。传导麻醉、腰麻及硬膜外麻醉均可用 2% 溶液。极量：一次 1 000 mg。腰麻不宜超过 200 mg。

盐酸丁卡因　注射剂，50 mg : 5 mL。表面麻醉用 0.25% ～ 1% 溶液，传导麻醉、腰麻及硬膜外麻醉可用 0.2% 溶液。腰麻不宜超过 6 mg。

盐酸奥布卡因　滴眼剂，0.4% 溶液，90 秒钟内滴 3 滴；凝胶，20 mL : 60 mg。胃镜检查：将本品 10 ～ 20 mL 含在咽喉部位，大约 5 分钟后咽下或滴于患者舌根部，让患者做吞咽动作。拔牙：拔牙后将本品滴于拔牙处。男性尿道插管：将本品从尿道口挤入 10 ～ 20 mL 用阴茎夹夹住 2 分钟后即可插管；用于女性尿道时基本方法同上。妇科阴道检查：基本方法同上，同时可在阴道镜或其他器械上涂适量本品，以增加润滑减少阴道损伤。

盐酸利多卡因　注射剂，100 mg : 10 mL，400 mg : 20 mL。浸润麻醉用 0.25% ～ 0.5% 溶液，表面麻醉、传导麻醉、硬膜外麻醉用 1% ～ 2% 溶液。极量：一次 500 mg。腰麻不宜超过 100 mg。

盐酸布比卡因　注射剂，12.5 mg : 5 mL，25 mg : 5 mL。浸润麻醉用 0.25% ～ 1% 溶液，传导麻醉用 0.25% ～ 0.5% 溶液，硬膜外麻醉用 0.5% ～ 0.75% 溶液。极量：一次 200 mg，一日 400 mg。

盐酸左布比卡因　注射剂，50 mg : 10 mL，25 mg : 5 mL，37.5 mg : 5 mL。传导麻醉或浸润麻醉，最大剂量：一次 150 mg；硬膜外腔麻醉使用 0.5% ～ 0.75% 溶液。

盐酸罗哌卡因　注射剂，5 mg : 10 mL，20 mg : 10 mL，50 mg : 10 mL，100 mg : 10 mL。浸润麻醉用 0.5% 溶液，总量 100 ～ 200 mg。

丙泊酚　注射剂，200 mg : 20 mL，500 mg : 50 mL。诱导麻醉，10 秒钟内注射 40 mL。

依托咪酯　注射剂，20 mg : 10 mL。全麻诱导；0.3 mg/kg，静脉注射，30 ～ 60 秒内注射完成。

盐酸氯胺酮　注射剂，0.1 g : 2 mL，0.1 g : 10 mL，0.2 g : 20 mL。静脉诱导麻醉，1 ～ 2 mg/kg，维持量：每次 0.5 mg/kg。

（陈晓辉、夏明红）

第十二章

镇静催眠药

素质目标

具有依法行医的观念，能严格执行特殊药品管理相关的法律法规。

具备热爱科学的信念。

知识目标

掌握苯二氮䓬类药物的药理作用、临床应用、主要不良反应和注意事项，掌握唑吡坦、佐匹克隆的作用特点。

熟悉巴比妥类药物的临床应用和主要不良反应。

了解其他镇静催眠药的作用特点。

能力目标

具有良好的人际沟通能力，能对患者进行正确的用药指导。

会观察、判断镇静催眠药的不良反应。

镇静催眠药（sedative-hypnotic）是一类能够抑制中枢神经系统功能，使机体产生镇静或进入类似于生理睡眠的药物。镇静和催眠作用与药物的剂量相关，一般小剂量能产生缓解激动、消除躁动、恢复安静情绪的镇静作用；较大剂量可诱导入睡、延长睡眠时间，起到催眠的作用。某些镇静催眠药还具有抗惊厥作用以及麻醉作用。依据化学结构不同，可将镇静催眠药分为3类：苯二氮䓬类、巴比妥类及非苯二氮䓬类。

知识拓展

睡眠时相

睡眠是人类的重要生理活动，可使机体的各项机能得到必要的休整和恢复。根据脑电图及眼球运动特点，睡眠可分为非快动眼睡眠（NREMS）和快动眼睡眠（REMS）两个时相，夜间两种时相交替4～6次。目前认为，NREMS与保障肌肉组织的休整和保障体力活动的恢复有关，同时对脑力的恢复有一定的帮助，夜惊和夜游症常发生在这个时相；REMS与神经系统发育、维持正常脑功能和精神活动有关，梦境多发生在这个时相。不同的药物对睡眠时相的影响各不相同，例如，巴比妥类可显著缩短REMS，长期用药骤停可引起REMS反跳性延长，出现焦虑不安和多梦。

理想的催眠药应当是：缩短入睡时间，服药后30分钟内即可入睡；延长睡眠时间，加深睡眠深度；不改变REMS和NREMS的比例，不引起睡眠结构紊乱；对精神运动无影响；无记忆损害；没有宿醉现象；没有依赖性；无呼吸抑制；与其他药物无相互作用等。但是目前的镇静催眠药很难完全达到上述要求，因此，医生在选择药物时，既要考虑患者疾病的特点，也要考虑药物自身的作用及不良反应，这样才能够达到满意的治疗效果。

第一节　苯二氮䓬类

案例导入

患者，女，48岁。因"睡眠不佳2月"入院。患者自诉近2月入睡困难，夜里易醒，常常一夜醒来4～6次，有时难以再次入睡，夜间多梦，白天精神不振、头昏脑涨、困倦乏力、烦躁、注意力不集中和记忆力差。初步诊断：失眠。

请思考：

1. 该患者可以使用哪些药物治疗？请同学们开具处方。

2. 如何对该患者进行健康教育？

3. 如果该患者用药过量该怎样处理？

苯二氮䓬类（benxodiaxepines，BZ）具有良好的抗焦虑以及催眠作用，且安全范围大，目前广泛应用于临床。苯二氮䓬类药物化学结构相似，药理作用也类似，但选择性各不相同，药物代谢动力学表现也各有差异。

根据消除半衰期的长短可将苯二氮䓬类药分为3类：①短效类：三唑仑（triazolam）、奥沙西泮（oxazepam）等；②中效类：阿普唑仑（alprazolam）、艾司唑仑（estazolam）、劳拉西泮（lorazepam）、氯硝西泮（clonazepam）等；③长效类：地西泮（diazepam）、氟西泮（flurazepam）、夸西泮（quazepam）、氯氮䓬（chlordiazepoxide）等。常用的苯二氮䓬类药物的分类及作用特点见表12-1。

表12-1　常用的苯二氮䓬类药物的分类及作用特点

分类	药物名称	达峰浓度时间/h	$t_{1/2}$/h	作用特点
短效类	三唑仑	1	2～3	催眠作用强而短，不良反应多，依赖性强
	奥沙西泮	2～4	10～20	催眠作用较弱，抗焦虑及抗惊厥作用较强

续表

分类	药物名称	达峰浓度时间 /h	$t_{1/2}$/h	作用特点
中效类	阿普唑仑	1～2	12～15	同地西泮，抗焦虑作用比地西泮强，有一定的抗抑郁作用
	艾司唑仑	2	10～24	镇静催眠作用强，能保证6～8小时睡眠
	劳拉西泮	2	10～20	作用为地西泮的5～10倍，抗焦虑作用较强
	氯硝西泮	1	24～48	抗惊厥、抗癫痫作用较强
长效类	地西泮	1～2	20～80	抗焦虑、镇静催眠、抗惊厥、抗癫痫
	氟西泮	1～2	40～100	催眠作用强而持久
	夸西泮	2	30～100	同地西泮
	氯氮䓬	2～4	15～40	同地西泮，但较弱

【体内过程】

苯二氮䓬类药物脂溶性高，口服后吸收迅速而完全，能快速地向组织中分布并在脂肪组织中蓄积，肌内注射吸收缓慢而不规则。因此，临床上一般采用口服或静脉注射给药。地西泮吸收入血后，与血浆蛋白结合率高达95%以上，由于其脂溶性很高，容易透过血脑屏障和胎盘屏障，亦可进入乳腺随乳汁排出。地西泮在肝脏代谢，主要活性代谢物为去甲地西泮，此外，还有奥沙西泮和替马西泮，最后形成葡萄糖醛酸结合物经肾脏排出。

【作用机制】

目前认为，苯二氮䓬类药物的中枢作用主要与药物加强中枢抑制性神经递质 γ-氨基丁酸（GABA）功能有关，还可能和药物作用于不同部位的 $GABA_A$ 受体密切相关。$GABA_A$ 受体是一个大分子复合体，为神经元膜上的配体-门控性 Cl^- 通道。在 Cl^- 通道周围含有5个结合位点，包括 γ-氨基丁酸、苯二氮䓬类、巴比妥类、印防己毒素和乙醇。苯二氮䓬类药物可与 $GABA_A$ 受体复合物上的苯二氮䓬类结合受点结合，诱导该受体构象发生变化，促进 GABA 与 $GABA_A$ 受体结合，结合后 Cl^- 通道开放的频率增加，大量 Cl^- 内流进入细胞内引起膜超极化，神经元兴奋性降低，产生中枢抑制效应。苯二氮䓬类药物的作用机制如图12-1所示。

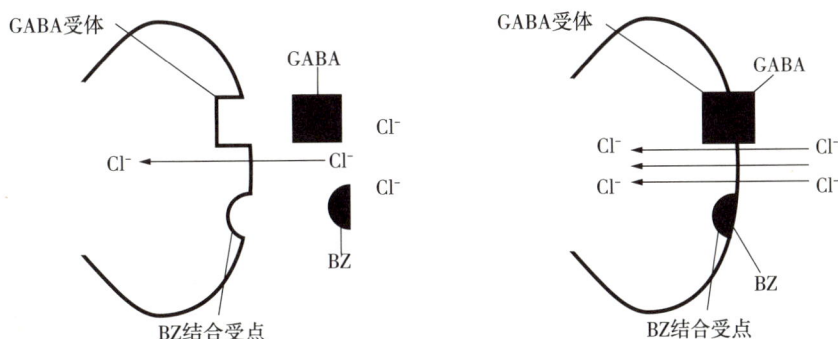

图 12-1　苯二氮䓬类药物的作用机制

【药理作用与临床应用】

1. 抗焦虑作用　苯二氮䓬类药物是治疗各种原因引起的焦虑症的首选药，小剂量即可显著改善患者的紧张、忧虑、恐惧、烦躁不安及失眠等焦虑症状。临床上对持续性焦虑症一般选用长效类药物，而对间断性焦虑症则宜选用中、短效类药物。

2. 镇静催眠作用　苯二氮䓬类药物随着剂量的增大，逐渐出现镇静及催眠作用。药物能明显缩短入睡时间，显著延长睡眠持续时间，减少觉醒次数。一般认为，苯二氮䓬类药物的镇静催眠作用主要是通过延长 NREMS 而实现的，对 REMS 的影响不明显，因此，连续应用后停药出现反跳性 REMS 睡眠延长较巴比妥类轻，其依赖性和戒断症状也较轻微。同时该类药物治疗指数高，对呼吸影响小，加大剂量也不引起全身麻醉，安全范围大。目前本品的镇静催眠已基本取代巴比妥类药物，主要用于各种情绪紧张引起的失眠，但对躯体病理刺激引起的失眠作用较差。

3. 抗惊厥及抗癫痫作用　苯二氮䓬类药物抗惊厥作用较强，其中地西泮和三唑仑的作用最强。临床上可用于辅助治疗破伤风、子痫、小儿高热惊厥及药物中毒性惊厥。静脉注射地西泮是目前治疗癫痫持续状态的首选药，对其他类型的癫痫发作则以硝西泮和氯硝西泮的疗效较好。

4. 中枢性肌肉松弛作用　苯二氮䓬类药物具有较强的肌肉松弛作用，可缓解动物的去大脑僵直，也可缓解人类大脑损伤所致的僵直。地西泮有较强的中枢性肌肉松弛作用，临床上主要用于治疗脑血管意外、脊髓损伤等中枢神经病变所引起的肌肉僵直，也可缓解腰肌劳损等局部病变引起的肌肉痉挛。

5. 其他　苯二氮䓬类药物较大剂量可引起患者暂时性记忆缺失。麻醉前给药、内镜检查前给药，可缓解患者对手术的恐惧情绪，减少麻醉药的用量，并且可避免术中不良刺激留下记忆。

【不良反应及注意事项】

苯二氮䓬类药物毒性小，安全范围大。常见的不良反应包括以下几个方面。

1. 中枢神经系统抑制　中枢神经系统抑制是苯二氮䓬类药物最常见的不良反应，包括嗜睡、头晕、乏力和记忆力下降，大剂量时偶见共济失调。与其他中枢抑制药物、乙醇合用时，中枢抑制作用会显著增强。

2. 呼吸和循环功能抑制　静脉注射速度过快或者用药剂量过大可引起呼吸和循环功能抑制，严重者可昏迷、致死。

3. 耐受性和依赖性　连续服用本类药物 1 ～ 2 周机体可产生耐受性，需要增加剂量，长时间连续服用还可产生依赖性，久用后突然停药可出现反跳现象和戒断症状，表现为失眠、焦虑、兴奋、心动过速、呕吐等。与巴比妥类药物相比，本类药物的戒断症状发生较迟、较轻。

4. 其他　偶见过敏反应、白细胞减少，长期用药有致畸性。

服药期间应避免从事驾驶车辆、高空作业和操作机器等工作；一旦出现急性中毒，除加速药物排出、阻止吸收及对症治疗外，还可应用选择性苯二氮䓬类药物受体阻断药氟马西尼解救；本类药一般不主张长期应用；因有致畸性，故妊娠早期禁用；产前和哺乳期慎用；地西泮在静脉注射时要求缓慢；本类药物中三唑仑、咪达唑仑（仅原料药和注射剂）为第一类精神药品，镇静催眠中不作一线药物使用。

【附】苯二氮䓬类受体阻断药

氟马西尼

氟马西尼（flumazenil）能与苯二氮䓬特异位点结合，为苯二氮䓬受体阻断药。试验证实，静脉注射或口服氟马西尼能拮抗地西泮、氟硝西泮和咪达唑仑等，而对巴比妥类和三环类药物过量引起的中枢抑制无对抗作用。

氟马西尼主要用于苯二氮䓬类药物过量的治疗，能有效地催醒患者和改善中毒所致的呼吸、循环抑制；也可用作苯二氮䓬类药物过量的诊断，如对累积剂量达 5 mg 而不起反应者，则提示患者的抑制状态并非由苯二氮䓬类药物所引起。患者普遍对氟马西尼耐受良好，常见的不良反应有恶心、呕吐、烦躁、焦虑不安、不适感等。有癫痫病史者可能诱发癫痫，长期应用苯二氮䓬类药物者应用氟马西尼可能诱发戒断症状。

医海拾贝

苯二氮䓬类药物的发现

20世纪50年代，波兰裔美国药物化学家莱奥·施特恩巴赫在合成苯并庚氧二嗪时，合成路线没有打通，仅得到了六元环的并合物喹唑啉N-氧化物，经药理活性测定不具有预想的安定作用。后来在清洗仪器时，发现瓶中析出了一些白色的结晶，施特恩巴赫没有把这些结晶当废物丢弃，而是检测了这些结晶的药理活性，意外地发现其具有很好的安定作用，它就是氯氮䓬，由此苯二氮䓬类药物正式诞生了。

20世纪60年代初，氯氮䓬首先应用于临床，用于治疗失眠。后来在氯氮䓬的基础上经结构修饰得到地西泮，也就是我们通常所说的安定。地西泮的活性超过氯氮䓬，合成方法更简单，而且毒性更低。目前临床上开发了一系列此种结构类型的药物，它们为那些长期面对较大精神压力的人们和精神病患者带来了福音。

药物为制药公司带来了源源不断的丰厚利润，但是，莱奥·施特恩巴赫自己却所得寥寥，而这从未影响到他对科学研究的热情，因为他毕生关注的是探索和发现，而非金钱。

第二节　巴比妥类

巴比妥类（barbiturates）药物是传统的镇静催眠药，根据作用时间长短可以分为4类：①长效类：苯巴比妥（phenobarbital）等；②中效类：异戊巴比妥（amobarbital）等；③短效类：司可巴比妥（secobarbital）等；④超短效：硫喷妥钠（thiopental sodium）等。这种分类是相对的，作用时间长短与药物的理化性质、药物剂量及患者的生理、病理状况有关。常用的巴比妥类药物分类及作用见表12-2。

表12-2　常用巴比妥类药物的分类及作用

分类	药物名称	显效时间/h	维持时间/h	主要作用
长效类	苯巴比妥	0.5～1	6～8	抗惊厥
	巴比妥	0.5～1	6～8	镇静催眠
中效类	戊巴比妥	0.25～0.5	3～6	抗惊厥
	异戊巴比妥	0.25～0.5	3～6	镇静催眠
短效	司可巴比妥	0.25	2～3	抗惊厥、镇静催眠
超短效	硫喷妥钠	静脉注射立即显效	0.25	静脉麻醉

【体内过程】

巴比妥类药物口服或肌内注射均易吸收，并迅速分布于全身组织和体液。该类药物进入脑组织的速度与各个药物的脂溶性成正比，例如，硫喷妥钠脂溶性极高，极易通过血脑屏障，故静脉注射后立即起效；而脂溶性低的苯巴比妥即使静脉注射，也需要30分钟起效。硫喷妥钠起效虽快，但作用时间短，仅维持15分钟左右。此外，脂溶性小的药物如苯巴比妥主要以原形从肾脏排出，因排出缓慢，故作用持续时间长。尿液pH值对苯巴比妥的排泄影响较大，碱化尿液时，该药解离增多，肾小管重吸收减少，排出增加。

【药理作用与临床应用】

巴比妥类药对中枢神经系统有普遍性抑制作用。随着剂量的增加，中枢抑制作用由弱变强，相应表现为镇静、催眠、抗惊厥及抗癫痫、麻醉等作用。大剂量对心血管系统也有抑制作用，过量可引起呼吸中枢麻痹而致死。本类药物由于安全性差，易发生依赖性，其应用已日渐减少，目前临床上主要用于抗惊厥、抗癫痫和麻醉。苯巴比妥有较强的抗惊厥及抗癫痫作用，可用于癫痫大发作和癫痫持续状态的治疗，以及小儿高热、破伤风、子痫等引起的惊厥。一般病例肌内注射苯巴比妥钠，危急病例常应用异戊巴比妥钠。硫喷妥钠静脉注射可产生短暂的麻醉作用，可用作静脉麻醉。

【不良反应及注意事项】

1.后遗效应　服用催眠剂量的巴比妥类药物后，次日清晨可出现头晕、困倦、思睡、精神不振及精细运动不协调等症状，亦称"宿醉"。

2.耐受性　短期内反复服用巴比妥类药物可产生耐受性，表现为药效逐渐降低，需要加大剂量才能维持预期作用。

3.依赖性　长期连续服用巴比妥类药物可使患者产生精神依赖性和躯体依赖性，形成躯体依赖性后，一旦突然停药，就会出现严重的戒断症状，表现为兴奋、失眠、焦虑，甚至惊厥。

4.对呼吸系统的影响　大剂量巴比妥类药物对呼吸中枢有明显的抑制作用，抑制程度与剂量成正比。呼吸深度抑制是巴比妥类药物中毒致死的主要原因。

5.其他　偶见荨麻疹、血管神经性水肿、过敏性皮炎和剥脱性皮炎等。

该类药物要避免长期使用；驾驶员或从事高空作业人员应慎用；苯巴比妥是肝药酶的诱导剂，与他药合用时注意调整剂量；妊娠和哺乳期、低血压、肝肾功能不全及老年精神病患者等慎用；严重肝功能不全、支气管哮喘、颅脑损伤所致的呼吸抑制、过敏等患者禁用。

一旦发生急性中毒，应积极抢救，采用催吐、洗胃和导泻等方法排出药物，碳酸氢钠能碱化血液和尿液，促使巴比妥类药物从肾脏排出；同时，要积极维持患者的呼吸与循环功能。

第三节　非苯二氮䓬类

唑吡坦

唑吡坦（zolpidem）又名思诺思（stilnox），为新型非苯二氮䓬类镇静催眠药。药理作用类似苯二氮䓬类，但抗焦虑、中枢性骨骼肌松弛和抗惊厥作用很弱，仅用于镇静和催眠。唑吡坦对正常睡眠时相干扰少，能显著缩短入睡时间，同时能减少夜间觉醒次数，增加总睡眠时间，改善睡眠质量。该药后遗效应、耐受性、药物依赖性和停药戒断症状轻微，安全范围大，因此，上市后得到广泛认同，已成为治疗失眠症的标准药物，2024年6月发布的《中国成人失眠诊断与治疗指南（2023版）》已将其列为失眠的首选药物。该药与其他中枢抑制药（如乙醇）合用可引起严重的呼吸抑制。唑吡坦中毒时可用氟马西尼解救。15岁以下的儿童、孕妇和哺乳期妇女禁用。老年人应从常用量的半量开始服用。

佐匹克隆与右佐匹克隆

佐匹克隆（zopiclone）又称为唑比酮，是第三代镇静催眠药物的代表，具有镇静、抗焦虑、抗惊厥和肌肉松弛作用，可用于各种因素引起的失眠症的治疗。疗效确切、不良反应较少。《中国成人失眠诊断与治疗指南（2023版）》也将其列为失眠的首选药物。佐匹克隆与其他镇静催眠药相比较的优点为：作用迅速并且能达6小时有效睡眠，使患者入睡快且能保持充足的睡眠深度，比苯二氮䓬类药物更轻的后遗效应和宿醉现象。长期使用无明显的耐药和停药反跳现象。

最新药物右佐匹克隆（eszopiclone）为佐匹克隆的右旋异构体，药效是母体的 2 倍，但毒性小于母体一半。不良反应与剂量及患者的敏感性有关，偶见思睡、口苦、口干、肌无力、遗忘、醉态等，长期服药后突然停药会出现戒断症状（因药物半衰期短故出现较快）。肌无力患者使用本药时需注意医疗监护，呼吸功能不全和肝、肾功能不全患者需适当调整剂量。使用本品时应绝对禁止摄入酒精饮料。

扎来普隆

扎来普隆（zaleplon）属于新型非苯二氮䓬类药，具有镇静催眠、抗焦虑、抗惊厥和肌肉松弛作用，口服易吸收，消除半衰期为 1 小时。本品具有良好的耐受性，长期使用几乎无依赖性（成瘾性比较：苯二氮䓬类 > 佐匹克隆 > 唑吡坦 > 扎来普隆）。本品适用于成人入睡困难或中途易醒的患者的短期治疗，因消除半衰期短，次晨的后遗作用小，偶可见头痛、嗜睡、眩晕、口干、出汗及厌食、腹痛、恶心呕吐、乏力、记忆困难、多梦、情绪低落等不良反应。

丁螺环酮

丁螺环酮（buspirone）是一种新型非苯二氮䓬类药物，抗焦虑作用与地西泮相似，但无镇静、肌肉松弛和抗惊厥作用。其抗焦虑作用在服药后 1 ~ 2 周才能显效，4 周达到最大效应。本品临床适用于焦虑性激动、内心不安和紧张等急慢性焦虑状态，不良反应有头晕、头痛及胃肠功能紊乱等，无明显的生理依赖性和成瘾性。

雷美替胺

雷美替胺（ramelteon）是褪黑素 MT_1 和 MT_2 受体激动剂，可用于治疗以入睡困难为主诉的失眠以及昼夜节律失调性睡眠觉醒障碍。本品由于没有药物依赖性，也不会产生戒断症状，已获准长期治疗失眠。

知识拓展

失眠的松弛治疗

失眠的治疗除药物治疗以外，还可以采用松弛治疗等心理治疗的方法。应激、紧张和焦虑是诱发失眠的常见因素。松弛治疗可以缓解上述因素带来的不良效应，因此，它是治疗失眠最常用的非药物疗法，其目的是降低卧床时的警觉性及减少夜间觉醒。减少觉醒和促进夜间睡眠的技巧训练包括渐进性肌肉放松、指导性想象和腹式呼吸训练。患者计划进行松弛训练后应坚持每天练习 2 ~ 3 次，环境要求整洁、安静，初期应在专业人员指导下进行。松弛疗法可作为独立的干预措施用于失眠的治疗。

思考题

1. 苯二氮䓬类药物的作用和临床应用有哪些？
2. 巴比妥类药物中毒后应该如何解救？

知识拓展

常用制剂和用法

三唑仑（triazolam）片剂，0.25 mg。催眠：一次 0.25 ~ 0.5 mg，睡前服。

奥沙西泮（oxazepanl）片剂，10 mg，15 mg；胶囊剂，10 mg，15 mg，30 mg。一次 15 ~

30 mg,一天 2～3 次。

阿普唑仑（alprazolam）片剂，0.4 mg。抗焦虑，开始一次 0.4 mg，一天 3 次，用量按需递增，最大量一天 4 mg。镇静、催眠，一次 0.4～0.8 mg，睡前服。老年和体弱患者开始用小量，一次 0.2 mg，一天 3 次，逐渐递增至最大耐受量。抗恐惧：一次 0.4 mg，一天 3 次，需要时逐渐增加剂量，最大量一天 10 mg。

艾司唑仑（estazolam）片剂，1 mg，2 mg。催眠，一次 1～2 mg，睡前服。抗癫痫，一次 2～4 mg，一天 6～12 mg。麻醉前给药，一次 2～4 mg，手术前 1 小时服。注射剂，2 mg：1 mL，一次 2 mg，肌内注射。

劳拉西泮（lorazepam）片剂，0.5 mg，1 mg，2 mg。抗焦虑，一次 1～2 mg，一天 2～3 次。注射剂，2 mg：2 mL，4 mg：4 mL。癫痫持续状态，1～4 mg 肌内或静脉注射。

氯硝西泮（clonazepam）片剂，0.5 mg，2 mg。开始用每次 0.5 mg，每天 3 次，每 3 天增加 0.5～1 mg，直到发作被控制或出现了不良反应为止。注射剂，1 mg：1 mL。癫痫持续状态：成人常用量 1～4 mg，30 秒左右缓慢注射完毕。如持续状态仍未控制，每隔 20 分钟可重复原剂量 1～2 次。

地西泮（diazepam）片剂，2.5 mg，5 mg。抗焦虑、镇静，一次 2.5～5 mg，一天 3 次。催眠，一次 5～10 mg，睡前服。注射剂，10 mg：2 mL。癫痫持续状态，一次 5～20 mg，缓慢静注，再发作时可反复应用。

氟西泮（flurazepam）胶囊剂，15 mg，30 mg。催眠：一次 15～30 mg，睡前服。

夸西泮（quazepam）片剂，7.5 mg，15 mg。催眠：一次 15 mg，睡前服。老年患者及体弱者减半。

氯氮䓬（chlordiazepoxide）片剂，5 mg，10 mg。抗焦虑、镇静：一次 5～10 mg，一天 3 次。催眠：一次 10～20 mg，睡前服。

氟马西尼（flumazenil）注射剂，0.2 mg：2 mL，0.5 mg：5 mL。作为苯二氮䓬类药物过量时中枢作用的特效逆转剂：推荐的首次静脉注射剂量为 0.3 mg。如果在 60 秒内未达到所需的清醒程度，可重复使用直至患者清醒或达总量 2 mg。如果再度出现昏睡，可以每小时静脉滴注 0.1～0.4 mg 药物，滴注的速度应根据所要求的清醒程度进行个体调整。

苯巴比妥（phenobarbital, luminal）片剂，15 mg，30 mg，100 mg。成人镇静：一次 15～30 mg，一天 2～3 次。抗惊厥：一次 90～180 mg，睡前服，或一次 30～60 mg，一天 3 次；极量：一次 250 mg，一天 500 mg。小儿用药应个体化，镇静：一次 2 mg/kg，一天 2～3 次；抗惊厥：一次 3～5 mg/kg。注射剂，100 mg：1 mL，200 mg：2 mL。成人抗惊厥与癫痫持续状态：一次 100～200 mg，必要时可 4～6 小时重复 1 次，肌内注射。麻醉前给药：术前 0.5～1 小时 100～200 mg，肌内注射。儿童抗惊厥：一次 3～5 mg/kg，肌内注射。

唑吡坦（zolpidem）片剂，10 mg。催眠：一次 5～10 mg，睡前服。老年人开始一次 5 mg。

佐匹克隆（zopiclone）片剂，3.75 mg，7.5 mg。催眠：一次 7.5 mg，睡前服。老年人开始一次 3.75 mg。

扎来普隆（zaleplon）片剂，5 mg，10 mg；胶囊剂，5 mg，10 mg。催眠：应个体化给药，一次 10 mg，睡前服。体重较轻者一次 5 mg，睡前服。极量：一次 20 mg。

丁螺环酮（buspirone）片剂，5 mg。抗焦虑：一次 5～10 mg，一天 3 次。

雷美替胺（ramelteon）片剂，8 mg。一次 8 mg，睡前服。

（孔凡）

素质目标

具有爱岗敬业、坚守责任、关爱患者的医师职业道德。

具有团队合作意识以及安全用药意识。

知识目标

掌握各类癫痫的首选药物，以及苯妥英钠、卡马西平的药理作用、临床应用及主要不良反应。

熟悉其他抗癫痫药物作用特点及临床应用，癫痫的治疗原则。

了解癫痫发作的类型。

能力目标

能与患者及家属进行有效沟通。

能独立指导患者合理用药。

第一节　概述

癫痫（epilepsy）是由脑组织局部病灶神经元兴奋性过高而产生的阵发性异常高频放电，并向周围神经元扩散，导致大脑功能短暂失调的综合征。由于异常高频放电神经元发生部位及扩散范围的不同，患者的临床表现也存在着一定的差异，包括不同程度的短暂运动、感觉、意识及精神异常症状，可反复发作，发作时多伴有异常的脑电图（electroencephalogram，EEG）。

癫痫在任何年龄、地区和种族的人群中都有发病，发病率在1%以上，以儿童和青少年发病率较高。癫痫按病因不同可分为原发性和继发性两种。前者与遗传等因素相关，后者因脑部原发疾病或某种代谢异常引起。根据临床症状和脑电图的不同，又可将癫痫分为部分（局限）性发作和全身性发作。

第二节　常用的抗癫痫药物

案例导入

患者，男，15岁，癫痫病史7年。每次发作时患者都会突发尖叫，然后跌倒在地，头向后仰，意识丧失，全身肌肉强直性收缩，上肢屈曲，下肢伸直，并常有双眼上翻，瞳孔散大，面色发绀，牙关紧闭，口吐白沫等症状。每次发作持续2～3分钟，之后清醒，瞳孔由散大变正常，自述对发病期间发生的事情无任何记忆。医生诊断：癫痫大发作。

请思考：

1. 该患者应首选什么药物治疗？

2. 该药物有哪些不良反应？使用过程中有哪些注意事项？

苯妥英钠

苯妥英钠（phenytoin sodium）又名大仑丁（dilantin），属乙内酰脲类，是1938年开始使用的非镇静催眠性抗癫痫药。

【体内过程】

苯妥英为一种弱酸，pK_a 为8.3，难溶于水，其钠盐制品呈强碱性（pH＝10.4），刺激性大。因肌内注射可在局部产生沉淀，吸收缓慢不规则，故临床上一般选择缓慢静脉注射而不作肌内注射或皮下注射。该药口服吸收缓慢且不规则，需要连续服药6～10天才能达到有效的血药浓度。本品易通过血脑屏障，主要经肝药酶代谢失活，由肾脏排出，消除速率与血药浓度密切相关，血药浓度低于10 μg/mL时按一级动力学消除，$t_{1/2}$ 约20小时。高于此浓度时，则按零级动力学消除，血浆 $t_{1/2}$ 可延长至60小时。血药浓度个体差异性较大，临床用量宜个体化，最好在血药浓度监控下给药。

【药理作用】

苯妥英钠不能抑制癫痫病灶异常放电，但可阻止异常放电向正常脑组织扩散。这可能与其抑

制突触传递的强直后增强（posttetanie potentiation，PTP）有关。PTP是指反复高频电刺激（强直刺激）突触前神经纤维，引起突触传递的易化，再以单个刺激作用于突触前神经元，使突触后纤维的反应较未经强直刺激前为强。治疗浓度的苯妥英钠能选择性地抑制PTP形成，使异常放电的扩散受到阻抑。

苯妥英钠具有膜稳定作用，可降低细胞膜对Na^+和Ca^{2+}的通透性，抑制Na^+和Ca^{2+}内流，降低细胞膜的兴奋性，使动作电位不易产生，抑制异常放电向病灶周围的正常脑组织扩散。这种作用也是其治疗三叉神经痛等中枢疼痛综合征以及抗心律失常的药理作用基础。

【临床应用】

1.癫痫 苯妥英钠是治疗癫痫大发作和局限性发作的首选药物；其次可静脉注射用于癫痫持续状态，对精神运动性发作亦有效；对小发作（失神发作）和肌阵挛发作无效，甚至会使病情恶化。

2.神经痛 苯妥英钠可作为三叉神经痛和舌咽神经痛等中枢疼痛综合征的治疗。此类神经痛放电活动与癫痫类似，苯妥英钠能使疼痛减轻，减少发作。

3.抗心律失常 苯妥英钠用于室性心律失常，是强心苷中毒所致室性心律失常的首选药。

【不良反应及注意事项】

1.局部刺激 本药局部刺激性较大，口服可致恶心、呕吐、食欲缺乏、上腹疼痛等，故宜饭后服用。静脉注射可致静脉炎。

2.神经系统反应 多由用药过量或增量过快所致，表现为眼球震颤、眩晕、共济失调、复视等小脑及内耳迷路系统的反应，其中眼球震颤最早出现；还可出现精神错乱、昏睡、昏迷等。幼儿应避免使用本药。

3.牙龈增生 长期服用苯妥英钠可导致牙龈胶原组织增生，儿童和青少年多见。因此，使用本药时要注意口腔卫生，经常按摩牙龈可预防或减轻症状。一般停药3～6个月后牙龈可自行恢复正常。

4.血液系统反应 长期应用本品可导致叶酸缺乏，产生巨幼红细胞性贫血，可使用甲酰四氢叶酸治疗；还可导致粒细胞缺乏、血小板减少以及再生障碍性贫血。

5.骨骼系统反应 由于本药可诱导肝药酶，使维生素D代谢加速，长期使用可导致低钙血症、佝偻病样改变和骨软化症，故长期用药时应加用维生素D预防。

6.其他 可发生过敏反应、肝损害、血压降低、心律失常、心脏抑制、致畸胎、男性乳房增大、女性多毛症等。长期服用突然停药可使癫痫发作加剧，甚至诱发癫痫持续状态。因此，在更换其他药物时，须交叉用药一段时间，再缓慢停药。孕妇禁用。

【药物相互作用】

磺胺类、苯二氮䓬类、水杨酸类和口服抗凝血药等可与苯妥英钠竞争血浆蛋白结合部位，使游离型苯妥英钠血药浓度增加。异烟肼、氯霉素等通过抑制肝药酶可提高苯妥英钠的血药浓度；而苯巴比妥和卡马西平能诱导肝药酶加速药物代谢而降低其血药浓度和药效。

卡马西平

卡马西平（carbamazepine）又称为酰胺咪嗪，20世纪60年代开始用于治疗三叉神经痛，20世纪70年代开始用于治疗癫痫。

【体内过程】

卡马西平难溶于水，口服吸收缓慢且不规则，个体差异较大，食物可促进吸收。2～4小时血药浓度达高峰。本品的主要代谢产物环氧化物仍有抗癫痫作用，抗癫痫活性近似于卡马西平，代谢物由肾脏排出。单次给药血浆$t_{1/2}$为30～36小时。本药有肝药酶诱导作用，长期服药可加速自身代谢，故连续用药后血浆$t_{1/2}$可缩短为15～20小时。

【药理作用与临床应用】

1. 抗癫痫　卡马西平是广谱抗癫痫药，是治疗单纯性局限性发作和大发作的首选药物之一，同时还有抗复合性局限性发作和小发作的作用，对癫痫并发的精神症状亦有效果。抗癫痫的作用机制类似于苯妥英钠，通过阻滞 Na^+ 和 Ca^{2+} 通道，降低细胞兴奋性以及抑制癫痫病灶及其周围神经元放电。同时，卡马西平还能增强中枢性抑制递质 GABA 的作用。

2. 抗神经痛　卡马西平用于三叉神经痛和舌咽神经痛发作，疗效较苯妥英钠好，亦可用于三叉神经痛缓解后的长期预防性用药。

3. 抗躁狂抑郁性精神病　本品可单用或与锂盐和其他抗抑郁药合用治疗，对锂盐无效的躁狂抑郁性精神病也有效，副作用比锂盐少。

【不良反应及注意事项】

卡马西平常见的不良反应有眩晕、视物模糊、恶心、呕吐、共济失调、手指震颤、水钠潴留，亦可有皮疹和心血管反应，一般不严重，无须中断治疗。大剂量可致甲状腺功能低下、房室传导阻滞等。

轻微和一般性疼痛不需要使用卡马西平；饭后立即服药可减少胃肠道症状，漏服时应尽快补服，不可一次服双倍量，可一日内分次补足。癫痫患者不能突然撤药，突然撤药可引起惊厥或癫痫持续状态。卡马西平能通过胎盘以及能分泌入乳汁，故妊娠早期需慎用，哺乳期妇女不宜使用。卡马西平是肝药酶诱导剂，可增强扑米酮、苯妥英钠、丙戊酸钠和氯硝西泮的代谢速率。

奥卡西平

奥卡西平（oxcarbazepine）是一种新型的抗癫痫药，是卡马西平的衍生物，作用与卡马西平相似，临床上主要用于卡马西平过敏者，可作为卡马西平的替代药物。本品主要用于精神运动性发作和大发作的治疗，对糖尿病性神经病变、偏头痛、带状疱疹后神经痛和中枢性疼痛也有效。奥卡西平的不良反应一般较卡马西平轻，常见的不良反应有头晕、疲劳、眩晕、头痛、复视、眼球震颤，过量可出现共济失调，严重的不良反应有血管性水肿等。

苯巴比妥

苯巴比妥（phenobarbital），又名鲁米那（luminal），是巴比妥类中最有效的一种抗癫痫药物，也是 1921 年用于抗癫痫的第一个有机化合物，至今仍以起效快、疗效好、毒性小和价格低而广泛用于临床。

苯巴比妥为广谱抗癫痫药，具有作用强、起效快的特点。本品既能抑制病灶的异常放电，又能抑制异常放电的扩散。苯巴比妥在临床上主要用于治疗癫痫大发作及癫痫持续状态，对单纯的局限性发作及精神运动性发作也有效，对小发作和婴儿痉挛效果差。大剂量的苯巴比妥中枢抑制作用明显，均不作为首选药。在控制癫痫持续状态时，临床上更倾向于用戊巴比妥钠静脉注射。本品用药初期易出现嗜睡、精神萎靡等副作用，长期使用易产生耐受性。本药为肝药酶诱导剂，与其他药物联合应用时应注意调整剂量。

扑米酮

扑米酮（primidone）又称为去氧苯巴比妥或扑癫酮，化学结构和作用与苯巴比妥相似，与苯巴比妥相比无特殊优点，且价格较贵，主要用于其他药物无效的患者。本品对大发作和单纯部分性发作疗效好，也可作为精神运动性发作的辅助用药。本品常见的不良反应有嗜睡、眩晕、复视、共济失调、眼球震颤等小脑综合征；偶见白细胞、血小板减少和巨幼红细胞性贫血等。用药期间应注意检查血象，严重肝、肾功能不全者禁用。

乙琥胺

乙琥胺（ethosuximide）口服吸收完全，3 小时血药浓度达高峰，与血浆蛋白结合率较低，连续服药 7 ～ 10 日可达到稳态血药浓度，大部分在肝内代谢灭活，小部分以原形从肾脏排出。乙琥胺对小发作有效，其疗效虽不及氯硝西泮，但副作用及耐受性比氯硝西泮少，故为防治小发作的首选药。本品对其他类型癫痫无效。

乙琥胺最常见的不良反应为胃肠道不适，如疼痛、恶心和呕吐等，低剂量开始，逐渐增加至治疗剂量可减轻此不良反应；其次为中枢神经系统症状，如头晕、困倦、嗜睡、欣快等。对于有精神病史的患者可引起精神行为异常，表现为焦虑、抑郁、短暂的意识丧失、攻击行为、多动、精神不集中和幻听等。偶见粒细胞缺乏，严重者可发生再生障碍性贫血，故用药期间应定期检查血常规。

丙戊酸钠

丙戊酸钠（sodium valproate）目前已在世界各国广泛应用，成为治疗癫痫的常用药物之一。

【体内过程】

本品口服吸收迅速而完全，约 1～4 小时血药浓度达峰值，生物利用度高。本品经肝脏代谢，大部分以原形排出，小部分经 β 氧化后与葡萄糖醛酸结合后随尿液排出。

【药理作用及临床应用】

丙戊酸钠为广谱抗癫痫药，不抑制癫痫病灶放电，但能阻止病灶异常放电扩散。临床上对各类型癫痫都有一定的疗效，对大发作疗效不及苯妥英钠、苯巴比妥，但当上述药无效时，使用本品仍有效。对小发作的作用优于乙琥胺，但因其肝脏毒性而不作为首选药物。对精神运动性发作疗效与卡马西平相似。对复杂部分性发作疗效近似卡马西平，对非典型的小发作疗效不及氯硝西泮。本品是大发作合并小发作时的首选药物，对其他药物未能控制的顽固性癫痫也有效。

【不良反应及注意事项】

丙戊酸钠常见的消化系统症状有恶心、呕吐和腹痛等，故宜饭后服用。中枢神经系统反应少，主要表现为嗜睡、平衡失调、乏力、震颤等，与剂量成正相关。部分患者可见无症状性肝损害、重症肝炎、急性胰腺炎等。用药期间应定期检查肝功能和血象。该药能通过胎盘，能分泌入乳汁，故孕妇及哺乳期妇女慎用。

苯二氮䓬类

苯二氮䓬类（benzodiazepine，BZ）药物具有抗惊厥及抗癫痫作用，可抑制病灶异常放电扩散，但不能消除这种异常放电，仅为癫痫持续状态的首选药。常用的药物有地西泮、硝西泮、氯硝西泮和劳拉西泮等。

1. 地西泮（diazepam）　又称为安定，是癫痫持续状态的首选药。口服易吸收，适合不频繁发作的轻症患者长期规律服用；肌内注射吸收缓慢且不规则，不常使用；静脉注射显效快且较其他药物安全，是癫痫持续状态和严重频发性癫痫的最常使用途径。

2. 硝西泮（nitrazepam）　又称为硝基安定，主要用于癫痫小发作，特别是肌阵挛性发作及婴儿痉挛等，也可用于抗惊厥。在正常用量或稍微超量时，中毒反应相对少见。

3. 氯硝西泮（clonazepam）　又称为氯硝安定，抗癫痫谱较广，对癫痫小发作疗效较地西泮好，对肌阵挛性发作、婴儿痉挛也有效。静脉注射还可治疗癫痫持续状态。氯硝西泮的不良反应一般较轻，常见中枢神经系统反应和消化系统症状，停药后可恢复，但易产生耐受，久服突然停药可加剧癫痫发作，甚至诱发癫痫持续状态。故乙琥胺仍为小发作的首选药。

拉莫三嗪

拉莫三嗪（lamotrigine）是新型抗癫痫药，作用特点类似苯妥英钠和卡马西平。本品口服吸收快而完全，生物利用度为98%。在肝脏代谢，主要由肾脏排出。与酶诱导剂卡马西平、苯妥英钠合用时，拉莫三嗪平均半衰期缩短约 50%。

【临床应用】

拉莫三嗪可作为成人局限性发作的辅助治疗药。单独使用可治疗全身性发作，疗效类似卡马西平，对失神发作也有效。临床上多与其他抗癫痫药合用治疗一些难治性癫痫。

【不良反应】

拉莫三嗪常见的不良反应为中枢神经系统反应及胃肠道反应，包括头痛、头晕、嗜睡、视物模糊、复视、共济失调、皮疹、便秘、恶心、呕吐等；较少见的不良反应有变态反应、弥散性血管内凝血、面部皮肤水肿及光敏性皮炎等。

氟桂利嗪

氟桂利嗪（flunarizine）为强效钙拮抗药，多年来主要用于治疗偏头痛和眩晕症，近年来发现它具有较强的抗惊厥作用，对多种动物癫痫模型均有不同程度的治疗作用。本品临床上适用于各型癫痫的辅助治疗，尤其对癫痫局限性发作、癫痫大发作效果较好。氟桂利嗪口服易吸收，$2 \sim 4$ 小时血液浓度可达高峰，$t_{1/2}$ 为 $19 \sim 22$ 天。本药是一种安全、有效的抗癫痫药，毒性小，严重不良反应少见，常见的不良反应为困倦嗜睡、乏力，长期使用有锥体外系症状。

托吡酯

托吡酯（topiramate）是 1995 年上市的新型广谱抗癫痫药，对各类癫痫发作均有效。本品主要用于癫痫局限性发作和大发作，尤其可作为辅助药物治疗难治性癫痫；也可用于偏头痛的预防性治疗。该药口服易吸收，主要以原形由肾脏排出。常见的不良反应为中枢神经系统症状，如共济失调、嗜睡、精神错乱、头晕等，动物实验有致畸报道，故孕妇应慎用。

加巴喷丁

加巴喷丁（gabapentin）是 GABA 衍生物，1993 年于美国 FDA 批准上市。其结构与 GABA 类似，为有中枢活性的 GABA 激动剂。本品主要用于成人和 12 岁以上儿童伴或不伴继发性全身发作的部分性发作的辅助治疗，也可用于 $3 \sim 12$ 岁儿童的部分性发作的辅助治疗。该药口服吸收好，在人体不被代谢，主要以原形随尿液排出。常见的不良反应为中枢神经系统反应，罕见的严重不良反应为癫痫持续状态。

左乙拉西坦

左乙拉西坦（levetiracetam）为 1999 年经 FDA 批准用于成人部分性发作的新型抗癫痫药物。本品能抑制癫痫部分性发作和癫痫继发性大发作，但对最大电休克和丙戊酸钠诱导的癫痫无效，主要用于成人及 4 岁以上儿童癫痫患者部分性发作的治疗。本品耐受性好，常见的副作用为嗜睡、乏力及眩晕。如须停用本品，建议逐渐停药。

第三节　抗癫痫药的临床用药原则

癫痫是一种慢性病，现有的治疗手段以对症治疗为主，用药的目的在于减少或防止症状发作。抗癫痫药常常需要长期服用甚至终生服用，但是药物并不能有效地治愈此疾病。抗癫痫药用药的原则主要包括以下几点。

1. 依据癫痫发作类型合理选择抗癫痫药物（表 13-1）。

2. 去除病因　对于继发性的癫痫，积极寻找原发病并进行治疗，例如，脑部外伤、肿瘤、脑血管疾病可采用手术治疗，而感染等原因可采用药物治疗病因。

3. 个性化方案用药　癫痫的药物治疗效果有个体差异性，治疗选药要个体化。本品临床上常以单药治疗为主，从小剂量开始，如果一种药物已达最大耐受剂量仍然不能控制发作，可另加一种药物，至癫痫控制或最大可耐受剂量后逐渐减掉原有药物，仍然以单药治疗为主。有些患者单药无效，最多可联用 3 种以内的药物，联用时按照效果和不良反应调整剂量。

4. 长期用药　癫痫为慢性病，需长期用药，一般应用药至完全无症状发作且脑电图正常后 3 ～ 5 年，然后减量停药，有些患者需终生服药。

5. 定期检查　要经常观察患者的不良反应，尤其是毒性反应。定期检查患者的神经系统，复查脑电图、血常规和肝肾功能，一旦出现问题要及时干预。

表 13-1　癫痫发作的类型、临床特征及治疗药物一览表

发作类型	临床特征	治疗药物
1. 局限性发作		
单纯性局限性发作（局灶性癫痫）	一侧肢体或某肌群痉挛、抽搐或特定部位感觉异常，无意识障碍，持续 20 ～ 60 秒	苯妥英钠、卡马西平、苯巴比妥、氟桂利嗪、托吡酯等
复合性局限性发作（精神运动性发作）	以精神症状为主，通常伴有不同程度的意识障碍，患者出现无意识的运动，如唇抽动、摇头等。病灶在颞叶和额叶，持续 30 秒 ～ 2 分钟	卡马西平、苯妥英钠、扑米酮、丙戊酸钠等
2. 全身性发作		
失神性发作（小发作）	多见于儿童，表现为短暂而突发的意识丧失、知觉丧失、动作和语言中断，不倒地，无抽搐现象，一般持续 5 ～ 30 秒后迅速恢复	乙琥胺、氯硝西泮、丙戊酸钠、拉莫三嗪等
强直 - 阵挛性发作（大发作）	患者意识突然丧失、倒地、全身强直 - 阵挛性抽搐、面色青紫、口吐白沫、牙关紧闭，随后较长时间的中枢神经系统功能全面抑制，持续数分钟	苯妥英钠、卡马西平、苯巴比妥、丙戊酸钠、氟桂利嗪、托吡酯等
肌阵挛性发作	按年龄可分为婴儿、儿童和青春期肌阵挛。部分肌群发生短暂的（约 1 秒）休克样抽动，伴意识丧失	丙戊酸钠、氯硝西泮单用或联合应用糖皮质激素等
癫痫持续状态	通常指癫痫大发作处于持续状态，大发作连续出现，患者反复抽搐，持续昏迷，不及时解救将危及生命	地西泮、劳拉西泮、苯妥英钠、苯巴比妥等

知识扩展

迷走神经刺激术治疗癫痫

迷走神经刺激术是一种通过电刺激迷走神经来抑制癫痫发作的技术，适用于药物难治性癫痫并且不适合外科手术治疗的患者。这种技术将一个很小的刺激器放置到患者锁骨下方皮肤下面（一般选择左侧胸部），将刺激器与同侧迷走神经相连。调整刺激器发出电冲动刺激迷走神经，从而达到减少或抑制癫痫发作的作用。迷走神经刺激术作用原理尚未定论，推断传入的电刺激信号通过蓝斑、孤束核及其他相关结构，如杏仁核、海马、丘脑、岛叶皮质等，或通过增加抑制性神经递质和减少兴奋性神经递质释放，使癫痫发作的阈值升高，以减少或抑制引起癫痫的脑组织不规则高频放电，从而发挥抗癫痫作用。临床应用证明，该技术使大约 1/3 ～ 1/2 癫痫患者发作次数减少一半以上。癫痫控制的效果可长期维持，并可能随着时间的延长而增加。迷走神经刺激术安全性比较高，最常见的副作用主要集中在咽喉部（迷走神经有分支支配该区域），刺激器开启时，部分患者有喉部发痒感、轻度咳嗽或说话声音改变，但均可耐受。

思考题

1. 苯妥英钠的不良反应有哪些？如何防治？
2. 各类癫痫发作首选何种药物治疗？

知识拓展

常用制剂和用法

苯妥英钠（phenytoin sodium）片剂，50 mg，100 mg。成人常用量：每天 250～300 mg，开始时 100 mg，每天两次，1～3 周内增加至 250～300 mg，分 3 次口服，极量：一次 300 mg，由于个体差异大，因此用药需个体化。小儿常用量：开始每天 5 mg/kg，分 2～3 次服用，按需调整，以每天不超过 250 mg 为度。维持量为 4～8 mg/kg 或按体表面积 250 mg/m²，分 2～3 次服用，如有条件可进行血药浓度监测。注射剂，100 mg，250 mg。用于癫痫持续状态：若患者未用过苯妥英钠，可用 0.25～0.5 g，加 5% 葡萄糖 20～40 mL，在 6～10 分钟内缓慢静脉注射。

卡马西平（carbamazepine）片剂，100 mg，200 mg。胶囊剂，200 mg。开始剂量：100 mg，每天 2 次，以后逐渐增至 600～900 mg/d，分次服用。6 岁以下小儿每天 5 mg/kg，即从每天 100 mg 开始，6～12 岁从每天 200 mg 开始，分 2 次服用。直到出现疗效为止，注意个体化。用于抗癫痫时，剂量可偏大。用于三叉神经痛等，剂量一般宜小。最高每天不超过 1.2 g。

奥卡西平（oxcarbazepine）片剂，150 mg，300 mg，600 mg。开始剂量为每天 300 mg，以后可逐渐增量至每天 900～3 000 mg，分 3 次服用，以达到满意的疗效。

扑米酮（primidone）片剂，250 mg。开始一次 50 mg，一天 3 次，渐增至一次 250 mg，一天 3 次。每天最大剂量不超过 1.5 g。

乙琥胺（ethosuximide）片剂，250 mg。儿童 15～35 mg/（kg·d）；成人 0.6～1.8 g/d，分 3 次服用。至满意控制症状而副作用最小为维持剂量。

丙戊酸钠（sodium valproate）片剂，100 mg，200 mg。一次 200～400 mg，一天 2～3 次。小儿一天 20～30 mg/kg，分 2～3 次服用。

拉莫三嗪（lamotrigine）片剂，25 mg，100 mg，150 mg，200 mg。用法用量：单独使用，初始剂量：一次 25 mg，每天 1 次。两周后可增至 50 mg，每天 1 次，两周后可酌情增加剂量，最大增加量为 50～100 mg，此后，每隔 1～2 周可增加剂量一次，直至达到最佳疗效，一般需经 6～8 周。通常有效维持量为每天 100～200 mg，分 1～2 次服用。

盐酸氟桂利嗪（flunarizine hydrochloride）胶囊剂，5 mg。片剂，5 mg。一次 5 mg，一天 1～2 次。

托吡酯（topiramate）片剂，25 mg，100 mg。初始剂量：每晚口服 50 mg，服用 1 周后，可每周增加剂量 25 mg，直到症状控制为止。一般分 2 次服用，根据临床情况，也可每日服用 1 次。

加巴喷丁（gabapentin）片剂，300 mg。胶囊剂，100 mg。12 岁及以上：第一天一次 300 mg，一天 1 次；第二天一次 300 mg，一天 2 次；第三天一次 300 mg，一天 3 次，之后维持此剂量服用。

左乙拉西坦（levetiracetam）片剂，250 mg，500 mg，1 000 mg。成人（>18 岁）和青少年（12～17 岁，体重 ≥50 kg）：初始剂量一次 500 mg，一天 2 次。一日剂量可增加至一次 1 500 mg，一日 2 次。4～11 岁的儿童和青少年（12～17 岁，体重 ≤50 kg）：初始剂量一次 10 mg/kg，一日 2 次。剂量可以增加至一次 30 mg/kg，一天 2 次。

（孔凡）

治疗中枢神经系统退行性疾病药

素质目标

具有关爱老人、严谨求实、细心、耐心的医师必备的职业道德。
具有积极乐观的工作态度。

知识目标

掌握左旋多巴的药理作用、临床应用及不良反应。
熟悉卡比多巴、多奈哌齐、加兰他敏、美金刚的作用特点。
了解抗帕金森病各类其他药物和治疗阿尔茨海默病药物的作用特点。

能力目标

能与患者及其家人进行良好的沟通。
能正确指导患者合理用药。

中枢神经系统退行性疾病是指一组由慢性进行性中枢神经组织退行性变性而产生的疾病的总称，主要包括帕金森病（parkinson's disease，PD）、阿尔茨海默病（alzheimer's disease，AD）、亨廷顿病（huntington's disease，HD）、肌萎缩侧索硬化症（amyotrophic lateral sclerosis，ALS）等。本组疾病的确切病因和发病机制尚不清楚。

流行病学调查结果显示，帕金森病和阿尔茨海默病主要发生于中老年人。随着社会的发展，中国老年人口比例逐步加大，本组疾病已经是仅次于心血管疾病和癌症的严重影响中国老年人健康和生活质量的疾病因素。帕金森病患者通过合理使用药物的综合治疗可延长人的寿命和提高生活质量，但其他的中枢神经系统退行性疾病的治疗效果还难以令人满意。随着分子生物学、神经科学及行为科学等各学科的快速发展，有关本组疾病的发病原因、发病机制及相应的药物等治疗手段在未来数年内将会有新的突破。本章只介绍治疗帕金森病和阿尔茨海默病的药物。

第一节　抗帕金森病药

第十四章
电子课件

案例导入

患者，男，75岁。2年前出现右手不自主抖动，静止时明显，情绪激动或紧张时加重，运动时减轻。近1个月来右上肢不自主抖动较前加重，近期因肢体抖动加剧再次入院。

查体：神志清楚，无脑膜刺激征，瞳孔等大等圆，表情呆板。双上肢可见静止性震颤，左手可见"搓丸样"动作，颈项及四肢肌张力增高，右上肢呈齿轮样强直。四肢肌腱反射（＋＋），浅、深感觉正常。头颅CT检查未见明显异常。

诊断：原发性帕金森综合征。

请思考：

1. 治疗原发性帕金森综合征的药物分为几类？

2. 该患者可以使用哪些药物治疗？

帕金森病（Parkinson's disease，PD）又称为震颤麻痹，是多种原因引起的慢性进行性锥体外系功能障碍的中枢神经组织退行性疾病。其典型症状为静止震颤、肌肉强直、运动迟缓、共济失调等。帕金森病在临床上按不同病因可分为原发性、动脉硬化性、脑炎后遗症和化学药物中毒性（Mn^{2+}、CO、抗精神病药物中毒）等4类，它们均出现共同的主要症状，总称为帕金森综合征。如不及时有效地治疗，病情可进行性加重，晚期可出现全身僵硬、活动障碍，严重影响患者的生活质量。

多巴胺学说认为，PD病变主要在锥体外系黑质-纹状体神经通路上。已知黑质中多巴胺能神经元发出上行纤维到纹状体，其末梢与尾-壳核神经元形成突触，以DA为递质（抑制性递质），最终对脊髓前角运动神经元起抑制作用；另一方面，尾核中的胆碱能神经元与尾-壳核神经元形成突触，以乙酰胆碱能神经元释放ACh递质（兴奋性递质），可兴奋脊髓前角运动神经元。纹状体功能正常时两种递质相互拮抗，处于平衡状态，共同决定脊髓前角运动神经元的运动调节功能。PD患者由于黑质中多巴胺神经元变性，导致数目减少，多巴胺能神经功能低下而胆碱能神经功能相对占优，从而产生静止性震颤、肌肉强直等帕金森综合征。

帕金森病治疗的思路是恢复多巴胺能和胆碱能神经系统功能的平衡状态，从而改变患者的预后，减少并发症，提高生活质量和延长寿命，但不能根治。结合帕金森病的病理过程，开发的帕金森病药物包括中枢拟多巴胺类药和中枢抗胆碱药两大类。前者通过直接补充DA前体物质或抑制DA降解而产生作用；后者通过拮抗相对过高的胆碱能神经功能而达到缓解症状的目的，两药合用可增加疗效。

一、中枢拟多巴胺类药

（一）多巴胺的前体药

左旋多巴

左旋多巴（levodopa，L-DOPA）是DA的前体，现已人工合成。该药口服吸收迅速，血浆消除半衰期较短，为1～3小时。本品绝大部分在肝和胃肠黏膜处被外周多巴脱羧酶脱羧变成DA，DA不易透过血脑屏障，可引起恶心、呕吐等外周不良反应；左旋多巴生成的多巴胺一部分通过突触前膜的摄取机制返回多巴胺能神经末梢，另一部分被单胺氧化酶（MAO）或儿茶酚氧位甲基转移酶（COMT）代谢，经肾脏排出。

【药理作用及机制】

PD患者的黑质多巴胺能神经元退行性病变，酪氨酸羟化酶同步减少，使脑内酪氨酸转化为L-DOPA极度减少，但将L-DOPA转化为多巴胺的能力仍存在。L-DOPA是多巴胺的前体，通过血脑屏障后，补充纹状体中多巴胺的不足而发挥治疗作用。仅有约1%的左旋多巴进入中枢脱羧转变为DA从而发挥中枢作用，因此显效较慢。若同时服用外周脱羧酶抑制剂，可使进入中枢的L-DOPA增多，提高疗效，减轻外周不良反应。

【临床应用】

左旋多巴适用于治疗各种类型的PD患者，不论年龄、性别差异和病程长短均适用，但对吩噻嗪类等抗精神病药所引起的帕金森综合征无效。其作用特点为：①疗效与黑质-纹状体病损程度相关，轻症或较年轻患者疗效好，重症或年老体弱者疗效较差；②对肌肉僵直和运动困难的疗效好，对肌肉震颤的疗效差；③起效慢，用药2～3周出现体征改善，用药1～6个月后疗效最强。④长期服用L-DOPA，可明显延长患者寿命，提高生活质量。

用药早期，L-DOPA可使80%的PD患者症状明显改善，其中20%的患者可恢复到正常运动状态。服用后先改善肌肉僵直和运动迟缓，后改善肌肉震颤；其他运动功能如姿态、步态联合动作、面部表情、言语、书写、吞咽、呼吸均可改善；也可使情绪好转，对周围事物反应增加，但对痴呆症状效果不明显。随着用药时间的延长，本品的疗效逐渐下降，3～5年后疗效已不显著。此阶段同时服用COMT抑制药恩他卡朋（entacapone）对此有一定的预防作用。

【不良反应及注意事项】

左旋多巴的不良反应与L-DOPA转变成多巴胺有关，包括早期反应和长期反应两大类。

1.早期反应

（1）胃肠反应：为药物的早期反应，约80%患者有恶心、呕吐、食欲减退等，与DA刺激了胃肠道和兴奋延髓催吐化学感受区有关，服用多潘立酮可消除恶心、呕吐症状。饭后服药或剂量递增速度减慢可减轻腹胀、腹痛、腹泻症状。偶见溃疡、出血或穿孔等不良反应。

（2）心血管反应：为药物的早期反应，约30%患者有轻度直立性低血压，调整药量可避免。老年患者亦可引起心律失常。冠心病患者禁用。

2.长期反应

（1）运动过度症：异常动作舞蹈症的总称，也称为运动障碍，为长期用药所致，主要表现为面部肌群抽动，如张口、伸舌、咬牙、皱眉和头颈扭动等，也可出现肢体或躯体肌群摇摆运动。

（2）症状波动及"开-关反应"：服药3～5年，有40%～80%患者出现症状快速波动，重则出现"开-关反应"，即患者突然多动或活动正常（开），而后又出现全身性或肌肉强直性运动不能（关），二者交替出现，严重妨碍患者的正常生活。用药疗程长，该症状发生率高。处理办法：使用L-DOPA/AADC抑制药缓释剂或多巴胺受体激动药，或加用MAO抑制药如司来吉兰等，也可调整用药方法，改用静脉滴注、增加服药次数或者减少每次药物剂量等。

（3）精神症状：可见失眠、焦虑、噩梦、躁狂、幻觉、妄想或抑郁等，需减量或停药，氯氮平可对抗精神症状。精神病患者慎用。

【药物相互作用】

维生素B$_6$为多巴脱羧酶的辅基，可增强外周脱羧酶活性，产生外周副作用，降低疗效；抗精神病药能阻断中枢多巴胺受体，故能拮抗左旋多巴的中枢作用；利血平能耗竭中枢多巴胺，甚至引起帕金森综合征，使左旋多巴作用失效；非选择性MAO抑制剂能抑制DA在外周的代谢，因而可增强DA的外周副作用，也能使NA堆积，引起血压升高，甚至发生高血压危象。

处方评判

左旋多巴治疗帕金森综合征

患者，男，78岁。因"双上肢静止震颤伴运动困难3年"入院。医生诊断为原发性帕金森综合征。处方如下：

Rp：

左旋多巴　0.25 g×100 片

用法：0.75 g，一日3次，口服

维生素 B_6　10 mg×100 片

用法：20 mg，一日3次，口服

请分析是否正确。

（二）左旋多巴的增效药

1. 氨基酸脱羧酶（AADC）抑制药

卡比多巴

卡比多巴（carbidopa）又称为 α-甲基多巴肼、洛得新，是较强的氨基酸脱羧酶（AADC）抑制药。卡比多巴不能透过血脑屏障，只能抑制外周 AADC，使 L-DOPA 在外周组织中脱羧减少，而使进入脑中的 L-DOPA 增多。与 L-DOPA 合用不仅能使循环中 L-DOPA 含量增高，而且也可减轻外周副作用，故卡比多巴为 L-DOPA 的主要辅助药。卡比多巴单独应用基本无作用，但合用左旋多巴可使左旋多巴用量减少75%，临床上将卡比多巴与 L-DOPA 以 1∶4 或 1∶10 的剂量比例配伍，制成复方制剂心宁美（sinement）。

苄丝肼

苄丝肼（benserazide）又称为羟苄丝肼、色丝肼，为外周多巴脱羧酶抑制剂，作用与卡比多巴相似，它与 L-DOPA 按 1∶4 剂量比例制成复方制剂美多巴（madopa，madopar），其作用特性与心宁美相同。

2. MAO-B 抑制药　人体内单胺氧化酶（MAO）分为 A、B 两型。MAO-A 主要分布于肠道，其功能是对食物、肠道内和血液中的单胺进行氧化脱氨代谢；MAO-B 主要分布于黑质 – 纹状体，其功能是降解 DA。

司来吉兰

司来吉兰（selegiline）又称为丙炔苯丙胺（deprenyl），是选择性较高的中枢神经系统单胺氧化酶 B（MAO-B）抑制药。该药能迅速透过血脑屏障，降低脑内 DA 降解代谢，使多巴胺浓度增加，作用时间延长。司来吉兰是治疗 PD 的辅助药，与 L-DOPA 合用可减少后者剂量和副作用，能使 L-DOPA 的"开 – 关反应"消失。司来吉兰还是神经保护剂，能延迟神经元变性和 PD 的发展。临床上将司来吉兰与抗氧化剂维生素 E 联合应用治疗 PD。司来吉兰的代谢产物为苯丙胺和甲基苯丙胺，可引起焦虑、失眠、幻觉等精神症状。慎与哌替啶、三环类抗抑郁药或其他 MAO 抑制药合用。

3. COMT 抑制药　近年来发现3种 COMT 抑制药：硝替卡朋、托卡朋、恩他卡朋，它们对 COMT 抑制作用强、毒性低。

恩他卡朋

恩他卡朋（entacapone）属于第二代 COMT 抑制药。本品是一种可逆的、特异性的，主要作用于外周的 COMT 抑制剂，能有效抑制左旋多巴的降解，增加中枢左旋多巴的含量，从而提高左旋多巴的疗效，并可减少左旋多巴的用量。本品单用一般无效，与左旋多巴合用能治疗临床各期

PD，可明显改善病情稳定的 PD 患者的运动功能，尤其是有"开 - 关反应"的患者。本品可与左旋多巴 / 卡比多巴合用，治疗原发性帕金森综合征，也可优先用于高龄、体弱的 PD 患者。长期应用常见的不良反应有恶心、呕吐、腹泻和失眠等。

（三）多巴胺受体激动药

多巴胺受体激动药有两种类型，分别是麦角类多巴胺受体激动药和非麦角类多巴胺受体激动药，前者的代表药物有溴隐亭，但因不良反应多，现已少用。目前临床上主要推崇非麦角类，它是早发型患者病程初期的首选药物，包括普拉克索、罗匹尼罗、阿扑吗啡等。

溴隐亭

溴隐亭（bromocriptine）又称为溴麦角隐亭、溴麦亭，为半合成的麦角生物碱，口服吸收迅速，血药浓度个体差异大，故剂量应个体化。大剂量主要用于治疗 PD，与 L-DOPA 合用治疗 PD 疗效较好。对外周 DA 受体作用弱。

本品不良反应较多，消化系统常见食欲减低、恶心、呕吐、便秘，对消化性溃疡患者可诱发出血。用药初期，心血管系统常见直立性低血压。长期用药可出现无痛性手指血管痉挛，减少药量可缓解；也可诱发心律失常，一旦出现应立即停药。其他不良反应包括头痛、鼻塞、腹膜和胸膜纤维化、红斑性肢痛、运动功能障碍以及精神系统症状等。很多症状减量或者停药后会消失。

普拉克索

普拉克索（pramipexole）是选择性的 D_3 受体激动剂，非麦角衍生物。本品口服吸收快，生物利用度高于 90%，对肝脏影响不大，主要经肾脏排泄，因此，肾功能不全者应减量。普拉克索单独应用可治疗较轻的 PD；与左旋多巴联合用于重症 PD 的治疗，可降低左旋多巴的剂量、减轻波动现象、改善患者情绪等。本品主要的不良反应有头晕、嗜睡、恶心、便秘、厌食、上腹部不适、直立性低血压、妄想、幻觉、精神失常等，有时可引起突然嗜睡和突然入睡，故服药期间须避免驾驶或操作机器。

阿扑吗啡

阿扑吗啡（apomorphine）又称为去水吗啡，为多巴胺受体激动药，可用于治疗 PD，改善严重的"开 - 关反应"，但长期用药会引起 QT 间期延长，肾功能损害和精神症状。本品仅用于其他药物，如多巴胺受体激动剂或 COMT 抑制剂对"开 - 关反应"无效时。

（四）促多巴胺释放药

金刚烷胺

金刚烷胺（amantadine）又称为金刚烷。本品可促进 L-DOPA 进入脑循环，增加多巴胺的合成与释放，减少多巴胺的重摄取，同时有较弱的抗胆碱作用等。其抗帕金森病的特点为：用药后显效快，作用持续时间短，应用数天即可获得最大疗效，但连用 6 ～ 8 周后疗效逐渐减弱，对 PD 的肌肉强直、震颤和运动障碍的缓解作用较强，优于抗胆碱药物，但不及 L-DOPA。长期用药时常可见下肢网状青斑皮肤，可能与儿茶酚胺释放引起外周血管收缩有关。此外，本品可引起精神不安、失眠和运动失调等，偶致惊厥，癫痫患者禁用。

二、中枢抗胆碱药

M 受体阻断药对早期 PD 患者有较好的治疗效果，对晚期严重 PD 患者的疗效差，可与 L-DOPA 合用。现主要使用合成的中枢性 M 胆碱受体阻断药。

苯海索

苯海索（trihexyphenidyl）又名安坦，口服易吸收，可通过拮抗胆碱受体而减弱黑质 - 纹状体通路中 ACh 的作用，抗震颤效果好，还可改善运动障碍和肌肉强直；外周抗胆碱作用为阿托品的

1/10～1/3，对少数不能接受 L-DOPA 或多巴胺受体激动药的 PD 患者，可用本药治疗。苯海索对 PD 疗效有限，副作用较多，现已少用。本品对帕金森病的震颤和僵直有效，但对动作迟缓无效。其疗效不如左旋多巴，临床上主要用于早期轻症患者、不能耐受左旋多巴或禁用左旋多巴的患者、抗精神病药所致的帕金森综合征。伴明显痴呆症状的帕金森病患者慎用。青光眼和前列腺肥大患者禁用。

苯扎托品

苯扎托品（benzatropine）又名苄托品，具有抗胆碱、抗组胺、局部麻醉和大脑皮质抑制作用。本品临床应用和不良反应同苯海索。老年患者对其敏感，用药时要谨慎。

📗 知识拓展

> **康复与运动疗法治疗帕金森病**
>
> 康复与运动疗法是帕金森病治疗的一项重要的辅助措施，它对帕金森病的各项症状的改善以及病程的延缓都有帮助，特别是药物疗效甚微的步态障碍、姿势平衡障碍、语言和（或）吞咽障碍等症状。
>
> 康复与运动疗法应贯穿整个帕金森病病程。临床上，根据不同的行动障碍可制订相应的康复或运动训练，如健走、太极拳、瑜伽、舞蹈、有氧运动等。国外推荐的有效的帕金森病康复治疗包括物理与运动治疗、作业治疗、言语和语言治疗以及吞咽治疗。
>
> 需要注意的是，在进行康复与运动治疗时，安全性是第一位。另外，需要针对不同患者的特点制订个体化和适应性康复和运动训练计划。同时，需要确保患者长期治疗的依从性，若能每日坚持，将有助于提高患者的生活自理能力，以及改善运动功能。

三、帕金森病药物治疗原则

（1）早期及轻症患者，首选一种药物治疗。

（2）个体化用药，从小剂量开始，以最佳疗效的 75%～80% 剂量作为维持量。

（3）长期用药后，疗效降低可加用不同类型的抗帕金森药物；症状有波动时，可增加药物或者调整给药次数。

（4）不可突然停药，以防发生反跳现象。

第二节　治疗阿尔茨海默病药

阿尔茨海默病（Alzheimer's disease，AD）又称为原发性痴呆症，它是老年性痴呆症中最常见的一种，是一种与年龄高度相关、以进行性认知障碍和记忆力损害为主的中枢神经系统退行性疾病。阿尔茨海默病的临床表现为记忆力、判断力、抽象思维等一般智力的丧失，但视力、运动能力等则不受影响。

我国 65 岁以上老人 AD 的患病率为 3%～7%。该病确诊后平均存活时间为 10 年左右。随着人类寿命的延长和社会老龄化问题的日益突出，AD 患者的数量和比例将持续增高。AD 与老化有关，但与正常老化又有本质区别，其发病机制目前尚未完全明确，迄今也尚无十分有效的治疗方法。因 AD 患者脑内多个区域胆碱能神经明显减少，乙酰胆碱下降的程度与痴呆的严重程度有关，目前采用的比较特异的治疗策略分别是增加中枢胆碱能神经功能和拮抗谷氨酸能神经的功能，其中胆碱酯酶（AChE）抑制药和 N- 甲基 -D- 天冬氨酸（NMDA）受体拮抗药效果相对肯定，能有效地缓解认知功能下降的症状。

一、胆碱酯酶抑制药

胆碱酯酶抑制药能够抑制胆碱酯酶的活性，通过抑制胆碱酯酶对乙酰胆碱的降解，间接提高脑内乙酰胆碱的浓度，从而延长乙酰胆碱对大脑中胆碱能受体的作用，提高 AD 患者的胆碱能神经功能。该类药物可改善 AD 患者的记忆力和认知功能，是治疗轻、中度 AD 的标准药物。目前临床上广泛应用第二代可逆性中枢胆碱酯酶抑制药。

多奈哌齐

多奈哌齐（donepezil）为第二代可逆性中枢胆碱酯酶抑制剂。本品口服后吸收良好，进食和服药时间对药物吸收无影响，生物利用度为 100%，达峰时间 3 ～ 4 小时，半衰期长，$t_{1/2}$ 约为 70 小时，故可每天服用 1 次。本品主要由肝药酶代谢，经肾脏排泄，少量以原形随尿排出。

【药理作用及临床应用】

多奈哌齐通过抑制胆碱酯酶来增加中枢乙酰胆碱的含量，对丁酰胆碱酯酶无作用，能改善轻至中度 AD 患者的认知能力和其他临床症状，延缓病情发展。因本品有良好的安全性和耐受性，目前，全世界广泛应用。

【不良反应】

本品的不良反应多数轻微，常见的有流感样胸痛、牙痛、高血压、血管扩张、低血压、心房颤动、大小便失禁、胃肠道出血、腹痛等。

加兰他敏

加兰他敏（galantamine）为第二代胆碱酯酶抑制药，无肝毒性。本品口服吸收迅速、完全，生物利用度高，易透过血脑屏障，大部分经肝脏代谢，部分以原形经肾脏排泄。加兰他敏对神经元中的胆碱酯酶有高度选择性，是胆碱酯酶竞争性抑制药。目前，加兰他敏在许多国家被推荐为治疗轻、中度 AD 的首选药物，用药后 6 ～ 8 周治疗效果开始明显，治疗有效率为 50% ～ 60%。本品主要的不良反应表现为治疗早期（2 ～ 3 周）患者可有暂时的恶心、呕吐、腹泻等胃肠道反应，稍后即消失。

石杉碱甲

石杉碱甲（huperzine A）又名哈伯因，是我国学者于 1982 年从石杉科植物千层塔中分离得到的一种新生物碱。本品口服吸收迅速、完全，生物利用度为 96.9%，易通过血脑屏障。原形药物及代谢产物经肾脏排出。石杉碱甲为强效、可逆性胆碱酯酶抑制药，对改善衰老性记忆障碍及老年痴呆患者的记忆功能有良好作用；在改善认知功能方面，与高压氧治疗相比效果显著。本品临床上常用于老年性记忆功能减退及 AD 患者，改善其记忆和认知功能。本品常见的不良反应有恶心、头晕、多汗、腹痛、视物模糊等，一般可自行消失，严重者可用阿托品拮抗。有严重心动过缓、低血压、心绞痛、哮喘、肠梗阻患者慎用。

卡巴拉汀

卡巴拉汀（rivastigmine）又名利凡斯的明，是第二代胆碱脂酶抑制剂，适用于治疗轻、中度阿尔茨海默病型痴呆的症状，对伴有心、肝、肾疾病的阿尔茨海默病患者具有独特的疗效。本品不良反应轻。

二、谷氨酸受体拮抗剂

美金刚

美金刚（memantine）是非竞争性的 N- 甲基 -D- 天门冬氨酸（NMDA）受体拮抗药，是第一个批准用于治疗晚期 AD 的药物。其作用机制是通过减少谷氨酸的兴奋性毒性作用或影响海马神经元的功能而改善症状。当谷氨酸以病理量释放时，美金刚可减少谷氨酸的神经毒性作用；当谷氨酸释放过少时，美金刚可改善记忆过程所需谷氨酸的传递。临床研究表明，本品能显著改善轻度至中度血管性痴呆症患者的认知能力，而且对较严重的患者效果更好；对中度至重度的老年痴呆症患者，还可显著改善其动作能力、认知障碍和社会行为。美金刚与胆碱酯酶抑制药同时使用效果更好。用药后有轻微的不良反应，如眩晕、不安、头晕、口干等，饮酒可能加重不良反应。肝功能不良、意识紊乱患者及孕妇、哺乳期妇女禁用。肾功能不良时减量。

三、神经保护药

吡拉西坦

吡拉西坦（piracetam）是 γ- 氨基丁酸的衍生物，可口服，易通过血脑屏障，经肾脏排泄。该药可直接作用于大脑皮层，具有激活、保护和修复脑神经细胞的作用，促进学习能力，改善大脑功能。吡拉西坦能显著改善轻、中度 AD 患者的认知能力，但对重度患者无效；也可用于治疗脑外伤所致的记忆障碍。本品对衰老、脑血管意外、NO 中毒等所致的记忆、思维障碍、脑卒中、偏瘫等均有一定的疗效。

本品对中枢作用选择性高，仅限于脑功能的改善，优点是精神兴奋作用弱、无精神药物的毒副反应，久用无依赖性。

📝 思考题

1. 试述左旋多巴与卡比多巴合用的临床意义。
2. 抗阿尔茨海默病药物分为哪几类？各有哪些代表药？

🔖 知识拓展

常用制剂和用法

左旋多巴（L-DOPA） 片剂，50 mg，100 mg，250 mg。开始口服每次 0.25 g，每天 2～3 次，以后每隔 3～7 天递增 0.1～0.75 g，维持量每天 3～5 g，分 3～4 次饭后服。

卡比多巴（carbidopa） 与左旋多巴混合制成胶囊称心宁美。治疗应以小剂量为宜，每天 3 次，隔 2～3 天增加 1/2～1 片，每日剂量不超 750 mg（即卡比多巴 75 mg，左旋多巴 750 mg）。

盐酸苄丝肼（benserazide hydrochloride） 与左旋多巴混合制成的胶囊制剂称为美多巴。开始时苄丝肼 25 mg、左旋多巴 100 mg，一天 3 次，每日剂量本品不超过 250 mg，左旋多巴 1 000 mg。

盐酸司来吉兰（selegiline hydrochloride） 片剂，5 mg。开始每天清晨口服 5 mg。需要时增加至一天 2 次，上午及中午各 5 mg。

恩他卡朋（entacapone） 片剂，0.2 g。每次服用左旋多巴 / 多巴脱羧酶抑制剂时给予本品 0.2 g（一片），最大推荐剂量是 0.2 g（一片），每天 10 次。

甲磺酸溴隐亭（lergotrile mesylate）　片剂，2.5 mg。从小剂量开始，开始一次 0.625 mg（1/4 片），以后每 2～4 周增加 2.5 mg，一天剂量以 20 mg 为宜。

普拉克索（pramipexole）　片剂，0.25 mg，1 mg。4.5 mg/d，分 3 次服。起始剂量每次 0.375 mg，每天 3 次，逐渐加量，7 周内达推荐剂量。

盐酸金刚烷胺（amatadine hydrochloride）　胶囊（片）剂，100 mg。一次 100 mg，早晚各服一次。

盐酸苯海索（trihexyphenidyl hydrochloride）　片剂，2 mg；胶囊剂，5 mg。开始一天 1～2 mg，以后递增，一天最多不超过 20 mg。

甲磺酸苯扎托品（benzatropine mesylate）　片剂，0.5 mg，1 mg，2 mg。从小剂量开始，每天 3 mg，分 2 次口服。一般一天最大量不超过 6 mg，分 3 次服。

多奈哌齐（donepezil）　片剂，5 mg。一次 10 mg 或一天 30 mg，3～6 个月为一个疗程。

加兰他敏（galantamine）　片剂，5 mg，10 mg。口服 30～60 mg/d，分 3～4 次服，8～10 周为一疗程。

石杉碱甲（huperzine A）　片剂，0.05 mg。每次 0.15～0.25 mg，每天 3 次，剂量超过 0.25 mg 时记忆功能反而减退。

卡巴拉汀（rivastigmine）　片剂，1.5 mg。胶囊剂：1.5 mg，3 mg。起始剂量每天 3 mg，根据个体差异，至少每隔 2 周增加药量，以达到最大可耐受剂量，但每天不应超过 12 mg。本品需要与食物同服。

美金刚（memantine）　片剂，10 mg。第一周每天 5 mg，第二周每天 10 mg，第三周每天 15 mg，第四周开始每天 20 mg。

吡拉西坦（piracetam）　片剂，0.4 g。溶液剂，0.8 g。成人，每次 0.8～1.2 g（2～3 粒），每天 2～3 次，4～8 周为一疗程。老年人、儿童酌减。

（孔凡）

第十四章
目标测试

第十五章
抗精神失常药

素质目标

具有爱心、细心、耐心等医师必备的职业道德。

具有尊重患者的意识。

知识目标

掌握氯丙嗪、氯氮平的药理作用、临床应用、主要不良反应及禁忌证。

熟悉利培酮、碳酸锂、氟西汀的作用特点和临床应用。

了解其他抗精神失常药的作用特点和临床应用。

能力目标

具有根据病情选择合适药物的能力。

会观察、判断抗精神失常药的不良反应并及时处理。

精神失常（psychiatric disorder）是各种病理因素导致的精神活动障碍的一大类疾病，包括精神分裂症、躁狂症、抑郁症、焦虑症等。抗精神失常药就是针对这些疾病的药物。根据治疗对象不同，抗精神失常药可分为抗精神分裂症药、抗躁狂症药、抗抑郁症药和抗焦虑症药。

第一节　抗精神分裂症药

案例导入

患者，女，30岁。半年来，患者无明显原因逐渐变得孤僻，下班回家后常独坐发呆，询问后又否认有心事，自诉睡眠质量变差。近三个月行为更加异常，长时间发呆，有时突然冒出一句："看你们究竟要怎样？"有时对丈夫说："出门要小心！你最近有没有听到关于我的传言？"一个月前患者拒绝上班，经常自言自语，有时大笑或者对空骂人。近一周来，患者每晚睡前要将菜刀放在枕边，说要"自卫"。近两天通宵不眠，情绪激动，频繁自语、冷笑、拒绝进食，说食物有异味。经家人反复劝说才勉强来院就诊。

初步诊断：精神分裂症。

请思考：

1. 该患者可以使用哪些药物治疗？请开具处方。

2. 如果患者使用的是氯丙嗪，用药过量该怎样处理？

精神分裂症（schizophrenia）是一组以思维、情感、行为之间不协调，精神活动与现实脱离为主要特征的最常见的一类精神疾病，常有知觉、思维、情感和行为等方面的障碍，一般无意识及智能障碍，多发病于青壮年，病程多迁延，反复发作恶化会导致精神残疾。

根据临床症状，将精神分裂症分为Ⅰ型和Ⅱ型，前者以幻觉和妄想等阳性症状为主，后者以情感淡漠、主动性缺乏等阴性症状为主。

抗精神分裂症药物分类：典型抗精神病药物（第一代抗精神分裂症药）和非典型抗精神病药物（第二代抗精神分裂症药）。抗精神分裂症药大多具有相似的药理作用机制，故在此一并阐述。

【作用机制】

1.**阻断中脑-边缘系统和中脑-皮质系统多巴胺受体**　DA是中枢神经系统内最重要的神经递质之一，它通过与脑内DA受体结合后参与调节人类神经精神活动。中枢DA能神经通路主要有4条：黑质-纹状体通路、中脑-皮质通路、中脑-边缘通路和结节-漏斗通路。目前认为，Ⅰ型精神分裂症与中脑-皮质通路和中脑-边缘系统DA通路功能亢进密切相关，吩噻嗪类抗精神分裂症药主要通过阻断中脑-边缘通路和中脑-皮质通路的D_2样受体而发挥疗效的，但因同时阻断黑质-纹状体通路和结节-漏斗通路DA受体而产生锥体外系作用和高催乳素血症。

2.**阻断5-HT受体**　目前一些临床上常用的非经典抗精神分裂症药物如氯氮平（clozapine）和利培酮（risperidone），主要是通过阻断5-HT受体实现抗精神分裂症作用。其中，氯氮平是选择性D_4亚型受体拮抗剂，对其他DA亚型受体几无亲和力，亦可阻断$5-HT_{2A}$受体，协调5-HT和DA系统的相互作用和平衡。利培酮拮抗$5-HT_2$亚型受体的作用显著强于拮抗D_2亚型受体的作用。因此，即使长期应用氯氮平和利培酮也几无锥体外系反应发生。

一、典型抗精神病药

（一）吩噻嗪类抗精神分裂症药

吩噻嗪类包括氯丙嗪、硫利达嗪、奋乃静、氟奋乃静、三氟拉嗪等。此类药物能缓解各种精神病阳性症状。

氯丙嗪

氯丙嗪（chlorpromazine）又名冬眠灵（wintermine）。氯丙嗪可阻断脑内边缘系统 DA 受体，也能拮抗肾上腺素 α 受体和 M 胆碱受体，因此，其药理作用广泛，同时不良反应多。氯丙嗪口服后吸收慢而不规则，个体差异性大，受饮食影响，肌内注射吸收迅速。氯丙嗪分布于全身，脑内浓度可达血浆浓度的 10 倍。主要在肝经 P_{450} 系统代谢，经肾脏排泄。因其脂溶性高，故易蓄积于脂肪，排泄慢。

【药理作用】

1. 对中枢神经系统的作用

（1）抗精神分裂症作用：氯丙嗪对中枢神经系统有较强的抑制作用，这种作用也称为神经安定作用。正常人口服治疗量氯丙嗪后，出现安静、活动减少、情感淡漠和注意力下降等，但理智正常，在安静环境下易入睡，但易唤醒，醒后神志清楚，易再次入睡，加大剂量不引起麻醉。精神分裂症患者服用本品后呈现良好的抗精神分裂症作用，能迅速控制兴奋、躁动状态，加大剂量连续用药可消除患者的幻觉、妄想等阳性症状，减轻思维障碍，使患者情绪稳定，恢复理智和生活自理能力。本品对抑郁无效，甚至可使之加剧。

（2）镇吐作用：氯丙嗪具有较强的镇吐作用。小剂量时即可对抗 DA 受体激动剂阿扑吗啡引起的呕吐反应，其机理是拮抗了延髓第四脑室底部的催吐化学感受区的 D_2 受体。大剂量的氯丙嗪直接抑制呕吐中枢，但对前庭刺激引起的呕吐无效。对顽固性呃逆有效，因其能抑制位于延髓与催吐化学感受区旁呃逆的中枢调节。

（3）对体温调节的作用：氯丙嗪对下丘脑体温调节中枢有很强的抑制作用，不仅能降低发热患者的体温，也能降低正常体温。氯丙嗪的降温作用随着外界环境温度而变化，环境温度越低，降温作用越显著，若同时使用物理降温，则有协同降温作用；在炎热天气，氯丙嗪可使体温升高，这是其干扰机体正常散热机制的结果。

（4）加强中枢抑制药的作用：氯丙嗪能抑制中枢神经系统。因此，麻醉药、镇静催眠药、镇痛药以及乙醇等中枢抑制药与氯丙嗪合用时，需适当减少用量。

2. 对自主神经系统的作用　氯丙嗪能拮抗肾上腺素 α 受体和 M 胆碱受体。拮抗 α 受体可导致血管扩张、血压下降，因易耐受且副作用多，故不适用于高血压的治疗。拮抗 M 受体作用较弱，可引起口干、便秘、视物模糊等。

3. 对内分泌系统的作用　氯丙嗪通过对结节 - 漏斗系统中的 D_2 亚型受体的阻断从而促进催乳素的分泌，抑制促性腺激素、糖皮质激素和生长激素的分泌。氯丙嗪也可抑制垂体生长激素的分泌，可试用于巨人症的治疗。

【临床应用】

1. 精神分裂症　氯丙嗪能够显著缓解精神分裂症阳性症状，如攻击、亢进、妄想、幻觉等，但对冷漠等阴性症状效果不佳。氯丙嗪主要用于 I 型精神分裂症的治疗，尤其对急性患者效果显著，因不能根治，故需长期用药，甚至终身治疗；对慢性精神分裂症患者疗效较差。对 II 型精神分裂症患者无效甚至加重病情。

2. 呕吐和顽固性呃逆　氯丙嗪可用于药物（如洋地黄、吗啡、四环素等）或疾病（如尿毒症和恶性肿瘤）引起的呕吐，对顽固性呃逆也有显著疗效，但对前庭功能原因如晕动病所致呕吐无效。

3. 低温麻醉与人工冬眠　物理降温（冰袋、冰浴）措施配合氯丙嗪应用可降低患者体温，因此可用于低温麻醉。人工冬眠用到冬眠合剂（由氯丙嗪、哌替啶、异丙嗪组成），可使患者呈深睡状态，有利于机体度过危险的缺氧缺能阶段，为其他治疗争取时间。人工冬眠多用于严重创伤和感染、中毒性高热、惊厥、妊娠毒血症及甲状腺危象等病症的辅助治疗。呼吸衰竭者慎用。

【不良反应及注意事项】

1. 常见的不良反应　氯丙嗪的常见不良反应包括中枢抑制症状如嗜睡、淡漠、无力等，M 受体拮抗症状如视物模糊、口干、无汗、便秘、眼压升高等，以及 α 受体拮抗症状如鼻塞、血压下降、直立性低血压及反射性心悸等。由于局部组织刺激性较强，故应作深部肌内注射。静脉注射可致血栓性静脉炎，要求以生理盐水或葡萄糖注射液稀释后缓慢注射。为防止体位性低血压，注射给药后应立即卧床休息 2 小时左右，然后缓慢起立。

2. 锥体外系反应　氯丙嗪的锥体外系反应是长期大量服用后出现的，常见 3 类：①帕金森综合征：表现为肌张力增高、面具脸、肌肉震颤、动作迟缓等。②静坐不能：表现为坐立不安、反复徘徊，中年患者多见。③急性肌张力障碍：以用药后 5 天内常见，由于舌、面、颈及背部肌肉痉挛，患者可出现强迫性张口、伸舌、斜颈、呼吸运动障碍以及吞咽困难等。上述表现是因为氯丙嗪阻断了黑质 - 纹状体通路的 D_2 受体，与多巴胺的功能减弱及乙酰胆碱的功能增强有关。减药或停药，症状可减轻甚至消失，也可加用中枢抗胆碱药苯海索缓解。

此外，长期服用氯丙嗪可出现迟发性运动障碍，表现为口 - 面部不自主有节奏刻板运动，可出现口舌颊三联症（吸吮、舔舌、咀嚼等）及广泛性舞蹈样手足徐动症，停药后仍长期存在。此反应难以治疗，用抗胆碱药反而会加重症状，抗 DA 药使此反应减轻。迟发性运动障碍尤易侵袭器质性脑疾患者，故老年患者应尽量避免使用这类药物。

3. 心血管和内分泌系统反应　直立性低血压、持续性低血压休克（多见于年老伴动脉硬化以及高血压患者）、心电图异常。长期用药还会引起内分泌系统紊乱，如乳腺增大、泌乳、月经停止、抑制儿童生长等。

4. 急性中毒　一次吞服大量氯丙嗪后，可致急性中毒，患者出现昏睡、血压下降至休克水平，并出现心肌损害，如心动过速、心电图异常（P-R 间期或 Q-T 间期延长，T 波低平或倒置），此时应立即对症治疗。急性中毒后可用去甲肾上腺素升压。

5. 其他　其他不良反应包括过敏反应、肝损害、粒细胞减少、再生障碍性贫血、精神异常、惊厥与癫痫等。氯丙嗪诱发的精神异常应与原有疾病加以鉴别，一旦发生应立即减量、停药或更换其他药物。

基底神经节病变、帕金森病、帕金森综合征、骨髓抑制、青光眼、昏迷禁用，癫痫慎用。

奋乃静

奋乃静（perphenazine）与氯丙嗪相比，其抗精神分裂症作用较强，而镇静作用弱，锥体外系反应明显。奋乃静对幻觉妄想、思维障碍、淡漠木僵及焦虑激动等症状疗效较好，因镇静作用较弱，对血压的影响小，故适用于器质性精神病、老年性精神障碍及儿童攻击性行为障碍；还可用于各种原因所致的呕吐或顽固性呃逆。

癸氟奋乃静

癸氟奋乃静（fluphenazine decanoate）为氟奋乃静的长效酯类化合物，肌内注射吸收后，42～72 小时开始发挥治疗作用，48～96 小时作用最明显。一次给药可维持 2～4 周。本品对情感淡漠和行为退缩症状效果较好，适用于单纯型和慢性精神分裂症，也适用于拒绝服药者以及需长期用药维持治疗的患者。

三氟拉嗪

三氟拉嗪（trifluoperazine）口服吸收好，适用于紧张型的木僵症状及单纯型与慢性精神分裂症的情感淡漠及行为退缩症状。锥体外系反应多见。长期大量使用可发生迟发性运动障碍。肝功不全及冠心病患者禁用。

硫利达嗪

硫利达嗪（thioridazine）作用缓和，抗幻觉妄想作用不如氯丙嗪，锥体外系副作用小，老年人易耐受。

（二）丁酰苯类抗精神分裂症药

氟哌啶醇

氟哌啶醇（haloperidol）能选择性阻断 D_2 样受体，具有很强的抗精神分裂症作用，而镇静、肾上腺素 α 受体和M胆碱受体的拮抗作用比氯丙嗪弱。氟哌啶醇适用于治疗以兴奋、激动、幻觉、妄想为主的精神分裂症，对氯丙嗪无效的患者使用本品仍有效。其锥体外系反应发生率高、程度严重，但心血管系统的副作用较轻、对肝功能影响小。临床上亦用其酯化后得到的癸酸氟哌啶醇作为长效抗精神分裂症药，用于口服治疗不合作的患者或巩固疗效的维持治疗。

氟哌利多

氟哌利多（droperidol）也称为氟哌啶，作用同氟哌啶醇，作用更快、更强，持续时间更短。本品合用镇痛药芬太尼常用作"神经阻滞镇痛术"，即使患者处于一种特殊的麻醉状态：痛觉消失、精神恍惚、活动减少、对周围环境淡漠等。本品也可用于小手术如烧伤清创、内镜检查、造影等，其特点是集镇痛、安定、镇吐、抗休克作用于一体。也用于麻醉前给药、镇吐以及控制精神病患者的攻击行为等。

（三）硫杂蒽类抗精神分裂症药

氯普噻吨

氯普噻吨（chlorprothixene）又名泰尔登（tarden）。与氯丙嗪相比较，其镇静作用强，调整情绪、控制焦虑及抑郁的作用较强，而抗幻觉妄想的作用较弱。本品常用于伴有焦虑、抑郁症状的精神分裂症、焦虑性神经官能症及更年期抑郁症。由于其抗肾上腺素与抗胆碱作用较弱，故不良反应较轻，存在锥体外系反应，但较氯丙嗪轻。

氟哌噻吨

氟哌噻吨（flupenthixol）也称为三氟噻吨，抗精神分裂症作用与氯丙嗪相似，但具有特殊的激动效应，故禁用于躁狂症患者。氟哌噻吨也可用于治疗抑郁症或伴焦虑的抑郁症。氟哌噻吨镇静作用弱，但锥体外系反应常见。偶有猝死报道。

（四）其他抗精神分裂症药

舒必利

舒必利（sulpiride）可选择性地拮抗中脑 - 边缘系统 D_2 受体。对紧张型精神分裂症疗效高，奏效也较快，有药物电休克之称。本品有改善患者与周围的接触、活跃情绪、减轻幻觉和妄想的作用；对情绪低落、抑郁等症状也有治疗作用；对长期服用其他药物无效的难治性病例也有一定疗效。舒必利锥体外系不良反应较少。舒必利可使患者出现溢乳、月经失调、闭经、体重增加等症状。高血压和嗜铬细胞瘤患者禁用。

五氟利多

五氟利多（penfluridol）是较好的口服长效抗精神分裂症药，一次用药疗效可维持一周。其长效的原因可能与贮存于脂肪组织，从而缓慢释放入血有关。五氟利多能阻断 D_2 样受体，有较强的抗精神分裂症作用，亦可镇吐。对精神分裂症的疗效与氟哌啶醇相似，镇静作用弱，适用于急、慢性精神分裂症，尤其是慢性患者，对幻觉、妄想、退缩均有较好疗效。五氟利多最常见的副作用为锥体外系反应。

二、非典型抗精神病药

非典型抗精神病药与典型抗精神病药相比有以下优点：①耐受性和依从性好，很少发生锥体外系反应、高催乳素血症等不良反应；②改善精神分裂症患者阴性症状较强。此类药物是首发精神分裂症患者的"一线治疗药"，代表药包括氯氮平、奥氮平、喹硫平、利培酮、齐拉西酮、阿立哌唑等。这类药物由于具有广谱抗精神分裂症作用，应用前景更广阔。

氯氮平

氯氮平（clozapine）属于苯二氮䓬类，为第二代抗精神分裂症药。氯氮平对精神分裂症的疗效与氯丙嗪相当，但起效更迅速，多在一周内见效；抗精神分裂症作用强，能较快控制患者的兴奋躁动、焦虑不安及幻觉妄想症状。氯氮平主要用于其他抗精神分裂症药无效或锥体外系反应过强的患者；也可用于药源性（长期使用氯丙嗪）的迟发运动障碍；对情感淡漠和逻辑思维障碍的症状改善较差。

氯氮平具有抗胆碱、抗组胺、抗 α 受体的作用。常见的不良反应有过度镇静、流涎、中枢或外周抗胆碱能作用、心率过速、体重增加等；无锥体外系反应和无内分泌紊乱等。因可引起粒细胞减少，因此用药期间要检查血常规，亦有引起染色体畸变的报道。

奥氮平

奥氮平（olanzapine）为氯氮平的衍生物，属第二代抗精神分裂症药，用于各型精神分裂症的治疗。1999 年进入我国，有普通片剂、口崩片和长效针剂等多种剂型。食物不影响其吸收，药理特性与氯氮平相似。不良反应有嗜睡和体重增加等，但基本上没有氯氮平所致粒细胞缺乏症的不良反应。

利培酮

利培酮（risperidone）是第二代抗精神分裂症药，也是临床一线治疗药物。利培酮适用于 I 型和 II 型精神分裂症，常用于治疗首发急性和慢性患者。利培酮对患者的认知功能障碍和继发性抑郁亦具有治疗作用。由于利培酮有效剂量小，用药方便、见效快，锥体外系反应轻，且抗胆碱样作用及镇静作用弱，故患者的依从性很好。

喹硫平

喹硫平（quetiapine）是第二代抗精神分裂症药，适用于 I 型和 II 型精神分裂症，也可以减轻与精神分裂症有关的情感症状如抑郁、焦虑及认知缺陷等症状。喹硫平的不良反应有困倦、头晕、便秘、体位性低血压等。

齐拉西酮

齐拉西酮（ziprasidone）是继氯氮平、利培酮、奥氮平和喹硫平之后，全球上市的第 5 个非典型抗精神分裂症药物。齐拉西酮对急性或慢性、初发或复发精神分裂症均有很好疗效；对 I 型和 II 型精神分裂症有效。齐拉西酮常见的不良反应有头痛、嗜睡、异常活动、恶心、便秘、消化不良和心血管反应。因该药可致心电图 Q-T 间期延长，故使用期间要进行心电监测。

阿立哌唑

阿立哌唑（aripiprazole）是一种新型的非典型抗精神分裂症药物，口服吸收良好，进食无影响。阿立哌唑可治疗各种类型的精神分裂症，能改善伴发的情感症状，降低精神分裂症的复发率。阿立哌唑常见的不良反应有头痛、困倦、兴奋、焦虑、静坐不能、消化不良、恶心等。该药不影响体重，且较少引起催乳素分泌增高以及锥体外系反应。

医海拾贝

精神卫生先驱菲利普·皮内尔

菲利普·皮内尔（Philippe Pinel，1745—1826）是法国著名的医生，杰出的精神卫生领袖，现代精神医学之父。

在启蒙运动思想的启发下，他给法国与日俱增的精神病患者采用了"道德疗法"，率先倡导以人道主义关怀精神对待患者，他科学、有效的措施极大地缓解了精神病患者的症状。那时的医院，受传统思想的影响，把住院精神病患者用铁链锁铐，拴在地牢里。由于有很多人对精神病患者充满了好奇，因此，院方还借此经常将他们展出以收取小额费用。菲利普·皮内尔严厉地谴责了这种摧残身心的不人道做法，他强烈要求人们把他们当作患者而非魔鬼附身者，要求人们理解他们、善待他们。经过他不断呼吁以及不懈努力，巴黎的人们终于接纳了他的观点，很多精神病患者走出地牢，重新获得自由的阳光和空气。菲利普·皮内尔解放了部分精神病患者，打开了他们身体和心理上的双重枷锁。很多患者得到了人道精神的对待，一些患者甚至回归了家庭治疗。虽然他的倡议在法国推进缓慢，但是，是他给精神卫生领域打开了一扇窗。

菲利普·皮内尔对精神疾病进行了全面的科学分类，他为识别、治疗和预防精神疾病指引了方向，他提倡的患者自我锻炼，主张运动疗法一直沿用至今。菲利普·皮内尔是一位有大爱之心的人，他热爱科学、尊重患者、热爱患者，勇于为患者争取权益的精神，值得每一位医务人员学习。

第二节　抗躁狂症药

抗躁狂症药（antimanic drug）主要用于治疗躁狂症。躁狂症的特征是情绪高涨、烦躁不安、活动过度和思维、言语不能自制。目前临床最常用的药是碳酸锂，其他药物还包括氯丙嗪、氟哌啶醇、卡马西平和丙戊酸钠等。

碳酸锂

【体内过程】

碳酸锂（lithium carbonate）口服吸收快，由于通过血脑屏障进入脑组织和神经细胞需要一定时间，因此显效较慢。碳酸锂主要经肾脏排泄，增加钠摄入可促进其排泄，而缺钠或肾小球滤出减少时，可导致体内锂潴留，引起中毒。

【药理作用及临床应用】

碳酸锂主要是锂离子发挥药理作用，治疗剂量对正常人的精神行为没有明显的影响。治疗量的碳酸锂对躁狂症和精神分裂症的躁狂症状有显著疗效，可以使患者言语、行为恢复正常，对急性躁狂和轻度躁狂效果明显。本品临床上主要用于躁狂症，但有时对抑郁也有效，故有情绪稳定药之称；对双相情感障碍（躁狂和抑郁交替发作）也有很好的治疗和预防复发作用。长期重复使用碳酸锂不仅可以减少躁狂复发，对预防抑郁复发也有效，但对抑郁的作用不如躁狂显著。

【不良反应】

锂盐安全范围窄，血药浓度超过 2 mmol/L 即可出现中毒症状。轻者出现头晕、口干、恶心、呕吐、腹痛、腹泻、多尿，严重者可出现精神紊乱、肌肉震颤、癫病发作等脑病综合征甚至死亡。因此，有条件的医院应开展血药浓度监测，一旦发现血锂浓度过高，应立即减量或停药，并适当补充 0.9% 氯化钠注射液以促进锂盐的排泄。

第三节 抗抑郁症药

案例导入

患者，女，21 岁，平时性格开朗，身体健康。3 个月前因恋爱问题与男友吵架，分手后出现失眠，刚开始早醒，随后逐渐出现入睡困难，偶尔通宵不眠。自分手后患者情绪低落、自卑自责，心里充满负罪感，精神面貌差，整日浑浑噩噩，而且伴有明显的社交恐惧，自觉生活无趣，什么也不想干。1 个月前患者病情加重，出现悲观厌世的情绪，多次企图自杀，均被家人阻止。

医生诊断：抑郁症。

请思考：

1. 该患者可以使用哪些药物治疗？

2. 如果你是医生，你会怎样与该患者进行沟通？

抗抑郁症药（antidepressant drug）是一类主要用于治疗以持续性情绪低落、思维缓慢、抑郁消极为主要表现的药物。70% 左右的抑郁患者经过药物治疗病情均可显著改善，长期治疗可减少抑郁症状的复发。此外，部分抗抑郁药对焦虑性障碍、惊恐发作、强迫性障碍及恐惧症也有效。

目前临床上使用的抗抑郁症药大多是以单胺学说作为抑郁症发病机制并在此基础上研发获得的，其机制可通过：①非选择性抑制去甲肾上腺素（NA）、5-羟色胺（5-HT）再摄取；②选择性抑制 NA 再摄取；③选择性抑制 5-HT 再摄取；④抑制单胺氧化酶；⑤阻断突触前 α_2 肾上腺素受体而增加 NA 的释放。通过这些机制最终使突触间隙中 NA、5-HT 含量增加，改善抑郁症症状。所以抗抑郁症药在药理作用、临床应用和不良反应等方面具有许多相似之处。根据化学结构及作用机制的不同，抗抑郁症药物可以分为三环类抗抑郁症药、NA 再摄取抑制药、5-HT 再摄取抑制药及其他抗抑郁药。

一、三环类抗抑郁症药

三环类抗抑郁症药物自 20 世纪 50 年代末应用于临床，是第一代抗抑郁药，由于药物结构中都含有 2 个苯环和 1 个杂环，故统称为三环类抗抑郁症药。此类药物对 70%～80% 的患者有效。常用的三环类抗抑郁症药有丙米嗪、阿米替林、多塞平等。

在作用机制上，本类药物属于非选择性单胺摄取抑制剂，主要抑制 NA 和 5-HT 的再摄取，从而增加突触间隙这两种递质的浓度而发挥抗抑郁作用。大多数三环类抗抑郁症药具有抗胆碱作用，可引起口干、便秘、排尿困难等副作用。此外，三环类抗抑郁症药还可阻断 α_1 肾上腺素受体和 H_1（组胺）受体而引起过度镇静。

丙米嗪

丙米嗪（imipramine）口服吸收良好，2～8 小时血药浓度达高峰，血浆半衰期为 10～20 小时。丙米嗪在体内分布广泛，主要在肝内经药酶代谢，经肾脏排泄。

【药理作用】

1. 对中枢神经系统的作用　正常人服用丙米嗪后会出现安静、嗜睡、血压稍降、头晕、目眩，并常出现口干、视物模糊等抗胆碱反应，连用数天后这些症状可能加重，甚至出现注意力不集中和思维能力下降症状。但抑郁症患者连续服药后，可出现精神振奋现象，连续2～3周后疗效才显著，情绪高涨，抑郁症状明显减轻。

2.对自主神经系统的作用 治疗量丙米嗪有显著阻断M胆碱受体的作用，表现为视物模糊、口干、便秘和尿潴留等。

3.对心血管系统的作用 治疗量丙米嗪可降低血压，致心律失常，其中心动过速较常见。心电图可出现T波倒置或低平，可能与该药阻断单胺类再摄取从而引起心肌中NA浓度增高有关。另外，丙米嗪对心肌有直接抑制效应，故心血管患者慎用。

【临床应用】

1.抑郁症 丙米嗪可用于各种原因引起的抑郁症，对内源性抑郁症、更年期抑郁症效果较好。对反应性抑郁症次之，对精神分裂症伴发的抑郁状态效果较差。

2.遗尿症 丙米嗪可用于儿童遗尿症的治疗，剂量依年龄而定，睡前口服，疗程以3个月为限。

3.焦虑和恐惧症 丙米嗪对伴有焦虑的抑郁症患者疗效显著，对恐惧症也有效。

【不良反应】

1.一般不良反应 如口干、视物模糊、眼压升高、便秘及尿潴留等M受体阻断后症状。

2.中枢神经系统反应 包括乏力、震颤、反射亢进、共济失调、精神紊乱、癫痫样发作等。

3.心脏毒性 过量应用可致心动过速、直立性低血压、心律失常、心电图异常等。

4.过敏反应 少数患者出现皮疹、粒细胞减少，故长期用药者应定期检查血常规和肝功能。5岁以下小儿慎用。肝及肾功能不全、前列腺肥大、青光眼、孕妇、甲状腺功能亢进者禁用。

阿米替林

阿米替林（amitriptyline）又名依拉维，是临床上常用的三环类抗抑郁症药，其作用及临床应用与丙米嗪极为相似，与后者相比，阿米替林的镇静作用和抗胆碱作用较强。本品口服吸收完全，有首过消除时，血药浓度个体差异性大。口服时从小剂量开始，一次25 mg，一日2～3次，然后根据病情和耐受情况逐渐增至一日150～250 mg，一日3次，一日不超过300 mg。维持量：一日50～150 mg，维持量建议睡前服用。

阿米替林常见的不良反应有恶心、呕吐、心动过速、震颤、多汗、视物模糊、口干、便秘、排尿困难、体位性低血压、心电图异常、嗜睡、头痛等。严重者可有心脏传导阻滞、粒细胞减少和猝死。阿米替林的不良反应与丙米嗪相似，但心脏毒性更大，禁忌证与丙米嗪相似。

氯米帕明

氯米帕明（clomipramine）又名氯丙米嗪，药理作用和应用类似于丙米嗪，但对5-HT再摄取有较强的抑制作用，而其体内活性代谢物去甲氯米帕明则对NA再摄取有相对强的抑制作用。本品临床上用于抑郁症、强迫症、恐惧症和发作性睡眠引起的肌肉松弛，不良反应及注意事项与丙米嗪类似。

多塞平

多塞平（doxepin）又名多虑平，作用与丙米嗪类似，抗抑郁作用比后者弱，抗焦虑作用强，镇静作用和对血压的影响也比丙米嗪强，但对心脏影响较小。多塞平对伴有焦虑症状的抑郁症疗效最佳，焦虑、紧张、情绪低落、行动迟缓等症状数日后即可缓解，达显效需2～3周。本品不良反应及注意事项与丙米嗪类似，慎用于儿童和孕妇，老年患者应适当减量。

二、NA 再摄取抑制药

NA再摄取抑制药可选择性抑制NA的再摄取。这类药物的特点是奏效快，而镇静作用、抗胆碱作用和降压作用均比三环类抗抑郁症药弱。常用的药物有马普替林等。

马普替林

马普替林（maprotiline）为选择性 NA 再摄取抑制剂，对 5-HT 再摄取几乎无影响。其抗胆碱作用与丙米嗪类似，但远比阿米替林弱；镇静作用和对血压的影响与丙米嗪类似，但对睡眠的影响与丙米嗪不同，可延长 REM 睡眠时间；对心脏的影响也与三环类抗抑郁症药一样，延长 Q-T 间期，增加心率。马普替林口服后吸收缓慢但能完全吸收，用药 2～3 周后才能充分发挥疗效。马普替林可用于各型抑郁症患者，尤其适用于老年抑郁症患者。马普替林常见的不良反应有口干、便秘、眩晕、恶心及视物模糊等。少数患者可出现心动过速、直立性低血压、焦虑、震颤、躁狂、过敏反应等。

三、5-HT 再摄取抑制药

选择性 5-HT 再摄取抑制剂（SSRIs）是 20 世纪 80 年代开发并试用于临床的一类抗抑郁症药物，它既保留了与三环类抗抑郁症药物相似的疗效，又克服了三环类抗抑郁症药物的诸多不良反应，因其在治疗过程中的突破性进展，现正逐渐取代三环类抗抑郁症药，成为治疗抑郁症的首选药物。目前常用的药物包括氟西汀、帕罗西汀、舍曲林、氟伏沙明及西酞普兰等。本类药物兼具有抗抑郁和抗焦虑的双重作用，副作用少而轻，很少引起镇静作用，暂未发现有心脏毒性，心血管反应和抗胆碱副作用轻微，安全性较高，也不损伤精神运动功能。

本类药物多用于脑内 5-HT 减少所致的抑郁症，也可用于病因不清但其他药物疗效不佳或不能耐受其他药物的抑郁症患者。

氟西汀

氟西汀（fluoxetine）又名百忧解，是一种强效选择性 5-HT 再摄取抑制剂。氟西汀口服吸收良好，主要在肝脏中代谢成活性代谢产物去甲氟西汀，其活性与母体相同，但半衰期较长。

【药理作用及临床应用】

氟西汀对抑郁症的疗效与三环类抗抑郁症药相当，耐受性与安全性优于三环类抗抑郁症药物。此外，该药对强迫症、贪食症、焦虑亦有效。

【不良反应及注意事项】

氟西汀主要的不良反应为偶有恶心、呕吐、头痛、头晕、乏力、失眠、厌食、惊厥、性欲降低等。肝病患者服用后半衰期延长，须慎用。肾功能不全者长期用药须减量，延长服药间隔时间。氟西汀与单胺氧化酶抑制剂合用有致死风险，禁止合用。心血管疾病、糖尿病者应慎用。

帕罗西汀

帕罗西汀（paroxetine）又名赛洛特，为选择性中枢神经 5-HT 再摄取抑制剂，可用于各种类型的抑郁症。本品常见的不良反应为口干、便秘、视物模糊、恶心、头痛、震颤等。禁止与单胺氧化酶抑制剂合用。

舍曲林

舍曲林（sertraline）又名郁乐复，是一选择性抑制 5-HT 再摄取的抗抑郁症药，可用于各类抑郁症的治疗，并对强迫症有效。本品主要的不良反应为口干、恶心、腹泻、男性射精延迟、震颤、出汗等。禁止与单胺氧化酶抑制剂合用。

氟伏沙明

氟伏沙明（fluvoxamine）口服吸收完全，为目前已知的选择性较高的 5-HT 再摄取抑制剂之一。该药既无兴奋、镇静作用，也无抗胆碱及抗组胺作用，对单胺氧化酶亦无影响。氟伏沙明能有效治疗各种类型的抑郁症；抗强迫症效果良好，并可有效治疗社交焦虑症及惊恐。此外，儿童和少年应用本品安全。

西酞普兰

西酞普兰（citalopram）对 5-HT 再摄取抑制作用强，选择性更高，对其他神经递质及其受体的影响较小，不影响认知和精神运动性行为。西酞普兰尤其适用于躯体疾病伴发抑郁且需多种药物合用者，如脑卒中后抑郁。西酞普兰主要的不良反应一般短暂且轻微，通常在服药后第 1 周或第 2 周内明显，随着抑郁症状的改善一般可逐渐消失。西酞普兰常见的不良反应有恶心、口干、头晕、头痛、嗜睡、睡眠时间缩短、多汗、震颤等。

艾司西酞普兰

艾司西酞普兰（escitalopram）的作用为西酞普兰右旋体作用的 100 倍，临床上主要用于重症抑郁症和广泛性焦虑症的治疗。艾司西酞普兰不良反应有失眠、阳痿、恶心、便秘、多汗、口干、疲劳、头痛、嗜睡、焦虑等。偶见躁狂发作或低钠血症，有惊厥史者慎用。

四、其他抗抑郁症药

曲唑酮

曲唑酮（trazodone）口服吸收好，主要在肝脏代谢，经肾脏排泄。该药具有镇静作用和轻微的肌松作用，无抗惊厥活性。抗抑郁治疗起效快，抗胆碱作用和心血管不良反应发生率低。少见口干、便秘等不良反应，是一个较安全的抗抑郁药。本品不良反应较少，偶有恶心、呕吐、体重下降、心悸、直立性低血压等，过量中毒会出现惊厥、呼吸停止等。

安非他酮

安非他酮（bupropion）口服吸收良好，有明显的首过消除，主要在肝脏代谢，部分代谢产物具有活性，经肾脏排泄。安非他酮对单胺氧化酶无作用，临床上主要用于各种抑郁障碍的治疗。本品常见的不良反应有激越、口干、失眠、头痛、恶心、呕吐、便秘和震颤等，偶见胸痛、心电图异常、非特异性皮疹、肝损伤、共济失调、癫痫、肌阵挛、幻觉、躁狂等。有癫痫病史者禁用。

吗氯贝胺

吗氯贝胺（moclobemide）属于单胺氧化酶抑制药（MAOIs），具有作用快，停药后单胺氧化酶活性恢复快的特点。本品常见的不良反应有头痛、头晕、出汗、心悸、失眠、直立性低血压和体重增加等。单胺氧化酶抑制药一般禁止与其他抗抑郁症药合用。

📗 知识拓展

> **复方制剂氟哌噻吨美利曲辛的作用**
>
> 氟哌噻吨美利曲辛（flupentixol and melitracen）为复方制剂，每片含相当于 0.5 mg 氟哌噻吨的二盐酸氟哌噻吨及 10 mg 美利曲辛的盐酸美利曲辛。氟哌噻吨是一种抗精神病药，小剂量具有抗焦虑和抗抑郁作用。美利曲辛是一种抗抑郁剂，低剂量应用时，具有中枢兴奋性。此药具有抗抑郁、抗焦虑和中枢兴奋特性，适用于轻、中度抑郁症，尤其是心因性抑郁、躯体疾病伴发抑郁、围绝经期抑郁、酒精依赖及药瘾伴发的抑郁。
>
> 该复方制剂不良反应少见，可有短暂的不安和失眠，长期使用可出现锥体外系反应，不适用于过度兴奋或活动过多的患者，因药物的中枢兴奋作用可能加重这些症状。大剂量长期使用突然停药会引发撤药症状。禁止与单胺氧化酶抑制剂合用，停用单胺氧化酶抑制剂 2 周后，方可换用本药。

五、抗抑郁症药物的治疗原则

1.综合治疗　抑郁症患者应采用综合治疗，即药物治疗联合心理治疗和物理治疗。除少数轻症患者可以不用药物外，其余患者都应尽早开始药物治疗。

2. 充分治疗　指充分的剂量和疗程。充分剂量是指不低于剂量范围下限的药物剂量；急性期充分疗程不低于6周。过早地中断治疗或换药不利于药物疗效的评价，且易导致病情反复。

3. 个体化用药　根据临床表现实行个体化选择用药，如药物疗效、不良反应、性别差异、代谢差异、躯体情况、既往用药史及患者的意愿等。起始从小剂量开始，1～2周内加量至有效剂量；2～4周根据疗效和耐受性决定是否调整剂量；足量治疗6周无效可考虑换药。换药并不局限于种类，同一类药物依然可能有效。换药期间应注意药物间的相互作用。

4. 单一用药或联合用药的选择　抗抑郁症药由于不良反应以及相互作用等因素，应尽可能单一使用。当换药无效时，可以考虑联合用药。联合时选择2种作用机制不同的抗抑郁症药，或联用部分第二代抗精神病药物、附加锂盐等。患者伴有精神病性症状时，可联合使用抗抑郁症药和抗精神病药物。

5. 停药　巩固期用药要坚持4～9个月，维持期至少2～3年。对复发风险很低的患者，维持期治疗结束后可在数周内逐渐停药，如果存在残留症状，建议不停药治疗。停药期间建议随访，密切观察停药反应或复发迹象，必要时应尽快恢复原有药物的有效剂量。停用抗抑郁症药期间应关注可能出现的撤药反应。

6. 健康教育　治疗同时，要向患者进行抑郁症相关知识教育，包括疾病表现、治疗药物、治疗方案、治疗疗程以及预后等，与患者共同确定治疗方案，并告知其所选择的治疗方案可能的获益、风险以及对风险的应对策略。

7. 治疗共病　在治疗患者抑郁症的同时，积极治疗躯体与精神性共病。

思考题

1. 氯丙嗪的临床应用及不良反应有哪些？
2. 常用的抗抑郁症药物有哪几类？每类的代表性药物有哪些？

知识拓展

常用制剂和用法

盐酸氯丙嗪（chlorpromazine hydrochloride）　片剂，5 mg，12.5 mg，25 mg，50 mg。注射剂，10 mg∶1 mL，25 mg∶1 mL，50 mg∶1 mL。用于精神分裂症或躁狂症，肌内注射：一次25～50 mg，一日2次，待患者合作后改为口服。静脉滴注：从小剂量开始，25～50 mg稀释于500 mL葡萄糖氯化钠注射液中缓慢静脉滴注，一日1次，每隔1～2日缓慢增加25～50 mg，治疗剂量一日100～200 mg。不宜静脉推注。

奋乃静（perphenazine）　片剂，2 mg，4 mg。一次2～4 mg，一日3次。注射剂，5 mg∶1 mL，5 mg∶2 mL。一次5～10 mg，肌内注射。治疗精神分裂症：轻症每天20～30 mg，重症每天40～60 mg，分2次肌内注射。

癸氟奋乃静（fluphenazine）　片剂，2 mg，5 mg。一次2～10 mg，每天2～20 mg。

盐酸三氟拉嗪（trifluperazine hydrochloride）　片剂，1 mg，5 mg。一次5～10 mg，每天10～30 mg。

硫利达嗪（thioridazine）　片剂，10 mg，25 mg，50 mg，100 mg，200 mg。一次50～100 mg，一日200～600 mg。

氟哌啶醇（haloperidol）　片剂，2 mg，4 mg。一次2～10 mg，一日3次。注射剂，5 mg∶1 mL。一次5～10 mg，肌内注射。

氟哌利多（droperidol） 注射剂，5 mg：2 mL。精神安定镇痛术：氟哌利多 5 mg、芬太尼 0.1 mg，加入 25% 葡萄糖注射液 20 mL 内，2～3 分钟内缓慢静脉注射。麻醉前给药：术前 30 分钟一次 2.5～5 mg，肌内注射。

氯普噻吨（chlorprothixene） 片剂，12.5 mg，25 mg，50 mg。一次 25～50 mg，一日 3 次。注射剂，30 mg：1 mL。一次 30 mg，肌内注射。

氟哌噻吨（flupentixol） 片剂，0.5 mg，3 mg，5 mg。初始一次 5 mg，一日 1 次，根据病情逐渐增量，可增至一日 40 mg。维持量：一次 5～20 mg，一日 1 次。注射剂，20 mg：1 mL。起始剂量 10 mg，注射 1 次，深部肌注，1 周后酌增，治疗剂量：20～40 mg，每 2 周注射 1 次。

舒必利（sulpiride） 片剂，100 mg。治疗精神分裂症：开始剂量为一次 100 mg，一日 2～3 次，逐渐增至治疗量一日 600～1 200 mg，维持剂量为一日 200～600 mg。止呕：一次 100～200 mg，一日 2～3 次。注射剂，50 mg：2 mL，100 mg：2 mL。

五氟利多（penfluridol） 片剂，5 mg，20 mg。一次 10～40 mg，一周 1 次。以后根据病情可递增至一周 80～120 mg。

氯氮平（clozapine） 片剂，25 mg，50 mg。首次剂量为一次 25 mg，一日 2～3 次，逐渐缓慢增加至常用治疗量一日 200～400 mg，高量可达一日 600 mg。维持量为一日 100～200 mg。

奥氮平（olanzapine） 片剂，5 mg，10 mg。一日 10～20 mg，维持量一日 10 mg。

利培酮（risperidone） 片剂，1 mg，2 mg，3 mg，4 mg。一次 0.5～3 mg，一日 1～6 mg。

喹硫平（quetiapine） 片剂，25 mg，50 mg，0.1 g，0.2 g。成人：起始剂量为一次 25 mg，一日 2 次。每隔 1～3 日增加 25 mg，逐渐增至治疗剂量一日 300～600 mg，分 2～3 次服用。

齐拉西酮（ziprasidone） 片剂，20 mg。胶囊剂，20 mg，40 mg。口服每天 20 mg，每天 2 次，与食物同服。后续根据需要和效应，最大剂量可调至一次 80 mg，一日 2 次。

阿立哌唑（aripiprazole） 片剂，5 mg，10 mg，15 mg。成人：口服，每日一次。起始剂量为 10 mg，用药 2 周后，可根据个体的疗效和耐受性情况逐渐增加剂量，最大可增至每天 30 mg。此后，可维持此剂量不变。每日最大剂量不应超过 30 mg。

碳酸锂（lithium carbonate） 片剂，0.25 g。口服，成人躁狂症一日 600～2 000 mg，分 2～3 次饭后服用，以减少对胃的刺激，剂量应逐渐增加并参照血锂浓度调整。维持剂量一日 500～1 000 mg。

盐酸丙米嗪（imipramine hydrochloride） 片剂，12.5 mg，25 mg。常用量：开始一次 25～50 mg，一日 2 次，早上与中午服用，晚上服药易引起失眠，故不宜晚上使用。以后逐渐增加至一日总量 100～250 mg。最大量：一日不超过 300 mg。维持量：一日 50～150 mg。小儿遗尿症：一次 25～50 mg，一日 1 次，睡前 1 小时服用。

阿米替林（amitriptyline） 片剂，25 mg。一次 25 mg，一日 2～3 次，逐渐增至一日 150～250 mg。

氯米帕明（clomipramine） 片剂，10 mg，25 mg。治疗抑郁症：开始口服剂量每天 50～100 mg，逐渐增加至每天 200 mg，最大用量为每天 250 mg，分次服用，也有人主张睡前一次性口服。

多塞平（doxepin） 片剂，25 mg。常用量：开始一次 25 mg，一日 2～3 次，以后逐渐增加至一日总量 100～250 mg。最大量：一日不超过 300 mg。

马普替林（maprotiline） 开始每天 25～75 mg，分次服用，至少 2 周，然后根据病情每天增加 25 mg，有效治疗量一般为每天 150 mg。

氟西汀（fluoxetine）　片剂，10 mg，20 mg。胶囊剂：20 mg。起始剂量：20 mg，一日1次，早晨饭后服用。渐增至有效治疗量：一日20～40 mg。维持量：20 mg，一日1次，或2～3日1次。

帕罗西汀（paroxetine）　片剂，20 mg。每日早餐时顿服。抑郁症：一般剂量为每日20 mg。服用2～3周后根据患者的反应，某些患者需要加量，每周以10 mg量递增，最大量可达50 mg。

舍曲林（sertraline）　片剂，50 mg，100 mg。胶囊剂，50 mg。抑郁症：一次50 mg，一日1次，治疗剂量为一日50～100 mg。强迫症：开始剂量为一次50 mg，一日1次，逐渐增加至一日100～200 mg，口服，每天1次。

氟伏沙明（fluvoxamine）　片剂，50 mg。抑郁症：建议起始剂量为每日50 mg或100 mg，晚上一次服用。逐渐增量直至有效。常用有效剂量为每天100 mg，且可根据个人反应调节。个别病例可增至每日300 mg。若每日剂量超过150 mg，可分2次服用。

西酞普兰（citalopram）　片剂，20 mg。成人：每日20～60 mg，一日1次。初始剂量每日20 mg，根据病情严重程度及患者反应可酌情增加至60 mg，即每日最大剂量。

艾司西酞普兰（escitalopram）　片剂，5 mg，10 mg。每日1次。常用剂量为每日10 mg，根据患者的个体反应，每日最大剂量可以增加至20 mg。

曲唑酮（trazodone）　片剂，50 mg。初始剂量：一日50～100 mg，常用量：一日100～150 mg，最大量：不超过一日400 mg。

安非他酮（bupropion）　片剂，75 mg。起始剂量为一次75 mg，一日2次，服用至少3天后，根据临床疗效和耐受情况，可逐渐增大剂量到一次75 mg，一日3次，以后可酌情继续逐渐增加至每日300 mg的常用剂量，分3次服用。在加量过程中，日增加剂量不得超过一日100 mg。

吗氯贝胺（moclokemide）　胶囊剂，0.1 g。起始剂量为一次50～100 mg，一日2～3次。逐渐增加至一日150～450 mg，最大量为一日600 mg。

氟哌噻吨美利曲辛（flupentixide melitracine）　片剂，每片0.5 mg∶10 mg。通常每天2片：早晨及中午各1片；病情严重的患者早晨的剂量可加至2片。每天最大用量为4片。老年患者：早晨服1片即可。

（孔凡、夏明红）

第十五章
目标测试

镇痛药

📋 素质目标

具有爱心、细心、同情心、耐心等医师必备的职业道德。

具有依法用药、安全用药的意识。

📋 知识目标

掌握吗啡、哌替啶的作用、临床应用、不良反应及禁忌证。

熟悉其他镇痛药的作用特点。

了解阿片受体阻断药的临床应用。

📋 能力目标

具有合理选择镇痛药物的能力。

能对镇痛药中毒进行急救。

能与需要使用镇痛药的患者进行有效的沟通。

疼痛既是机体的一种保护性反应，也是临床许多疾病的常见症状，疼痛时常伴发恐惧、紧张、焦虑等情绪变化。疼痛不仅给患者带来痛苦，还会引起生理功能紊乱，甚至诱发休克，危及生命。

广义的镇痛药（analgesics）包括麻醉性镇痛药和非麻醉性镇痛药。本章介绍的镇痛药是指通过激动中枢神经系统特定部位的阿片受体而产生镇痛效应，并同时缓解疼痛引起的不愉快情绪的药物。因其镇痛作用也与阿片受体有关，且易产生药物依赖性或成瘾性，易导致患者药物滥用及停药戒断综合征，故称为阿片类镇痛药、成瘾性镇痛药或麻醉性镇痛药。本类药品中绝大部分被列入管制药品之列，其生产、运输、销售和使用都必须严格遵守我国 2019 年修订的《中华人民共和国药品管理法》以及 2025 年发布的《麻醉药品和精神药品管理条例》修订版。

知识拓展

麻醉药与麻醉药品的区别

一、麻醉药

麻醉药是指作用于神经系统，能暂时性、可逆地抑制神经信号的产生和传导，使机体暂时性失去痛觉或同时失去其他感觉的药物。该类药物虽有麻醉作用但不易成瘾，不产生依赖性。代表药物有利多卡因、丁卡因、普鲁卡因等。

二、麻醉药品

麻醉药品是指连续使用后易产生生理依赖性、能成瘾癖的药品（定义来源于《麻醉药品管理办法》）。麻醉药品需要实施特殊药品管理。代表药物有吗啡、可卡因、哌替啶等。

第十六章
电子课件

目前，临床上应用的阿片类镇痛药可分为3类：①阿片生物碱类镇痛药；②合成阿片类镇痛药；③半合成阿片类镇痛药。

第一节　阿片生物碱类镇痛药

案例导入

患者，男，72岁。高血压性心脏病8年，昨夜突发呼吸困难，胸痛、心悸。查体：T 36.5 ℃，P 115次/分，R 28次/分，BP 165/94 mmHg。神志清楚，神情紧张，口唇发绀，端坐呼吸，呼吸浅快，咳大量粉红色泡沫样痰，肺部湿啰音，心率115次/分。

诊断：1.急性左心衰竭；2.心源性哮喘；3.高血压。

医嘱：高流量吸氧，采取半卧位，双下肢下垂。吗啡5 mg静脉注射（缓慢），呋塞米20 mg静脉注射（2分钟内缓慢完成），毛花苷C 0.4 mg，葡萄糖注射液稀释后缓慢注射等。

请思考：

1. 该患者为什么要使用吗啡？使用时为什么强调要缓慢静脉注射？

2. 吗啡有哪些禁忌证？

3. 如果你是医生，在操作和沟通中该如何体现医生的人文关怀和专业素养？

阿片（opium）为罂粟科植物罂粟未成熟蒴果浆汁的干燥物。现已知阿片含有20多种生物碱，其中仅有吗啡、可待因、罂粟碱具有临床药用价值，前两种药具有镇痛和镇咳作用，而罂粟碱具有舒张血管、松弛平滑肌的作用。

吗　啡

吗啡（morphine）是阿片中的最主要的生物碱，口服易吸收，首过消除明显，生物利用度比较低，约为25%。皮下和肌内注射吸收较好。由于吗啡脂溶性低，只有少量能够通过血脑屏障，但依然能发挥强大的镇痛、止咳等作用。新生儿血脑屏障发育不完全，吗啡易进入中枢抑制呼吸。吗啡可通过胎盘屏障。吗啡主要在肝脏代谢，代谢中间物同样具有药理活性，且比吗啡作用更强。吗啡经肾脏排泄，老年人及肾功能不全者排泄较慢，易蓄积中毒。少量可经胆汁和乳汁排泄。

【药理作用】

1. 中枢神经系统作用

（1）镇痛、镇静作用：吗啡具有强大的镇痛作用，对绝大多数类型的疼痛都有效，对持续性慢性钝痛作用大于间断性锐痛和内脏绞痛，对神经性疼痛的效果较差。吗啡对痛觉以外的其他感觉如触觉、听觉、视觉等，以及运动和意识无影响。单次给药，镇痛作用可持续 4～6 小时。吗啡能改善由疼痛引起的焦虑、紧张、恐惧等情绪反应，具有明显的镇静作用，同时还可提高患者对疼痛的耐受能力。给药后，患者易出现嗜睡和精神恍惚，安静环境诱导入睡，但易被唤醒。

（2）致欣快作用：患者用药后可产生满足感和飘然欲仙等感觉，且对正处于疼痛折磨中的患者十分明显，而对已适应慢性疼痛的患者则不显著或引起烦躁不安。致欣快感是药物容易被滥用以及药物成瘾的原因。

（3）抑制呼吸：治疗量的吗啡即可抑制呼吸，使呼吸频率变慢，肺每分钟通气量减少，且作用较持久。增加剂量，吗啡对呼吸中枢的抑制程度也会增强，严重者可致死。呼吸抑制是吗啡急性中毒致死的主要原因。呼吸抑制发生的快慢及严重程度与给药途径密切相关，静脉注射吗啡 5～10 分钟或肌内注射 30～90 分钟时呼吸抑制最为明显。吗啡与其他中枢抑制药联用，呼吸抑制发生率会增加。

（4）镇咳作用：吗啡可直接抑制延髓咳嗽中枢，使咳嗽反射减轻或消失，从而产生强大的镇咳作用。但因其易产生依赖性，临床现已不用吗啡镇咳。

（5）缩瞳作用：吗啡可兴奋支配瞳孔的副交感神经，引起瞳孔括约肌收缩，使瞳孔缩小。吗啡中毒时，患者可出现针尖样瞳孔。吗啡缩瞳作用不产生耐受性，治疗量尚可降低正常人和青光眼患者眼内压。

（6）其他中枢作用：吗啡可兴奋延髓催吐化学感受区（CTZ）的阿片受体，从而引起恶心、呕吐。

2. 心血管系统作用　吗啡不影响人的心率和节律，能扩张血管，降低外周阻力，当患者从仰卧位站立起来时可发生直立性低血压，部分原因与组胺释放扩张血管有关。吗啡抑制呼吸，导致血液中 CO_2 潴留，继而扩张脑血管引起颅内压增高。吗啡还能降低心脏负担，提高心肌对缺血、缺氧的耐受能力，减少心肌细胞死亡。

3. 平滑肌作用　吗啡可增加胃窦、十二指肠、小肠和大肠平滑肌的张力，减慢胃和肠的蠕动，使胃排空延迟，肠内容物通过时间延长。同时吗啡可促进胃肠道对水分的吸收，减少腺液的分泌，减弱排便反射，导致便秘。治疗量吗啡可引起胆道平滑肌和奥狄括约肌痉挛性收缩，使胆囊内压明显升高，胆总管压力可在 15 分钟内升高 10 倍，且持续 2 小时以上，因此，吗啡易诱发胆绞痛。治疗量吗啡能增强膀胱外括约肌张力，引起尿潴留。治疗量吗啡对支气管平滑肌影响不大，大剂量可诱发支气管平滑肌收缩，导致哮喘。吗啡可降低子宫张力、收缩频率和幅度，延长分娩产程。

4. 免疫系统　吗啡可抑制免疫系统，影响免疫细胞正常的功能。因此，长期吸食吗啡者更容易感染疾病，比如感染艾滋病。

【临床应用】

1. 镇痛　吗啡对多种原因引起的疼痛都有效，尤其适用于严重外伤、烧伤以及手术引起的急性锐痛。其他原因引起的疼痛包括癌性疼痛、内脏平滑肌痉挛引起的绞痛、心肌梗死引起的胸痛等。其中，对于胆绞痛及肾绞痛患者，吗啡需要联合阿托品或山莨菪碱使用。患者的镇痛效果有明显的个体差异性。由于吗啡存在耐受性，长期使用镇痛效果也会减弱。

2. 心源性哮喘　心源性哮喘是指由急性左心衰竭突发肺水肿而引起的呼吸困难。治疗时除采用吸氧、注射强心苷毛花苷 C、呋塞米、氨茶碱外，静脉注射吗啡可迅速缓解患者气促和窒息感，促进肺水肿液的吸收。其机制可能是吗啡可扩张外周血管，降低外周阻力，减轻心脏前、后负荷，降低心肌耗氧量，减轻肺水肿；有明显的镇静作用，可稳定患者情绪，间接减轻心脏负担。吗啡还可抑制呼吸中枢，降低对 CO_2 敏感性，缓解低效的浅促呼吸，也可有利于心源性哮喘的治疗。

3.止泻　吗啡偶尔用于急、慢性消耗性腹泻症状的治疗，常用药有阿片酊或复方樟脑酊。若伴有细菌性腹泻，需要同时使用抗生素。

【不良反应及注意事项】

1.副作用　治疗量吗啡可引起眩晕、嗜睡、恶心、呕吐、便秘、胆绞痛、排尿困难（老年多见）、呼吸抑制、直立性低血压和颅内压增高等。偶见烦躁不安等情绪改变。

2.耐受性和依赖性　吗啡使用 3～5 天可产生耐受，使用 1 周以上可出现成瘾。患者出现耐受后，为了获得之前的效果，使用药物的剂量将会逐渐增加，用药间隔的时间也会缩短，并且，使用剂量越大，耐受形成也会越快。成瘾性与吗啡导致的欣快感有密切的关系，一旦患者用药成瘾，停药后将有明显的戒断反应，包括烦躁不安、失眠、出汗、打呵欠、呕吐、腹泻、流泪、流涕、虚脱、病态人格和意识丧失等。成瘾者有明显强迫性觅药行为，常会不择手段去获取吗啡或其替代品，由此给社会带来了极大的危害。因此，国家严格管制吗啡的使用。癌症晚期疼痛的患者，吗啡的成瘾性形成较慢，且使用口服缓释制剂更不容易产生成瘾性，为了提高患者的生存质量，医务人员无须为产生成瘾性的不良反应而担忧。

3.急性中毒　吗啡剂量过大可导致急性中毒，主要表现有昏迷、呼吸深度抑制、瞳孔呈针尖样缩小三大特征。急性中毒时，患者常伴有体温下降、缺氧发绀、血压降低。呼吸深度抑制是致死的主要原因。患者一旦发生急性中毒，须立即实施抢救，包括适量吸氧、人工呼吸、注射阿片阻断药纳洛酮等。

颅脑损伤致颅内高压、支气管哮喘、肺源性心脏病、不明原因的急腹症、肝功能严重减退者、分娩止痛和哺乳期妇女止痛、前列腺肥大、甲状腺功能减退、新生儿及婴儿等均禁用。

可待因

可待因（codeine）又名甲基吗啡，是阿片类生物碱中第二种常用的药物。可待因口服易吸收，生物利用度高达 60%，血浆半衰期为 2.5～4 小时，口服 30～45 分钟起效，皮下及肌内注射 10～30 分钟起效。可待因大部分在肝脏代谢，约 10% 可待因脱甲基后转变为吗啡。可待因具有镇痛和镇咳作用，临床上主要用于中等程度疼痛和剧烈干咳，镇痛可达 4 小时，镇咳可达 4～6 小时。与解热镇痛药合用有协同作用，如氨酚待因片。该药依赖性较低，无明显便秘、尿潴留及直立性低血压等副作用。

第二节　合成阿片类镇痛药

哌替啶

哌替啶（pethidine）又名度冷丁（dolantin）、麦啶（meperidine），是目前临床常用的吗啡替代品。哌替啶口服易吸收，皮下或肌内注射吸收迅速，10 分钟即显效，故临床上常用注射剂型。该药可通过血脑屏障和胎盘屏障。哌替啶在肝内代谢，代谢产物去甲哌替啶有中枢兴奋作用，可致癫痫和惊厥反应。哌替啶主要由肾脏排泄，血浆 $t_{1/2}$ 为 3 小时，去甲哌替啶血浆 $t_{1/2}$ 为 15～20 小时。肾功能不良或者反复大剂量使用易蓄积性中毒。

【药理作用】

哌替啶主要激动 μ 型阿片受体而发挥作用，其药理作用与吗啡基本相同，药物依赖性较吗啡轻，发生较慢。镇痛作用仅为吗啡的 1/10 ～ 1/8，作用持续时间也短于吗啡，只有 2 ～ 4 小时。常用量的镇静、致欣快作用较吗啡弱，但与吗啡在等效剂量下可产生同样的镇痛、镇静及呼吸抑制作用，后者维持时间较短。哌替啶无吗啡的镇咳以及缩瞳作用。治疗量可致直立性低血压及颅内压增高。对内脏平滑肌作用均较吗啡弱、持续时间短，故不引起便秘。无止泻作用，也不延长产程。

【临床应用】

1. 镇痛　哌替啶在大多数情况下已取代吗啡用于各种剧痛，如创伤、术后、内脏绞痛等。WHO 以及国家卫生健康委员会不推荐将其用于晚期癌症患者。胆绞痛和肾绞痛需与阿托品合用。鉴于新生儿对哌替啶的呼吸抑制作用非常敏感，故产妇临产前 2 ～ 4 小时内不宜使用，4 小时以上基本不受影响。

2. 心源性哮喘　哌替啶可替代吗啡作为心源性哮喘的辅助用药，且效果良好。其机制与吗啡相同。

3. 麻醉前给药　麻醉前使用哌替啶，可以消除患者术前紧张、恐惧等不良情绪，使其安静，减少麻醉药用量并缩短诱导期。

4. 人工冬眠　将哌替啶与异丙嗪、氯丙嗪三药合用组成冬眠合剂，临床上用于人工冬眠疗法，用于严重感染、创伤、中毒性高热等。

【不良反应及注意事项】

1. 副作用　治疗量哌替啶可引起眩晕、恶心、呕吐、口干、心悸、直立性低血压等。

2. 耐受性及依赖性　耐受性和依赖性较吗啡形成要慢且轻。

3. 急性中毒　剂量过大可引起中毒反应，患者可发生昏迷、呼吸明显抑制、震颤、肌肉痉挛、反射亢进、谵妄甚至惊厥。解救时可使用纳洛酮，解除呼吸抑制效果好，但不能消除中枢兴奋症状，可联用抗惊厥药。禁忌证同吗啡。

知识拓展

哌替啶与癌性疼痛

临床上使用哌替啶非常普遍，长期以来，很多医生治疗癌性疼痛，最常选用的药物就是哌替啶，患者及家属也把哌替啶当成癌性疼痛的神药。但是，世界卫生组织针对癌性疼痛，倡导口服吗啡制剂（口服制剂不良反应少，耐受性及成瘾性低），而非哌替啶。我国也不再推荐将其用于癌性疼痛。

哌替啶代谢产物去甲哌替啶可引起中枢神经兴奋，导致震颤和癫痫发作；另一方面，注射给药后，脑内浓度迅速上升，容易达到引起患者"飘"感的高浓度，这也是该药最被诟病的地方。

近几十年来，全球哌替啶的医疗消耗量呈下降趋势，而中国许多医生依然习惯于使用哌替啶治疗癌性疼痛，这就造成了中国哌替啶的医疗消耗量不降反升。目前，国际肿瘤学界不主张哌替啶用于癌性疼痛，世界卫生组织甚至把哌替啶的使用情况作为衡量癌性疼痛治疗水平的一个标准，哌替啶使用得越多，说明对癌性疼痛治疗的认知水平越低。

芬太尼

芬太尼（fentanyl）为 μ 受体激动剂，作用与吗啡相似，但镇痛强度为吗啡的 100 倍左右，起效快，持续时间短，静脉注射后 1 分钟起效，5 分钟达高峰，维持约 10 分钟，肌内注射约 15 分钟起效，维持 1 ～ 2 小时。芬太尼主要作为麻醉的辅助用药以及复合静脉麻醉用药，也可联用氟哌利多组成"神经阻滞镇痛合剂"，用于大面积烧伤换药及外科小手术。目前临床上有芬太尼透皮贴剂用于癌性疼痛或者慢性疼痛患者，一贴疗效可维持 3 ～ 5 日。使用方便，效果稳定，很受患者欢迎。芬太尼不良反应比吗啡小，可见眩晕、恶心、呕吐等，静脉注射过快也可引起呼吸抑制，药物依赖性较弱。芬太尼禁用于支气管哮喘、重症肌无力、颅脑肿瘤或外伤引起的昏迷患者以及 2 岁以下的小儿。芬太尼中毒解救同吗啡。

美沙酮

美沙酮（methadone）又名美散痛，为 μ 受体激动剂。本品口服吸收良好，30 分钟起效，主要在肝脏代谢，随尿液、胆汁以及粪便排泄。美沙酮作用强度与吗啡相当，但起效慢，持续时间长。有镇静、抑制呼吸、缩瞳、导致便秘等作用，但均较吗啡轻。该药多选用口服给药，可降低药物的依赖性，同时戒断症状也较轻。美沙酮适用于慢性疼痛，对急性疼痛常缓不济急。国际上以及我国都将美沙酮作为阿片、吗啡及海洛因成瘾的常用脱毒治疗药物。孕妇及分娩期、呼吸中枢功能不全者禁用。

曲马多

曲马多（tramadol）有较弱的 μ 受体激动作用。本品口服吸收完全，几乎与肌内注射等效。口服后 10 ～ 20 分钟起效，作用维持 4 ～ 8 小时。镇痛强度为吗啡的 1/10 ～ 1/8，镇咳强度为可待因的 1/2。曲马多的不良反应有多汗、嗜睡、头晕、呕吐等，无明显的呼吸抑制及致平滑肌痉挛作用，不产生便秘等。临床上常用于急、慢性疼痛，中至重度癌性疼痛、术后痛、创伤痛、牙痛等。本品药物依赖性小，长期用药亦可产生药物依赖性。

布桂嗪

布桂嗪（bucinnazine）又名强痛定（fortanodyn，AP-273），作用约为吗啡的 1/3。口服 10 ～ 30 分钟起效，一般皮下注射 10 分钟后起效，为速效镇痛药，作用持续 3 ～ 6 小时。本药对皮肤、黏膜和运动器官的止痛效果好，对内脏的止痛效果较差，有安定、镇咳、降压、抗组胺、利胆和麻醉作用，呼吸抑制和胃肠道作用较轻。临床上多用于头痛、神经性疼痛、炎性痛、外伤疼痛、关节痛、痛经、癌症疼痛以及术后疼痛。偶有恶心、头晕、困倦等神经系统不良反应，停药后症状即消失，有耐受性和药物依赖性。

喷他佐辛

喷他佐辛（pentazocine）又名镇痛新，是阿片受体部分激动药，主要激动 κ 受体，拮抗 μ 受体。本品口服、皮下和肌内注射均易吸收，口服首过消除明显，口服后 1 ～ 3 小时作用最明显，血浆半衰期为 4 ～ 5 小时。肌内注射 15 ～ 60 分钟作用最明显。喷他佐辛主要在肝代谢，经肾脏排泄。

【药理作用及临床应用】

喷他佐辛的镇痛作用为吗啡的 1/3，呼吸抑制作用为吗啡的 1/2，但当剂量大于 30 mg 时，呼吸抑制程度并不随剂量增加而加重，故相对较安全。对心血管系统的作用与吗啡不同，大剂量可使心率加快、血压升高。本品临床上用于各种慢性钝痛。

【不良反应】

喷他佐辛常见的不良反应有镇静、嗜睡、眩晕、出汗等，恶心、呕吐少见。大剂量可引起幻觉、噩梦、呼吸抑制、血压升高及心动过速等，口服可减少不良反应。本品依赖性小，戒断症状比吗啡轻。该药没有列入麻醉药品管理目录，仅作为第二类精神药品。

第三节　半合成阿片类镇痛药

羟考酮

羟考酮（oxycodone）是从生物碱蒂巴因（thebaine）中提取的半合成阿片类药，其药理作用及作用机制与吗啡相似，镇痛效力中等。口服本药普通片剂吸收迅速，1小时后达最大效应，一次给药可持续3～4小时（口服控释制剂作用可持续12小时），生物利用度为60%～87%。本药在肝脏代谢，经肾排泄。本药除镇痛作用外，还有镇咳作用以及镇静的作用。临床上主要用于缓解中至重度疼痛，如关节痛、背痛、牙痛、手术后疼痛以及癌性疼痛等。

丁丙诺啡

丁丙诺啡（buprenorphine）又名布诺啡，是一种半合成高脂溶性的阿片受体部分激动药。以激动 μ 受体和 κ 受体为主，镇痛作用是吗啡的30倍。起效慢，维持时间长，可达6～8小时。药物依赖性近似吗啡，抑制呼吸作用较慢，抑制程度与剂量相关，抑制时间比吗啡长。丁丙诺啡主要用于各种术后镇痛、癌性疼痛等中到重度疼痛，亦可作吗啡或海洛因成瘾的控制毒瘾治疗。常见的不良反应有眩晕和呕吐。

第四节　阿片受体阻断药

纳洛酮

纳洛酮（naloxone）对各型阿片受体亚型（μ、κ、δ）都有竞争性阻断作用。口服易吸收，生物利用度50%，首过消除明显，故常静脉给药。临床上首选用于已知或疑似阿片类药物急性中毒，可迅速改善呼吸抑制和昏迷症状。对阿片受体的其他效应也可以拮抗。使用纳洛酮后，原成瘾者可同时产生戒断症状。本品可以用于阿片类药物成瘾者的鉴别诊断；还可以用于急性酒精中毒、休克等的救治。

纳曲酮

纳曲酮（naltrexone）结构和作用与纳洛酮相似，作用持续时间长达24小时，临床应用同纳洛酮。

📝 **思考题**

1. 吗啡的临床应用及不良反应有哪些？
2. 哌替啶的作用与临床应用有哪些？

知识拓展

常用制剂和用法

盐酸吗啡（morphine hydrochloride）　注射剂，10 mg∶1 mL；片剂，5 mg。口服一次5～10 mg；皮下注射一次10 mg。皮下注射一次20 mg，每天60 mg。

磷酸可待因（codeine phosphate）　片剂，15 mg。口服一次15～30 mg，每天3次。极量：口服一次100 mg，每天250 mg。

阿片酊（tincture opium）　含吗啡1%，乙醇3%。口服，一次0.3～1 mL，每天3次。极量：口服一次2 mL，每天6 mL。

复方樟脑酊（tincture camphor co.）　阿片酊，5 mL∶100 mL。口服，一次2～5 mL，每天3次。

盐酸哌替啶（pethidine hydrochloride）　注射剂，50 mg∶1 mL，100 mg∶2 mL。肌内注射一次50～100 mg。极量：肌内注射一次150 mg，每天600 mg。

枸橼酸芬太尼（fentanyl citrate）　注射剂，0.1 mg∶2 mL。皮下或肌内注射一次0.05～0.1 mg。

盐酸美沙酮（methadone hydrochloride）　片剂，2.5 mg；注射剂，5 mg∶1 mL。口服一次5～10 mg，每天2～3次。肌内注射一次5～10 mg。

盐酸曲马多（tramadol hydrochloride）　胶囊剂，50 mg；注射剂，50 mg∶2 mL。口服每天50 mg，每天3次。缓慢静滴每天50～200 mg。

布桂嗪（fortanodyn）　片剂，30 mg，60 mg；注射剂，50 mg∶2 mL，100 mg∶2 mL。口服一次60 mg，每天3～4次。皮下注射一次50 mg。

盐酸喷他佐辛（pentazocine hydrochloride）　片剂，25 mg。口服，一次50 mg。

乳酸喷他佐辛（pentazocine lactate）　注射剂，30 mg∶1 mL。皮下注射或肌内注射一次30 mg。

羟考酮（oxycodone）　片剂，5 mg；注射剂，10 mg∶1 mL，20 mg∶2 mL。口服，初始每4～6小时5 mg，后期根据情况调整。静脉注射剂量为1～10 mg，稀释至1 mg/mL后在1～2分钟内输入。

盐酸丁丙诺啡（buprenorphine hydrochloride）　舌下含片，0.2 mg；注射剂，0.3 mg∶1 mL。舌下含服0.4～0.8 mg，6～8小时后可重复用药；肌注或缓慢静注一次0.15～0.4 mg。

纳洛酮（naloxone）　注射剂，0.4 mg∶1 mL。肌内注射或静脉注射一次0.4～0.8 mg。

纳曲酮（naltrexone）　片剂，5 mg。脱毒诱导期，口服，第一天2.5～5 mg，3～5天逐日增至每天40～50 mg。

（陈晓辉、朱方敏）

第十六章
目标测试

💬 **素质目标**

具有热爱患者、认真负责、待人真诚等医师必备的职业道德。

具有全心全意为人民服务的意识。

💬 **知识目标**

掌握解热镇痛抗炎药的作用机制、药理作用，阿司匹林的药理作用、临床应用、不良反应及处理措施。

熟悉非选择性和选择性环氧酶抑制药的作用特点、区别及代表性药物名称。

了解治疗高尿酸血症药物的药理作用和临床应用。

💬 **能力目标**

具有良好的人际沟通能力。

能对发热、风湿性关节炎、痛风等患者进行正确的生活指导及用药指导。

会观察、判断解热镇痛抗炎药的不良反应并给出防治措施。

解热镇痛抗炎药（antipyretic-analgesic and anti-inflammatory drug）是一类具有解热、镇痛，而且其中大多数还同时具有抗炎、抗风湿作用的药物。因其化学结构和作用机制与甾体抗炎药糖皮质激素不同，故又称为非甾体抗炎药（non-steroidal anti-inflammatory drug，NSAIDs）。本类药物的作用机制相同，均为抑制体内环氧酶（cycloxygenase，COX）活性而减少局部组织前列腺素（prostaglandin，PG）的生物合成从而发挥药理作用。解热镇痛抗炎药只针对症状，不针对病因，不改变疾病的进程。因此，临床使用解热镇痛抗炎药的同时，要考虑到病因的治疗。

第一节　解热镇痛抗炎药的基本作用

由于解热镇痛抗炎药的作用机制相同，因此大多数药物具有下列共同作用。

一、解热作用

本类药物只能够降低发热者的体温，且不能将发热者的体温降至正常以下，对正常体温无影响，这个特点与氯丙嗪对体温的影响不相同。

人体的正常体温由下丘脑调节支配，下丘脑体温调节中枢通过产热和散热来维系体温动态平衡。发热是很多疾病的常见症状之一。当各种致热源如病原体及其毒素等进入机体后，刺激中性粒细胞、单核细胞或巨噬细胞等释放内热源，内热源作用于下丘脑体温调节中枢，刺激环氧酶（COX）增加前列腺素（PG）的合成和释放，导致体温调定点上调至 37 ℃以上，引起发热。NSAIDs 的解热作用机制是：抑制下丘脑 COX 的活性，减少前列腺素的合成，使上调的体温调定点恢复到正常水平，使散热增加。

发热是机体的防御反应，但高热或持续低热可引起机体各项生理功能紊乱，出现头痛、失眠、食欲减退、谵妄、惊厥、昏迷等症状，严重者可危及生命。因此，适当时候（一般体温高于38.5 ～ 39 ℃）应用本类药物缓解症状就有重要意义了，患者降温的同时需要大量饮水。幼儿及年老体弱患者应避免用药量过大，因为一旦出汗过多，体温骤降可引起虚脱。

二、镇痛作用

组织损伤或有炎症时，局部产生和释放缓激肽、组胺、5-HT、PG 等致痛、致炎物质。同时，PG 还能增敏其他致痛物质的致痛作用。NSAIDs 的镇痛作用主要在外周，通过抑制损伤或炎症部位的 COX 活性，减少 PG 的合成，发挥轻到中等程度的镇痛作用，但对各种严重创伤性剧痛及内脏平滑肌绞痛一般无效。NSAIDs 对慢性钝痛如牙痛、头痛、肌肉痛、关节痛、神经痛、痛经及癌性疼痛等均有良好的镇痛效果。本类药物与麻醉性镇痛药不同，久用无耐受性、依赖性和欣快感，不抑制呼吸，故临床应用广泛。

📗 知识拓展

> **癌性疼痛的三阶梯疗法**
>
> 癌性疼痛的药物治疗遵循 WHO 的三阶梯镇痛原则：
>
> 1. 尽可能采用口服方式给药。口服给药简单、无创，患者依从性好，便于长期用药。
>
> 2. 按时给药。不能按需给药，一是可以保证血药浓度的连续有效性，二是避免用药过量，增加不良反应。
>
> 3. 按阶梯使用镇痛药。镇痛药物应从 NSAIDs 开始选用，由弱到强逐级提高。
>
> 4. 个体化用药。轻度疼痛（疼痛评分在 0 ～ 3 分）患者主要选用 NSAIDs 类药（如阿司匹林、布洛芬等）；中度疼痛（疼痛评分在 4 ～ 7 分）患者在应用 NSAIDs 类药效果不佳时，可选用或联用弱阿片类药物（如曲马多、可待因、氨酚待因等）；重度疼痛（疼痛评分在 8 ～ 10 分）患者可选用强阿片类药物（如吗啡、芬太尼等），联用 NSAIDs 类药可减少阿片药的用量。

5.评估并调整治疗方案。严密观察患者用药后的变化，及时处理各种不良反应，评定用药效果，及时调整剂量，确定最佳治疗方案。

三、抗炎、抗风湿作用

炎症的发生与 PG 等活性物质有关，PG 本身参与到炎症反应过程，同时 PG 还可以增强其他致痛、致炎物质如缓激肽、5-HT、白三烯等的作用。NSAIDs 能抑制炎症局部组织 COX 的活性，减少 PG 的合成，从而具有抗炎、抗风湿作用。苯胺类 NSAIDs 几无抗炎作用。

COX 有 COX-1、COX-2 和 COX-3 三个亚型。COX-1 存在于胃、血管、肾等组织中，参与血管舒缩、血小板聚集、胃黏膜血流、胃黏液分泌及肾功能等的调节，具有重要的生理意义；COX-2 是在疾病诱导的基础上产生的，存在于受损组织中，与炎症、疼痛等有关，具有病理意义。COX-3 亦呈固有表达模式，不同组织中 COX-3 的表达不同，研究认为，COX-3 在疼痛中扮演重要角色。NSAIDs 的解热、镇痛、抗炎作用与抑制 COX-2 有关，而不良反应主要是因为抑制 COX-1 而导致的。

第二节　常用解热镇痛抗炎药

案例导入

患者，女，53 岁，因"掌指关节肿痛、晨僵伴低热一周"收治入院。辅助检查：血沉、类风湿因子滴度均高于正常。

初步诊断：类风湿性关节炎。

请思考：

1.该患者可以使用哪些治疗药物？请写出两个处方。

2.如何对患者进行健康教育？要求体现医生的人文关怀和专业素养。

根据解热镇痛抗炎药对环氧酶（COX）作用的选择性不同，我们可以将其分为非选择性环氧酶（COX）抑制药和选择性环氧酶-2（COX-2）抑制药。目前临床常用的为非选择性 COX 抑制药，按化学结构可分为水杨酸类、苯胺类、吡唑酮类、其他有机酸类等，药理作用和不良反应有许多共同点。另外，解热镇痛抗炎药在临床上也常使用复方制剂。

一、非选择性环氧酶抑制药

阿司匹林

阿司匹林（aspirin）又名乙酰水杨酸（acetylsalicylic acid），属于水杨酸类的代表性药物。

【体内过程】

阿司匹林口服迅速被胃肠道黏膜吸收，小部分在胃，大部分在小肠上部吸收，1～2 小时血药浓度达到高峰。食物可降低其吸收速度，但不影响吸收的量。阿司匹林在体内很快被水解为水杨酸，以水杨酸盐的形式分布于全身组织中。水杨酸盐血浆蛋白结合率高，增大药量可增加游离性水杨酸盐浓度从而增加不良反应。同时，水杨酸盐与其他药物之间存在竞争蛋白结合位点情况。

水杨酸盐主要在肝脏代谢，经肾脏排泄。影响水杨酸盐排泄的最大影响因素是尿液 pH 值，尿液呈碱性排泄会明显增多，故碱化尿液可促进阿司匹林排泄。

【药理作用及临床应用】

1. 解热、镇痛　阿司匹林有较强的解热、镇痛作用，常用于感冒发热以及头痛、牙痛、关节痛、肌肉痛、痛经等轻到中度的慢性钝痛，效果良好。

2. 抗炎、抗风湿　较大剂量（3～5 g/d）的阿司匹林具有较强的抗炎、抗风湿作用，是急性风湿热、风湿性关节炎和类风湿性关节炎治疗的首选药。阿司匹林可使急性风湿热患者在 24～48 小时内退热，关节红肿及疼痛减轻，以及血沉降低。该药起效快而效果明显，具有诊断和治疗的双重意义。阿司匹林对类风湿性关节炎有明显疗效，用药后可迅速缓解疼痛，减轻关节损伤。

3. 干扰凝血功能　血栓素 A_2（TXA_2）是血小板聚集的诱导剂，小剂量阿司匹林可选择性抑制血小板 COX，减少 TXA_2 的合成，从而抑制血小板的聚集，阻止血栓形成。而较大剂量的阿司匹林也能抑制血管内膜 COX-1，使前列环素（PGI_2）合成减少，而 PGI_2 是 TXA_2 的生理对抗剂，具有抗血小板聚集，合成减少会促进血栓形成。因此临床上常用小剂量（50～100 mg）阿司匹林防止血栓形成，用于缺血性心脏病、脑缺血病、高脂血症的辅助治疗等。

4. 其他作用　大剂量阿司匹林可以抑制尿酸自肾小管的重吸收，促进尿酸的排泄，可用于痛风的治疗。儿科用于皮肤黏膜淋巴综合征（川崎病）的治疗。

医海拾贝

阿司匹林的前世今生

公元前 5 世纪，人们就知道咀嚼柳树皮可以缓解疼痛和发热症状。1763 年，英国报道爱德华·斯顿用晒干的柳树皮成功医治 50 位风湿热发热患者的案例，但是，当时的人们一直不知道柳树皮里是什么物质在起作用。1838 年，人类从柳树皮中分离得到水杨酸，千年之谜才由此解开。1875 年，水杨酸钠开始用于解热镇痛和关节炎等疾病的治疗，但发现对胃肠刺激性很大。1897 年，德国化学家霍夫曼人工合成了乙酰水杨酸，并由德国拜耳工厂正式投产，取商品名为阿司匹林（aspirin）。

阿司匹林从发明至今有 120 多年的历史，在此过程中，人类不断地发现了它新的功效，包括解热镇痛、抗炎抗风湿、抗血小板聚集等作用，阿司匹林现已成为近百年来人类使用范围最广泛和最神奇的药物之一。

【不良反应及注意事项】

阿司匹林用于解热镇痛时，短期治疗小剂量使用，不良反应轻而少，而抗炎抗风湿需要长期大剂量使用，不良反应多而重。

1. 胃肠道反应　该反应是最为常见的不良反应。阿司匹林口服可直接刺激胃黏膜，引起上腹部不适，如恶心、呕吐、疼痛等。长期或者大剂量使用，可引起胃溃疡及胃出血，原有溃疡病患者症状可加重。因此，饭后服药或者将普通片剂改成阿司匹林肠溶片可减轻对胃的影响。患者一旦出现胃溃疡或胃出血，应立即停药，使用奥美拉唑、抗酸药或者胃黏膜保护剂进行治疗。

2. 凝血功能障碍　小剂量阿司匹林具有抗凝作用，大剂量（>5 g/d）或长期使用可抑制凝血酶原形成，导致凝血功能障碍，加重出血倾向。维生素 K 可防治患者出血。如需手术的患者，手术前 1 周应停用阿司匹林。

3. 过敏反应　少数患者可出现荨麻疹、血管神经性水肿以及过敏性休克。某些哮喘患者服用阿司匹林后可诱发哮喘，又称为"阿司匹林哮喘"，服药数分钟即可出现呼吸困难、喘息，严重者可致死。一旦出现阿司匹林哮喘，使用肾上腺素无效，可联用抗组胺药及糖皮质激素进行治疗。

4.水杨酸反应　阿司匹林使用剂量过大（>5 g/d）时，可出现药物中毒，表现为头痛、眩晕、恶心、呕吐、耳鸣、视力和听力减退等，即水杨酸反应，严重者可出现过度呼吸，酸碱平衡失调、精神错乱、昏迷，甚至死亡。救治方法：立即停用阿司匹林，静脉滴注碳酸氢钠碱化尿液，促进水杨酸的排泄。

5.瑞夷综合征（Reye's syndrome）　此病的发生率很低，使用阿司匹林的成人和儿童都可能出现，其中儿童发生率明显高于成人。常见于感染性病毒如流感、水痘、麻疹、流行性腮腺炎等发热儿童使用阿司匹林退热后，主要表现为肝衰竭合并急性脑水肿，可致死。因此，儿童病毒性感染可用对乙酰氨基酚等其他药物替代降温。

6.肝肾损害　大剂量使用阿司匹林可导致肝损害，多为迟发性的且无症状，少数可出现右上腹不适或疼痛。长期或大剂量使用可发生间质性肾炎、肾乳头坏死和肾功能减退。

【禁忌证】

严重肝损害、低凝血酶原血症、维生素 K 缺乏、血友病、胃溃疡、哮喘、鼻息肉、慢性荨麻疹患者禁用；儿童和青少年患病毒性感染禁用；孕妇、产妇禁用。

对乙酰氨基酚

对乙酰氨基酚（acetaminophen）又名扑热息痛（paracetamol），属于苯胺类药。

【体内过程】

对乙酰氨基酚口服吸收迅速，小部分在胃，大部分在小肠吸收，0.5～2小时血药浓度达高峰，半衰期为1～4小时（平均2小时）。本品主要在肝脏代谢，中间代谢产物对乙酰苯醌亚胺对肝脏有一定的毒性，谷胱甘肽可与之结合成无毒性物，经肾脏排泄。

【药理作用和临床应用】

对乙酰氨基酚为乙类非处方药，抑制中枢 PG 合成的强度与阿司匹林相似，而抑制外周 PG 合成的作用相对弱。对乙酰氨基酚解热作用温和，普通剂型作用持续时间为3～4小时，镇痛作用较弱，几乎无抗炎、抗风湿作用。本品主要用于解热镇痛，因胃肠道刺激小，特别适用于伴有消化性溃疡而不宜使用阿司匹林的发热头痛者或者阿司匹林过敏者。

【不良反应及注意事项】

治疗量的对乙酰氨基酚不良反应少，偶见皮疹、药热等过敏反应。长期或过量（成人 >10 g）可出现急性中毒致肝肾损害，如肝坏死、慢性间质性肾炎、急性或慢性肾衰竭等。对乙酰氨基酚一般建议退热使用不超过3天，镇痛使用不超过10天。一旦使用对乙酰氨基酚过量中毒，应立即洗胃、催吐，尽早使用拮抗剂 N- 乙酰半胱氨酸。

吲哚美辛

吲哚美辛（indomethacin）又名消炎痛，为人工合成的吲哚衍生物。

【体内过程】

吲哚美辛口服吸收迅速而完全，3小时体内血药浓度达峰值。吸收后与血浆蛋白结合率达99%。药物血浆半衰期平均4.5小时。本品主要经肝脏代谢，代谢产物从尿、胆汁、粪便排泄，10%～20% 以原形随尿液排泄。

【药理作用和临床应用】

吲哚美辛是最强的 PG 合成酶抑制药之一。对 COX-1 和 COX-2 均有强大的抑制作用。其抗炎、抗风湿作用比阿司匹林强10～40倍，解热镇痛作用与阿司匹林相似，故该药有显著的抗炎及解热作用，对炎性疼痛有明显的镇痛效果。但不良反应多，故仅用于其他药物不能耐受或疗效不显著的病例。本品对急性风湿性及类风湿关节炎，约 2/3 患者可得到明显改善。如果连用 2～4 周仍不见效，应改用其他药。对强直性脊柱炎、骨关节炎、癌性发热及其他不易控制的发热均有效。

【不良反应】

由于本药不良反应发生率高且严重，故不作为首选药。治疗量时不良反应发生率高达 30%～50%，约 20% 患者必须停药。多数不良反应与剂量过大有关。

1. 胃肠道反应　吲哚美辛可引起食欲减退、恶心、腹痛、上消化道溃疡，偶有穿孔、出血，还可引起急性胰腺炎。

2. 中枢神经系统反应　25%～50% 患者有前额头痛、眩晕，偶有精神失常。

3. 造血系统反应　吲哚美辛可引起粒细胞减少、血小板减少、再生障碍性贫血等。

4. 过敏反应　常见为皮疹，严重者可诱发哮喘、血管性水肿及休克等。本药与阿司匹林有交叉过敏反应。

【禁忌证】

活动性溃疡病患者，精神失常、癫痫、帕金森病、支气管哮喘患者禁用；儿童、哺乳期妇女和孕妇禁用。

布洛芬

布洛芬（ibuprofen）是第一个应用于临床的丙酸类解热镇痛抗炎药。

【体内过程】

布洛芬口服吸收迅速而完全，1～2 小时血药浓度达高峰，食物和药物基本不影响其吸收量。吸收后与血浆蛋白结合率达 99%，血浆半衰期为 2 小时。该药主要经肝脏代谢，肾脏排泄。

【药理作用和临床应用】

布洛芬抑制 PG 合成酶的作用强度与阿司匹林相似，故具有较强的解热、镇痛、抗炎抗风湿作用。临床上本品主要用于发热，以及各种原因（牙痛、头痛、肌肉疼痛、原发性痛经、风湿性关节炎、类风湿性关节炎等）引起的轻到中度的疼痛。

【不良反应】

相比于阿司匹林，布洛芬胃肠道反应轻，但长期服用要注意消化性溃疡、出血穿孔的可能；偶见视物模糊及中毒性弱视，出现视力障碍后应立即停药。

双氯芬酸钠

双氯芬酸钠（diclofenac sodium）口服吸收快，完全。食物可降低药物的吸收，药物半衰期约为 2 小时，血浆蛋白结合率为 99%，大约 50% 的药物在肝脏代谢。药物主要从肾脏排出，小部分从胆汁和粪便排出。

【药理作用和临床应用】

双氯芬酸钠的镇痛、抗炎及解热作用比吲哚美辛强 2～2.5 倍，比阿司匹林强 26～50 倍。临床常用于发热，轻中度疼痛如牙痛、头痛、原发性痛经、手术后疼痛、创伤后疼痛、风湿、类风湿关节炎等引起的疼痛。

【不良反应】

双氯芬酸钠最常见的不良反应为胃肠道反应，发生率约 10%，主要为胃部不适、烧灼感、反酸、恶心等，少数可出现消化性溃疡以及出血、穿孔。其他不良反应有头痛、眩晕、嗜睡等。

新型冠状病毒感染发热的对症治疗

患者，男，35岁。因"发热1天，伴头痛"入院，患者1天来突然发热，伴有明显的头痛和轻度全身肌肉酸痛，无恶心、呕吐、腹泻，无鼻塞、喉痛和呼吸困难。查体：T 39.5 ℃，P 90次/分，R 22次/分，BP 125/76 mmHg。神志清楚，无紫绀，肺部无干湿啰音。辅助检查：核酸检测呈阳性，胸部CT正常。医生诊断为：新型冠状病毒感染。开具处方如下：

Rp:

布洛芬片　0.1 g×100 片

用法：0.2 g，一日3次，口服。

双氯酚酸钠肠溶片　25 mg×24 片

用法：25 mg，一日3次，口服。

请思考：

该处方是否合理，为什么？

吡罗昔康

吡罗昔康（piroxicam）抑制PG合成酶的效力与吲哚美辛相当，对风湿性和类风湿性关节炎的疗效与阿司匹林、吲哚美辛相当，但由于本品抑制COX-2所需的浓度高于抑制COX-1的浓度，因此胃肠道的不良反应较多。该药作用维持时间长，一日服用1次即可。吡罗昔康主要的不良反应是对胃肠道有刺激作用，剂量过大或者长期服用可致消化道出血以及溃疡，与阿司匹林有交叉过敏反应。

二、选择性环氧酶 -2 抑制药

传统的NSAIDs为非选择性COX抑制药，可同时抑制COX-1和COX-2，抑制COX-2发挥解热镇痛抗炎作用，而抑制COX-1出现临床常见的不良反应。选择性COX-2抑制药主要作用于COX-2，而对COX-1的抑制很弱，故本类药物总体上的不良反应轻而少，但是本类药也并非完全安全，临床使用过程依然发现长期使用心血管事件的发生率会增加，目前已上市的COX-2抑制药的标签上都有明确警示心脑血管危险性的标识。另外，有报道个别药物在用于儿童时会出现肝坏死，严重者可致死。

塞来昔布

塞来昔布（celecoxib）是第一个上市的COX-2选择性抑制药。治疗量对COX-1无明显抑制作用，其抑制COX-2的作用比COX-1强375倍。塞来昔布具有解热、镇痛、抗炎作用，主要用于风湿性及类风湿性关节炎、骨关节炎，也可用于术后疼痛、牙痛、头痛、痛经等。其胃肠道等不良反应发生率较非选择性COX抑制药少，但长期使用会增加心脑血管疾病发生率。18岁以下的患者和哺乳期妇女禁止使用。

尼美舒利

尼美舒利（nimesulide）是选择性COX-2抑制药，该药具有解热、镇痛、抗炎作用。因抗炎作用强，本品主要用于类风湿关节炎、骨关节炎、腰腿痛、牙痛、痛经的治疗。该药胃肠反应少且轻微，但可有严重肝损害，有报道儿童使用尼美舒利导致死亡。国家食品药品监督管理局2011年5月20日下发《关于加强尼美舒利口服制剂使用管理的通知》要求：尼美舒利口服制剂禁用于12岁以下儿童。

三、解热镇痛抗炎药复方制剂

为了增强解热镇痛的治疗效果，同时减少不良反应，医药公司常将解热镇痛药配制成复方制剂。常见复方成分为巴比妥类、对乙酰氨基酚、伪麻黄碱、右美沙芬、咖啡因、抗组胺药、金刚烷胺等。其中对乙酰氨基酚有解热镇痛作用；伪麻黄碱可收缩呼吸道血管，减轻鼻黏膜水肿，缓解感冒症状；右美沙芬可缓解干咳症状；咖啡因可缓解头痛；抗组胺药氯苯那敏、苯海拉明有抗过敏、减少渗出作用，苯海拉明还有明显的镇静作用；金刚烷胺具有抗流感病毒作用。复方制剂中阿司匹林、布洛芬、苯海拉明、右美沙芬、金刚烷胺等药对孕妇以及哺乳期妇女可能存在影响，故应谨慎使用。

临床常用的复方制剂有复方盐酸伪麻黄碱片、复方氯苯那敏片、酚麻美敏片、复方氨酚烷胺片等。

【附】 治疗高尿酸血症的药物

高尿酸血症（hyperuricemia）是体内嘌呤代谢紊乱或者尿酸排泄障碍所引起的血中尿酸增高的一种代谢性疾病。《中国高尿酸血症与痛风诊疗指南（2024）》中，将正常膳食状态下，非同日 2 次检测空腹血尿酸水平 >420 μmol/L 称为高尿酸血症，男女标准相同。高尿酸长期得不到控制，约有 5%～15% 发展成痛风，表现为痛风性关节炎、尿酸性肾病和痛风石等。治疗高尿酸血症的药物主要包括抑制炎症反应药、抑制尿酸生成药和促进尿酸排泄药。

秋水仙碱

秋水仙碱（colchicine）是抑制炎症反应药。该药对尿酸生成和排泄无明显影响，但可抑制痛风急性发作时的粒细胞浸润，对急性痛风性关节炎有选择性抗炎作用，疗效显著。急性痛风使用后 12～24 小时起效，90% 的患者 24～48 小时关节红、肿、热、痛等症状消退。秋水仙碱为痛风急性发作的首选药。对其他类型关节炎和疼痛无效，因其对尿酸的生成和排泄无影响，因而无降血尿酸作用，故对慢性痛风无效。秋水仙碱不良反应多，且与剂量有明显相关性。秋水仙碱常见胃肠道反应，长期服用会致胃肠道出血；可致骨髓抑制，表现为粒细胞减少、血小板减少、再生障碍性贫血等；可致肾损害，表现为少尿、血尿。故须定期监测血常规和肝肾功能。

别嘌醇

别嘌醇（allopurinol）为次黄嘌醇的异构体，是抑制尿酸生成的药物。本品口服吸收完全，经肝脏代谢为有活性的别黄嘌呤。体内次黄嘌呤经黄嘌呤氧化酶催化生成黄嘌呤，再经黄嘌呤氧化酶催化生成尿酸。别嘌醇和别黄嘌呤均可抑制黄嘌呤氧化酶，从而使尿酸生成减少。本药可用于慢性痛风和痛风性肾病，但要注意使用初期可因血尿酸转移性增多而诱发急性痛风，故开始 4～8 周内可与小剂量秋水仙碱合用。本药不良反应较少，发生率 5%～10%，且半数要求停药，停药后一般可自行恢复。常见症状有皮疹、腹痛、腹泻、转氨酶升高、白细胞减少、贫血等。其中，少数严重皮疹可致死。

丙磺舒

丙磺舒（probenecid）是促进尿酸排泄药，口服吸收迅速而完全，因脂溶性高而易被肾小管重吸收，可竞争性抑制尿酸的重吸收，促进尿酸排泄，也可促进已形成的尿酸盐溶解，临床用于治疗慢性痛风。该药无抗炎和镇痛作用，不用于急性痛风，用药初期可使痛风发作加重，大量饮水并碱化尿液可促进尿酸排泄，防止尿酸盐结石形成。本药不良反应轻，有胃肠道反应和过敏反应。磺胺药过敏、中重度肾功能不全、肿瘤性的高尿酸患者禁用。

苯溴马隆

苯溴马隆（benzbromarone）口服易吸收，主要在肝内代谢，代谢产物依然有活性，主要经肠道排泄，少部分经肾脏排泄。苯溴马隆作用机制与丙磺舒相似，为强力促尿酸排泄药。该药不能在痛风急性发作期服用，因为开始治疗阶段，随着组织中的尿酸溶出，有可能加重症状。为了避免治疗初期痛风急性发作，建议在给药最初几天合用秋水仙碱或非甾体类抗炎药。服药期间需大量饮水以增加尿量，同时碱化尿液。起始使用剂量宜小。本品的不良反应有胃肠道反应、肾结石、肾绞痛、关节炎急性发作等。

📝 **思考题**

1. 试述解热镇痛抗炎药的共同药理作用。
2. 试述阿司匹林的药理作用和临床应用、不良反应及禁忌证。

🌰 **知识拓展**

常用制剂和用法

阿司匹林（aspirin）片剂，0.05 g，0.1 g，0.3 g，0.5 g。解热镇痛：一次 0.3～0.5 g，一日 3 次，饭后服用。抗风湿：一日 3～5 g，分 4 次服，症状控制后逐渐减量。抗血小板凝集：一日 50～100 mg，口服。

对乙酰氨基酚（acetaminophen）片剂，0.1 g，0.3 g，0.5 g。一次 0.5 g，一日 3 次。注射剂，0.075 g∶1 mL，0.25 g∶2 mL。一次 0.15～0.25 g，肌内注射。栓剂，0.15 g，0.3 g，0.6 g。一次 0.3～0.6 g，一日 1～2 次，直肠给药。

吲哚美辛（indomethacin）肠溶片剂或胶囊剂，25 mg。一次 25 mg，一日 2～3 次，餐中服用，以后每周可递增 25 mg，至每天总量为 100～150 mg。

布洛芬（ibuprofen）片剂，0.1 g，0.2 g。一次 0.2～0.4 g，一日 3 次，口服。

双氯芬酸钠（diclofenac sodium）肠溶片剂，25 mg。一次 25 mg，一日 3 次。注射剂，75 mg∶2 mL。一次 75 mg，一日 1 次，深部肌内注射。

吡罗昔康（piroxicam）片剂、胶囊剂，10 mg，20 mg。一次 20 mg，一日 1 次，或一次 10 mg，一日 2 次。

塞来昔布（celecoxib）胶囊剂，100 mg。治疗骨关节炎：一日 200 mg，分 2 次服或顿服。治疗类风湿关节炎：一次 100 mg 或 200 mg，一日 2 次。

尼美舒利（nimesulide）片剂，100 mg。一次 100 mg，一日 2 次。

秋水仙碱（colchicine）片剂，0.5 mg。一次 0.5 mg，每隔 1～2 小时服一次，总量不超过一日 4 mg。

别嘌醇（allopurinol）片剂，0.1 g。第 1 周一日 0.1 g；第 2 周一日 0.2 g；第 3 周以后，一日 0.3 g，分 2～3 次服用。

丙磺舒（prokenecid）片剂，0.25 g。治疗痛风：开始一次 0.25 g，一日 2 次，1 周后增至一次 0.5 g，一日 2～3 次。

苯溴马隆（benzbromarone）片剂，50 mg。一次 50 mg，一日 1 次。

（胡琦兰、朱方敏）

中枢兴奋药与促大脑功能恢复药

素质目标

具有救死扶伤、大爱无疆、永不言弃的医师必备道德。

具有医乃仁术的信念。

知识目标

熟悉咖啡因、尼可刹米、洛贝林的作用、临床应用及主要不良反应。

了解其他中枢兴奋药和促大脑功能恢复药的作用和临床应用。

能力目标

具有良好的人际沟通能力。

能根据适应证合理选用中枢兴奋药、促大脑功能恢复药。

第一节 中枢兴奋药

中枢兴奋药是一类能提高中枢神经系统功能活动的药物。此类药物的作用强度和范围随着剂量的增加而增大，用量过大可导致中枢神经系统广泛兴奋，甚至发生惊厥。目前，根据药物的主要作用部位和功能可分为大脑皮质兴奋药和呼吸中枢兴奋药两类。

案例导入

患者，女，60 岁。因"严重烧伤 1 小时"入院。患者 1 小时前应用吗啡镇痛，随即出现意识障碍。查体：T 36℃，P 62 次 / 分，R 8 次 / 分，BP 102/62 mmHg。昏睡状，面部皮肤明显发绀。

初步诊断：吗啡中毒。

医生立即对患者进行治疗，给予尼可刹米 1.5 g 快速静脉注射。静脉注射尼可刹米后，患者呼吸加深加快，达到 28 次 / 分，但同时出现血压升高、心动过速、出汗及肌肉强直症状。

请思考：

该患者在快速静脉注射尼可刹米时为什么会出现血压升高、心动过速、出汗及肌肉强直症状？

一、大脑皮质兴奋药

咖啡因

咖啡因（caffeine）是茶叶和咖啡豆中所含的一种生物碱，目前已经可以人工合成。它是世界上使用最普遍的精神药品。该药胃肠道吸收快但不规则，进入中枢速度快，体内无蓄积，半衰期一般为 3.5 小时。

【药理作用】

1. 对中枢神经系统的作用　咖啡因对中枢神经系统的影响与药物剂量有关：成人小剂量（50～200 mg）能选择性兴奋大脑皮质，使人思维敏捷，疲劳减轻，睡意消失，提高人的工作效率；成人较大剂量（250～500 mg）能直接兴奋延髓呼吸中枢以及血管运动中枢，使呼吸加深加快、血压升高；成人中毒量（大于 800 mg）则可导致惊厥，引起中枢广泛性兴奋，临床有使用过量致死亡的报道。

2. 对心血管系统的作用　本药具有兴奋心脏、松弛外周血管、收缩脑血管的作用，可减少脑血流量，降低脑血管搏动的幅度，从而缓解搏动性头痛。

3. 其他作用　咖啡因可促进胃酸、胃蛋白酶分泌等。

【临床应用】

1. 中枢性呼吸抑制及循环功能不全。

2. 使患者保持清醒。

3. 常与阿司匹林或对乙酰氨基酚配伍，治疗一般性头痛。与麦角胺配伍治疗偏头痛。

【不良反应及注意事项】

咖啡因治疗量不良反应少见，偶见胃部不适、恶心、呕吐等。较大剂量可引起激动、不安、头痛、失眠、心悸。过量中毒可致惊厥。婴幼儿高热时易发生惊厥，应避免使用含本品的复方制剂退热。消化性溃疡患者禁用。咖啡因长期使用可产生耐受性及依赖性。

哌甲酯

哌甲酯（methylphenidate）又名利他林，属苯丙胺类药物。口服易吸收，1 次给药可维持 4 小时左右。体内代谢迅速，经尿液排出，半衰期 30 分钟。

【药理作用和临床应用】

哌甲酯的治疗量可兴奋大脑皮层，作用温和，比苯丙胺要弱，能改善精神活动，振奋精神，消除疲劳。较大剂量能兴奋呼吸中枢，使呼吸加深、加快。过量可致惊厥。

临床上本品主要用于消除催眠药引起的嗜睡、倦怠及呼吸抑制，巴比妥类及其他中枢抑制药中毒解救；也可用于难治性抑郁症辅助治疗及儿童多动综合征。

【不良反应】

哌甲酯治疗量不良反应较少，常见心悸、失眠、口干等。大剂量可使血压升高、头痛甚至惊厥。小儿长期应用影响其生长发育。癫痫、高血压患者慎用。青光眼、激动性忧郁、过度兴奋者、过敏者及 6 岁以下儿童禁用。该药久用可致耐受性和依赖性。

二、呼吸中枢兴奋药

尼可刹米

尼可刹米（nikethamide）又名可拉明，属于中枢和外周的呼吸兴奋药。

【药理作用与临床应用】

尼可刹米口服及注射均易吸收，作用温和，安全范围较大，但维持时间短，一次注射给药仅维持 5～10 分钟。治疗量直接兴奋延髓呼吸中枢，也可刺激颈动脉窦和主动脉体化学感受器，反射性兴奋呼吸中枢，同时能提高呼吸中枢对二氧化碳的敏感性，使呼吸加深加快。尼可刹米对大脑皮质、血管运动中枢也有较弱的兴奋作用，剂量过大可引起惊厥。

临床上本品用于解救各种原因导致的中枢性呼吸抑制，对肺心病以及阿片类中毒引起的呼吸抑制有效，对吸入性麻醉药中毒次之，对巴比妥类中毒引起的呼吸抑制效果较差。

【不良反应及注意事项】

尼可刹米治疗量不良反应少。大剂量可引起出汗、呕吐、血压升高、心动过速、肌肉震颤等。中毒时可出现惊厥。治疗时需密切观察患者用药反应，及时调整剂量，一旦发生惊厥，可用地西泮或硫喷妥钠对抗。

洛贝林

洛贝林（lobeline）又名山梗菜碱，是从山梗菜中提取的生物碱，是一种中枢兴奋药。

【药理作用与临床应用】

洛贝林属于外周呼吸兴奋药，无直接中枢兴奋作用，可刺激颈动脉窦和主动脉体化学感受器，反射性地兴奋呼吸中枢。本品作用弱，起效快，持续时间短暂，仅维持数分钟，但安全范围大，不易引起惊厥反应。

临床上本品常用于各种原因引起的呼吸抑制，如新生儿窒息、一氧化碳中毒、阿片类药物中毒的急救。

【不良反应及注意事项】

洛贝林的不良反应较少，偶有恶心、呕吐、头痛等。大剂量可兴奋迷走神经中枢，引起心动过缓、传导阻滞。过量可引起心动过速，血压下降，极少数可引起惊厥。

二甲弗林

【药理作用与临床应用】

二甲弗林（dimefline）又名回苏灵，为呼吸中枢兴奋药，其兴奋作用比尼可刹米强约 100 倍，起效快，但维持时间短。

临床上本品用于治疗各种原因引起的中枢性呼吸抑制，对肺性脑病有较好的促苏醒作用。

【不良反应及注意事项】

二甲弗林偶有恶心、呕吐、皮肤烧灼感等不良反应。本品安全范围小，剂量掌握不当易致惊厥，小儿尤易发生。静脉给药时需用葡萄糖稀释后再缓慢注射。有惊厥史、肝肾功能不全者禁用。

第二节　促大脑功能恢复药

胞磷胆碱

胞磷胆碱（citicoline）又名胞二磷胆碱，能降低脑血管阻力，增加脑血流量，促进脑损伤部位对氧的摄入和利用，促进卵磷脂的合成而改善细胞代谢，对促进脑组织功能的恢复和促进苏醒有一定的效果。临床上本品主要用于急性颅脑外伤、脑手术后以及脑梗死急性期的意识障碍。

吡拉西坦

吡拉西坦（piracetam）又名脑复康，具有抗多种因素所致的脑功能损害，能直接作用于大脑皮质，具有激活、保护、修复脑细胞的作用。本品能降低脑血管阻力，增加脑血流量，提高脑组织对葡萄糖的利用，增加 ATP 的合成，促进大脑对氨基酸、磷脂、蛋白质的合成，因此能提高记忆力，保护缺氧脑组织。

临床上本品主要用于急、慢性脑血管病，脑外伤，各种中毒性脑病等多种原因所致的记忆力减退及轻、中度脑功能障碍，也可用于儿童智能发育迟缓。吡拉西坦的不良反应有中枢神经系统症状，包括易兴奋、头晕、睡眠障碍等，但这些表现都不严重。偶有腹胀、食欲减退、呕吐等消化系统症状，轻重表现与剂量相关。

吡硫醇

吡硫醇（pyritinol，脑复新）为维生素 B_6 的衍生物，是脑代谢改善药。本品能促进脑细胞对葡萄糖和氨基酸的摄取和代谢，同时增加脑血流量，增强记忆力，改善学习和认知功能。

临床上本品用于脑震荡综合征、脑外伤后遗症、脑炎及脑膜炎后遗症等的头痛、头晕、失眠、记忆力减退、注意力不集中、情绪变化等症状的改善。本品对脑动脉硬化、老年痴呆也有一定的疗效。该药不良反应少，偶有皮疹、恶心等。哺乳期妇女慎用。

知识链接

脑震荡

脑震荡（cerebral concussion）是指头部遭受外力撞击后，立即发生的短暂的意识丧失和一过性的脑神经功能障碍。无明显脑组织器质性变化，发生机制仍有许多争论。

脑震荡的临床表现为短暂性昏迷、逆行性遗忘以及头痛、恶心和呕吐等症状，神经系统检查无阳性体征发现。它是最轻的一种脑损伤，脑震荡后无需特殊的治疗，可以使用一些促进脑功能恢复的药辅助治疗。脑震荡可以单独发生，也可以与其他颅脑损伤如颅内血肿合并存在。

知识拓展

常用制剂和用法

安钠咖（苯甲酸钠咖啡因）（caffeine sodium benzoate）注射剂，0.25 g∶1 mL，0.5 g∶2 mL。皮下或肌内注射常用量：一次 0.25～0.5 g；极量，一次 0.75 g，一日 3 g。

盐酸哌甲酯（methylphenidate hydrochloride）　注射剂，20 mg∶1 mL。一次 10～20 mg，一日 1～3 次，皮下、肌内或静脉注射。片剂，10 mg。一次 10 mg，一日 2～3 次。一日剂量不超过 60 mg。

尼可刹米（nikethamide）　注射剂，0.25 g∶1 mL，0.375 g∶1.5 mL，0.5 g∶2 mL。一次 0.25～0.5 g，必要时每 1～2 小时重复一次，或与其他中枢兴奋药交替使用，皮下、肌内注射或静脉注射。极量：一次 1.25 g。

盐酸二甲弗林（dimefline hydrochloride）　注射剂，8 mg∶2 mL。一次 8 mg，肌内注射或静脉注射。用 0.9% 氯化钠溶液或 5% 葡萄糖溶液稀释后静脉滴注，一次 8～16 mg。重症一次可静脉滴注 16～32 mg。片剂，8 mg。一次 8～16 mg，一日 2～3 次。

盐酸洛贝林（lobeline hydrochloride）　注射剂，3 mg∶1 mL，10 mg∶1 mL。一次 3～10 mg，小儿一次 1～3 mg，皮下或肌内注射。极量：一次 20 mg，一日 50 mg。必要时可缓慢静脉滴注，一次 3 mg，小儿一次 0.3～3 mg，间隔 30 分钟可重复一次。极量：一次 6 mg，一日 20 mg，静脉注射。抢救新生儿窒息可用 3 mg 脐静脉注射。

胞磷胆碱（citicoline）　注射剂，200 mg∶2 mL，250 mg∶2 mL，500 mg∶2 mL。一次 200～300 mg，静脉滴注。一次 250 mg，一日 1～2 次，肌内注射。

吡拉西坦（piracetam）　片剂，0.4 g。口服，每次 0.8～1.6 g，一日 3 次，4～8 周为一个疗程。

盐酸吡硫醇（pyrithoxine hydrochloride）　片剂，100 mg，200 mg。口服，每次 100～200 mg，一日 3 次。儿童剂量减半。

（汪俊闻）

第十八章
目标测试

抗超敏反应药

素质目标

具有爱心、细心、耐心等医师必备的职业道德。

具有依法行医的意识。

知识目标

掌握 H_1 受体阻断药的药理作用、临床应用及主要不良反应。

熟悉第一代、第二代、第三代 H_1 受体阻断药的作用特点区别及代表性药物名称。

了解组胺受体的分布及效应。

能力目标

具有良好的人际沟通能力，能对过敏反应患者进行正确的生活指导及用药指导。

会观察、判断 H_1 受体阻断药的不良反应。

在 I 型超敏反应中，肥大细胞表面的 IgE 抗体与抗原结合后脱颗粒，释放生物活性物质，包括组胺和白三烯，这些物质随即作用于效应组织和器官，从而诱发局部或全身过敏反应表现。防治超敏反应的药物主要包括以下几类：①H_1 受体阻断药；②肥大细胞膜稳定剂；③白三烯受体拮抗药；④钙剂、维生素 C、肾上腺糖皮质激素等其他类型药。

知识链接

超敏反应

超敏反应（hypersensitivity）又称过敏反应或者变态反应，是机体异常的、过高的免疫应答反应。抗原性物质与机体相互作用后，诱发机体产生致敏淋巴细胞及特异性抗体，当该抗原性物质再次接触机体后，机体出现生理功能紊乱，甚至组织损害。常见的抗原性物质有植物、花粉、动物皮毛、异种血清、组织细胞、微生物、寄生虫等。超敏反应可因抗原性物质的性质，接触机体的方式、机制及个体体质差异而表现出不同的临床表现。

抗组胺药物主要作用于速发型超敏反应（Ⅰ型超敏反应）。

第一节　H₁受体阻断药

案例导入

患者，男，18岁，因"全身红疹2小时"收治入院。患者半小时前和家人一起吃榴莲，随后出现全身瘙痒，继而躯干和四肢出现大面积红疹。查体：T 36.5 ℃，P 88 次/分，R 21 次/分，BP 100/76 mmHg。神志清楚，全身多发红色小丘疹，心肺无异常，腹部平软，无压痛、反跳痛及腹肌紧张，肝脾肋下未触及。

初步诊断：食物过敏反应。

请思考：
1. 该患者可以使用哪些药物治疗？请同学们开具处方。
2. 如何对患者进行健康教育？

第十九章
电子课件

一、组胺

组胺（histamine）由组氨酸在组氨酸脱羧酶的作用下脱羧而成，它是人体重要的生物活性物质，具有多种生理活性。组胺广泛分布在体内各组织器官中，其中在支气管黏膜、皮肤以及胃肠道黏膜中含量最高。组胺在正常情况下，主要以结合型贮存，此时无生理活性。当机体发生超敏反应或受理化等因素，如组织损伤、炎症、神经刺激、药物影响等刺激时组胺将以游离型（活性形式）释放，继而作用于组胺受体，产生组胺效应。临床上本品主要表现为Ⅰ型超敏反应。组胺本身并无任何治疗意义。

组胺受体分为 H₁、H₂、H₃ 3 种亚型，均属于 G 蛋白偶联受体。各亚型受体的分布、效应及对应代表性的阻断药见表 19-1。

表 19-1　组胺受体分类、分布、激动后效应及代表性阻断药

分类	分布	激动后效应	代表性阻断药
H₁	皮肤血管、毛细血管	血管扩张、血管通透性增强	异丙嗪
	支气管、胃肠、子宫平滑肌等	平滑肌收缩	苯海拉明
	中枢	觉醒反应	氯苯那敏

续表

分类	分布	激动后效应	代表性阻断药
H₂	胃壁细胞	胃酸分泌增多	西咪替丁
	血管	血管扩张	雷尼替丁
H₃	中枢与外周神经末梢	负反馈性调节	氨砜拉嗪
		组胺合成及释放	

二、H₁ 受体阻断药

H₁ 受体阻断药又称为抗组胺药，该药对 H₁ 受体有很强的亲和力，但无内在活性。它们能够选择性、竞争性阻断组胺与 H₁ 受体结合，从而产生抗组胺作用。这类药物于 1937 年由 Staub 和 Bovet 发现，目前已经上市的 H₁ 受体阻断药有 50 多种。此类药物，根据上市时间以及功能特点不同，分为 3 代。1980 年以前上市的药物为第一代 H₁ 受体阻断药，如苯海拉明（diphenhydramine）、茶苯海明（dimenhydronate）、异丙嗪（promethazine）、曲吡那敏（pyribenzamine）、氯苯那敏（chlorpheniramine）、赛庚啶（cyproheptadine）等。本类型的药物，受体特异性差，作用范围比较广泛，因此不良反应相对较多。本类型药物普遍对中枢作用较强，有明显的镇静和抗胆碱作用。1980 年以后上市的药物为第二代 H₁ 受体阻断药，包括西替利嗪（cetirizine）、氯雷他定（loratadine）、依巴斯汀（ebastine）、左卡巴斯汀（levocabastine）、咪唑斯汀（mizolastine）、阿伐斯汀（acrivastine）等。第二代 H₁ 受体阻断药相对于第一代有较大的优势，无明显嗜睡作用，对喷嚏、清鼻涕、鼻痒效果好，但对鼻塞效果较差。第二代药半衰期长，一般为长效药，现已广泛应用于临床。1999 年以后上市的药物为第三代 H₁ 受体阻断药，如地氯雷他定（desloratadine）、左西替利嗪（levocetirizine）、非索非那定（fexofenadine）等，这些药物作用更强，起效更快，作用时间更长，毒副作用更低，是目前较理想的抗过敏药物。临床上常用的 H₁ 受体阻断药作用特点见表 19-2。

表 19-2　临床常用 H₁ 受体阻断药作用特点

H₁ 受体阻断药	镇静催眠	防晕止吐	临床应用
第一代药物			
异丙嗪	+++	++	皮肤黏膜过敏、晕动病
苯海拉明	+++	++	皮肤黏膜过敏、晕动病
茶苯海明	+++	+++	晕动病
曲吡那敏	++	-	皮肤黏膜过敏
氯苯那敏	+	-	皮肤黏膜过敏
赛庚啶	+	-	皮肤黏膜过敏
第二代药物			
西替利嗪	+	-	皮肤黏膜过敏
氯雷他定	-	-	皮肤黏膜过敏
依巴斯汀	-	-	皮肤黏膜过敏
阿伐斯汀	-	-	皮肤黏膜过敏
咪唑斯汀	-	-	皮肤黏膜过敏
左卡巴斯汀	-	-	过敏性鼻炎、过敏性结膜炎

续表

H_1 受体阻断药	镇静催眠	防晕止吐	临床应用
第三代药物			
左西替利嗪	-	-	皮肤黏膜过敏
地氯雷他定	-	-	皮肤黏膜过敏
枸地氯雷他定	-	-	皮肤黏膜过敏
非索非那定	-	-	皮肤黏膜过敏

H_1 受体阻断药口服普遍易吸收，起效时间 15～30 分钟，2～3 小时血药浓度达峰值。各药作用时间 4～48 小时不等。H_1 受体阻断药在体内分布广泛，第一代抗组胺药极容易通过血脑屏障，第二代和第三代抗组胺药通过血脑屏障少，较少有中枢系统反应。此类药物主要在肝脏代谢，经肾脏排出。

【药理作用】

1. H_1 受体阻断作用　本类药物能竞争性阻断 H_1 受体，可对抗组胺受体激动所致的毛细血管通透性增强、皮肤黏膜等组织水肿的作用，但是对抗血管扩张和血压下降的作用很有限。另外，H_1 受体阻断药还可对抗组胺引起的支气管以及胃肠平滑肌的收缩作用。

2. 中枢抑制作用　此类药物容易透过血脑屏障，可出现程度不同的中枢神经系统抑制作用，如镇静和催眠。其作用机制可能与阻断中枢的 H_1 受体的觉醒功能有关。在第一代抗组胺药物中，不同 H_1 受体阻断药物的中枢抑制作用强度不同，其中，异丙嗪和苯海拉明的抑制作用最强，而氯苯那敏和赛庚啶的抑制作用最弱。在第二代抗组胺药物中，由于多数药物不易通过血脑屏障，如氯雷他定、依巴斯汀、阿伐斯汀、咪唑斯汀等，故无明显的中枢抑制表现。第三代药物如地氯雷他定、枸地氯雷他定、左西替利嗪以及非索非那定都不透过血脑屏障，故一般没有中枢神经系统抑制表现。

3. 防晕止吐作用　第一代 H_1 受体阻断药异丙嗪、苯海拉明、茶苯海明等都具有较强的中枢抗胆碱作用，故具有抗晕动、镇吐作用。

4. 其他作用　部分 H_1 受体阻断药可以引起心律失常。较大剂量的异丙嗪、苯海拉明等可产生局麻作用和奎尼丁作用。

【临床应用】

1. 皮肤黏膜变态反应性疾病　H_1 受体阻断药可作为过敏性疾病如荨麻疹、过敏性鼻炎的首选药，目前多使用第二代药。对昆虫咬伤导致的皮肤瘙痒和水肿亦有良效，对血清病、药疹和接触性皮炎也有一定的疗效，对支气管哮喘的治疗效果差，对过敏性休克无效。

2. 晕动病及呕吐　苯海拉明和异丙嗪对晕动病、放射导致的呕吐等有强大的止吐作用。有晕动病的患者，应在乘车或乘船前使用药物。苯海拉明一般临行前 1～2 小时服用，至少半小时以内服用；茶苯海明一般临行前 0.5～1 小时服用。

3. 其他　第一代 H_1 受体阻断药如苯海拉明和异丙嗪因有明显的中枢抑制作用，故可用于治疗过敏性疾病引起的失眠症状。第一代 H_1 受体阻断药可以与平喘药氨茶碱合用，从而对抗氨茶碱引起的中枢兴奋和失眠等副反应，同时本类药物对气道炎症也有一定的治疗作用。临床上，为了降低机体的代谢反应，常将异丙嗪、氯丙嗪、哌替啶联合制成冬眠合剂，用于人工冬眠。

【不良反应及注意事项】

1. 中枢抑制反应　表现为嗜睡、乏力、反应迟钝等，主要见于第一代 H_1 受体阻断药如异丙嗪、苯海拉明等，故从事精密仪器操作人员、机械操作者、驾驶员、高空作业者等应避免使用，以防意外情况发生。第二代、第三代 H_1 受体阻断药因透过血脑屏障极少，故多数无中枢抑制作用。

2.消化道反应　可引起恶心、呕吐、便秘、厌食、腹泻等反应，餐后服用可减轻此类症状。

3.其他　少数患者尤其是儿童可出现烦躁、失眠、头痛等症状。多数 H_1 受体阻断药物具有抗胆碱作用，故青光眼、尿潴留、幽门梗阻患者禁用。偶见粒细胞减少以及溶血性贫血。部分药物有致畸作用，故妊娠性呕吐患者慎用或者禁用。不宜与其他中枢抑制药同用，老年患者应适当减量或者慎用。

🍃 知识拓展

脱敏疗法

脱敏疗法（desensitization）又称减敏疗法。该方法是世界卫生组织（WHO）公认的唯一针对过敏性疾病病因治疗的手段。脱敏疗法是指明确过敏性患者的变应原后，将该变应原制成提取液，配制成不同浓度，随后将这种提取液与患者反复多次接触，剂量从小到大，浓度由低到高，当达到足够剂量后，维持剂量以及治疗时长。机体通过长时间接触变应原后，逐渐适应这种物质，当机体再次接触到该变应原时，将不再发生过敏反应，或者过敏症状由以前的严重状态变为轻度状态。

脱敏治疗可以预防和治疗过敏，但起效慢，3～4个月才见效果，疗程2～5年。脱敏治疗的给药方法包括皮内注射、舌下含服以及贴剂治疗。长期注射虽有一定的痛苦，但是效果好，需要患者耐心配合治疗。对于急性发作的过敏性疾病，宜选择抗超敏药物如 H_1 受体阻断药、肾上腺糖皮质激素、葡萄糖酸钙等，以迅速控制症状并减少并发症。

第二节　肥大细胞膜稳定剂

本类药物的主要作用机制是抑制肥大细胞释放过敏性介质，常用的药物有色甘酸钠、酮替芬等。

色甘酸钠和酮替芬可用于食物过敏、过敏性鼻炎、支气管哮喘（参考作用于呼吸系统的药物章节）等。

第三节　白三烯受体拮抗剂

超敏反应中，白三烯同样起着十分重要的作用。白三烯不是预先合成并贮存于肥大细胞的颗粒中的，它是在肥大细胞被激活后才开始合成。研究发现，过敏性鼻炎，尤其是鼻塞症状主要由白三烯引起。白三烯还可导致阿司匹林哮喘、过敏性哮喘、运动性哮喘中的支气管痉挛反应。目前常用的药物有孟鲁司特和扎鲁司特。

孟鲁司特是一种选择性白三烯受体拮抗剂，主要用于过敏性鼻炎，特别是鼻塞严重者；还可以用于成人和儿童哮喘性疾病的预防和治疗。扎鲁司特主要用于阿司匹林哮喘和过敏性哮喘的预防。（参考作用于呼吸系统的药物章节）

第四节 钙剂

临床上常用的钙剂有葡萄糖酸钙、氯化钙等，其中葡萄糖酸钙使用最为普遍，它对组织的刺激性较小，注射使用相对较安全。

【药理作用】

1. 抗过敏作用 钙剂能显著降低毛细血管通透性，使渗出减少从而改善过敏症状。钙剂起效快，仅作为过敏时的辅助治疗，急性过敏时的给药方式有缓慢静脉推注以及静脉滴注。

2. 其他作用 钙剂可维持神经肌肉组织的正常兴奋性，缓解低钙血症的手足抽搐、平滑肌痉挛、婴幼儿喉痉挛等症状。促进骨骼和牙齿生长。

【临床应用】

钙剂可用于治疗过敏性疾病，如荨麻疹、湿疹、接触性皮炎、血管神经性水肿、血清病等，还可用于作为钙盐的补充剂。

【不良反应】

钙剂可引起全身发热，注射过快可引起心律失常，严重者甚至出现心脏骤停。因此，静脉注射时要求缓慢给药。

思考题

1. H_1 受体阻断药的临床应用、不良反应有哪些？
2. 第一代 H_1 受体阻断药与第二代 H_1 受体阻断药的特点中，有哪些相同点和不同点？

知识拓展

常用制剂及用法

盐酸苯海拉明（diphenhydramine hydrochloride, benadryl）片剂，25 mg。一次 25～50 mg，一日 3 次，口服。预防晕动病，可在乘车、乘船前 1～2 小时（最少 30 分钟）口服 25～50 mg。注射剂，20 mg：20 mL。一次 20 mg，肌内注射，一日 1～2 次。

茶苯海明（dimenhydrinate；晕海宁，theohydramine）片剂，50 mg。预防晕动病，可在乘车、乘船临行前 0.5～1 小时口服 50 mg。

盐酸异丙嗪（promethazine hydrochloride）片剂，12.5 mg，25 mg。一次 12.5～25 mg，一日 2～3 次。注射剂，25 mg：1 mL，20 mg：2 mL。一次 25～50 mg，一日 1 次，肌内或静脉注射。

盐酸曲吡那敏（tripelennamine hydrochloride）片剂，25 mg。一次 25 mg，一日 3 次，口服。

马来酸氯苯那敏（chlorpheniramine maleate）片剂，4 mg。一次 4 mg，一日 3 次。注射剂，10 mg：1 mL，20 mg：2 mL。一次 5～20 mg，皮下或肌内注射。

赛庚啶（cyproheptadine） 片剂，2 mg。一次 2～4 mg，一日 3 次，口服。霜剂，10 g，20 g，外用。

西替利嗪（cetirzine） 片剂，10 mg。推荐成人和 2 岁以上儿童使用。 成人：一次 10 mg，可于晚餐时用少量液体送服，若对不良反应敏感，可每日早晚各 1 次，一次 5 mg。6～12 岁儿童：一次 10 mg，一日 1 次；或一次 5 mg，一日 2 次。2～6 岁儿童：一次 5 mg，一日 1 次；或一次 2.5 mg，一日 2 次。

氯雷他定（loratadine） 片剂，10 mg。成人及 12 岁以上儿童：一日 1 次，一次 10 mg。2～12 岁儿童： 体重 >30 kg：一日 1 次，一次 10 mg。体重≤30 kg：一日 1 次，一次 5 mg。

依巴斯汀（ebastine） 片剂，10 mg。成人：每日一次，每次 10 mg，口服。用于防治哮喘时每次 20 mg，每晚 1 次。

阿伐斯汀（acrivastine） 片剂，8 mg。成人和 12 岁以上儿童：需要时服用 8 mg，每日不超过 3 次。

咪唑斯汀（mizolastine） 缓释片剂，10 mg。成人（包括老年人）和 12 岁以上儿童：每日 1 次，每次 10 mg，口服。

左卡巴斯汀（levocabastine） 鼻喷剂，5 mg：10 mL。每侧鼻孔每次喷 2 撒，一日 2 次，也可增加至一日 3～4 次，连续用药直至症状消除。用药前必须先摇匀。滴眼剂，0.5 mg：1 mL。一次 1 滴，一日 2 次。

左西替利嗪（levocetirzine） 片剂，5 mg。成人或 6 岁及以上儿童，每日口服 5 mg，空腹或餐中或餐后均可服用。

地氯雷他定（desloratadine） 片剂，5 mg。成人及 12 岁以上儿童：每日 1 次，每次 5 mg，口服。进食不影响服药效果。

枸地氯雷他定（desloratadine citrate） 片剂，8.8 mg。成人及 12 岁以上儿童：每日 1 次，每次 8.8 mg，口服。进食不影响服药效果。

非索非那定（fexofenadine） 片剂，60 mg。成人及 12 岁以上儿童：每日 2 次，每次 60 mg，口服。或者每日 1 次，每次 180 mg，口服。进食不影响服药效果。

酮替芬（ketotifen） 片剂，1 mg。每次 0.5～1 mg，一日 2 次，口服。

孟鲁司特（montelukast） 片剂，5 mg。每日 1 次，哮喘患者应在睡前服用；季节性过敏性鼻炎患者可根据自身的情况在需要时服药；同时有哮喘和季节性过敏性鼻炎的患者应每晚用药 1 次。15 岁及 15 岁以上有哮喘和（或）季节性过敏性鼻炎的成人患者每日 1 次，每次 10 mg。6 至 14 岁哮喘和（或）季节性过敏性鼻炎儿童患者每日一次，每次 5 mg。

扎鲁司特（zafirlukast） 片剂，20 mg。口服，成人和 12 岁以上（包括 12 岁）儿童，起始剂量每次 20 mg，一日 2 次。一般维持剂量为每次 20 mg，一日 2 次，剂量可逐步增加至一次最大量 40 mg，一日 2 次，可能疗效最佳，但不应超过最大推荐剂量。用于预防哮喘，应持续用药。

10% 葡萄糖酸钙 注射剂，1 g：10 mL。用 10% 葡萄糖注射液 10 mL 稀释后缓慢注射，每分钟不超过 5 mL，一般于 10 分钟内推完。或者加入用 5% 葡萄糖溶液 250 mL，静脉滴注。

（夏明红）

第十九章
目标测试

作用于呼吸系统的药物

素质目标

具有严谨求实、认真负责等医师必备的职业道德。

具有依法行医的意识。

知识目标

掌握代表性平喘药的药理作用、临床应用及主要不良反应。

熟悉代表性镇咳药的药理作用和临床应用。

了解祛痰药的药理作用和临床应用。

能力目标

具有良好的人际沟通能力，能根据患者临床表现合理选择药物。

能对患者进行正确的生活及用药指导。

　　呼吸系统疾病的常见症状有咳、痰、喘，三者可单独出现，也可同时出现并相互影响。在治疗呼吸系统疾病时，一方面我们要对因治疗；另一方面，对症治疗也具有重要的意义，合理使用镇咳、祛痰、平喘药，可以很好地缓解呼吸疾病症状，减轻患者的痛苦，部分药甚至还可以增强对因治疗药物的效果。

第一节　镇咳药

第二十章
电子课件

案例导入

患者，女，46 岁。近期因感染新型冠状病毒，出现剧烈刺激性干咳和咽喉刀割样疼痛。患者无痰，无发热，无呼吸困难。胸部检查无肺炎征象。

请思考：

1. 该患者可选用哪些镇咳药？

2. 如何对患者进行疾病知识教育和用药指导？

咳嗽是呼吸系统受刺激后产生的一种保护性反射，咳嗽有利于痰液和呼吸道异物的排出，对呼吸道的清洁与通畅有重要意义。在应用镇咳药之前，应明确病因，针对病因进行治疗。对于剧烈无痰干咳患者，有必要适当给予镇咳药辅助治疗以减轻病情；对于咳嗽伴有黏痰不易咳出者，应使用祛痰药，而谨慎使用镇咳药，防止痰液堵塞气道导致窒息。

一、中枢性镇咳药

中枢性镇咳药是一类通过直接抑制延髓咳嗽中枢而发挥止咳作用的药物。

可待因

可待因（codeine）又名甲基吗啡。可待因口服易吸收，生物利用度高达 60%，口服 30～45 分钟起效，皮下及肌内注射 10～30 分钟起效。大部分在肝脏代谢。

【药理作用和临床应用】

1. 镇咳作用　可待因抑制咳嗽中枢，止咳作用迅速而强大。镇咳强度是吗啡的 1/4，治疗剂量无呼吸抑制作用。

2. 镇痛作用　可待因的镇痛作用强于一般的解热镇痛抗炎药，镇痛强度是吗啡的 1/10～1/7。主要用于其他镇咳药无效的剧烈干咳和中等强度的疼痛，对胸膜炎咳嗽伴有胸痛者尤为适用。

【不良反应及注意事项】

少数患者会出现恶心、呕吐、便秘等不良反应，连续使用会出现耐受性和依赖性，故不宜长期使用。呼吸功能不全、痰多患者和孕妇禁用，哺乳期妇女慎用。

右美沙芬

【药理作用和临床应用】

右美沙芬（dextromethorphan）为中枢性镇咳药，口服吸收好，15～30 分钟起效，作用时间可维持 3～6 小时。其镇咳作用与可待因相似或稍强，无镇痛作用，一般治疗剂量不抑制呼吸。本品安全范围较大，常替代可待因用于各种原因引起的干咳。

【不良反应及注意事项】

右美沙芬的不良反应偶有头晕、轻度嗜睡、乏力、口干、便秘、恶心、呕吐、过敏等。妊娠 3 个月以内妇女、哺乳期妇女、精神病患者禁用。肝肾功能不全者慎用。以前认为该药无成瘾性，但是近些年陆续有长期使用右美沙芬导致成瘾的报道。2021 年，国家药品监督管理局将右美沙芬口服单剂从非处方药改为处方药，并要求厂家删除"长期使用无成瘾性和无耐受性"的相关表述。2024

年7月，右美沙芬（包括盐、单方制剂）被国家列为第二类精神药品目录。

喷托维林

【药理作用和临床应用】

喷托维林（pentoxyverine）又名咳必清，为人工合成非依赖性中枢及外周性镇咳药。该药同时有轻度局麻作用和松弛支气管平滑肌的阿托品样作用，其镇咳强度为可待因的1/3。喷托维林适用于各种原因引起的无痰干咳，尤其适用于小儿百日咳。

【不良反应及注意事项】

偶有轻度头痛、头晕、恶心、呕吐、便秘等不良反应，青光眼、前列腺肥大患者、心功能不全者慎用，痰多者宜与祛痰药并用。

二、外周性镇咳药

外周性镇咳药是通过降低咳嗽反射弧总感受器的敏感性、抑制传入神经和传出神经的传导而发挥镇咳作用的药物。

苯佐那酯

【药理作用和临床应用】

苯佐那酯（benzonatate）是局麻药丁卡因的衍生物，对呼吸道黏膜末梢感受器有局部麻醉作用，可抑制咳嗽反射的传入冲动而产生镇咳作用。临床上本品主要用于刺激性干咳、阵咳，也可用于支气管镜检查或支气管造影前预防性咳嗽。

【不良反应及注意事项】

苯佐那酯的不良反应轻，有轻度嗜睡、口干、头晕等，偶有过敏性皮炎。本品有局麻作用，服药时不可嚼碎药片，以免引起口腔麻木。

第二节　祛痰药

祛痰药是指能将痰液变稀薄或者使其黏稠度降低后便于排出的一类药物。痰液的排出，有助于减轻咳嗽以及喘息症状。祛痰药有助于增强部分抗生素在呼吸道中的抗菌效果。因此，临床上经常将祛痰药联合抗生素一起使用。祛痰药包括痰液稀释药和黏痰溶解药两类。

一、痰液稀释药

氯化铵

氯化铵（ammonium chloride）口服后直接刺激胃黏膜，引起轻度恶心，增加呼吸道腺体分泌，使痰液变稀而易于咳出。少量氯化铵吸收后，经呼吸道黏膜排出，因盐类的高渗作用而带出水分，可使痰液进一步稀释。氯化铵可用于急、慢性呼吸道炎症黏痰不易咳出者。此外，氯化铵还可用于代谢性碱中毒和促排碱性药的治疗，原因是氯化铵呈酸性，口服后可酸化体液和尿液。大剂量口服后可引起恶心、呕吐、胃痛等胃肠道症状，故宜餐后服用。代谢性酸中毒、肝肾功能严重损害（如肝昏迷、肾功能衰竭、尿毒症）患者禁用。

二、黏痰溶解药

乙酰半胱氨酸

乙酰半胱氨酸（acetylcysteine）又名痰易净，分子中含有巯基（—SH），能使痰液中连接黏蛋白多肽链的二硫键（—S—S—）断裂，使黏蛋白降解为小分子的肽链，痰液的黏稠度降低而利于咳出。乙酰半胱氨酸还能裂解黏痰中的DNA纤维，具有较强的黏痰溶解作用，使黏痰液化而易于排出。乙酰半胱氨酸适用于大量黏痰阻塞气道引起呼吸困难的紧急情况，包括手术后、急性和慢性支气管炎、支气管扩张、肺气肿等引起的大量黏痰难以咳出者。本品在非应急情况下以喷雾吸入给药，急救时可气管滴入或注入药物，由于溶解效率高，故患者床旁需要准备吸痰装置。本品有特殊的蒜臭味，易致恶心、呕吐，且对呼吸道有刺激作用，易引起呛咳，甚至支气管痉挛。哮喘患者禁用。

羧甲司坦

羧甲司坦（carbocisteine）能使黏痰中黏蛋白中的双硫键（—S—S—）断裂，从而降低痰液黏稠度，有利于痰液排出。服药4小时后见效。临床上本品用于慢性支气管炎、哮喘等痰液黏稠、咳痰困难者。羧甲司坦的不良反应有恶心、胃部不适，偶见胃肠出血。服用本药时应避免同时应用强镇咳药，以免稀释的痰液堵塞气道。有出血倾向的消化性溃疡患者慎用。

溴己新

溴己新（bromhexine）能促使黏液分泌细胞的溶酶体释出酶类解聚黏多糖，降低痰的黏稠度，减少酸性黏蛋白，增加小分子黏蛋白；同时，溴己新可激动呼吸道胆碱受体，增加腺体分泌；除此之外，尚可促进纤毛运动。临床上本品用于支气管炎、肺气肿、支气管扩张等，以及改善黏痰阻塞所引起的气促。溴己新适用于慢性支气管炎、支气管扩张症痰液黏稠不易咳出者。少数患者可出现恶心、胃部不适，偶见血清氨基转移酶升高。消化性溃疡、肝功能不全者慎用。

氨溴索

氨溴索（ambroxol）为溴己新的活性代谢物，祛痰作用超过溴己新，它是目前临床上使用最广泛的祛痰药。氨溴索能溶解黏痰，降低痰液黏度，增加支气管纤毛运动，使痰液易于咳出。氨溴索适用于伴有痰液黏稠的急、慢性肺部疾病，可引起轻度的胃肠道反应，过敏反应很少出现，主要为皮疹。服用本药时应避免同时应用强镇咳药，妊娠前3个月慎用，过敏者禁用。

第三节　平喘药

案例导入

患者，女，37岁。因"支气管哮喘急性发作半小时"入院。患者有支气管哮喘病史10年，近3年来发作频次增多，症状稍有加重。半小时前无任何诱因突发哮喘，而身边没有准备药物，遂来医院门诊就诊。医生诊断：支气管哮喘（中度）。

请思考：

1. 可以选择哪些药物来改善患者症状？

2. 如何对患者进行用药指导？

支气管哮喘，简称哮喘，是由多种细胞（如嗜酸性粒细胞、肥大细胞、T淋巴细胞、中性粒细胞等）和细胞组分参与的慢性气道炎症性疾病。哮喘的病因和发病机制极为复杂，目前已知与环境因素有很大关系，包括变应原因素（尘螨、花粉、油漆、鱼、虾、牛奶、药物等）和非变应原因素（运动、冷空气、肥胖等）。哮喘发作时，常出现支气管平滑肌痉挛性收缩、呼吸道黏膜充血水肿、腺体分泌增多、痰液积滞和气道狭窄等现象，患者呈现喘息性呼气性呼吸困难。

平喘药是指能作用于哮喘的不同环节，起到缓解或者预防哮喘发生的药物。按作用方式，平喘药分为三大类：抗炎平喘药、支气管扩张药和抗过敏平喘药（表20-1）。

表 20-1　平喘药的分类及常用药物

分类	类别	主要药物
抗炎平喘药	糖皮质激素类	局部用药：倍氯米松、布地奈德、氟替卡松等
		全身用药：泼尼松、泼尼松龙、地塞米松等
支气管扩张药	β₂受体激动药	沙丁胺醇、特布他林、克伦特罗、福莫特罗
	茶碱类	氨茶碱、多索茶碱、胆茶碱、二羟丙茶碱
	M受体阻断药	异丙托溴铵
抗过敏平喘药	炎症细胞膜稳定药	色甘酸钠
	抗组胺药	酮替芬
	白三烯受体拮抗剂	扎鲁司特、孟鲁司特、普仑司特

一、糖皮质激素类药

目前，糖皮质激素类药物是最有效的抗变态反应炎症性药物，也是治疗支气管哮喘的一线药物。给药方式包括两种：①局部给药：多采用气雾剂吸收给药，可作为慢性哮喘的治疗或者哮喘发作间歇期的治疗，长期使用可减少或中止哮喘的发作。吸入性糖皮质激素可单独使用，也可与β₂受体激动药制成复方制剂使用。②全身给药：以口服或者静脉方式给药，常用于哮喘持续状态或危重发作时的治疗。

倍氯米松

【药理作用和临床应用】

倍氯米松（beclomethasone）为地塞米松衍生物，具有强大的局部抗炎作用。气雾吸入给药后，直接作用于呼吸道而发挥抗炎平喘作用。局部给药吸收少，避免了全身性不良反应，长时间应用对肾上腺皮质功能无抑制作用，可长期低剂量或短期高剂量应用于中度和重度哮喘患者。本药起效慢，不宜用于哮喘急性发作的抢救，急性发作需先使用全身性糖皮质激素控制症状后再使用本药。

【不良反应及注意事项】

倍氯米松吸入给药不良反应轻。少数患者因长期吸入激素后，药液在咽部残留而出现声音嘶哑以及口腔白色念珠菌感染，预防的方式是每次喷药后应及时反复漱口，一旦感染可局部使用抗菌药物控制。孕妇及婴儿慎用。

二、肾上腺素受体激动药

本类药物主要激动β₂受体，舒张支气管平滑肌，可用于哮喘急性发作。此外，还可激活肥大细胞上的β₂受体，阻止过敏介质的释放，缓解支气管痉挛和气道狭窄。β受体激动药分为两大类：一类为非选择性β受体激动药，如肾上腺素、异丙肾上腺素、麻黄碱等，此类药对β₁受体

和 β_2 受体无选择性，在舒张支气管平滑肌的同时有激动心脏 β_1 受体的作用，因此可兴奋心脏，引起心悸、血压升高等不良反应；另一类为选择性 β_2 受体激动药，如沙丁胺醇、特布他林、克伦特罗等，此类药可选择性激动 β_2 受体，在舒张支气管平滑肌的同时有较弱的兴奋心脏作用，心脏不良反应较少。《支气管哮喘防治指南（2024 年版）》指出，沙丁胺醇、特布他林等短效 β_2 受体激动药是缓解轻至中度哮喘急性发作症状的首选药物，建议按需使用，联用吸入性糖皮质激素。而严重程度的哮喘首选吸入性糖皮质激素联用福莫特罗。β_2 受体激动药普遍有气雾剂型和口服剂型，气雾剂起效快，不良反应更轻；口服剂型起效稍慢，但持续时间稍长。克伦特罗因口服安全性问题，片剂于 2011 年退市。常见的 β_2 受体激动药见表 20-2。

表 20-2　常见的 β_2 受体激动药

药物	药理作用与应用	不良反应
沙丁胺醇	平喘作用和异丙肾上腺素相当；心脏兴奋为异丙肾上腺素的 1/10。用于支气管哮喘、喘息性支气管炎及伴有支气管痉挛的呼吸道疾病	震颤、恶心、心动过速
特布他林	扩张气管作用与沙丁胺醇相似，但作用时间稍长，心脏兴奋作用为异丙肾上腺素的 1/100。作用同上	震颤、强直性痉挛、心悸
克伦特罗	扩张气管作用是沙丁胺醇的 100 倍，有增强纤毛运动、溶解黏液的作用，平喘作用强。用于哮喘的治疗和预防	少数患者出现口干、心悸、手颤
福莫特罗	长效、强效，兼有扩张支气管平滑肌和抗炎作用。用于哮喘的治疗和预防	肌肉震颤、头痛、心悸

【注意事项】

1. β_2 受体激动药的不良反应为头痛、头晕、震颤、心悸等，停药或坚持用药一段时间后症状可自行消失。

2. 部分药物用量过大可引起严重的心律失常，甚至发生猝死。久用和大剂量使用可产生耐受性。高血压、冠心病、甲亢患者慎用。

医海拾贝

瘦肉精

　　克伦特罗临床上最早作为平喘药使用。20 世纪 80 年代初，美国一家公司意外发现将一定量（超过治疗剂量 5～10 倍的用量）的盐酸克伦特罗添加到饲料中可明显促进动物的生长，减少动物脂肪含量，提高瘦肉率，于是将其称为"瘦肉精"。之后，这一发现被一些国家广泛用于养殖业，大量的克伦特罗被作为牛、羊、禽、猪等畜禽的促生长剂、饲料添加剂。瘦肉精的广泛使用也导致了很多人食用这种肉质后出现了中毒症状，表现为心慌、胸闷、面颈和四肢肌肉颤动、手抖、头晕、乏力、心律失常等，甚至还有致死的报道。

　　为了保障我国的食品安全，1997 年，我国农业部（现为"农村农业部"）发文禁止瘦肉精在饲料和畜牧生产过程中使用。

三、茶碱类药

　　本类药物的药理作用机制如下：①通过抑制磷酸二酯酶，阻止支气管平滑肌细胞内 cAMP 降解，舒张支气管平滑肌；②阻断腺苷受体，拮抗腺苷诱发的支气管平滑肌痉挛；③促进内源性肾上腺素释放和降低平滑肌细胞内钙离子浓度的作用，使支气管平滑肌松弛；④有免疫调节和抗炎作用，能抑制多种免疫细胞，减少炎症介质释放，降低血管通透性；⑤增加膈肌收缩力以及促进支气管纤毛运动，加速清理痰液。

氨茶碱

【体内过程】

氨茶碱（aminophylline）口服吸收较好，氨茶碱在体内释放出茶碱，生物利用度96%，用药1～3小时血药浓度达峰值，静脉注射10～15分钟达最大疗效。氨茶碱主要经肝脏代谢，血浆半衰期个体差异大，老人和肝硬化患者血浆半衰期明显延长。本品及其代谢产物经肾脏排出。

【药理作用和临床应用】

1. 支气管哮喘　本品对支气管平滑肌的松弛作用弱于 β 受体激动药，临床主要用于：①慢性支气管哮喘的维持治疗；②重症哮喘急性发作或持续状态，一般采用静脉滴注给药，并联用 β 受体激动药等平喘药；③喘息性支气管炎、肺气肿及各种阻塞性肺疾病引起的支气管炎。

2. 心源性哮喘和心源性水肿　本品具有兴奋心脏和利尿的作用，可用于心衰的辅助治疗。

3. 中枢性睡眠呼吸暂停综合征　本品主要是利用氨茶碱的中枢兴奋作用，增强通气，改善症状。

4. 胆绞痛　本品可松弛胆道平滑肌。

【不良反应及注意事项】

该药安全范围小，应严格控制用量，及时调整剂量。

1. 胃肠道反应　本品呈强碱性，局部刺激大，口服可刺激胃黏膜，引起恶心、呕吐、胃痛等胃肠道反应。餐后服用或者服用肠溶片可减轻症状。

2. 中枢兴奋　少数人治疗剂量可出现烦躁不安、失眠等中枢兴奋症状；静脉注射过量或速度过快可出现头痛、头晕、恶心、呕吐，甚至发生惊厥。

3. 急性中毒　静脉注射或剂量过大，可引起心悸、血压骤降，甚至出现心脏骤停或猝死。因此，临床用药时需要严格遵循安全剂量，且注射液必须稀释后缓慢注射。

4. 其他　可有过敏反应和发热症状。

【禁忌证】

对本品过敏的患者，活动性消化道溃疡和未经控制的惊厥性疾病患者禁用。

多索茶碱

多索茶碱（doxofylline）于1998年在我国上市，现在临床上使用非常广泛。该药起效快，药效持续时间长，松弛支气管平滑肌作用比氨茶碱强10～15倍，并具有其他茶碱不具备的镇咳作用。多索茶碱主要用于支气管哮喘、喘息性慢性支气管炎及其他支气管痉挛引起的呼吸困难。与茶碱相比，多索茶碱较少引起中枢、胃肠道和心血管系统的不良反应。急性心梗、哺乳期妇女禁用。严重心、肺、肝、肾功能异常者，高血压患者以及活动性消化性溃疡患者或合并感染的患者慎用，孕妇慎用。

四、M 胆碱受体阻断药

目前常用的治疗支气管哮喘的 M 胆碱受体药物为阿托品的衍生物，能选择性阻断呼吸道 M 受体，从而松弛支气管平滑肌。临床上的常用药有异丙托溴铵、噻托溴铵、氧托溴铵。

异丙托溴铵

异丙托溴铵（ipratropine bromide）又名异丙托品，是阿托品的异丙基衍生物，为高选择性的支气管平滑肌松弛药。本品口服不易吸收，气雾吸入后只在局部发挥平滑肌舒张作用，对心血管作用不明显。本品主要用于合并心血管疾病、糖皮质激素疗效差或者禁用 β 受体激动药的患者。该药起效慢，长期使用不易耐受，对老年患者疗效不低于年轻患者。全身不良反应少，可有口干、干咳、头痛、喉部不适等反应。对本品及阿托品过敏者禁用，青光眼、前列腺增生患者慎用。

五、抗过敏平喘药

本类药主要有炎症细胞膜稳定药，如色甘酸钠、奈多罗米等；白三烯受体拮抗药，如扎鲁司特、孟鲁司特等；抗组胺药，如酮替芬、曲尼斯特等。

色甘酸钠

色甘酸钠（disodium cromoglycate）的平喘作用机制包括：①通过稳定肥大细胞膜，抑制肥大细胞脱颗粒释放过敏介质起作用；②抑制气道感觉神经末梢功能与气道神经源性炎症；③阻断巨噬细胞、嗜酸性粒细胞等炎症细胞介导的反应。本品起效慢，用药数日或数周后才显效，主要用于预防和减少外源性因素导致的哮喘的发生，对正在发作的哮喘无效。此外，对过敏性鼻炎、溃疡性结肠炎、消化道过敏性疾病和角膜炎等也有预防作用。本品不良反应少，少数患者吸入后咽喉部及气管有刺痛感，甚至可诱发支气管哮喘，必要时可吸入少量 β 受体激动药预防。

酮替芬

酮替芬（ketotifen）为强效肥大细胞膜稳定药，作用与色甘酸钠相似，且兼有 H_1 受体阻断作用，不仅抗过敏作用较强，药效维持时间也较长，效果更优。本品主要用于预防各型支气管哮喘发作，其中外源性哮喘比内源性哮喘疗效更佳。此外，还可用于过敏性鼻炎、过敏性结膜炎、荨麻疹、接触性皮炎等。因其中枢神经抑制作用、抗胆碱作用、心脏毒性及体重增加四大副作用，不太建议长期使用。服药期间不得驾驶车、船以及从事高空作业，过敏、孕妇及哺乳期妇女慎用。

📝 **思考题**

1. 平喘药分为哪几类？请写出每类的一个代表药名称。
2. 沙丁胺醇和肾上腺素治疗哮喘的作用机制有何异同？

💊 **知识拓展**

常用制剂及用法

磷酸可待因（codeine phosphate）　片剂，15 mg，30 mg。糖浆剂，每瓶 100 mL。口服一次 10 ～ 20 mg，每天 3 次。

氢溴酸右美沙芬（dextromethorphan hydrobromide）　片剂，10 mg，15 mg。一次 10 ～ 30 mg，一日 3 次。

枸橼酸喷托维林（pentoxyverine citrate）　片剂，25 mg。一次 25 mg，每天 3 次。

苯佐那酯（benzonatate）　片剂，20 mg。胶囊剂，20 mg。一次 20 mg，每天 3 次。

氯化铵（ammonium chloride）　片剂，0.3 g。一次 0.3 ～ 0.6 g，用水稀释或配成合剂，每天 3 次。

乙酰半胱氨酸（acetylcysteinumpro nebula）　片剂，200 mg。喷雾剂，0.5 g∶1 g。口服：一次 200 mg，每天 2 ～ 3 次。吸入：以 10% 溶液喷雾吸入，一次 1 ～ 3 mL，每天 2 ～ 3 次。

羧甲司坦（carbocisteine）　片剂，0.25 g。2 ～ 5 岁儿童一次 0.5 片，6 ～ 12 岁儿童一次 1 片，12 岁以上儿童及成人一次 2 片，一日 3 次。

盐酸溴己新（bromhexine hydrochloride）　片剂，8 mg。成人一次 8 ～ 16 mg，一日 3 次。

盐酸氨溴索（ambroxol hydrochloride）　片剂，30 mg。成人一次 30～60 mg，一日 3 次，饭后服用。

二丙酸倍氯米松（beclomethasone dipropionate）　气雾剂，每喷 0.05 mg。吸入 0.1～0.2 mg，每天 2～3 次。

曲安奈德（triamcinolone acetonide）　鼻喷雾剂，6 mL∶1 支（120 喷，每撷 55 μg）。注射液（混悬剂），40 mg∶1 mL。过敏性鼻炎：12 岁及以上的儿童、成人，一次剂量为每侧鼻孔 2 撷（共 220 μg），一日 1 次。症状得到控制时，可降低到每侧鼻孔 1 撷，一日 1 次，可作为长期维持用药。支气管哮喘：肌内注射，成人一次 40 mg，每 3 周 1 次，5 次为一疗程。儿童剂量减半。

氟替卡松（fluticasane）　鼻喷雾剂，0.05%（每撷 50 μg）。成人和 12 岁以上儿童：每个鼻孔各 2 撷，一日 1 次（每日 200 μg），以早晨用药为好。每日最大剂量为每个鼻孔不超过 4 撷。

硫酸沙丁胺醇（salbutamol sulfate）　片剂，0.5 mg。胶囊剂，4 mg。缓释、控释剂，4 mg。气雾剂，每喷 0.1 mg。口服一次 2～4 mg，每天 3～4 次，儿童酌减。气雾吸入：一次 0.1～0.2 mg，每 4～6 小时 1 次。

硫酸特布他林（terbutaline sulfate）　片剂，2.5 mg。胶囊剂，5 mg。气雾剂，每喷 0.2 mg。口服：5 mg，每天 3～4 次，儿童酌减。喷雾吸入，一次 0.2 mg，每 4～6 小时 1 次。

盐酸克伦特罗（clenbuterol hydrochloride）　气雾剂，每喷 2 mg。气雾吸入：一次 0.01～0.02 mg，每 4～6 小时 1 次。

氨茶碱（aminophylline）　片剂，50 mg。缓释片，100 mg。注射剂，10%∶5 mL。口服：一次 0.1～0.2 g，每天 3 次。注射：0.25～0.5 g，以 25%～50% 葡萄糖溶液稀释后缓慢静脉推注。

多索茶碱（doxofylline）　片剂，0.2 g。一次 0.2～0.4 g，一日 2 次。注射液，0.1 g∶1 mL。成人一次 0.2 g，每 12 小时一次。以 25% 葡萄糖注射液稀释至 40 mL 缓慢静脉注射（时间应在 20 分钟以上），5～10 日为一疗程，或遵医嘱；也可将本品 0.3 g 加入 5% 葡萄糖注射液或生理盐水注射液 100 mL 中，缓慢静脉滴注（时间在 40 分钟以上），一日 1 次。

异丙托溴铵（ipratropium bromide）　气雾剂，10 mL。一次 40～80 μg，一日 3～4 次，气雾吸入。

色甘酸钠（sodium cromoglicate）　粉雾剂，20 mg。吸入：一次 20 mg，每天 4 次。气雾剂：每喷 3.5 mg。气雾吸入，一次 3.5～7 mg，每天 3 次。

酮替芬（ketotifen）　片剂，0.5 mg，1 mg。一次 1 mg，一日 2 次。

（胡琦兰）

第二十章
目标测试

第二十一章
作用于消化系统的药物

📗 **素质目标**

具有诚心、细心、仁心等医师必备的职业道德。
具有融会贯通的学习意识。

📗 **知识目标**

掌握抗消化性溃疡药的药理作用、临床应用及主要不良反应。
熟悉止吐药、泻药与止泻药的作用和临床应用。
了解助消化药的作用和临床应用。

📗 **能力目标**

具有良好的人际沟通能力，能根据患者疾病选择合适药物并开具治疗处方。

消化性溃疡（peptic ulcer，PU）是指胃肠道黏膜被自身消化而形成的溃疡，通常所说的消化性溃疡是指胃溃疡（gastric ulcer，GU）和十二指肠溃疡（duodenal ulcer，DU）。消化性溃疡是由于黏膜的损伤因子（幽门螺杆菌、胃酸、胃蛋白酶、吸烟、药物等）作用增强，或保护因子（胃黏液、碳酸氢盐、黏膜上皮屏障、前列腺素等）作用减弱所引起的。

第一节　抗消化性溃疡药

案例导入

> 患者，男性，48岁。上腹部疼痛2年，多在冬春季发生，每次饮酒或情绪紧张时腹痛症状加重或复发。3天前因受凉感冒，出现发热、头痛，服用阿司匹林治疗后，出现上腹部疼痛，痛势较甚，伴有泛酸、嗳气、口苦口干、大便干。胃镜检查结果显示：1. 十二指肠溃疡；2. 幽门螺杆菌阳性。
>
> **请思考：**
> 1. 该患者服用阿司匹林为何会出现上腹部疼痛？
> 2. 该患者可用哪些药物治疗？

抗消化性溃疡药是指能降低黏膜损伤因子或者增强黏膜保护因子的作用，减轻溃疡症状，促进溃疡面愈合，防止溃疡复发和减少并发症的一类药物。抗消化性溃疡药主要分为四大类：①中和胃酸药；②抑制胃酸分泌药；③胃黏膜保护药；④抗幽门螺杆菌感染药。

一、中和胃酸药

中和胃酸药是一类弱碱性药物，由于胃腔环境呈酸性，服用后可迅速中和胃酸，降低胃液酸度，降低胃蛋白酶活性，从而减轻或解除胃酸和胃蛋白酶对胃、十二指肠黏膜的刺激和侵蚀作用，缓解溃疡的疼痛并促进愈合。中和胃酸药单用效果差，故常将不同中和胃酸药与其他药配伍制成复方制剂，以增强中和胃酸的作用，减少不良反应。部分中和胃酸药，在胃液中还可以形成胶状膜，将胃酸、胃蛋白酶与溃疡面隔开，从而保护溃疡面。

氢氧化铝

氢氧化铝（aluminum hydroxide）具有抗酸、吸附、局部止血以及保护溃疡面等作用。本品中和胃酸的作用较强，起效慢而持久，从而缓解胃酸过多导致的症状。与胃酸发生反应后形成氯化铝，氯化铝具有收敛、局部止血和致轻度便秘作用。本品与胃液混合，可形成凝胶状物而覆盖在胃腔表面，溃疡处覆盖多，可形成保护膜。长期服用本品可影响肠道对磷酸盐的吸收。

氢氧化镁

氢氧化镁（magnesium hydroxide）中和胃酸作用比氢氧化铝强，起效较快且作用持久，Mg^{2+} 可引起腹泻。本品适用于有便秘的胃酸过多者，或者胃及十二指肠溃疡患者。肾功能不全者可引起血镁浓度增高。

三硅酸镁

三硅酸镁（magnesium trisilicate）中和胃酸作用较弱，起效缓慢而作用持久，在胃内生成的胶状物二氧化硅对溃疡面有保护作用。

铝碳酸镁

铝碳酸镁（hydrotalcite）为新型中和胃酸药，1996年进入中国市场，一度成为中国使用最多的中和胃酸药。本品可使胃腔pH值稳定地保持在3～5（该环境是最有利于胃溃疡治疗的环境）。一旦pH值小于3，中和胃酸反应将重新开始；一旦pH值大于5，反应将自动终止。它能中和

99% 的胃酸，使 80% 的胃蛋白酶失去活性。本品抗酸作用迅速，作用时间持久。铝碳酸镁有吸附和结合作用，可吸附和结合胃蛋白酶，直接抑制其活性，帮助溃疡面修复；还能结合胆汁酸，防止反流物对胃黏膜的损伤。本品还有黏膜保护作用，可促进病变部位更快、更好地愈合。铝碳酸镁主要用于治疗胃溃疡、十二指肠溃疡、急慢性胃炎、反流性食管炎，以及与胃酸分泌过多相关的胃部不适如胃灼痛、反酸及腹胀、恶心、呕吐等症状。

二、抑制胃酸分泌药

胃腺壁细胞分泌胃酸，壁细胞膜上有 H_2 受体、M_1 受体和胃泌素受体，分别与组胺、乙酰胆碱和胃泌素结合，最终激活该细胞膜上的 H^+-K^+-ATP 酶（又称为质子泵），通过 H^+-K^+ 交换将 H^+ 从壁细胞转运到胃腔中形成胃酸。因此，只要阻断壁细胞膜上 H_2 受体、M_1 受体以及胃泌素受体或者直接抑制 H^+-K^+-ATP 酶，就能够使胃酸分泌减少。抑制胃酸分泌药有 4 类：H_2 受体阻断药、H^+-K^+-ATP 酶抑制药、M 胆碱受体阻断药、胃泌素受体阻断药。由于现在 M 胆碱受体阻断药、胃泌素受体阻断药临床使用极少，故本章节重点阐述前两类抑制胃酸分泌药物。

（一）H_2 受体阻断药

本类药物是 20 世纪消化性溃疡第一次革命性进步的药物。目前常用的药物有西咪替丁（cimetidine）、雷尼替丁（ranitidine）、法莫替丁（famotidine）、尼扎替丁（nizatidine）等。本品口服吸收迅速，生物利用度普遍高，$1 \sim 3$ 小时后血药浓度达到峰值。与血浆蛋白结合率较低。仅小部分（$10\% \sim 35\%$）药物被肝脏代谢，原形药物及其代谢产物经肾脏排出。常用 H_2 受体阻断药的特点比较见表 21-1。

表 21-1 常用 H_2 受体阻断药的作用比较

药物名称	西咪替丁	雷尼替丁	法莫替丁	尼扎替丁
作用持续时间 /h	6	$8 \sim 10$	12	12
作用相对强度	1	$5 \sim 12$	20	$5 \sim 10$
生物利用度 /%	70	50	50	>90
血浆半衰期 /h	2	$2 \sim 3$	$2 \sim 3$	$1 \sim 2$

【药理作用和临床应用】

H_2 受体阻断药能够竞争性与壁细胞上的 H_2 受体结合，拮抗组胺或组胺受体激动药，从而抑制胃酸分泌。本类药物可抑制各种原因导致的胃酸分泌增多，尤其是基础胃酸分泌增多以及夜间胃酸分泌过多的患者，临床上主要用于消化性溃疡、胃酸分泌增多症，还可以用于胃食管反流病、卓 - 艾综合征的治疗以及应激性溃疡的预防和治疗。

【不良反应及注意事项】

本类药物中，西咪替丁的不良反应最多见，法莫替丁及尼扎替丁的不良反应发生率较低，偶有便秘、腹泻、腹胀、头晕、皮疹、嗜睡、精神异常、心律失常、心源性休克等。长期服用西咪替丁，因其拮抗雄激素，偶见性功能障碍、男性乳房发育、女性溢乳等。雷尼替丁也有男性乳房发育表现，但停药后，患者多可恢复正常。西咪替丁是肝药酶抑制剂，可抑制肝脏对其他药物的代谢。

（二）H^+-K^+-ATP 酶抑制药

H^+-K^+-ATP 酶又称作质子泵，位于胃壁细胞的胃黏膜一侧。其功能是将 H^+（质子）泵入胃腔，形成盐酸。在泵 H^+ 的同时，将 K^+ 转入胃壁细胞。H^+-K^+-ATP 酶抑制药（PPI）是指能与 H^+-K^+-ATP 酶结合，使酶丧失活性，使 H^+ 转运发生障碍。此类药抑制胃酸分泌作用强大而持久，能够使胃蛋白酶分泌减少，还能够抑制幽门螺杆菌。本类药物疗效显著，是治疗消化性溃疡的又一次里程碑式进步的药物。

知识链接

^{13}C 和 ^{14}C 尿素呼气试验

幽门螺杆菌是导致消化性溃疡最主要的因素，它是胃内具有高活性尿素酶的细菌。^{13}C 和 ^{14}C 尿素呼气试验可以检测尿素酶活性，因此可用于间接检测幽门螺杆菌的存在。这两种方法不需要做胃镜，检查之前需要空腹，试验时只需口服装有药物的胶囊，轻松呼气后测定呼气成分，几分钟便能确定是否有幽门螺杆菌感染。两种方法结果准确率都很高。^{13}C 尿素呼气试验无明显辐射，而 ^{14}C 尿素呼气试验有一定的辐射，因此 ^{13}C 尿素呼气试验安全性更高，适用于儿童、孕妇、哺乳期妇女以及老年群体。^{13}C 尿素呼气试验的 DOB 值正常范围是 $0 \sim 4$，超出这个范围说明患者感染了幽门螺杆菌。^{14}C 尿素呼气试验 DPM 正常值是 $0 \sim 100$，超出这个范围说明患者感染了幽门螺杆菌。两种方法只是用来检测是否有幽门螺杆菌的感染，并不能确定是否有胃病，胃炎、胃溃疡、十二指肠溃疡的确诊需要依靠胃镜检查。

奥美拉唑

奥美拉唑（omeprazole）又名洛赛克，是第一代 H^+-K^+-ATP 酶抑制药。本品口服经小肠迅速吸收，单次给药生物利用度为 35%，反复用药生物利用度为 60%，血药浓度达峰时间 $1 \sim 3$ 小时。胃内食物充盈可延缓吸收，但不影响影响总量，故一般餐前服用。奥美拉唑血浆蛋白结合率大于95%，药物不易进入血脑屏障，$t_{1/2}$ 为 $0.5 \sim 1$ 小时，主要在肝脏代谢，全部以代谢物方式经肾脏排泄。

【药理作用和临床应用】

奥美拉唑可抑制胃壁细胞 H^+-K^+-ATP 酶，具有强大而持久的抑制胃酸分泌作用。连续服用的效果强于单次服用，因此生物利用度更高。奥美拉唑能防治阿司匹林、乙醇和应激发生的胃黏膜损伤；同时还能抑制幽门螺杆菌，常与抗生素联合应用治疗消化性溃疡。此外，奥美拉唑还可用于治疗慢性胃炎、卓-艾综合征、反流性食管炎、上消化道出血。

【不良反应及注意事项】

该药耐受性好，不良反应发生率 3%，可有口干、头晕、失眠、腹胀、恶心、腹泻、上腹痛等。偶见皮疹、外周神经炎、维生素 B_{12} 缺乏、男性乳房发育等。对本品过敏者，严重肝功能不全者、婴幼儿禁用。不建议孕妇以及哺乳期妇女使用。

兰索拉唑

兰索拉唑（lansoprazole）又名达克普隆，是第二代 H^+-K^+-ATP 酶抑制药，化学结构和作用与奥美拉唑相似，抑制胃酸作用比奥美拉唑强，对胃蛋白酶也有轻度的抑制。兰索拉唑口服易吸收，生物利用度为 85%，半衰期短，大约 2 小时，在体内无蓄积，但抑酸作用可持续 24 小时。本品临床应用与奥美拉唑相同。本品安全性好，患者一般能很好地耐受，不良反应与奥美拉唑类似。

泮托拉唑

泮托拉唑（pantoprazole）又名喷妥洛克，为第三代 H^+-K^+-ATP 酶抑制药，作用同奥美拉唑，口服吸收迅速，生物利用度约 77%，并相当稳定。本品起效快，作用持续时间长，耐受性好，不良反应少而轻。

雷贝拉唑

雷贝拉唑（rabeprazole）于 2001 年在我国上市，为第三代 H^+-K^+-ATP 酶抑制药。雷贝拉唑抑制胃酸分泌以及缓解症状的作用比奥美拉唑、兰索拉唑、泮托拉唑都要强。本品口服易吸收，半衰期短，不良反应轻微。

三、胃黏膜保护药

胃黏膜屏障包括细胞屏障和黏液 - 碳酸氢盐屏障。胃黏膜细胞顶部的细胞膜和细胞间的紧密连接构成细胞屏障，以抵抗胃酸和胃蛋白酶的侵蚀作用。胃黏膜表面黏稠的胶冻状黏液构成黏液 - 碳酸氢盐屏障，可将胃酸和胃蛋白酶阻隔开。胃黏膜保护药主要是通过增强这两种屏障而发挥保护作用。

枸橼酸铋钾、胶体果胶铋

枸橼酸铋钾（bismuth potassium citrate）与胶体果胶铋（colloidal bismuth pectin）作用相似，二者作用如下：①可在溃疡的表面形成保护膜；②能促进前列腺素合成；③促进胃黏膜分泌黏液和碳酸氢盐；④抑制和杀灭幽门螺杆菌，联合两种抗幽门螺杆菌的抗生素可达到80%的根治率。本品临床上应用于消化性溃疡、慢性胃炎等，用药期间可使舌染黑，大便呈黑色，口中有氨味，偶见恶心、腹泻、便秘等。牛奶、中和胃酸药可干扰本品疗效，不宜同时服用。严重肾功能不全者、孕妇、哺乳期妇女禁用。

米索前列醇

米索前列醇（misoprostol）是前列腺素衍生物，可抑制各种原因的胃酸以及胃蛋白酶分泌，同时促进黏液和碳酸氢盐分泌，增强黏膜细胞的抵抗力。其他作用还包括增加胃黏膜血流量。临床上本品应用于各种原因的消化性溃疡以及胃黏膜损伤。

硫糖铝

硫糖铝（sucralfate）的作用主要有以下几种：①可解离出 $Al(OH)_3$，起到中和胃酸的作用；②可形成稠厚的胶体覆盖于黏膜表面形成保护；③可抑制幽门螺杆菌繁殖；④可促进胃、十二指肠黏膜合成前列腺素 E_2，增强胃、十二指肠黏膜屏障。临床上本品应用于消化性溃疡、反流性食管炎、慢性胃炎等。

硫糖铝有轻微便秘、口干、恶心等不良反应。在酸性环境中对胃起保护作用，故本品不宜与碱性药物同用。

四、抗幽门螺杆菌药

抑制或者杀灭幽门螺杆菌的药物主要有 3 类：①抗菌药物，如阿莫西林、克拉霉素、四环素、甲硝唑、呋喃唑酮、阿奇霉素、左氧氟沙星等，其中甲硝唑的耐药率非常高，达到60% ~ 70%，而呋喃唑酮和四环素的耐药率相对较低；②铋剂，如枸橼酸铋钾、胶体果胶铋等；③ H^+-K^+-ATP 酶抑制药，如奥美拉唑、泮托拉唑，埃索美拉唑（esomeprazole）等。

幽门螺杆菌适应能力非常强，单用上述药物疗效差，且细菌容易耐药，故常采用多药联合应用。十年前常将三联疗法（PPI + 两种抗生素）作为治疗幽门螺杆菌的金标准，但随着细菌耐药率的增加，目前的首选根治方案是四联疗法（PPI + 铋剂 + 两种抗生素），疗程 14 天，其中，阿莫西林和克拉霉素使用分散片比普通的胶囊或片剂效果更好。一旦四联疗法治疗失败，可以采用高剂量二联疗法（埃索美拉唑和雷贝拉唑中选 1 个，联用抗生素 1 个）作为补救方案，但补救方案的治愈率明显低于首治方案，并且治疗的时间更长。根治幽门螺杆菌是消化性溃疡治疗的第一阶段，溃疡往往并没有完全愈合，需要进行第二阶段的溃疡愈合巩固治疗，第二阶段单用 PPI 6 周左右，绝大部分患者溃疡可完全痊愈。部分特殊情况如反复发作、溃疡时间长、直径较大、多发或老年患者，可单用 PPI 作进一步 3 ~ 6 个月的维持治疗，以减少消化性溃疡的复发概率。

处方评判

胃溃疡治疗方案

患者，男，32岁。因"间歇性中上腹痛3年"入院就诊。医生经过胃镜检查确诊为胃溃疡伴幽门螺杆菌感染。针对第一阶段根治幽门螺杆菌的治疗，医生处方如下：

Rp：

奥美拉唑肠溶片　　10 mg×14 片

Sig.10 mg　qd　po.

克拉霉素片　0.25 g×20 片

Sig.0.5 mg　qd　po.

阿莫西林胶囊　0.5 g×24 片

Sig.1.0 g　bid　po.

请分析处方是否合理？

第二节　助消化药

助消化药是指含有消化液成分或促进消化液分泌的药物，能促进食物消化或制止肠道内容物过度发酵。该类药物主要用于消化液分泌不足引起的消化不良。

益生菌

益生菌可帮助消化吸收，常见的益生菌有双歧杆菌、乳酸杆菌、保加利亚乳杆菌、枯草杆菌、酵母菌、肠球菌等。益生菌能够调节肠道菌群，抑制有害微生物，促进正常细菌生长，维持肠道生态平衡，协助产生消化酶，减少蛋白质异常发酵以及气体产生。该类药物主要用于消化不良、腹胀、便秘及腹泻患者，但不宜与抗菌药物或吸附剂同时服用，以免降低疗效，也不宜用开水冲服，以免杀死活菌。

胃蛋白酶

胃蛋白酶（pepsin）来自于动物胃黏膜，能分解蛋白质和多肽，在酸性环境下活性增强，故常与稀盐酸同服，以增加食欲，促进消化。本品用于胃蛋白酶分泌不足所致的消化不良、食欲不振及慢性萎缩性胃炎。本品不能与碱性药物配伍，不宜与抗酸药同服。

胰酶

胰酶（pancreatin）来自牛、猪、羊等动物的胰腺，含胰蛋白酶、胰淀粉酶和胰脂肪酶，在中性或弱碱性条件下活性较强，在肠液中可消化蛋白质、淀粉和脂肪。本品主要用于胰液分泌不足引起的消化不良以及胃肠、肝病引起的消化酶不足。服用时不可咀嚼，不宜与酸性药物同服。

第三节　胃肠运动功能调节药

胃肠的运动受神经和体液双重调节，参与的神经递质有乙酰胆碱、多巴胺、5-羟色胺等。胃肠道运动功能异常包括胃肠运动能力减弱或者亢进。胃肠运动功能调节药包括胃肠动力药和胃肠解痉药。

一、胃肠动力药

胃肠动力药能够增加胃肠推进性蠕动，改善胃肠道蠕动的协调性，促进胃排空。常用药物有多巴胺受体阻断药如多潘立酮、甲氧氯普胺，以及 $5\text{-}HT_4$ 受体激动药如莫沙必利等。

多潘立酮

多潘立酮（domperidone）口服易吸收，血药浓度 $15 \sim 30$ 分钟达高峰，首过消除明显，生物利用度仅为 14%。也可肌肉注射、静脉注射或直肠给药，$t_{1/2}$ 为 $7 \sim 8$ 小时。本品主要经肝代谢，肠道排泄。

【药理作用和临床应用】

多潘立酮属于外周性的多巴胺受体阻断药，因不易通过血脑屏障，因此可直接阻断胃肠道 D_2 受体，具有协调胃肠运动和止吐作用。本品对结肠的影响小，临床上主要用于胃排空延缓、反流性食管炎、胃轻瘫和慢性胃炎；也可用于偏头痛、颅脑外伤、肿瘤治疗引起的恶心、呕吐。

【不良反应及注意事项】

多潘立酮偶有轻度口干、头痛、眩晕、嗜睡、腹痛、腹泻、便秘、神经过敏等，可促进催乳素释放，引起乳房胀痛、泌乳。婴幼儿及哺乳期妇女慎用，机械性肠梗阻、胃肠出血、乳腺癌、孕妇禁用。

甲氧氯普胺

甲氧氯普胺（metoclopramide）又名胃复安，可阻断延髓催吐化学感受区（CTZ）的 D_2 受体而产生强大的中枢性镇吐作用。此外，本品还可阻断胃肠多巴胺受体，促进胃排空和肠内容物向回盲部推进；促进催乳素分泌增加。临床上本品用于呕吐、反流性食管炎、胆汁反流性胃炎、产后少乳以及胃轻瘫，偶见嗜睡、便秘、腹泻、皮疹、男性乳房发育、女性溢乳等不良反应。大剂量或长期使用本品可引起锥体外系反应。哺乳期妇女用药期间不宜哺乳，孕妇禁用。

二、胃肠解痉药

胃肠解痉药主要是 M 胆碱受体阻断药，包括阿托品类生物碱及人工合成解痉药，前者有阿托品、山莨菪碱等，后者有溴丙胺太林和东莨菪碱等，临床主要用于解除胃肠痉挛导致的腹痛。

第四节　止吐药

参与呕吐反射的中枢部位包括呕吐中枢和延髓催吐化学感受区（CTZ）。呕吐中枢可接受来自大脑以及外周的各种传入的信号而引起呕吐。止吐药包括：① M 胆碱受体阻断药，主要有东莨菪碱、苯海索等；② H_1 受体阻断药，常用药物有苯海拉明、异丙嗪、布可立嗪、美克洛嗪等，可用于防治晕动病、内耳眩晕病以及放射病等引起的呕吐；③ 多巴胺受体阻断药，主要有氯丙嗪、多潘立酮和甲氧氯普胺，其中氯丙嗪镇吐作用强，不良反应多，对晕动病引起的呕吐无效，而多潘立酮、甲氧氯普胺主要用于肿瘤放、化疗及其他原因引起的呕吐；④ $5\text{-}HT_3$ 受体阻断药，主要有昂丹司琼、格拉司琼等，因其不良反应少而轻，临床上现已广泛使用。

昂丹司琼

昂丹司琼（ondansetron）能选择性阻断中枢及迷走神经传入纤维 5-HT$_3$ 受体，从而产生迅速而强大的止吐作用。昂丹司琼对化疗药如多柔比星、顺铂、环磷酰胺等引起的呕吐作用强大而持久，但对晕动病和多巴胺受体激动药阿扑吗啡引起的呕吐无效。本品不良反应轻，偶可出现便秘、腹泻、头晕等症状，无其他止吐药常见的锥体外系反应以及过度镇静作用。胃肠道梗阻患者、孕妇禁用。

格拉司琼

格拉司琼（granisetron）为高选择性的 5-HT$_3$ 受体阻断药，作用类似于昂丹司琼，起效迅速，作用强大，持续时间长。临床上本品用于预防和治疗化疗、放疗引起的恶心、呕吐，不良反应偶尔可见嗜睡、便秘、腹泻等，无其他止吐药常见的锥体外系反应以及过度镇静作用。过敏、胃肠道梗阻禁用，婴幼儿、孕妇及哺乳期妇女禁用。

第五节　泻药与止泻药

一、泻药

泻药在临床上主要用于治疗功能性便秘、清洁肠道或加速肠内毒物排出。泻药分为渗透性泻药、刺激性泻药和润滑性泻药。

（一）渗透性泻药

渗透性泻药口服后不吸收或者很少吸收，离子在肠道内形成高渗透压，可以将肠腔外的水分吸收至肠腔，增加肠内液体容积，同时此类药可刺激肠道蠕动，从而产生导泻作用。

硫酸镁

硫酸镁（magnesium sulfate）经胃肠给药才具有导泻功能。

【药理作用和临床应用】

1. 导泻　硫酸镁口服后，在肠内解离成难以吸收的镁离子和硫酸根离子，形成高渗透压。导泻起效快，作用强大。口服硫酸镁导泻，宜大量饮水。本品主要用于急性便秘，以及毒物解毒导泻。

2. 利胆　口服 33% 的硫酸镁溶液，可反射性引起胆总管括约肌松弛，胆囊收缩，产生利胆作用。可用于阻塞性黄疸、慢性胆囊炎等。

3. 其他　抗惊厥、降血压、消炎消肿（用 25% ～ 50% 的硫酸镁溶液热敷患处）。

【不良反应及注意事项】

硫酸镁口服腹泻严重可引起水盐电解质平衡紊乱。静脉注射过量或速度过快，可致血压快速下降、呼吸抑制等中毒症状，严重者甚至死亡，一旦出现中毒反应，应立即停药并静脉缓慢注射钙盐等，心脏停搏的立即实行心肺复苏。月经期、妊娠期妇女及老年患者慎用。肠道出血、急腹症、中枢抑制药中毒者禁用。

硫酸钠

硫酸钠（sodium sulfate）导泻机制同硫酸镁，导泻作用强大。本品作用比硫酸镁弱，无中枢抑制作用。可用于口服中枢抑制药如苯巴比妥中毒的导泻。本品是钡化合物中毒的特效解毒药，用 5% 硫酸钠溶液洗胃，可与钡离子结合成无毒的不被吸收的硫酸钡而随肠道排出；静脉注射也可与血液的钡离子结合成无毒的硫酸钡，经肾脏排出。肾功能不全者用硫酸钠导泻比硫酸镁安全。年老体弱、充血性心力衰竭、水肿患者禁用。

（二）刺激性泻药

刺激性泻药又称为接触性泻药，主要是刺激结肠蠕动，从而产生导泻作用。

比沙可啶

比沙可啶（bisacodyl）是一种缓泻药，口服给药后 6 小时内起效，直肠给药后 15 ～ 60 分钟起效，通过与肠黏膜直接接触，刺激其感觉神经末梢，引起肠反射性蠕动增加而导致排便。本品主要用于各种类型的功能性便秘。本品刺激结肠作用较强，少数患者可引起腹胀、肠炎。对本品过敏者、急腹症、炎症性肠病患者、6 岁以下儿童禁用，孕妇禁用。

蒽醌类

蒽醌类（anthraquinones）为大黄、番泻叶等中药所含的蒽醌苷类物质，口服后在肠道可分解为蒽醌，刺激结肠，引起肠道推进性蠕动，同时使大肠内的水分增加，2 ～ 8 小时可排软便或引起腹泻。番泻叶导泻作用十分强大，临床使用时剂量宜小。常用中成药麻仁丸中含有大黄，但麻仁丸作用温和，属于缓泻药。蒽醌类药临床上用于各种类型的功能性便秘。

（三）润滑性泻药

润滑性泻药是指能在肠道中润滑并软化粪便，促进排便的一类药物。

液状石蜡

液状石蜡（liquid paraffin）是一种矿物油，口服不吸收，能阻止肠道内水分的吸收，使粪便稀释变软，同时可润滑肠壁，便于粪便排出。临床上本品用于各种类型引起的功能性便秘，长期使用可妨碍脂溶性维生素的吸收。

甘油

甘油（glycerol）能润滑肠壁并刺激肠壁神经引起排便反射，还可以软化大便。它是开塞露的主要成分。开塞露经直肠给药，起效快、效果好。开塞露主要用于各种类型的便秘，儿童和老年人均可使用，安全性高。

二、止泻药

止泻药可分为抑制肠蠕动止泻药、收敛止泻药和吸附止泻药 3 类。

（一）抑制肠蠕动止泻药

洛哌丁胺

洛哌丁胺（loperamide）又名苯丁哌胺、易蒙停，主要作用于胃肠道的 μ 阿片受体，本品很少进入中枢，故中枢不良反应少。本品起效快，止泻作用是吗啡的 40 ～ 50 倍且更持久。洛哌丁胺主要用于急、慢性腹泻，尤其适用于其他药物效果不太显著的慢性功能性腹泻。本品不良反应少，偶见胃肠道反应和皮疹。

（二）收敛止泻药

鞣酸蛋白

鞣酸蛋白（tannalbin）口服后在肠内可释放出鞣酸，鞣酸可与肠黏膜蛋白质结合凝固，降低有害因子对肠道的刺激，降低炎性渗出物，从而发挥收敛和止泻作用。临床上本品用于急性胃肠炎、非细菌性腹泻的治疗。

碱式碳酸铋

碱式碳酸铋（bismuth subcarbonate）有保护胃肠黏膜及收敛、止泻作用，用于腹泻及慢性胃肠炎。

（三）吸附止泻药

药用炭

药用炭（medicinal charcoal）为不溶性的微细干燥炭粉末，颗粒小，孔隙多，表面积大，能吸附肠道中多种有害气体、细菌、毒素等，起到止泻作用和阻止有害物质吸收作用。临床上药用炭主要用于腹泻、食物中毒等，与抗生素、益生菌、维生素、激素等药物同服，可减弱这些药物的作用。

蒙脱石

　　蒙脱石（montmorillonite）又名思密达。它能够对消化道内的病毒、细菌及其产生的毒素、气体有极强的吸附和抑制作用，使其失去致病作用。此外对消化道黏膜还具有很强的保护能力，可修复、提高黏膜屏障的防御功能。临床上本品用于成人及儿童急、慢性腹泻。

📝 思考题

> 1. 请简述 H^+-K^+-ATP 酶抑制药的作用机制。
> 2. 请简述止泻药的种类以及各类的代表性药。

🔖 知识拓展

常用制剂及用法

　　氢氧化铝（aluminum hydroxide）　片剂，0.3 g。口服，0.6～0.9 g，每天 3 次。

　　三硅酸镁（magnesium trisilicate）　片剂，0.3 g。口服，0.6～1.0 g，每天 3 次。

　　铝碳酸镁（hydrotalcite）　片剂，0.5 g。口服（咀嚼后服用），0.5～1.0 g，每天 3 次。

　　西咪替丁（cimetidine）　片剂，0.2 g。口服，0.2～0.4 g，每天 4 次。一般于饭后及睡前各服一次，疗程一般为 4～6 周。

　　雷尼替丁（ranitidine）　片剂，150 mg。口服，150 mg，每天 2～3 次，早晚饭后服用，维持剂量每天 150 mg，于饭前顿服。

　　法莫替丁（famotidine）　片剂，10 mg。口服，20 mg，每天 2 次。早餐后、晚餐后或临睡前服用。4～6 周为一疗程，溃疡治愈后维持量减半，饭前服用。

　　尼扎替丁（nizatidine）　片剂，0.15 g。成人一日 1 次，一次 300 mg，睡前口服；或者一日 2 次，一次 150 mg，疗程可用至 8 周。

　　奥美拉唑（omeprazole）　胶囊剂，20 mg。注射剂，40 mg。十二指肠溃疡：20 mg，每天 1~2 次。促胃泌素瘤：60 mg，每天 1 次，可用至每天 120 mg。反流性食管炎：20～60 mg，每天 1 次。

　　兰索拉唑（lansoprazole）　肠溶片，30 mg。每日清晨口服 1 次，一次 30 mg 或遵医嘱。

　　泮托拉唑（pantoprazole）　肠溶片，40 mg。口服，40 mg，每天 1 次或遵医嘱。

　　雷贝拉唑（rakeprazole）　肠溶片，20 mg。口服，20 mg，每天 1 次，晨服。

　　枸橼酸铋钾（bismuth potassium ciltrate）　片剂，120 mg。口服，120 mg，每天 3～4 次。

　　米索前列醇（misoprostol）　片剂，0.2 mg。口服，0.2 mg，每天 1 次。

　　硫糖铝（sucralfate）　片剂，0.25 g。口服，1 g，每天 3～4 次。

　　乳酶生（lactasin）　片剂，0.1 g。口服，0.3～0.9 g，每天 3 次。

　　金双歧（gold bifidum）　片剂，0.5 g。口服，2 g，一日 2～3 次。温开水或温牛奶冲服。

　　胃蛋白酶（pepsin）　粉剂，0.2 g。口服，0.2～0.6 g，每天 3 次。饭前服，同时服稀盐酸 0.5～2 mL。合剂，每 10 mL 含胃蛋白酶 0.2～0.3 g。每次饭前或饭时服 10 mL。

　　胰酶（pancreatin）　片剂，0.3 g，0.5 g。口服，0.3～1.0 g，每天 3 次，饭前服用。

　　多潘立酮（domperidone）　片剂，10 mg。口服，10 mg，饭前 15～30 min 服用。注射剂，10 mg∶2 mL。注射或静脉滴注，8～10 mg，每天 3 次。

甲氧氯普胺（metoclopramide） 片剂，5 mg。口服，10 mg，每天 3 次，饭前 0.5 小时服用。注射剂，10 mg∶2 mL，10～20 mg，每日不超过 0.5 mg/kg，肌内注射。

昂丹司琼（ondansetron） 片剂，4 mg。口服，8 mg，每 8 小时一次或者每天 1 次。注射剂，4 mg∶2 mL。静脉注射，0.15 mg/kg，于化疗前 30 分钟静脉注射，后每 4 小时一次，共 2 次，再改为口服给药。

格拉司琼（granisetron） 注射剂，3 mg∶3 mL。静脉注射：3 mg。推荐剂量为 3 mg，在化疗前 5 分钟注入，如症状出现，24 小时内可增补 3 mg。本品 3 mg 通常用 20～50 mL 等渗氯化钠注射液或 5% 葡萄糖注射液稀释，5～30 分钟内注射完。每疗程可连续用 5 天。

硫酸镁（magnesium sulfate） 粉剂，导泻：一次 5～20 g，用水 400 mL 溶解后服用。利胆：一次 2～5 g，一日 3 次。

液状石蜡（liquid paraffin） 溶液剂，30 mL。口服，15～30 mL，每天 1 次，睡前服用。

开塞露（glycerine enema） 溶液剂，10 mL，20 mL。缓慢插入肛门，然后将药液挤入直肠内。

洛哌丁胺（loperamicle） 胶囊剂，2 mg。口服，2 mg，每天 3 次，首次加倍。

鞣酸蛋白（tannalbin） 片剂，0.25 mg，0.5 mg。口服，1～2 g，每天 3 次，空腹服用。

药用炭（medicinal charcoal） 片剂，0.3 g，0.5 g。口服，1 g，每天 3 次。粉剂：一次 1～3 g，每天 3 次。

蒙脱石（montmorillonite） 散剂，3 g。成人每次 3 g，每天 3 次；儿童 1 岁以下每天 3 g，分 3 次服。1～2 岁每天 3～6 g，分 3 次服；2 岁以上每天 6～9 g，分 3 次服。服用时将本品倒入半杯温开水（约 50 mL）中混匀快速服完。治疗急性腹泻时首次剂量加倍。

（胡琦兰、胡春光）

第二十一章
目标测试

第二十二章
利尿药与脱水药

素质目标

具有救死扶伤、敬佑生命、热爱职业等医师必备的职业道德。

具有严谨求实、积极乐观的职业态度。

知识目标

掌握呋塞米、氢氯噻嗪的药理作用、临床应用及主要不良反应。

熟悉甘露醇、螺内酯的药理作用、临床应用及主要不良反应。

了解氨苯蝶啶、山梨醇的药理作用特点。

能力目标

能够给予患者正确的用药指导和健康宣教。

能够开具利尿药和脱水药使用的处方。

利尿药（diuretics）是一类选择性作用于肾脏，增加 Na^+、Cl^- 等电解质和水的排出，增加尿量达到消除水肿目的的药物。临床上主要用于治疗各种原因引起的水肿，如心衰、肾衰、肾病综合征以及肝硬化。除此之外，也可以用于某些非水肿性疾病，如高血压、尿崩症、高钙血症、肾结石等。脱水药是一类通过静脉方式给药后迅速提高血浆渗透压，使组织内水分向血浆中转移的药物，临床主要用于治疗颅内压增高的患者。

知识链接

水　肿

　　水肿是指组织间液体的异常积聚而使组织肿胀的一种临床常见症状。水肿根据性质不同可分为渗出性水肿和漏出性水肿，其中漏出性水肿较为常见。渗出性水肿常见于各种急性炎症如细菌、病毒等的感染性炎症以及肺栓塞、胰腺炎等非感染性炎症，而漏出性水肿多见于心、肝、肾脏疾病如充血性心力衰竭、肾病综合征、肝硬化等。一般情况下，水肿不会立刻产生严重的后果，但特定部位如颅脑的压迫性水肿以及较长时间的水肿可能会导致致命性的问题，此时需及时处理。

　　水肿患者需要积极治疗原发病，适当控制水钠的摄入量，以及选择合适的利尿药物对症治疗。

第一节　利尿药

案例导入

　　患者，男，68 岁。因"呼吸困难 3 年，伴进行性加重 1 年余"入院。患者 3 年前双下肢足踝部有凹陷性水肿，上 2 楼时经常出现乏力、气喘、呼吸困难症状，休息后可缓解。经 ×× 医院诊断为心力衰竭、高血压，遂一直服用降压药和抗心衰药进行治疗。近 1 年来，患者足踝水肿、乏力和呼吸困难症状进行性加重，日常活动时间稍长即出现气喘症状，夜晚睡觉时需要将床头抬高才能入睡，并经常性因缺氧呼吸困难而惊醒。查体：T 36.3 ℃，P 108 次 / 分，R 28 次 / 分，BP 165/100 mmHg。神志清楚，端坐呼吸，口唇轻度发绀，颈静脉怒张，胸部可闻及干、湿啰音。HR 108 次 / 分，心律不齐，心脏可闻及舒张期奔马律，肝大，肝颈静脉回流征阳性，四肢凹陷性水肿（＋＋＋）。

　　辅助检查：胸部 X 片示心脏扩大和少量胸腔积液；心电图显示窦性心动过速、双侧心室肥厚；超声提示心功能降低。

　　医生诊断：1. 心力衰竭；2. 高血压；3. 窦性心动过速；4. 双侧心室肥厚。

　　入院后医生给予螺内酯、呋塞米、毛花苷丙、缬沙坦等药物治疗。1 天后患者呼吸困难症状明显改善，2 周后呼吸困难症状消失，生命体征恢复正常，下肢凹陷性水肿明显减轻。

　　请思考：

　　1. 造成患者水肿的原因有哪些？

　　2. 请比较呋塞米和螺内酯的作用机制、临床应用和主要不良反应。

一、利尿药的作用部位及分类

　　血液通过肾小球滤过后形成原尿，正常成人每天原尿量有 180 L，原尿再经过肾小管重吸收及分泌形成终尿，终尿只占原尿量的 1/100，故正常成人每天终尿仅为 1～2 L。利尿药主要是通过抑制肾小管重吸收而产生利尿作用，根据作用部位以及作用机制不同，可将利尿药分为 3 类。肾小管各段的功能和利尿药的作用部位如图 22-1 所示。

　　高效能利尿药：主要作用于肾小管髓袢升支粗段，此类药物也称为袢利尿药。代表性药物有：呋塞米（furosemide）、依他尼酸（ethacrynic acid）及布美他尼（bumetanide）等。

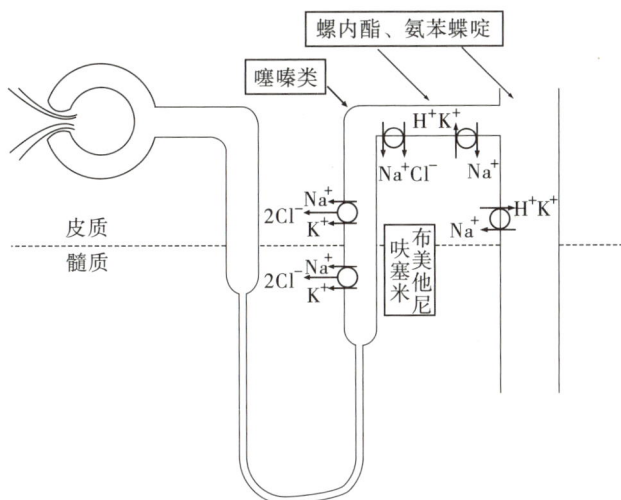

图 22-1　肾小管各段的功能和利尿药的作用部位

中效能利尿药：主要作用于远曲小管近端。代表性药物有噻嗪类利尿药如氢氯噻嗪（hydrochlorothiazide）、环戊噻嗪（cyclopenthiazide）以及类噻嗪类利尿药如氯噻酮（chlortalidone）等。

低效能利尿药：主要作用于远曲小管远端和集合管。代表性药物有螺内酯（spironolactone）、氨苯蝶啶（triamterene）、阿米洛利（amiloride）等。

二、常用利尿药

（一）高效能利尿药

呋塞米

呋塞米（furosemide）又称速尿，口服可在 30 分钟内吸收，生物利用度为 60%～70%，血药浓度达峰时间为 1～2 小时，进食能减慢吸收速度，但不影响疗效，作用持续时间 6～8 小时。静脉给药，2～5 分钟起效，作用持续时间 2 小时。半衰期的个体差异性较大，正常人一般为 30～60 分钟。该药主要经肝脏代谢，肾脏排泄。

【药理作用】

1. 利尿作用　呋塞米利尿作用强大，起效快，但维持时间短。肾功能正常情况下，持续给予大剂量呋塞米可使成人 24 小时内排尿 50～60 L。呋塞米主要作用于 Na^+ - K^+ - $2Cl^-$ 共转运子，抑制 Na^+、Cl^-、K^+ 的重吸收，降低肾的稀释和浓缩功能，排出大量接近于等渗的尿液。呋塞米还可以使尿中 Na^+、K^+、Cl^-、Ca^{2+}、Mg^{2+} 排出增加，同时 Ca^{2+}、Mg^{2+} 重吸收减少。大剂量呋塞米可抑制近曲小管的碳酸酐酶活性，使 HCO_3^- 排出增加。

2. 血流动力学影响　呋塞米可扩张肾血管，降低肾血管阻力，增加肾脏血流量，增加肾小球滤过率，同时可改变肾皮质内血流量的分布。呋塞米还可以直接扩张肺的血管，减轻肺淤血，降低心脏负荷，缓解心衰症状。

【临床应用】

1. 严重水肿　呋塞米可用于治疗心、肝、肾性等各类原因引起的水肿。但由于其利尿作用强大，易导致水盐电解质的紊乱，故一般首选用于严重水肿以及其他利尿药无效的水肿患者。

2. 急性肺水肿和脑水肿　呋塞米是左心衰引起的急性肺水肿的首选药物，治疗急性肺水肿时，常采用静脉注射途径。此外，呋塞米排出大量的水分后，还可以降低颅内压，故临床上常与脱水药甘露醇联合应用于脑水肿患者。

3. 心功能不全　利尿药能降低心脏的前后负荷，可较快缓解心功能不全的症状，并能增强其他抗心功能不全药的疗效，临床常用来治疗心功能不全。

4.肾功能衰竭 急性肾功能衰竭初期，静脉注射呋塞米可快速扩张肾血管，增加肾血流量和肾小球滤过率，同时增加尿量，可避免肾小管的堵塞，因此具有较好的防治作用。急性肾功能衰竭时，越早使用，药物的治疗效果越好。治疗慢性肾功能衰竭时使用大剂量呋塞米可使尿量增加，水肿减轻。

5.毒物的排泄 对于急性中毒的患者，只要该毒物包括有毒的代谢产物经肾脏排泄，应用呋塞米，并配合大量静脉输液，可加速毒物随尿液排出。

6.其他 呋塞米可用于治疗高钾血症、高钙血症等，主要原因是呋塞米有强大的排泄电解质作用。此外，还可辅助用于治疗高血压危象，原因是呋塞米可明显减少血容量，降低血压。呋塞米不用于一般性的高血压，主要原因是降压作用时间太短。

【不良反应及注意事项】

1.水盐电解质紊乱 利尿可导致水和电解质的排出，过度利尿易引起低钾血症、低钠血症、低镁血症、低氯性碱中毒等。其中以低钾血症最为常见。因低钾血症时使用强心苷类药物患者易中毒，故二者合用时，应注意及时补充钾盐或联用留钾利尿药，同时监测电解质以及心电图的变化。

2.耳毒性 大剂量快速（每分钟剂量大于 $4 \sim 15 \, mg$）静脉给呋塞米时，可引起眩晕、耳鸣、听力急性减退或暂时性耳聋等耳毒症状，肾功能不全者更易发生。耳毒性可能与耳蜗管内基底膜毛细胞受损、内耳淋巴液电解质成分改变有关。故静脉注射宜缓慢（常规剂量静脉给药应超过 $1 \sim 2$ 分钟，大剂量注射时每分钟不超过 $4 \, mg$），并避免与其他有耳毒性的药物如氨基糖苷类抗生素合用。

3.胃肠道反应 表现为恶心、呕吐、腹泻、上腹部不适，大剂量时可出现胃肠出血，溃疡等，故宜餐后服用。

4.其他 长期使用呋塞米可抑制尿酸的排泄，导致高尿酸血症甚至痛风。少数患者可发生皮疹、溶血性贫血、粒细胞减少、血小板减少、间质性肾炎、高氮质血症等。久用可引起高血糖、高血脂等。糖尿病、高脂血症、高尿酸血症、冠心病、无尿及严重肾功能损害患者慎用。

（二）中效能利尿药

中效能利尿药包括噻嗪类药物和类噻嗪类利尿药。噻嗪类利尿药结构相似，都含有噻嗪环，药理作用相似，均能够达到同等效果，只是用药剂量不同。常用药物有氢氯噻嗪（hydrochlorothiazide）、氯噻嗪（chlorothiazide）、氢氟噻嗪（hydroflumethiazide）、环戊噻嗪（cyclopenthiazide）等。类似噻嗪类利尿药，无噻嗪环但有磺胺结构，利尿作用与噻嗪类药相似，包括氯噻酮（chlortalidone）等。本类药物中以氢氯噻嗪最为常用。

氢氯噻嗪

氢氯噻嗪（hydrochlorothiazide）口服吸收快但不完全，2 小时起效，4 小时作用可达高峰，半衰期为 15 小时，药效可持续 $6 \sim 12$ 小时。生物利用度为 $65\% \sim 70\%$，进食可增加吸收。药物分布以肾脏最多，肝脏次之，易通过胎盘屏障。主要以原形经肾脏排泄。

【药理作用】

1.利尿作用 氢氯噻嗪主要是通过抑制远曲小管近端 Na^+ - Cl^- 共转运子，减少 NaCl 和水的重吸收，产生温和而持久的利尿作用。此时肾小管中含有较多的 Na^+ 和 Cl^-，通过 Na^+ - K^+ 交换，导致管腔中 K^+ 的量也相应增多，排泄也随之增加。

2.抗利尿作用 氢氯噻嗪的抗利尿作用机制可能与其抑制磷酸二酯酶活性，提高远曲小管对水的重吸收有关。同时因增加 NaCl 的排出，血浆渗透压降低，明显减轻口渴感，减少患者的饮水量，使尿量进一步减少。

3.降压作用 氢氯噻嗪通过排钠利尿，从而减低血容量而达到降压的目的。长期使用还可以减少血管收缩。

【临床应用】

1. 水肿性疾病　氢氯噻嗪可用于各种原因引起的水肿。对轻度及中度的心源性水肿效果较好，氢氯噻嗪是治疗充血性心力衰竭的常用药物。对肾源性水肿，氢氯噻嗪的效果与肾脏的功能有关，肾脏功能好时，药物效果好，而肾脏功能不好时，药物效果差。对于肝源性水肿，使用氢氯噻嗪期间应重点预防低血钾。

2. 高血压　氢氯噻嗪是基础降血压药物，该药属于低效降压药，起效慢，常与其他药物联合使用。

3. 尿崩症　氢氯噻嗪可用于中枢性或者肾性尿崩症患者，可使患者尿量减少50%。

4. 肾结石　氢氯噻嗪主要用于预防含钙盐成分形成的结石。

【不良反应及注意事项】

1. 电解质紊乱　长期大剂量使用氢氯噻嗪，可导致低钠血症、低钾血症、低镁血症、低氯碱血症等，以低钾血症最易发生，因此，必要时可合用保钾利尿药。

2. 高尿酸血症　因氢氯噻嗪抑制了尿酸的排泄，导致血浆中尿酸浓度增高，故痛风患者慎用。

3. 代谢变化　长期使用氢氯噻嗪可诱发或加重高血糖或引起高脂血症。因此，糖尿病及高脂血症患者应慎用。

4. 其他　可见皮疹，偶见溶血性贫血、血小板减少、急性胰腺炎、胆汁阻塞性黄疸等严重的过敏反应，主要原因是其分子中含有磺胺结构，故对磺胺过敏者禁用此药。此外，少数患者可出现眩晕、头痛、感觉异常、胃肠道等症状。

（三）低效能利尿药

低效能利尿药，主要作用在远曲小管的远端以及集合管，其作用较弱，较少单独使用，一般不作首选。此类药物主要与其他利尿药合用。

螺内酯

螺内酯（spironodactone）又名安体舒通（antisterone），为人工合成的抗醛固酮类保钾利尿药，化学结构与醛固酮相似，但是功能完全相反。本品口服易吸收但不完全，利尿作用弱，起效缓慢，作用持久，服药1日后开始起效，2～3日可达高峰，停药后利尿作用仍可维持2～3日。

【药理作用】

螺内酯作为醛固酮的竞争性拮抗剂，干扰醛固酮的保钠排钾作用，导致Na^+、Cl^-、水的排出增加，而K^+排出减少，患者的血容量减少，长期使用可导致血钾升高。螺内酯的利尿作用依赖于醛固酮的存在，体内醛固酮水平越高，螺内酯利尿作用越好。

【临床应用】

1. 伴有醛固酮增高的顽固性水肿　螺内酯可用于肝硬化腹水、肾病综合征性的水肿患者。治疗过程中常与噻嗪类利尿药联合使用，以避免高血钾的发生。

2. 充血性心力衰竭　螺内酯长期使用，既可以消除水肿，又可以减轻心脏负荷，改善心脏功能，降低心衰患者的死亡率。

3. 无合并症的难治性高血压。

【不良反应及注意事项】

本药不良反应较轻，适合长期使用。短期使用不良反应很少，偶见恶心、呕吐等消化系统反应。长期使用的不良反应有：①高血钾：为最常见的不良反应，尤其在患者肾功能不全时更容易发生；②性激素样反应：女性患者出现多毛、月经失调，男性患者出现乳房女性化、性功能障碍等，这些症状于停药后可自行消失；③中枢神经系统症状：少数患者可出现头昏、头痛、困倦等精神症状。肾功能不全及血钾偏高者禁用。

氨苯蝶啶及阿米洛利

氨苯蝶啶（triamterene）及阿米洛利（amiloride）均作用于远曲小管远段和集合管，都是保钾利尿药，它们排钠留钾的作用不受醛固酮水平影响。氨苯蝶啶口服易吸收，1～2小时起效，作用可持续12～16小时，主要在肝脏代谢，经肾脏排泄。氨苯蝶啶常用于治疗各种顽固性水肿，尤其是其他药物无效的水肿。由于可促进尿酸排泄，故氨苯蝶啶特别适合痛风的水肿患者。氨苯蝶啶的不良反应少，长期使用最常见的不良反应是高血钾，其他不良反应还有过敏、消化系统反应以及中枢神经系统反应等。阿米洛利口服吸收不完全，生物利用度为50%，食物可干扰吸收，单次口服给药2小时起效，达峰时间为3～4小时，作用强度是氨苯蝶啶的5倍，利尿作用时间更长，不良反应与氨苯蝶啶类似。严重肝肾功能不全者、有高钾血症及其倾向者禁用两药。

第二节　脱水药

脱水药（dehydrant agents）又称渗透性利尿药（osmotic diuretics），是一类通过静脉给药后可快速提升血浆渗透压，促进组织水分转移至血浆，导致组织脱水的药物。临床常用的脱水药包括甘露醇（mannitol）、山梨醇（sorbitol）、高渗葡萄糖（hypertonic glucose）等。

甘露醇

甘露醇（mannitol）口服吸收很少，临床主要使用20%的高渗溶液供静脉给药。静脉给药1小时后出现利尿作用，并维持3小时，而降低眼内压和颅内压于15分钟后出现，维持3～8小时。该药半衰期为100分钟，大部分甘露醇以原形经肾脏排出。

【药理作用】

1. 脱水作用　静脉注射甘露醇后，因其不易被代谢，且不易从毛细血管渗入组织，故能迅速提高血浆渗透压，使组织间液向血管内转移，引起组织脱水。

2. 利尿作用　静脉滴注甘露醇，通过增加血容量和肾小球滤过率，减少肾小管对 Na^+、K^+ 和 Cl^- 等电解质和水的重吸收，产生利尿作用。一般在 10 min 左右即能起效，2～3 h 达高峰，持续 6～8 h。

【临床应用】

1. 脑水肿和青光眼　甘露醇是降低颅内压的首选药。常用于颅脑损伤、颅内肿瘤、脑组织缺氧及炎症等各种原因引起的脑水肿，临床上常与地塞米松联合应用。临床上常采用20%甘露醇250 mL于20～30分钟内快速滴注完成。甘露醇也可以降低眼内压，用于青光眼急性发作以及术前准备。

2. 急性肾功能衰竭　要求早期使用，甘露醇可通过脱水作用，减轻肾间质的水肿，改善肾血流量。甘露醇还能够给肾小管带来足够尿量，既可以稀释肾小管内有害物质，同时又可以促进肾小管内物质的排泄，有疏通管道、保护肾小管的作用。

3. 其他　甘露醇可用于肠镜前肠道准备，具有下泻和清洁肠道作用；也可用于巴比妥类和水杨酸类药物中毒，帮助药物的排泄；还可以用作前列腺电切除术的冲洗液。

【不良反应】

甘露醇口服可引起口渴。静脉给药最常见的是水盐电解质的紊乱，其他不良反应有头痛、眩晕、视物模糊、心悸、皮疹、寒战、发热等；大剂量快速静注可引起心力衰竭、稀释性低钠血症、渗透性肾病、肾衰竭。因此，使用甘露醇时一定要注意使用量和速度。肾小球坏死的无尿患者、严重失水者、颅内活动性出血、急性肺水肿患者禁用。

知识拓展

肠镜前的肠道准备

肠镜检查是临床上极为常见的操作，常用于大肠癌、腺瘤、息肉、溃疡、便血等疾病。在进行肠镜检查前，医生需要做好肠道准备，使用泻药清理肠道内容物以便有更好的观察视野。甘露醇、硫酸镁、番泻叶、复方聚乙二醇电解质散都是常用的导泻的药物。下面仅阐述甘露醇的使用方法。

使用方法：在做肠镜检查前4～6小时开始喝甘露醇，一瓶250 mL甘露醇配500～1 000 mL的糖盐水冲服，同时建议多饮水，不限制饮水的量，然后适当多走动，通过反复排便，直到排出内容物无任何粪便残渣，只剩清水为止。肠道准备越充分，肠镜检查越能看清楚肠腔病变，诊断也会更加准确。甘露醇喝的时候不宜过快，30～60分钟之内完成即可，否则易引起恶心和呕吐症状。

山梨醇

山梨醇（sorbitol）是甘露醇的同分异构体，常使用25%的高渗液，药理作用与临床应用同甘露醇，常用于脑水肿及青光眼的治疗等。静脉给药后，山梨醇进入体内因较多部分转化为果糖而失去高渗性，故利尿和脱水作用较弱。

高渗葡萄糖

50%的高渗葡萄糖（hypertonic glucose）静脉给药有脱水及渗透性利尿作用，但由于葡萄糖在体内易代谢，故脱水和利尿作用弱且不持久。临床上主要用于脑水肿和急性肺水肿，一般与甘露醇联合使用。

思考题

1. 呋塞米的药理作用、临床应用和不良反应有哪些？
2. 氢氯噻嗪的药理作用及临床应用有哪些？

知识拓展

常用制剂和用法

呋塞米（furosemide）　片剂，20 mg。一次20 mg，一日2次。为避免发生电解质紊乱，应从小剂量开始，间歇给药，即服药1～3日，停药2～4日。注射剂，20 mg∶2 mL。一次20 mg，肌注或稀释后缓慢静注，每日或隔日一次。

布美他尼（bumetanide）　片剂，1 mg，5 mg。一日1～5 mg。

依他尼酸（etacrynic acid）　片剂，25 mg。一次25 mg，一日1～3次。

氢氯噻嗪（hydrochlorothiazide）　片剂，25 mg。一次25～50 mg，一日2次。针对不同的疾病，用药次数可以有所变动。

氯噻酮（chlortalidone）　片剂，50 mg，100 mg。一次100 mg，一日1次或隔日1次。

螺内酯（spironolactone）　胶囊，20 mg。一次20 mg，一日3～4次。

氨苯蝶啶（triamterene）　片剂，50 mg。一次25～100 mg，一日2～3次。

第二十二章
目标测试

阿米洛利（amiloride）　片剂，5 mg。成人开始一次 5～10 mg，一日 1 次，以后酌情调整剂量。每日最大剂量为 20 mg。

甘露醇（mannitol）　注射剂，20 g∶100 mL，50 mg∶250 mL。利尿常用量 1～2 g/kg，静脉滴注，一般用 20% 溶液 250 mL，并调整剂量使尿量维持在每小时 30～50 mL。

山梨醇（sorbierite）　注射剂，25 g∶100 mL，62.5 g∶250 mL。静滴一次 25～50 g。儿童 1～2 g/kg，在 20～30 分钟内输入，为消除脑水肿，每隔 6～12 小时重复用药一次。

葡萄糖（glucose）　注射剂，50% 溶液 20 mL。静注，一次 40～60 mL。

（易子桢、涂开峰）

抗高血压药

素质目标

具有尊重患者、诚信友善、热情敬业等医师必备的职业道德。

具有与时俱进的学习意识。

知识目标

掌握高血压的分级及危险分层标准。

掌握五大类一线抗高血压药中的代表性药物的药理作用、临床应用和主要不良反应。

熟悉硝普钠的作用特点。

了解其他非代表性药物的作用特点。

能力目标

具有良好的人际沟通能力。

具有开具降血压处方的能力，能够给予高血压患者科学的健康教育。

第一节 高血压概述

高血压是以动脉血压持续升高为主的临床综合征，是最常见的心脑血管性疾病。高血压分为原发性高血压（占高血压总人数的90%～95%）和继发性高血压两类，绝大多数患者属于原发性高血压，原发性高血压病因未明；少数患者属于继发性高血压，继发于一些已知的疾病。无论哪一种类型引起的高血压，都有必要进行降血压治疗，血压长期稳定正常，可以避免很多高血压并发症，比如脑血管意外（脑卒中）、肾功能衰竭、心力衰竭、冠心病等。这些并发症中，部分可致残致死。

高血压形成的基本条件为心排出量、外周血管阻力和循环血量。参与血压调节的主要器官为脑、心、血管、肾等，血压的调控由交感神经系统等多个系统共同完成。一旦系统失衡，就可能造成高血压。抗高血压的药物就是通过作用于上述器官以及调控系统，从而降低外周血管阻力、减少心排出量和循环血量而发挥降血压作用，并减轻靶器官的损伤。

✅ **知识链接**

高血压的相关因素

高血压的根本原因尚不清楚，但是人类目前已经研究清楚高血压与很多因素相关。诱发高血压的因素主要包括：

1. 遗传因素：高血压有明显的家族聚集性，大约60%的高血压患者有家族史。目前认为高血压不仅在发生率上，同时在血压高度、并发症的发生以及其他相关因素如肥胖等都有遗传。

2. 精神和环境因素：长期精神紧张、激动、焦虑，噪声或视觉刺激等因素也会诱发高血压。

3. 年龄因素：高血压发病率随着年龄的增长而增长，40岁以上发病率明显高于40岁以下。

4. 生活习惯因素：膳食结构不合理，高钠低钾饮食、长期饮酒以及过多饱和脂肪酸的摄入均可使血压升高。另外，吸烟可加速动脉粥样硬化进程。

5. 药物的影响：有些药物如避孕药、激素、消炎止痛药等均可影响人的血压。

6. 疾病的影响：肥胖、糖尿病、睡眠呼吸暂停综合征、甲状腺疾病、肾动脉狭窄、肾脏实质损害、肾上腺占位性病变、嗜铬细胞瘤、其他神经内分泌肿瘤等均可引起高血压。

因此，医生在给患者进行药物治疗的同时，要积极地对患者进行高血压的健康教育，只有综合性的治疗，才能够达到满意的降压效果。同时，积极地沟通交流，一方面可以增进医患的和谐；另一方面，也可以增加患者用药的依从性。

2024年8月，国家发布了《中国高血压防治指南（2024年修订版）》（后文简称为新版指南），将高血压定义为：在未使用降压药的情况下诊室血压≥140/90 mmHg；或家庭血压≥135/85 mmHg；或24小时动态血压≥130/80 mmHg，白天血压≥135/85 mmHg，夜间血压≥120/70 mmHg。根据诊室血压升高水平，将高血压分为1级、2级和3级（表23-1）。

表 23-1 高血压分类和分级

分级	收缩压 / mmHg	舒张压 / mmHg
1级（轻度）	140～159	90～99（和 / 或）
2级（中度）	160～179	100～109（和 / 或）
3级（重度）	≥180	≥110（和 / 或）
单纯收缩期高血压	≥140	≤90（和）
单纯舒张期高血压	≤140	≥90（和）

心血管风险分层：根据血压水平、心血管危险因素、靶器官损害、临床并发症以及糖尿病和慢性肾脏病等合并症进行心血管危险水平分级，可分为低危、中危、高危和很高危4个层级。由于分级依据比较复杂，为了方便医学生简单评估，部分归纳如下：2级高血压风险为中危及以上（根据是否合并有危险因素及合并症来判断），3级高血压风险为高危或者很高危（根据是否合并有危险因素及合并症来判断）。

第二节　常用抗高血压药

目前，我国一线的抗高血压药有5大类，分别是利尿药、钙通道阻滞药（CCB）、β受体阻断药、血管紧张素转化酶抑制药（ACEI）和血管紧张素Ⅱ受体阻断药（ARB）。临床上分别以它们的英文首字母作为类别的简称：A（包括ACEI、ARB）、B（β受体阻断药）、C（CCB）、D（利尿药）。

案例导入

患者，男，51岁。高血压病史5年，最高血压180/120 mmHg，就诊期间正在服用某降压片2片 / 次，一天3次。患者居家自量血压时发现波动幅度较大，收缩压一天的波动幅度达到了30 mmHg以上。

辅助检查：空腹血糖6.5 mmol/L，心脏超声显示左心室肥厚。既往有20年吸烟史。

初步诊断：

1. 高血压3级，高危；

2. 糖耐量降低。

医生处方用药：氢氯噻嗪片、硝苯地平控释片、阿司匹林肠溶片。

请思考：

1. 假设你是该主治医师，请写出药物处方。

2. 如果你是该主治医师，你会怎样对患者进行健康教育？要求体现人文关怀以及科学精神。

一、利尿药

血容量能显著地影响心排血量与总外周阻力，在血压的长期调节中起重要作用。神经体液因素能够调节水盐的摄入与排出，保持正常的体液容量，维持血液循环稳定。利尿药通过排钠排水而达到降压作用，是早期治疗高血压的措施之一。利尿药单用有降压的作用，也可与其他降压药物联用，从而增强降压的作用。临床上治疗高血压的常用利尿药有噻嗪类、类噻嗪类利尿药，以及保钾利尿药，其中以噻嗪类临床使用最为普遍。

氢氯噻嗪

氢氯噻嗪（hydrochlorothiazide）又名双氢克尿噻，是中效的噻嗪类利尿药，同时也是低效的降血压药。氢氯噻嗪是基础的降血压药物。

【药理作用】

氢氯噻嗪通过排钠利尿，降压作用温和而持久，多数患者在用药后 2～4 周开始显效。该药的降压原理：用药初期时，氢氯噻嗪因可排钠利尿、减少有效血容量而导致血压下降；长期用药时，因持续性排钠导致血管平滑肌细胞内 Na^+ 减少，而 Na^+-Ca^{2+} 交换后，导致细胞内 Ca^{2+} 含量也明显降低，缺少 Ca^{2+} 参与，血管平滑肌出现舒张而引起血压下降。

【临床应用】

氢氯噻嗪单用可治疗 1 级高血压，与 β 受体阻断药、血管紧张素转化酶抑制药、钙通道阻滞药等抗高血压药联合治疗 2 级及以上高血压，以及有合并症的或者难治型高血压。联用时首选单片复方制剂，若无此种类型，联用时应注意减少用药剂量，以免不良反应增多。

【不良反应及注意事项】

1. 电解质紊乱　长期应用可引起低钾血症、低钠血症、低氯血症等，其中以低钾血症较常见，应及时补钾或合用留钾利尿药。

2. 高尿酸血症　氢氯噻嗪可减少尿酸排出，引起高尿酸血症，故痛风患者慎用。

3. 高血糖、高脂血症　长期使用氢氯噻嗪可导致高血糖、高脂血症，因此糖尿病以及高脂血症患者慎用。

4. 其他　皮疹、粒细胞减少、血小板减少等，严重者可见溶血性贫血、坏死性胰腺炎等。

吲达帕胺

吲达帕胺（indapamide）为类噻嗪类利尿药，不含噻嗪环但有磺胺结构，该药为新型、强效、长效降高血压药。口服吸收快速而完全，生物利用度达 93%，且不受食物影响。口服 1～2 小时后血药浓度达高峰。单剂口服 24 小时达到高峰降高血压作用。半衰期 14～18 小时。吲达帕胺在肝内代谢，约 77% 经肾脏排泄，23% 经胃肠道排出。

【药理作用】

吲达帕胺具有利尿作用和钙拮抗作用，其利尿作用强于噻嗪类利尿药，作用机制与噻嗪类药相似。吲达帕胺还有阻滞钙离子通道的作用，使血管平滑肌松弛，外周血管阻力下降，而产生降压效应。本品降压时对心排血量、心率和心律影响非常小，还能有效对抗心肌肥厚作用。长期用药也很少影响肾小球滤过率或肾血流量。

【临床应用】

吲达帕胺可单用或者与其他药物联合用于降高血压。对轻、中度原发性高血压效果良好，尤其是伴有高脂血症的患者；也可用于充血性心力衰竭时的水钠潴留。

【不良反应及注意事项】

吲达帕胺的不良反应一般较轻且短暂。可有腹泻、头痛、食欲减退、失眠等症状。以下情况禁用吲达帕胺：①无尿或严重肾功能不全，因可诱发氮质血症；②肝性脑病或严重肝功能不全，因可促发肝昏迷；③痛风或高尿酸血症，药物本身可引起尿酸增高；④对本药及磺胺类药过敏。糖尿病以及电解质紊乱者慎用。

螺内酯

螺内酯（spironodactone）又名安体舒通，为人工合成的抗醛固酮类保钾利尿药，因其排钠排水，导致患者血容量减少，因此可用于高血压。2024 年新版指南已经将螺内酯作为难治性高血压患者的重要联合使用药物。该药的体内过程、药理作用和不良反应可参考利尿药章节。

二、钙通道阻滞药

钙通道阻滞药能选择性地阻断平滑肌上的电压门控性 Ca^{2+} 通道，抑制细胞外 Ca^{2+} 内流，降低细胞内 Ca^{2+} 浓度，具有抑制心脏、松弛血管平滑肌、松弛其他平滑肌、抗动脉粥样硬化以及逆转心肌肥厚的作用。其对心脏和血管的作用，可导致患者血压下降。本类药物对血糖、脂质、尿酸代谢以及电解质平衡无明显影响。

常用的钙通道阻滞药包括 3 类：二氢吡啶类（代表药有硝苯地平、尼群地平、非洛地平、氨氯地平）、苯烷胺类（代表药有维拉帕米）、苯并噻氮䓬类（代表药有地尔硫䓬）。由于后两类降压效果较弱，故临床上主要使用二氢吡啶类药物进行降高血压治疗。

硝苯地平

硝苯地平（nifedipine）又名心痛定，是第一代钙通道阻滞药。本品口服吸收良好，生物利用度达 90%，15 ～ 30 分钟起效，普通剂型血药浓度 30 分钟可达峰值，作用时间持续 4 ～ 8 小时；缓释剂型一次给药，作用时间可持续 12 小时以上；控释剂型，作用时间可维持 24 小时。硝苯地平在肝脏代谢，80% 经肾脏排泄，20% 经粪便排出。

【药理作用】

硝苯地平对各型高血压均有降压的作用，降压作用快而强，但对正常血压者影响不明显。降压时可反射性心率加快、心排血量增加、血浆肾素活性增高，但影响比直接扩血管药物作用要弱，与 β 受体阻断药联用可避免这些副作用并增强降高血压效应。本药对糖、脂、尿酸代谢无不良影响。对正常人的血压影响少。

【临床应用】

硝苯地平可用于各种类型高血压，尤其适用于低肾素型高血压，可单用或与利尿剂等药物合用。由于半衰期短，普通制剂血药浓度波动较大，且易引起交感神经反射性兴奋，现使用率已有所下降。缓释与控释剂型使用方便，作用持续时间长，血压波动小，不良反应较少，适用于高血压的长期治疗。

【不良反应】

硝苯地平常见的不良反应有头晕、头痛、心悸（普通剂型），其次有发热感，颜面潮红，足部水肿及液体潴留等。另外，少数患者可引起低血压、肝炎和高血糖。硝苯地平禁用于重度主动脉狭窄和严重低血压的患者。

尼群地平

尼群地平（nitrendipine）为第二代钙通道阻滞药。本品口服吸收好，口服后 30 分钟收缩压开始下降，60 分钟舒张压开始下降。降高血压作用可持续 6 ～ 8 小时。尼群地平对血管选择性较强，舒张血管与降高血压作用均比硝苯地平强，维持时间也稍长。本品适用于各种类型高血压。不良反应也与硝苯地平相似，少见反射性心跳加快。肝、肾功能不良者慎用，重度主动脉狭窄者禁用。与地高辛合用可增加地高辛的血药浓度。

氨氯地平

氨氯地平（amlodipine）属于第三代钙通道阻滞药，降高血压作用温和、长效，口服 1 ～ 2 周起效，6 ～ 8 周达高峰，一次用药作用可持续 24 小时。该药对血管平滑肌有较高的选择性，负性肌力小，长期使用不引起心率加快，且血压波动幅度小，患者的耐受性好。本品常见的不良反应为头痛和水肿。该药可单独使用，也常与其他药物制成复方制剂或者联合应用于各种类型高血压。禁忌证与硝苯地平相同。

三、β 受体阻断药

普萘洛尔

普萘洛尔（propranolol）既可以空腹，也可以与餐同服，首过消除可达 60% ～ 70%，生物利用度仅为 30% 左右，半衰期 2 ～ 3 小时。主要在肝脏代谢，经肾脏排泄。

【药理作用】

普萘洛尔为非选择性 β 受体阻断药，对 β_1 与 β_2 受体具有相同的亲和力，缺乏内在拟交感活性。可使心肌收缩力减弱，心率减慢，心排血量减少，初期降压作用不明显，肾血流量与肾小球滤过率、冠状动脉及其他内脏器官血流量均减少。普萘洛尔能影响血压调节压力感受器的敏感性，可竞争性对抗体内儿茶酚胺类激素的作用；还可引起冠状动脉收缩以及支气管痉挛；有增强胰岛素降低血糖的作用。其降高血压作用的特点为：温和、缓慢、持久，能抑制肾素分泌，无直立性低血压，能明显减慢心率。

【临床应用】

1. 高血压　普萘洛尔临床上主要用于轻到中度高血压患者治疗，对心排血量高的、肾素活性高的患者效果较好。尤其适用于高血压合并冠心病，既往心肌病史、慢性心衰、快速性心律失常等患者。

2. 快速型心律失常　普萘洛尔主要针对室上性原因引起的心律失常，包括窦性心动过速、阵发性室上性心动过速、室性期前收缩、心房纤颤等，对室性患者应谨慎使用。

3. 其他　普萘洛尔可用于心绞痛、甲状腺功能亢进、嗜铬细胞瘤术前准备等。

【不良反应及注意事项】

本品可见嗜睡、头晕、失眠、恶心、腹胀、皮疹、晕厥等不良反应。还可引起窦性心动过缓、房室传导阻滞、低血压，诱发及加重心力衰竭，加剧哮喘和慢性阻塞性肺疾病。长期大量使用可引起精神抑郁，低血糖以及血脂升高。普萘洛尔有很大的个体差异性，故应小剂量开始，个体化用药。治疗心绞痛时，常与硝酸酯类合用，既可以提高缓解心绞痛的疗效，又可以互相抵消不良反应。

【禁忌证】

参考肾上腺素阻断药章节。

美托洛尔

【体内过程】

美托洛尔（metoprolol）是选择性 β_1 受体阻断药。口服吸收迅速而完全，生物利用度约 50%，餐后给药血药浓度更高，半衰期 3 ～ 4 小时，肾功能不全时不影响其半衰期。本品主要经肝脏代谢，肾脏排泄。

【药理作用】

本品对心脏的作用与普萘洛尔、阿替洛尔相似，但对 β_2 受体作用微弱，且缺乏内在拟交感活性和膜稳定作用，因此对血管以及支气管平滑肌作用比普萘洛尔要弱。

【临床应用】

美托洛尔临床上主要用于轻、中度原发性高血压；也可用于心绞痛、心肌梗死后的 Ⅱ 级预防、心律失常等。

【禁忌证】

低血压、房室传导阻滞、严重或急性心力衰竭、心动过缓（＜45 次 / 分）患者禁用。哮喘患者应用需慎用。

阿替洛尔

阿替洛尔（atenolol）为心脏选择性 $β_1$ 受体阻断药。无膜稳定作用，无内源性拟交感活性，$β_1$ 受体阻断作用与普萘洛尔相似。口服吸收约为 50%，服用后 2～4 小时作用达峰值，半衰期为 6～7 小时，作用持续时间较久（达 24 小时）。主要以原形自尿液排出。本品可用于轻、中度高血压，心绞痛，心肌梗死以及甲状腺功能亢进。不良反应轻。

四、血管紧张素转化酶抑制药

肾素 - 血管紧张素系统是重要的体液调节系统，它参与了血压的调节。血管紧张素原在肾素的作用下转变为血管紧张素 I（Ang I），Ang I 在血管紧张素转化酶的作用下转化为血管紧张素 II（Ang II），Ang II 作用于 Ang II 受体（AT_1 受体）后，产生收缩血管、心血管重构、醛固酮分泌等效应。目前使用的作用于肾素 - 血管紧张素系统的抗高血压药物主要有血管紧张素转化酶抑制药（ACEI）（图 23-1）和 AT_1 受体阻断药（ARB）。

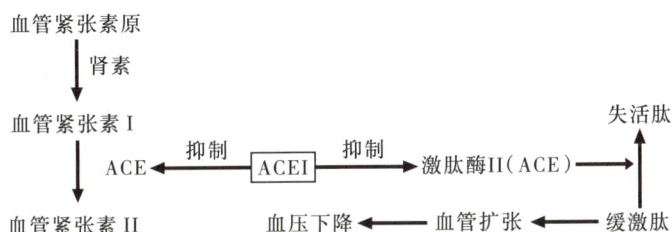

图 23-1　血管紧张素转化酶抑制药降血压的作用机制图

卡托普利

卡托普利（captopril）是第一个被批准的口服有效的血管紧张素转化酶抑制药（ACEI），它的临床使用，是降高血压药物治疗的一次革命性的进步。卡托普利口服易吸收，达到 75% 以上，食物对药物吸收有影响，故宜在餐前 1 小时给药。该药降压口服 15 分钟起效，1～1.5 小时达血药峰浓度，作用时间持续 6～12 小时；注射时作用时间可持续 4～6 小时。$t_{1/2}$ 不超过 3 小时。降压作用为进行性，约在数周达到最大治疗作用。本品在肝内代谢，经肾脏排泄。

【药理作用】

卡托普利可抑制血管紧张素转化酶，减少 Ang I 转化为 Ang II，从而舒张血管，缓解或者逆转心血管重构，减少醛固酮分泌。由于本药可舒张肾血管，故可增加肾脏血流；由于可逆转心血管重构，故可防止或者逆转心肌肥厚以及血管壁增厚；由于可减少醛固酮分泌，故可减少水钠潴留，减少血容量而达到降压效果。此外，本药对脂质的代谢无干扰，还可增强机体对胰岛素的敏感性，久用不易产生耐受，停药不发生反跳现象等。

【临床应用】

1. 高血压　卡托普利可单用或者联合应用于各级类型高血压，联用氢氯噻嗪可使 95% 的患者血压控制在理想水平。该药尤其适用于合并有心室肥厚、心力衰竭、糖尿病、急性心肌梗死、慢性肾病的高血压患者。若出现高血压急症时，可选用卡托普利的注射剂。

2. 心力衰竭　卡托普利可以降低心脏前后负荷，同时可以逆转心室肥厚。

【不良反应】

卡托普利毒性小，机体耐受性好。较常见的不良反应有：①干咳：发生率很高但一般不影响患者持续使用，部分患者可因剧烈咳嗽而停药，这也是患者停药的最主要原因；②皮疹：常发生于治疗 4 周内，可伴发热和瘙痒，减药或停药或抗组胺药治疗可消失；③首剂低血压：由于口服吸收快，生物利用度高，起效快，故易导致首剂效应，建议卡托普利从小剂量开始使用；④高血钾：因醛固酮分泌减少导致排钾减少；⑤中性粒细胞减少：与药物剂量相关，肾功能不全者更易发生；⑥青霉胺样反应：药物含巯基（-SH-），可导致青霉胺样反应，表现为皮疹、瘙痒、味觉异常；⑦低血糖：卡托普利可增强机体对胰岛素的敏感性，故有辅助降血糖的作用；⑧血管性水肿。

【禁忌证】

过敏者、双侧肾动脉狭窄、肾功能减退者禁用。孕妇和哺乳期妇女慎用。

依那普利

依那普利（enalapril）是强效的血管紧张素转化酶抑制药。其本身是前体药物，口服后需要在肝脏内水解成依那普利拉再发挥作用。本品口服吸收达到68%，与食物同服，不影响它的生物利用度。药物半衰期为11小时。严重肾功能不全患者可出现药物蓄积。

【药理作用和临床应用】

依那普利降高血压作用以及治疗心力衰竭作用与卡托普利相似，由于对ACE的抑制作用为卡托普利的10倍，故降压作用强大。依那普利可用于各级高血压，治疗时一日给药1～2次，使用方便。心力衰竭患者长期使用依那普利，可提高生存率，延缓心衰进程，同时逆转心肌肥厚。

【不良反应及注意事项】

依那普利的不良反应与卡托普利相似，干咳较明显，但无青霉胺样反应。干咳、低血压、高血钾、血管神经性水肿发生率均低于10%，且一般都较轻而短暂，不影响后续治疗。合并有心力衰竭时使用易发生低血压，故需调整给药剂量。

其他长效且常用的ACEI还有：贝那普利（benazepril）、赖诺普利（lisinopril）、雷米普利（ramipril）等，这些药物均只需每日服用一次。

五、血管紧张素 II 受体阻断药

血管紧张素 II 作用于两种受体，即 AT_1 和 AT_2 受体，本类型药为 AT_1 受体阻断药。其效果强，均可选择性地作用于 AT_1 受体，从而舒张血管，使血压下降，心脏负担减轻，抑制醛固酮的分泌作用，同时还可逆转心肌肥厚以及血管重构。本类药的作用与卡托普利非常相似，但不影响血管紧张素 II 及缓激肽的代谢过程，因此，很少发生干咳。目前常用的药物有氯沙坦（losartan）、缬沙坦（valsartan）、厄贝沙坦（irbesartan）、坎地沙坦（candesartan）。

氯沙坦

【药理作用】

氯沙坦（losartan）是第一个应用于临床的非肽类 AT_1 受体阻断药，效果强大。长期使用可改善心脏功能，逆转心室肥厚，改善肾脏血供，延缓慢性肾功能不全的发展，对肾脏有保护作用。对血糖、血脂代谢无影响。

【临床应用】

氯沙坦适用于各级高血压，尤其是使用ACEI剧烈咳嗽不能耐受的患者，以及伴有肾功能不全或者高尿酸血症的患者。常联用利尿药。

【不良反应及注意事项】

氯沙坦的不良反应轻微短暂，不容易引起咳嗽，常见头晕、疲乏；少见低血压。肝功能不全、高血钾、血容量不足时慎用。

缬沙坦

【药理作用】

缬沙坦（valsartan）属于非肽类 AT_1 受体阻断药。口服吸收迅速，生物利用度为23%。约有

83% 的原形药自粪便排出，17% 自肾脏排泄。单次服药，2 小时后血压开始下降，4～6 小时后可达降高血压高峰，降高血压作用可持续 24 小时以上。连续用药 2～4 周血压下降达最大效应。本品常与氢氯噻嗪联用。不引起干咳，不影响血脂、血糖、血尿酸代谢，突然停药无反跳现象或其他不良反应。

【临床应用】

缬沙坦适用于各级高血压。

【不良反应及注意事项】

缬沙坦的不良反应包括头痛、头晕、咳嗽、腹泻、恶心、腹痛、乏力、皮疹等。过敏者及孕妇禁用。

第三节　其他抗高血压药

其他类型的抗高血压药物有利血平、甲基多巴、肼屈嗪等，由于绝大多数药物不良反应相对较多，临床已经很少使用。下面仅针对高血压危象时常用的两种血管扩张药硝普钠、硝酸甘油进行阐述。

硝普钠

硝普钠（sodium nitroprusside）是血管扩张药，可直接松弛小动脉和静脉平滑肌。本品口服不吸收，采用静脉滴注给药。本品易溶于水，液体呈褐色，性质不稳定，放置后或遇光时易分解，所以要求现用现配，且避光滴注。静脉给药后几乎立即起效并达到作用高峰，停止滴注后作用时间可维持 1～10 分钟。

【药理作用和临床应用】

硝普钠是一种速效、强效、短效的血管平滑肌扩张药，可迅速降低血压，同时降低心脏负荷。临床上用于高血压急症，如高血压危象、高血压脑病、嗜铬细胞瘤的紧急降压等，还可用于急性心力衰竭，包括急性肺水肿。

【不良反应】

1. 可引起血压下降过快，出现头痛、眩晕、大汗、肌肉颤搐、心悸等，症状的发生与静滴速度有关，与总量关系不大。因此，静脉滴注时要严格限制滴速，临床上常用输液泵进行给药。

2. 过量可导致氰化物中毒，出现反射消失、昏迷、低血压、脉搏消失、皮肤粉红色、瞳孔散大等。

3. 过量或长期使用可导致硫氰酸盐中毒，出现运动失调、视力模糊、谵妄、意识丧失等症状。严重过量可致昏迷、死亡。

硝酸甘油

硝酸甘油（nitroglycerin）注射剂可用于控制性降血压、高血压危象。硝酸甘油静脉滴注无首过消除效应，即刻起效。由于该药易黏附于塑料瓶及输液器内壁，所以在配药时最好选择玻璃瓶。使用时开始剂量为每分钟 5 μg，最好采用输液泵滴注，每 3～5 分钟增加 5 μg/min 以达到满意效果，如在 20 μg/min 时无效可以 10 μg/min 递增，一旦有效则减少剂量和延长给药间隔时间。硝酸甘油使用个体差异性很大，使用期间应严格监测血压变化。不良反应和禁忌证参考抗心绞痛药章节。

第四节　抗高血压药物使用指导原则

抗高血压药物指导使用方案如下：

1.降压药物启动时机　对于收缩压在 140～159 mmHg 和（或）舒张压 90～99 mmHg 的一级高血压患者，如果不存在心、脑、肾等靶器官损害以及其他心血管危险因素，可先进行 3～6 个月的生活方式干预，若血压仍不达标则启动降压药物治疗；对于收缩压≥160 mmHg 和（或）舒张压≥100mmHg 的 2 级及以上高血压患者，或伴有心、脑、肾等靶器官损害以及其他心血管危险因素的 1 级高血压患者，应立即启动降压药物治疗。

2.诊室血压的目标值　①心血管风险高危 / 很高危的高血压患者以及有合并症的高血压患者，在患者能耐受的条件下，推荐诊室血压目标为 <130/80 mmHg。②无合并症的一般高血压患者，推荐降至 <140/90 mmHg，如能耐受，应进一步降至 <130/80 mmHg。③老年高血压患者，65～79 岁老年人推荐降压目标 <140/90mmHg，如能耐受，可降至 <130/80 mmHg；80 岁及以上高龄老年人降压目标 <150/90 mmHg，如能耐受，可降至 <140/90 mmHg。

3.联合治疗　对血压≥140/90 mmHg 的患者，可以初始单药治疗或者小剂量联合降压药物治疗；血压≥160/100 mmHg 的高危、很高危患者，或单药未达标者，推荐联合药物降压治疗，包括自由联合药物或者单片复方制剂（SPC）。

4.合并冠心病　有心绞痛者，推荐首选 β 受体阻断药和 CCB；有心肌梗死病史，推荐首选 β 受体阻断药和 ACEI/ARB。

5.合并心衰　射血分数减少的心衰（HFrEF），推荐血管紧张素受体 – 脑啡肽酶抑制剂（ARNI）如沙库巴曲缬沙坦替代 ACEI/ARB 作为首选用药；射血分数保留的心衰（HFpEF），ARNI/ARB/ACEI 均可作为首选用药。

6.合并卒中或短暂性脑缺血发作（TIA）　推荐 ACEI、利尿剂或 ACEI +利尿剂，若以上药物不适用或效果不佳，可选用 CCB 或 ARB。

7.合并 2 型糖尿病和慢性肾病　推荐首选 ACEI/ARB。

思考题

1.一线的高血压药物有哪几类？
2.简述卡托普利的降压机制、临床应用与主要不良反应。

知识拓展

常用制剂和用法

氢氯噻嗪（hydrochlorothiazide）　片剂，25 mg。一次 12.5～25 mg，一日 1～2 次。

吲达帕胺（indapamide）　片剂，2.5 mg。一次 2.5 mg，一日 1 次。

硝苯地平（nifedipine）　片剂，10 mg。一次 5～10 mg，一日 3 次。缓释片，10 mg，20 mg。一次 10~20 mg，一日 1~2 次。控释片，30 mg。一次 30 mg，一日 1 次。

尼群地平（nitrendipine）　片剂，10 mg，20 mg。一次 10～20 mg，一日 1～2 次，维持量一日 10～20 mg。

氨氯地平（amlodipine）　片剂，5 mg。一次 5～10 mg，一日 1 次。

盐酸普萘洛尔（propranolol hydrochloride）　片剂，10 mg。一次 10～20 mg，一日 3～4 次，以后每周增加剂量 10～20 mg，直至达到满意疗效。每日用量以不超过 300 mg 为宜。

阿替洛尔（atenolol）　片剂，25 mg，50 mg，100 mg。一次 50～100 mg，一日 1 次。

美托洛尔（metoprolol）　片剂，50 mg，100 mg。一日 50～100 mg，分 2～3 次服，可逐渐加量，必要时可增至一日 200 mg。维持量为一日 50～200 mg。缓释剂可每日给药一次，一次 50～100 mg。

卡托普利（captropril）　片剂，25 mg，50 mg，100 mg。开始时一次 25 mg，一日 3 次，饭前服，逐步加至一次 50 mg，一日 3 次。最大剂量：一日 450 mg。

依那普利（enalapril）　片剂，2.5 mg，5 mg。开始一次 2.5～5 mg，一日 1 次。逐渐增至一日 10～40 mg，分 1～2 次服。

氯沙坦（losartan）　片剂，25 mg，50 mg。一次 25 mg，一日 2 次。

缬沙坦（valsartan）　胶囊剂，80 mg。一次 80 mg，一日 1 次。未能充分控制血压的患者，日剂量可增至 160 mg 或加用利尿剂。

硝普钠（sodium nitroprusside）　注射剂，50 mg。一次 50～100 mg，临用时以 5% 葡萄糖注射液 2～3 mL 溶解后再用同一溶液 500 mL 稀释，缓慢静脉滴注（容器避光），速度每分钟不超过 3 µg/kg。配制时间超过 4 小时的溶液不宜使用。

硝酸甘油（nitroglycerin）　注射剂，1 mL∶1 mg。用 5% 葡萄糖注射液或氯化钠注射液稀释后静脉滴注，开始剂量为 5 µg/min，用于降低血压或治疗心力衰竭，可每 3～5 分钟增加 5 µg/min，如在 20 µg/min 时无效可以 10 µg/min 递增，以后可 20 µg/min。根据个体的血压、心率变化调整用量。

（易子桢、胡春光）

第二十三章 目标测试

素质目标

具有救死扶伤、大爱无疆、热情友善等必备的医师职业道德。

具有团结协作、勤研医术的意识。

知识目标

掌握硝酸甘油、普萘洛尔和硝苯地平的抗心绞痛作用特点、临床应用和主要不良反应。

熟悉硝酸异山梨酯、单硝酸异山梨酯的作用特点。

了解其他抗心绞痛药物的作用特点。

能力目标

具有根据病情选择合适的抗心绞痛药物以及处理不良反应的能力。

具有指导患者开展心绞痛应急自救的能力。

心绞痛（angina pectoris）是因冠状动脉供血不足引起的心肌急剧、暂时性的缺血、缺氧的临床综合征，其典型症状表现为突发的胸骨后阵发性、压榨性疼痛，并向心前区和左上肢放射。最常见于劳动或者情绪激动时。心绞痛若持续时间长而得不到缓解，可进一步发展成为心肌梗死，甚至诱发死亡。

知识链接

心绞痛的 3 种类型

心绞痛是缺血性心脏病的一种类型，WHO 根据其诱因和临床表现对其进行了较为复杂的分类。结合我国临床用药习惯，下面重点阐述以下 3 种类型。

1. 稳定型心绞痛（stable angina pectoris）是劳力型心绞痛的一种，由劳累、情绪激动等增加心肌耗氧量的因素所诱发，疼痛的频率、性质在 1～3 个月内无改变，病程持续稳定 1 个月以上。稳定型心绞痛的病理基础是冠状动脉存在固定的狭窄或者部分闭塞，常见原因为固定的动脉粥样斑块导致。

2. 不稳定型心绞痛（unstable angina pectoris，UA）是初发型、恶化型以及自发型心绞痛的通称。介于慢性稳定型心绞痛和急性心肌梗死之间的中间状态。不稳定型心绞痛的病理基础主要为动脉粥样硬化不稳定斑块破裂、糜烂导致冠状动脉内血栓形成、冠状动脉痉挛等，发病过程中血小板被激活起到了重要的作用。不稳定型心绞痛易发展成为心肌梗死。

3. 变异型心绞痛（variant angina pectoris）是不稳定型心绞痛的一种特殊类型，它由冠状动脉痉挛而引起，常发作于休息时间，疼痛持续时间通常大于 20 分钟。

由于心绞痛的直接发病原因是心肌供血不足，导致氧的供需失衡，因此，治疗心绞痛主要从两个方面进行：①扩张冠状动脉，增加冠状动脉的血流供应，增加血氧含量；②减少心肌氧耗量，提升心肌组织对氧的利用效率。抗心绞痛药正是基于以上两种策略，临床常用的药物有 4 类：硝酸酯类药、β肾上腺素受体阻断药、钙通道阻滞药、新型抗心绞痛药。

近年来，一些新型的突破性的抗心绞痛药陆续应用于临床，如能量代谢药、新型血管扩张药、特异性减慢心率药等。此外，在抗心绞痛的过程中，临床上还常根据病情使用抗血小板药和抗凝血药，也取得了很好的疗效。

第一节　硝酸酯类药

案例导入

患者，男，42 岁。因"心前区疼痛 1 月，加重 1 天"入院。患者 1 月前体力活动后出现心前区剧烈疼痛，每次持续 3～5 分钟，并向左臂内侧放射，一般休息后可缓解，有时含服速效救心丸后自觉缓解。今日因情绪激动后突感心前区压榨性疼痛，自行服用速效救心丸后无效，遂入院就诊。患者既往有高血压病史 5 年。

医生初步诊断：稳定型心绞痛；高血压。

请思考：

1. 该患者可选用哪些药物治疗？

2. 如果你是该医生，你会如何指导患者防治稳定型心绞痛？沟通过程要求体现医师的专业素养以及人文关怀精神。

第二十四章
电子课件

硝酸甘油

硝酸甘油（nitroglycerin）是硝酸酯类的代表性药物，从 1867 年开始使用至今，它是第一个用

于治疗心绞痛的药物，目前仍是最常使用的一线药物。硝酸甘油起效快、治疗类型广、疗效确切、使用方便。由于口服首过消除达92%，生物利用度仅为8%，故一般采用舌下含服。含服2～3分钟起效，5分钟作用达高峰，作用维持10～30分钟。其他给药途径还有经皮肤给药（使用贴膜剂）、口腔喷雾以及静脉滴注。其中贴膜剂30分钟内起效，喷雾剂2～4分钟起效，静脉滴注立即起效。该药主要经肝脏代谢，肾脏排泄。

【药理作用】

1.扩张血管　硝酸甘油对血管平滑肌有很高的选择性，最小有效量的硝酸甘油已经具有明显的扩张静脉血管作用，稍大剂量的硝酸甘油也可显著地扩张动脉血管。硝酸甘油对静脉的舒张作用明显强于动脉，对大、中动脉的作用强于小动脉和微动脉，对冠状动脉的舒张作用明显。硝酸甘油对冠状动脉的作用示意图如图24-1所示。

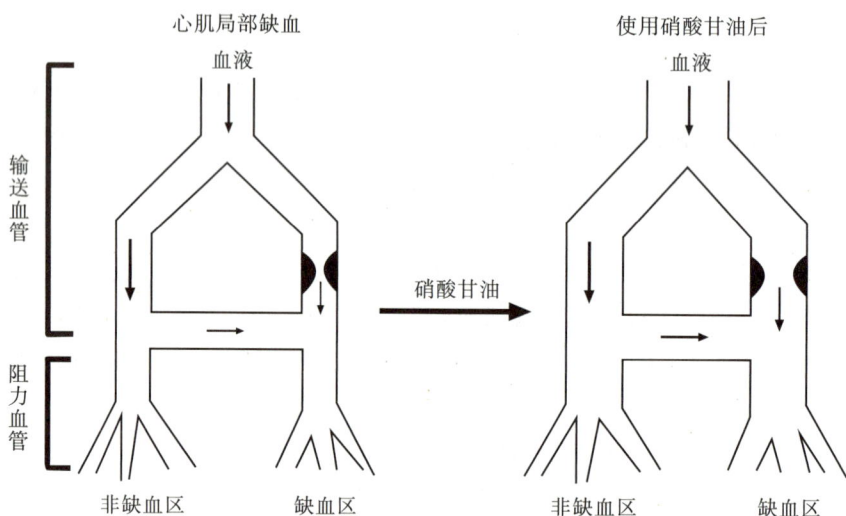

图 24-1　硝酸甘油对冠状动脉的作用示意图

2.降低心肌耗氧量　最小有效量的硝酸甘油即可明显扩张静脉血管，尤其是较大的静脉血管。外周静脉血管扩张后，回心血量减少，心脏前负荷降低，心肌耗氧量减少。大动脉扩张后，外周血压降低，心脏后负荷降低（心脏射血阻力减少），心肌耗氧量减少。但在使用硝酸甘油的过程中，剂量需要合理控制，如果血压下降太快，可反射性地兴奋心脏导致心率加速以及收缩力加强，从而导致心肌耗氧量增加，甚至诱发心绞痛。

3.改善心脏血液供应　硝酸甘油可以显著地扩张冠状动脉，增加整个心脏的供血；也可以明显扩张心外膜动脉，促进血液向心内膜灌注，改善心内膜缺血；同时，还可以影响心脏血液的分布。硝酸甘油对心脏的阻力血管作用弱，但可扩张侧支血管，使血液更多地流向缺血心肌处，同时，缺血心肌处因缺氧和代谢产物的增多而处于舒张状态，进一步促进了含氧的血液流向缺血区。

4.保护缺血心肌细胞　硝酸甘油可释放一氧化氮（nitric oxide，NO），促进一些保护心肌细胞的物质产生和释放。硝酸甘油不仅具有保护心肌，减轻缺血性损伤，缩小梗死范围，改善左室重构，还可以增强人及动物缺血心肌电信号的稳定性，避免心肌缺血导致的并发症。除此之外，硝酸甘油还有扩血管、抑制血小板聚集的作用。

【临床应用】

1.心绞痛　硝酸甘油为广谱的抗心绞痛药。急性发作时可舌下含服或者喷雾，绝大多数可迅速控制症状，是各种急性心绞痛患者的首选药。硝酸甘油也可用于心绞痛的预防发作，劳动前或者预估可能会发作前5～10分钟，舌下含服硝酸甘油片（图24-2）常可生效，但是由于舌下含服片作用时间较短，临床上还可以使用贴膜剂，30分钟可起效，作用时间持续24小时。

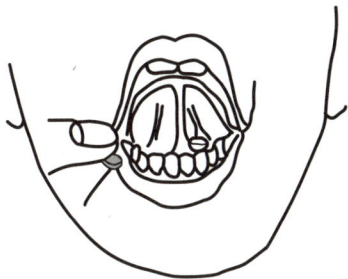

图 24-2　硝酸甘油舌下含服位置

2. **急性心肌梗死**　急性心肌梗死患者，舌下含服效果差，多采用静脉给药。硝酸甘油不仅能降低心肌耗氧量、增加缺血区血供，还可抑制血小板聚集和黏附，缩小梗死范围。

3. **急慢性心功能不全**　硝酸甘油可降低心脏前后负荷，同时还可以保护心肌，逆转心肌重构，因此也常用于心衰的治疗。

4. **其他**　硝酸甘油可用于控制性降压、高血压危象、肺动脉高压等。

【不良反应及注意事项】

硝酸甘油最常见的不良反应是面部及皮肤潮红、血管搏动性头痛，也可引起反射性心率加快，眼内压升高，剂量稍大时可出现直立性低血压及晕厥。贴片可致局部皮肤刺激症状及过敏反应。剂量过大或持续用药时可发生高铁血红蛋白血症，表现为呕吐、发绀等。连续用药 2～3 周可出现耐受性，停用 1～2 周后可恢复。不同的硝酸酯类药物之间可出现交叉耐受，现多主张小剂量、间歇用药。

【禁忌证】

严重低血压、青光眼、梗阻性心肌病、过敏者禁用。

✅ **知识拓展**

> **硝酸甘油使用注意事项**
>
> 硝酸甘油是救命良药，为了便于患者在关键时刻能够得到最合理的自我治疗，医务人员需要在平时加强对患者的用药指导。患者在用药时需要重点注意的事项有：
>
> 1. 有心绞痛病史者硝酸甘油需要随身携带，由于硝酸甘油具有挥发性，故要避光、避热、避潮。不要把药放进内衣或者贴近内衣的口袋，最好单独放于随身包中。
>
> 2. 硝酸甘油没开瓶时，保质期一般 1～2 年；一旦开封，3 个月内没有用完就必须更换，以避免药物失效。
>
> 3. 含服硝酸甘油时，患者常见舌头辣痛感，若以前有辣痛感而后来无此感觉，多数情况下药物已经失效。在服药过程中，患者若出现面部皮肤潮红或者血管搏动性头痛，不影响药物的使用。
>
> 4. 心绞痛发作后，最好靠在墙边或者树旁，尽量不要紧张和恐慌。不要站立服药，以避免低血压，建议坐位或卧位。药片不可嚼碎，一片无解，5 分钟后再来 1 片，连用一般不超过 3 次，一日不超过 2mg，无效应快速转至医院，以避免出现心肌梗死。
>
> 心绞痛发作往往比较突然，因此，在给患者讲解硝酸甘油时，注意事项务必详细一点。若患者年龄较大，可跟家属反复强调，并制作一些小卡片便于患者及家人反复查看。

硝酸异山梨酯

硝酸异山梨酯（isosorbide dinitrate）又名消心痛，属硝酸酯类药，其药理作用及作用机制与硝酸甘油相似。临床上有多种给药途径，包括舌下给药、口服、气雾给药、外用以及静脉给药。硝酸异山梨酯口服吸收完全，但首过消除明显，生物利用度22%，舌下含服59%。口服15～40分钟起效，作用时间持续4～6小时；舌下含服2～5分钟起效，15分钟达最大效应，作用时间持续1～2小时；缓释片30分钟起效，作用时间可维持12小时，舌下、口服半衰期分别为1小时和4小时。硝酸异山梨酯在肝脏代谢，经肾脏排泄。硝酸异山梨酯是广谱抗心绞痛药，可用于长期治疗和预防各型心绞痛，也可用于难治性心力衰竭。不良反应与硝酸甘油相似但较轻，禁忌证同硝酸甘油。

单硝酸异山梨酯

单硝酸异山梨酯（isosorbide mononitrate）口服吸收完全，无首过消除，缓释片的生物利用度可达80%～90%，半衰期为8小时，普通片剂的作用时间可达6小时，缓释片可延长到8.6小时。肝脏疾病不出现蓄积现象，肾功能受损不影响它的消除。单硝酸异山梨酯是广谱的抗心绞痛的药，可用于各型心绞痛的预防和治疗，也可用于心力衰竭患者的长期治疗。不良反应与硝酸甘油相似但较轻，禁忌证同硝酸甘油。

第二节　β肾上腺素受体阻断药

β肾上腺素受体阻断药作用广泛，主要用于心血管疾病如高血压、心律失常、心绞痛、心力衰竭等，现已经是一线的抗稳定型心绞痛的药物。临床上常用的β肾上腺素受体阻断药有普萘洛尔（propranolol）、阿替洛尔（atenolol）、美托洛尔（metprolol）等。

普萘洛尔

【药理作用】

普萘洛尔（propranolol）是非选择性β肾上腺素受体阻断药，抗心绞痛作用主要是通过阻断心脏 β_1 受体而达成的。

1.降低心肌总耗氧量　本品阻断心脏 β_1 受体后，可使心率减慢、心肌收缩力减弱、血压降低，因这一原因可明显减少心肌耗氧量；同时，心脏 β_1 受体被阻断后，心室容积相对性增大，室壁张力增加，心室射血时间延长，这又导致心肌耗氧量增多。两种因素叠加之后，心肌总的耗氧量还是降低。

2.改善心肌缺血区血液供应　由于心率减慢，舒张期延长，血液更容易由心外膜流向缺血区。另外，心肌耗氧量减少，非缺血区血管阻力相对增高，血液被"挤向"缺血区，从而增加缺血区的血液供应。

3.其他作用　本药还可以抑制脂肪的分解，还能促进心肌缺血区对葡萄糖的摄取和利用。

【临床应用】

普萘洛尔主要用于稳定型心绞痛，尤其是对硝酸酯类药不敏感者。用药后可明显减少患者发作次数，对于同时合并有高血压、心律失常的患者效果更加明显。长期使用普萘洛尔可减少部分心绞痛患者的缺血时间，缩小梗死面积，减少近期心肌梗死患者的发病率和死亡率。但是对于心肌梗死时间过长，出现低血压以及房室传导阻滞患者，使用此药可增加死亡率。故心梗患者应慎重使用。由于此药有收缩冠状动脉的作用，故不能用于变异型心绞痛。

普萘洛尔经常与硝酸异山梨酯联合使用，两药作用时间相近，能协同降低心肌耗氧量，同时，普萘洛尔可对抗硝酸异山梨酯引起的反射性心率加快和心肌收缩力增强。因此，两药联合使用，可以取长补短，药量可减少，且不良反应也相应减少。

停用普萘洛尔时应逐渐减量，突然停用可导致心绞痛加重，甚至诱发心肌梗死。

美托洛尔和阿替洛尔

美托洛尔（metprolol）是选择性 β_1 受体阻断药，作用和临床应用与普萘洛尔类似，但不良反应比普萘洛尔轻。阿替洛尔（atenolol）也是选择性 β_1 受体阻断药，无内源性拟交感作用，治疗剂量无明显心肌抑制作用，可减慢窦性心律，降低自律性，降低心肌传导性，减少心肌耗氧量，使冠脉血流重新分配，但不减少缺血区血流量，可抑制缺血时血小板凝集，减少急性心肌梗死 $0 \sim 7$ 天的死亡率。本药临床应用同普萘洛尔，不良反应轻。

第三节　钙通道阻滞药

钙通道阻滞药从 20 世纪 70 年代开始用于心绞痛的预防和治疗，目前是临床常用的抗心绞痛药，对多种类型心绞痛有着不同程度的疗效，对变异型心绞痛效果最好。常用的有钙通道阻滞药二氢吡啶类的硝苯地平（nifedipin）、尼卡地平（nicardipine）等，以及非二氢吡啶类的维拉帕米（verapamil）、地尔硫䓬（diltiazem）等。由于不同药物对心脏和血管的选择性不同，因此，要根据具体的病情来选择合适的药物。

硝苯地平

硝苯地平（nifedipin）又名心痛定，口服吸收 90% 左右，15 分钟起效，30 分钟达血药高峰；舌下含服吸收迅速，2 ～ 3 分钟起效，20 分钟达峰值。硝苯地平经肝脏代谢，80% 经肾脏排出，20% 经粪便排泄。

【药理作用】

1.减少心肌耗氧量　硝苯地平可使外周小动脉扩张，降低心脏负荷，减少心肌耗氧量。同时，它直接作用于心肌细胞，通过减少钙内流，从而减弱心肌收缩力，使心率减慢，心肌耗氧量进一步减少。

2.扩张冠状动脉　硝苯地平对冠状动脉作用较强，使输送血管以及阻力血管均扩张，增加冠脉血流。同时，硝苯地平可有效防治冠状动脉痉挛。

3.保护缺血心肌　硝苯地平能降低心肌缺血或再灌注时所造成的心肌损害，有利于心功能的恢复。

4.抑制血小板聚集　硝苯地平可抑制心肌缺血时的血小板聚集，减少血栓的潜在形成。

【临床应用】

硝苯地平用于预防和治疗各种类型心绞痛，尤其是变异型心绞痛，以及伴有高血压的患者。临床上常与 β 受体阻断药联合使用以增强效果。

【不良反应】

不良反应参考抗高血压药章节。

尼卡地平

【药理作用】

尼卡地平（nicardipine）与硝苯地平相似，可引起血管扩张，特别是选择性地作用于脑血管和冠状动脉。以扩张动脉血管为主，能显著降低心脏后负荷，对静脉作用甚微。尼卡地平同样具有抑制血小板聚集和血栓形成作用。

【临床应用】

尼卡地平单独应用或与硝酸酯类联用，治疗心绞痛，对变异型心绞痛效果好，伴高血压患者尤为适用。

维拉帕米

维拉帕米（verapamil）扩张冠状动脉作用较弱，故单用于变异型心绞痛效果不佳。维拉帕米主要用于稳定型心绞痛，与β受体阻断药合用具有协同作用，但两药联用要特别注意适应证。中、重度心力衰竭，Ⅱ、Ⅲ度房室传导阻滞，低血压以及病窦综合征患者禁用。

地尔硫䓬

地尔硫䓬（diltiazem）是广谱抗心绞痛药，对稳定型、不稳定型、变异型心绞痛都有用。其强度介于硝苯地平和维拉帕米之间，有较强的扩张冠状动脉的作用，而降高血压作用小，可用于高血压患者。地尔硫䓬不良反应发生率并不高，最常见的有浮肿、头痛、恶心、眩晕、皮疹等，其他少见的不良反应有传导阻滞、心动过缓、充血性心衰等。Ⅱ或Ⅲ度房室传导阻滞、急性心肌梗死患者、低血压及病窦综合征禁用。

第四节　新型抗心绞痛药

曲美他嗪

曲美他嗪（trimetazidine）能对抗肾上腺素和去甲肾上腺素的收缩血管作用，降低血管阻力，扩张冠状动脉，增加冠脉血流量及周围循环血流量，促进心肌代谢，同时减轻心脏负荷，降低心肌耗氧量。与硝酸甘油相比，本品起效慢，但持续时间长。临床上一般用于其他药物效果不佳的心绞痛发作性预防治疗，不用于心绞痛发作时的对症治疗，也不用于不稳定心绞痛或心肌梗死的初始治疗。可有头晕、食欲缺乏、皮疹等不良反应。

卡维地洛

卡维地洛（carvedilol）能阻断 β_1、β_2 和 α 受体，还有抗氧化作用，故可用于心绞痛、心力衰竭和高血压的治疗。

尼可地尔

尼可地尔（nicorandil）属于钙离子通道阻断药类，作用机制与其他钙离子通道阻断药类似。临床上主要用于慢性稳定型心绞痛和变异型心绞痛。不良反应可有头痛、头晕、上腹不适、心悸等。

📝 **思考题**

1. 简述抗心绞痛药的分类以及各类的代表性药。
2. 阐述硝酸甘油的作用机制以及临床应用。

✍ **知识拓展**

常用制剂和用法

硝酸甘油（nitroglycerin）片剂，0.3 mg，0.6 mg。一次 0.3 ～ 0.6 mg，舌下含服。喷雾剂，15 g（含硝酸甘油 0.1 g），发作时喷于口腔黏膜或舌面 1 ～ 2 次。贴剂，2.5 mg，5 mg，7.5 mg，10 mg。贴敷于左前胸皮肤，一次 1 片，一日 1 次。切勿修剪贴膜，贴敷处避开毛发、疤痕、破损或易刺激处皮肤。每次贴敷需要更换部位以免引起刺激。

硝酸异山梨酯（isosorbide dinitrate）　片剂，5 mg。一次 5～10 mg，舌下含化。缓释片，20 mg。一次 20 mg，每 8～12 小时给予一次，饭后整片吞服，勿嚼碎服用。

单硝酸异山梨酯（isosorbide mononitrate）　片剂，20 mg。一次 20 mg，一日 2～3 次。缓释片，40 mg。每日清晨 1 片，病情严重者，每日清晨服 2 片，若出现头痛，最初剂量可减至每日半片。整片或半片服用前应保持完整，用半杯水吞服，不可咀嚼或碾碎服用。

普萘洛尔（propranolol）　片剂，10 mg。一次 10 mg，一日 3 次。因个体差异大，应从小剂量开始，根据病情增减剂量，可增至一日 80～240 mg。

阿替洛尔（atenolol）　片剂，12.5 mg。开始每次 6.25～12.5 mg，一日 2 次，按需要及耐受量渐增至 50～200 mg。

美托洛尔（metprolol）　片剂，25 mg。一次 25～50 mg，一日 2～3 次；或一次 100 mg，一日 2 次。缓释片，47.5 mg。一次 47.5 mg，一日 1 次，最好在早晨服用，可掰开服用，但不能咀嚼或压碎，服用时应该用至少半杯液体送服。

硝苯地平（nifedepin）　片剂，10 mg。一次 10～20 mg，一日 3 次。缓释片，20 mg。一次 20 mg，一日 1～2 次。

尼卡地平（nicardipin）　片剂，10 mg。起始剂量：一次 20 mg，一日 3 次，可随反应调整剂量至一次 40 mg，一日 3 次。

维拉帕米（verapamil）　片剂，20 mg，80 mg，120 mg。开始一次 40～80 mg，一日 3 次，达到有效浓度后改维持量一次 40 mg，一日 3 次。注射剂，5 mg：2 mL。一次 5～10 mg，静脉注射。于 10 分钟内注完，继以每分钟 5 µg/kg 静滴。

地尔硫䓬（diltiazem）　片剂，30 mg，60 mg。一次 30 mg，一日 4 次，可逐渐增量至一日 240 mg。

（於佳雄、易子桢）

第二十四章
目标测试

治疗心力衰竭药

心力衰竭（heart failure，HF）是由各种心脏结构或功能性疾病导致的心功能不全的一种临床综合征。心力衰竭常伴有体循环和肺（或）循环的被动性充血，因此又称为充血性心力衰竭（congestive heart failure，CHF）。

心力衰竭患者常表现为体力活动受限、呼吸困难、水肿等症状。因心肌收缩力下降，心排血量不能满足机体代谢的需求，同时出现体循环或肺循环淤血的表现，称为收缩性心力衰竭，占心力衰竭的绝大多数。少数情况下，心肌收缩力尚能维持正常心排血量，但由于某些特定原因使左心室充盈压异常增高，导致肺静脉血回流受阻，压力增高而出现肺淤血，称为舒张性心力衰竭。心力衰竭按照发生的过程可分为慢性心力衰竭和急性心力衰竭两种。慢性心衰是指在原有慢性心脏疾病基础上逐渐出现的心衰。急性心衰是指慢性稳定性心衰（症状、体征稳定在 1 个月以上）突然失代偿，或者心脏急性病变导致的新发心衰。

慢性心力衰竭的治疗目标和原则

一、治疗目标

防止和延缓心力衰竭的发生发展；缓解患者临床症状，提高生活质量；改善长期预后，降低患者的病死率与住院率。

二、治疗原则

慢性心力衰竭采取综合的治疗措施，包括一般治疗、药物治疗以及其他方式治疗。一般治疗包括饮食管理、运动管理、体质量监测、精神心理调节、诱因消除等。药物治疗主要包括治疗各种现有的疾病如冠心病、高血压、糖尿病等；针对调节心力衰竭的代偿机制，减轻心脏前后负荷；拮抗神经体液因子的过度激活，减少血容量的治疗；阻止或延缓心室重构进展的药物治疗。

治疗心力衰竭的药物主要是一类可减轻心脏前、后负荷，降低心肌耗氧量，增强心肌收缩力，增加心排血量的药物。目前临床常用的治疗心力衰竭的药物有以下6类。

1. 肾素﹣血管紧张素﹣醛固酮系统（RAAS）抑制药　血管紧张素Ⅰ转化酶抑制药如卡托普利、贝那普利等；血管紧张素Ⅱ受体（AT_1）阻断药如氯沙坦、缬沙坦、厄贝沙坦等；醛固酮受体拮抗药如螺内酯。

2. 利尿药　氢氯噻嗪、呋塞米等。

3. β受体阻断药　美托洛尔、比索洛尔、卡维地洛等。

4. 正性肌力药　强心苷类药如地高辛、去乙酰毛花苷等；非苷类正性肌力药如多巴酚丁胺、米力农等。

5. 血管扩张药　硝酸甘油、硝酸异山梨酯、硝普钠、哌唑嗪等。

6. 钙通道阻滞药　非洛地平、氨氯地平等。

第一节　肾素﹣血管紧张素﹣醛固酮系统抑制药

患者，男，82岁。因"心悸伴呼吸困难20年，加重2年"收治入院。患者30年前有高血压，但血压控制欠佳；20年前偶有心悸，上楼时加重，并伴有呼吸困难。近2年患者心悸和呼吸困难发生次数明显增多，偶有睡眠时因呼吸困难而憋醒。既往有慢性支气管炎病史30余年，常年咳嗽、咳痰。

查体：T 36.5℃，P 108次/分，R 28次/分，BP 140/96 mmHg。神志清楚，心浊音界扩大，肺部可闻及湿啰音，腹部平软，无压痛、反跳痛及腹肌紧张，肝脾肋下未触及。入院后心脏彩超提示：左心室扩大。心电图提示：窦性心动过速。

初步诊断：1.慢性心力衰竭；2.高血压；3.窦性心动过速；4.慢性支气管炎。

请思考：

1. 可以使用哪些类型的药物治疗慢性心力衰竭？

2. 该患者常年剧烈咳嗽，哪一类药物不宜用于该患者？为什么？

3. 若该患者有房室传导阻滞或支气管哮喘病史，哪一类药应禁用？

血管紧张素Ⅰ转化酶抑制药（ACEI）和血管紧张素Ⅱ受体（AT₁）拮抗药（ARB）是治疗心力衰竭的一线药物。ACEI 和 ARB 都能逆转心室重构，既能改善患者心力衰竭时呼吸困难、体力活动受限等症状，又能提升患者的生活质量，降低心力衰竭病死率，改善预后。

一、血管紧张素Ⅰ转化酶抑制药

临床常用于治疗 CHF 的 ACEI 药物有卡托普利（captopril）、依那普利（enalapril）、贝那普利（benazapril）、培哚普利（perindopril）等。

【药理作用】

1.降低外周血管阻力，降低心脏后负荷　ACEI 可抑制血管紧张素转化酶（ACE），从而导致体循环及局部组织中的 Ang Ⅰ 不能转化成 Ang Ⅱ，既而减少血管的收缩，导致血压下降，心脏后负荷降低。ACEI 还能抑制缓激肽的降解，而缓激肽能扩张血管，进一步降低心脏后负荷。

2.减少醛固酮生成　本类药可减少水钠等体液的潴留，从而减轻心脏前负荷。

3.抑制心肌及血管重构　Ang Ⅱ 及醛固酮可促进心肌细胞增生，导致心肌及血管重构。小剂量不影响血压的 ACEI 即可减少 Ang Ⅱ 和醛固酮的形成，能有效防止和逆转心肌与血管的重构，改善左心室功能，降低病死率。

4.对血流动力学的影响　ACEI 可降低全身血管阻力，增加心排血量，改善心脏的舒张功能，降低肾血管阻力，增加肾血流量，促进体液的排出。

5.降低交感神经活性　ACEI 可通过减少 Ang Ⅱ 发挥其抗交感作用，进一步改善心功能。

【临床应用】

ACEI 可单用或者联合其他药物治疗心力衰竭。对于舒张性心力衰竭的患者，其疗效明显优于强心苷类代表药地高辛。

二、血管紧张素Ⅱ受体（AT₁）阻断药

本类药物可直接阻断 Ang Ⅱ 与其受体（AT₁）的结合，拮抗其缩血管和促进心血管生长的作用。本类药物能预防及逆转心血管重构，但不影响缓激肽代谢，不良反应少，不易引起咳嗽、血管神经性水肿等。常作 ACEI 不耐受患者的替代品。常用药物包括氯沙坦（losartan）、缬沙坦（valsartan）、厄贝沙坦（irbesartan）、替米沙坦（telmisartan）等。

三、醛固酮受体拮抗药

当患者出现 CHF 时，血中醛固酮浓度升高达正常 20 倍以上，醛固酮具有保水、保钠、排钾的作用，还有促进心肌和大血管增生的作用，可加快心力衰竭进展。此外，还可间接诱发冠状动脉痉挛、心律失常，增加心力衰竭时室性心律失常和猝死的概率。

醛固酮受体拮抗药螺内酯可明显降低 CHF 的病死率，预防及逆转心室重构，减轻心力衰竭时的临床症状。单用螺内酯作用较弱，常与 ACEI 合用，效果更佳，预后更理想。

第二节　利尿药

利尿药也是一线的抗心力衰竭药物，广泛用于各种类型的治疗。

知识链接

慢性心力衰竭的分类

慢性心力衰竭依据解剖结构可分为左心衰竭、右心衰竭、全心衰竭3类，其中以左心衰竭和由左心衰竭引起的全心衰竭最为多见。

左心衰竭的主要表现为肺循环淤血及心排血量降低，患者可出现劳力性呼吸困难、端坐呼吸、夜间阵发性呼吸困难、咳嗽、咯血、疲倦、运动耐量减低、心慌、少尿及肾功能损害等症状，同时可伴随有肺部湿啰音、心脏扩大及相对性二尖瓣关闭不全的体征如第二心音亢进及舒张期奔马律等。

右心衰竭的主要表现为体循环淤血，患者可出现劳力性呼吸困难、消化系统淤血引发腹胀、恶心、呕吐等常见症状，同时可伴有下肢对称性凹陷性水肿、胸腔积液、肝颈静脉回流征、肝脏肿大、三尖瓣关闭不全的反流性杂音等。

全心衰竭常由左心衰竭时间较长诱发而来。右心衰竭时右心排血量减少，患者阵发性呼吸困难的肺淤血症状反而会减轻。

利尿药通过促进水、Na^+ 的排泄，从而减少总血容量，降低心脏前负荷改善心功能；同时，可降低静脉压，消除或缓解静脉淤血及其所引发的肺水肿和外周水肿。利尿药对 CHF 伴有水肿或有明显肺淤血者尤为适用。

单独应用噻嗪类利尿药对轻度 CHF 患者效果良好；袢利尿药或噻嗪类与保钾利尿药联合应用对中、重度 CHF 疗效好；静脉注射袢利尿药呋塞米可用于严重 CHF、慢性 CHF 急性发作、急性肺水肿或全身水肿者，而噻嗪类利尿药常无效。保钾利尿药作用较弱，多与其他利尿药物联合使用。

在应用排钾利尿药时要注意补充钾盐或与保钾利尿药合用，必要时应定期检测血钾。使用利尿药时应避免大剂量，以防加重心力衰竭、肝肾功能障碍以及电解质紊乱等不良反应。

第三节　β 受体阻断药

目前 β 受体阻断药已被推荐作为治疗慢性心力衰竭的常规用药。β 受体阻断药虽然可抑制心肌收缩力，加重心功能障碍，但自 20 世纪 70 年代以来的研究发现，长期应用卡维地洛（carvedilol）、比索洛尔（bisoprolol）以及美托洛尔（metoprolol）等 β 受体阻断药可以明显改善 CHF 的症状，提高心脏射血分数，改善患者的生活质量，降低死亡率。β 受体阻断药与 ACEI 联合应用疗效更佳，病死率更低。

【药理作用】

1.拮抗交感神经活性　交感神经系统与 RAAS 的激活是 CHF 时最重要的神经 - 体液变化。β 受体阻断药通过阻断心脏 $β_1$ 受体，拮抗过量儿茶酚胺对心脏的毒性作用，避免心肌细胞坏死；改善心肌细胞重构；减少肾素释放，抑制 RAAS，防止高浓度 Ang Ⅱ 对心脏的损害；上调心肌 β 受体的数量，恢复其信号转导能力；改善 β 受体对儿茶酚胺的敏感性。

2.抗心律失常与抗心肌缺血作用　β 受体阻断药可以阻断心脏 $β_1$ 受体，使心率减慢，心肌收缩力减弱，心排血量减少，心肌耗氧量下降。

【临床应用】

长期应用 β 受体阻断药可延缓甚至阻止扩张型心肌病及缺血性 CHF 病情恶化、改善心功能、降低心律失常的发生及猝死的发生率。其中扩张型心肌病 CHF 患者的疗效最好。开始使用时宜小剂量，常与正性肌力药强心苷类药物合并应用，以消除其负性肌力作用。

【注意事项】

心功能改善的平均起效时间一般为 3 个月，使用时间越长，改善效果越好，因此需要长期用药。逐渐增加剂量至患者既能够耐受又不加重病情为宜，开始剂量偏大反而会加重病情。治疗 CHF 时应联合应用利尿药、ACEI 和地高辛，否则单用 β 受体阻断药治疗可能会无效。用药禁忌证参考肾上腺素受体阻断药章节。

第四节　正性肌力药

一、强心苷类药

强心苷（cardiac glycosides）是一类选择性作用于心脏，具有增强心肌收缩力的苷类化合物。常用制剂有洋地黄毒苷（digitoxin）、地高辛（digoxin）、毛花苷丙（lanatoside C，西地兰，cedilanid）和毒毛花苷 K（strophanthin K）。其中，地高辛和毛花苷丙临床上使用相对较多。

【体内过程】

强心苷类药物化学结构类似，作用性质基本相同，但在药动学上存在着差异。洋地黄毒苷属长效类强心苷，脂溶性高，口服吸收完全，可达到 96% 以上，1～4 小时起效，$t_{1/2}$ 长达 5～7 天，大多经肝脏代谢，由肾脏排泄，少量经肠道排出。中效类强心苷类药物地高辛使用差异较大，宜个体化给药。地高辛有口服和注射剂型，口服 0.5～2 小时起效，持续 6 小时，$t_{1/2}$ 为 32～48 小时，约 2/3 的地高辛以原形经肾脏排出，肾功能不全者，排泄时间延长，故应适当减少药量。短效强心苷类药有毛花苷丙和毒毛花苷 K，二者口服不吸收，只能静脉给药，起效快，作用维持时间短，绝大部分以原形经肾脏排出。

【药理作用】

1. 对心脏的作用

（1）正性肌力作用：强心苷类药对心脏的作用具有高度选择性，可明显增强心衰患者的心脏收缩力，增加心排血量，从而缓解心衰的症状。强心苷类药的正性肌力作用特点如下：①加快心肌纤维缩短速度，缩短收缩期，相对延长舒张期，有利于心脏得到长时间的休息；②增强心肌收缩力，增加心排血量，减轻肺循环和体循环淤血；③降低心肌耗氧量，此作用仅针对心衰患者，而对正常人无效。

（2）负性频率作用：治疗量的强心苷对正常心率影响较小，但对心率增快及伴有房颤的心功能不全患者则可显著降低心率。应用强心苷可反射性地兴奋迷走神经，抑制窦房结，减慢心率。强心苷还可以增加心肌对迷走神经的敏感性，故强心苷类药过量引起的心动过缓和传导阻滞可用阿托品对抗。

（3）对传导组织和心肌电生理特性的影响：治疗剂量时，强心苷类药可降低窦房结的自律性、减慢房室传导速度，缩短心肌动作电位时程（APD）和有效不应期（ERP）；大剂量时可直接抑制房室传导；中毒剂量时，强心苷类药可导致各种类型心律失常，其中以室性期前收缩、室性心动过速较为多见。

2.对神经系统的作用　治疗量的强心苷类药可反射性地兴奋迷走神经，减慢心率；而中毒剂量的强心苷可兴奋延髓催吐中枢而引起呕吐，还可兴奋交感神经中枢，诱发快速型心律失常。

3.其他作用　强心苷类药的其他作用还包括：①对内分泌系统的作用：强心苷类药能减少CHF血管紧张素Ⅱ及醛固酮含量，拮抗RAAS作用；②利尿作用：强心苷类药还能增加肾血流量和肾小球滤过功能，减少肾小管对Na^+的重吸收，促进Na^+和水排出；③对血管的作用：强心苷类药对血管作用较复杂，但最终可使外周血管阻力下降，心排血量及组织灌注量增加，动脉血压不变或略升。

【临床应用】

1.治疗心力衰竭　强心苷类药主要用于以收缩功能障碍为主的低排血量的心力衰竭，特别是利尿药、ACEI、β受体阻断药疗效欠佳的心力衰竭患者。

不同类型的心力衰竭患者，使用强心苷类药治疗效果有很大的差别：疗效非常好的有伴有房颤及心室率快的患者；疗效较好的有瓣膜病、先天性心脏病、风湿性心脏病、冠心病、高血压性心脏病等所导致的心衰患者；疗效不佳的有肺源性心脏病、活动性心肌炎、严重心肌损伤、缩窄性心包炎、主动脉瓣狭窄、严重二尖瓣狭窄等导致的心衰患者；继发于严重贫血、甲亢或甲状腺功能低下者、糖尿病患者，应先积极治疗原发病，使用强心苷类药效果差。

2.治疗某些心律失常　强心苷类药常用于治疗的快速型室上性心律失常，如心房纤颤、心房扑动、阵发性室上性心动过速。

【不良反应】

强心苷类药安全范围小，一般治疗量与中毒剂量接近，毛花苷丙治疗量与中毒量相差比其他药物要大得多，致死量可能是其维持量的20～50倍。患者在使用强心苷类药时，个体差异较大，所以要重点关注毒性反应。尤其是伴随有低血钾等电解质紊乱以及酸碱失衡、肾功能不全等患者。

1.心脏毒性反应　它是强心苷类药最严重、最危险的不良反应，约有50%的病例会发生各种类型的心律失常。心脏毒性以快速性心律失常最常见，其中室性期前收缩发生率最高，占到心脏毒性发生率的1/3，其他还有二联律、三联律、室性心动过速，严重者甚至发生心室纤颤而致死亡。部分患者可引起房室传导阻滞。部分患者可发生窦性心动过缓，心率低于每分钟60次。

2.胃肠道反应　它是强心苷类药最常见的早期中毒症状。主要表现为厌食、恶心、呕吐、腹泻等。剧烈呕吐可导致失钾而加重强心苷中毒，所以应注意补钾或停药。

3.中枢神经系统反应　包括眩晕、头痛、失眠、谵妄等症状及视觉障碍，如黄视、绿视症及视物模糊等。视觉异常通常是强心苷类药物中毒的先兆。

【不良反应的防治】

1.预防　注意诱发强心苷类药物中毒的各种因素，包括老年、发热、水盐电解质紊乱、酸碱平衡失调、药物剂量过大、肝肾功能不全等。正确评估患者病情，严格遵循强心苷类药的适应证，按药物的作用特点、途径、剂量要求给药。及时关注患者强心苷类药中毒的先兆反应，一旦出现心律失常、胃肠道反应以及视觉问题，及时对症处理甚至停药。医务人员的严谨、细心、专业、依法依规用药，将极大地降低使用强心苷类药物的风险，极大地保护患者的生命安全。

2.治疗　患者一旦发生中毒，应立即停用强心苷类药。并针对具体情况使用以下药物。

（1）氯化钾和阿托品：氯化钾是治疗由强心苷类药中毒所致的快速性心律失常的有效药物。阿托品是治疗心动过缓以及传导阻滞的常用药物。但是医务人员必须清楚，防止低血钾比补钾治疗意义更加重要。补钾时不可过量，要监测患者的肾脏功能，避免导致高钾血症。对已出现传导阻滞的中毒患者不可补钾，以避免心脏停搏。对中毒所致的心动过缓和房室传导阻滞等缓慢型心律失常的患者，可改用阿托品治疗。

（2）苯妥英钠：对强心苷类药中毒所致重度快速性心律失常可首选苯妥英钠。苯妥英钠不仅有抗心律失常作用，还有解毒效应。

（3）利多卡因：可用于治疗强心苷类药中毒引起的室性心动过速和心室纤颤。

【药物相互作用】

奎尼丁能使地高辛的血药浓度增加 1 倍，故两药合用时地高辛用量可减少 30% ～ 50%，以避免强心苷类药中毒。胺碘酮、普罗帕酮、钙通道阻滞药、维拉帕米等也可提高地高辛的血药浓度，合用时地高辛应减少用量。苯妥英钠可增加地高辛的代谢，降低地高辛的血药浓度。肾上腺素受体激动药可诱发强心苷类药中毒。排钾利尿药可导致血钾降低，诱发强心苷类药中毒，所以二者联用时，应考虑适量补钾。

二、非苷类正性肌力药

非苷类正性肌力药包括 β 肾上腺素受体激动药及磷酸二酯酶（PDE）抑制药等，β 肾上腺素受体激动药代表有多巴胺、多巴酚丁胺、异布帕明等；磷酸二酯酶（PDE）抑制药代表有米力农、氨力农。由于本类药物可能增加心衰患者的病死率，故仅作为二线药物在治疗心力衰竭时使用。

多巴胺

多巴胺（dopamine）可激动 α、β、D_1 和 D_2 受体。小剂量可激动 D_1、D_2 受体，扩张肾、肠系膜血管及冠状动脉，增加肾血流量和肾小球滤过率，促进肾脏排钠，同时还可增加心肌血液供应。稍大剂量可激动 β 受体，并促使 NE 释放，抑制其摄取，故能增加外周血管阻力，加强心肌收缩力，增加心排血量。大剂量可激动 α 受体，使血管收缩，从而使心脏后负荷增加。故多巴胺多用于急性心力衰竭的治疗，常静脉滴注或者以微量泵泵入。

多巴酚丁胺

多巴酚丁胺（dobutamine）主要激动心脏 $β_1$ 受体，对 $β_2$ 受体及 $α_1$ 受体作用较弱。多巴酚丁胺能明显增强心肌收缩力，降低外周血管阻力，增加心排血量，提高衰竭心脏的射心分数。本品主要用于对强心苷治疗效果不佳的严重左心室功能不全和心肌梗死后心功能不全患者。低血压者禁用。

异布帕明

异布帕明（ibopamine）作用与多巴胺相似，激动 $α_1$、β、D_1 和 D_2 受体，可口服给药。该药能加强心肌收缩力，降低外周血管阻力，增加心排血量，有显著的利尿和改善肾功能的作用。异布帕明能改善 CHF 症状，提高患者的运动耐力，早期应用可延缓病情进一步恶化。

氨力农和米力农

氨力农（amrinone）和米力农（milrinone）都是磷酸二酯酶抑制药（PDEI），属于正性肌力及扩血管药物。两药均通过抑制磷酸二酯酶Ⅲ（PDE-Ⅲ），阻止环磷酸腺苷（cAMP）的降解，提高心肌细胞内 cAMP 含量，继而提高心肌收缩力，扩张血管，缓解心力衰竭症状而发挥抗心衰作用。该类药主要用于心力衰竭的短期支持治疗，尤其适用于对血管扩张药、强心苷、利尿药反应不佳的患者。氨力农的不良反应较严重，可有恶心、呕吐、心律失常、血小板减少和肝功能损害。米力农可作为氨力农的替代品，作用更加强大，不良反应较氨力农少，但仍有低血压、心律失常、头痛等。并有报道其能增加病死率。故现仅用于短期静脉给药治疗急性心力衰竭。

第五节　血管扩张药

血管扩张药能扩张外周动脉和静脉血管，从而降低心脏的前、后负荷，增加心排血量，增加组织器官的动脉血液供应，改善患者急性心力衰竭症状。

硝酸甘油和硝酸异山梨酯

硝酸甘油（nitroglycerin）和硝酸异山梨酯（isosorbide dinitrate）都能作用于血管平滑肌，二者扩张静脉作用远大于扩张动脉，小剂量即可扩张静脉，较大剂量也可扩张动脉血管。两药可使回心血量减少，减轻心脏前负荷，降低肺动脉压，减轻肺淤血，改善呼吸困难。此外，两药还能扩张冠状动脉，改善心脏血供，缓解心力衰竭的症状。

肼屈嗪

肼屈嗪（hydralazine）能扩张小动脉，通过降低外周血管阻力，从而减轻心脏后负荷，使心排血量增加。同时，还可明显增加肾血流量，改善肾功能。因该药可反射性激活交感神经及 RAAS，故不适宜长期单独应用。临床上主要用于肾功能不全或对 ACEI 不能耐受的 CHF 患者。

硝普钠

硝普钠（sodium nitroprusside）可同时扩张小动脉和小静脉，快速降低心脏前、后负荷。该药口服无效，静脉滴注后立即起效，可快速有效控制急性心力衰竭。适用于需迅速降低血压和肺楔压的急性肺水肿、高血压危象等危重病例。

哌唑嗪

哌唑嗪（prazosin）是选择性的 α_1 受体阻断药，能同时扩张小动脉和小静脉，降低心脏前、后负荷，增加心排血量，改善心力衰竭症状。

奈西立肽

奈西立肽（nesiritide）的作用包括利尿，松弛血管平滑肌，抑制去甲肾上腺素、肾素释放，拮抗醛固酮等。用于心力衰竭的治疗。因该药半衰期较短，只有 18 分钟，故临床上采用先静脉注射，待起效后再静脉滴注维持。

第六节　钙通道阻滞药

氨氯地平和非洛地平

氨氯地平（amlodipine）是长效第三代钙通道阻滞药，非洛地平（felodipine）是第二代钙通道阻滞药，其特点是作用出现较慢，维持时间较长，负性肌力作用弱，抑制左室重构的作用与 ACEI 相当，故可用于 CHF 的治疗。此外，氨氯地平尚可治疗高血压、左心衰伴心绞痛、动脉粥样硬化等。

钙通道阻滞药的最佳适应证是用于继发于冠心病、高血压以及舒张功能障碍的 CHF 患者，尤其是对其他药物治疗无效的患者。但对于低血压、房室传导阻滞、左心室功能低下伴后负荷低以及有严重收缩功能障碍的 CHF 患者，不宜使用。

思考题

1. 治疗心力衰竭的药物有哪些类型？各型的代表药物有哪些？
2. 如何预防和治疗强心苷类药中毒？

知识拓展

常用制剂及用法

卡托普利　片剂，12.5 mg。口服从 12.5 mg，开始每天 2～3 次，最大剂量为每天 150 mg。

依那普利　片剂，2.5 mg。2.5～10 mg，每天 2 次，最大剂量为每天 40 mg。

贝那普利　片剂，5 mg，10 mg，20 mg。降压：开始剂量为 1 次 10 mg，每天 1 次，然后可根据病情渐增剂量至一日 40 mg，每天 1～2 次。严重肾功能不全或心力衰竭患者或服用利尿药的患者，初始剂量为一日 5 mg，充血性心力衰竭患者，一日剂量为 2.5～20 mg。

洋地黄毒苷　片剂，0.1 mg。一次 0.05～0.2 mg。全效量：0.8～1.2 mg，维持量：一日 0.05～0.1 mg。

地高辛　片剂，0.25 mg。一般首剂 0.25～0.75 mg，以后每隔 6 小时 0.25～0.5 mg 直至洋地黄化，再改用维持量（每日 0.25～0.5 mg）。轻型慢性病例：一日 0.5 mg。

去乙酰毛花苷　注射剂，0.4 mg∶2 mL。一次 0.4～0.8 mg，以 25% 或 50% 葡萄糖注射液稀释后缓慢静注。全效量：1～1.2 mg，于 24 小时内分次静注。

毒毛花苷 K　注射剂，0.25 mg∶1 mL。一次 0.25 mg，以 25% 葡萄糖注射液 10～20 mL 稀释后缓慢静注。全效量：0.25～0.5 mg，于 24 小时内分次静注。

奈西立肽　注射剂，0.5 mg∶1 mL，1.5 mg∶1 mL。注射液：推荐剂量弹丸式注射 2 μg/kg 后维持静滴 0.01 μg/kg，至少维持 72 小时。

多巴酚丁胺　注射剂，250 mg∶5 mL。一次 250 mg 用 5% 葡萄糖注射液 500 mL 稀释后，按每分钟 2.5～10 μg/kg 的速度滴注。

米力农　片剂，2.5 mg，10 mg。一次 5～10 mg，每天 4 次。注射液，10 mg∶10 mL。25～50 μg/kg，静脉注射，每分钟 0.25～1 μg/kg。

（张彬飞、郭丽琴）

第二十六章

抗心律失常药

素质目标

具有医学报国、勇于承担、敢于创新等医生的优良品质。

具有学以致用的意识。

知识目标

掌握抗心律失常药的分类及各类代表。

掌握奎尼丁、利多卡因、普萘洛尔、胺碘酮的临床应用、主要不良反应。

熟悉其他抗心律失常药的临床应用和主要不良反应，抗心律失常药的临床用药原则。

了解心脏电生理基本概念以及正常心脏的电生理。

能力目标

具有良好的人际沟通能力。

能根据患者心律失常类型合理选择抗心律失常药，能对患者进行正确的用药指导。

第一节　概述

一、心律失常

心律失常（arrhythmia）是指心脏冲动的频率、节律、起源部位、传导速度或激动次序的异常。心律失常可由各种器质性心血管病、药物中毒、电解质和酸碱平衡失调、植物神经功能紊乱等因素引起。心律失常导致心脏不协调的收缩会影响到全身器官的供血，严重者会危及生命。因此，医务人员需要引起重视，并及时进行干预治疗。常用的治疗方式有药物治疗和非药物治疗（起搏器、电复律、导管消融和手术等）两种。本章的抗心律失常药（antrhythmic drugs）针对的是快速型心律失常。此类药物在治疗方面发挥着重要作用，但同时又存在致心律失常的毒副作用。

知识链接

心律失常分类

根据心律失常的发生部位、机制以及频率不同，分类方式也不同。

1.按发生部位

（1）室上性心律失常：发生于房室交界及以上的心律失常，包括窦性、房性以及房室交界性心律失常。

（2）室性心律失常：起源于心室的心律失常。

2.按发生机制

（1）冲动形成异常：房性期前收缩、房性心动过速、室性期前收缩、室性心动过速等。

（2）冲动传导异常：窦房传导阻滞、房内传导阻滞、房室传导阻滞、束支传导阻滞等。

3.按发生频率

（1）快速型心律失常：心率每分钟 >100 次，如房性心动过速、室上性心动过速、室性心动过速、房颤、房扑、室颤等。

（2）缓慢型心律失常：心率每分钟 <60 次，如窦性心动过缓、窦性停搏、Ⅲ度房室传导阻滞等。

二、心脏电生理基本概念

除极（depolarization）：心肌细胞在静息状态时，细胞膜外为正电荷，膜内为负电荷，即"外正内负"，当细胞受"刺激"时，变成"外负内正"，这种状态发生逆转的过程称为心肌细胞除极。

复极（repolarization）：心肌细胞在除极之后，由于 K^+ 的外流使膜电位再次转变为"外正内负"，恢复到静息状态水平，这一过程称心肌细胞复极。

动作电位（AP）：一个阈上刺激作用于心肌细胞，引起心肌细胞上特定离子通道的开放及带电离子的跨膜运动，从而引起膜电位的波动。

有效不应期（ERP）：从 0 期去极化开始至复极化到 −60 mV 膜电位水平的这段时间内，无论给予心肌细胞多么强烈的刺激，心肌细胞都不会产生兴奋而发生动作电位，这个时期称为有效不应期。

动作电位时程（APD）：心肌细胞受到阈上刺激时，动作电位从 0 期除极化开始到 3 期复极化完毕而恢复静息电位的时间称为动作电位时程。

后除极（afterdepolarization）：心肌细胞在动作电位后产生的提前除极。发生于 2 相和 3 相的后除极称为早后除极，发生于 4 相中的后除极叫迟后除极。

触发活动（triggered activity）：指由后除极所触发的异常冲动。

折返（reentry）：心脏电信号一次冲动下传后，沿另一环形通路折回，再次兴奋已经兴奋过的心肌组织。

三、正常心脏的电生理

正常的心脏冲动起自窦房结，依次经过心房、房室结、房室束及浦肯野氏纤维，最后到达心室肌，引起心脏产生节律性收缩。心脏活动依赖于心肌正常电活动，而心肌细胞动作电位的整体协调平衡是心脏电活动正常的基础。

心肌细胞的动作电位分为 5 个时相，0 相为除极期（Na^+ 快速内流），1 相为快速复极初期（Na^+ 快速内流停止，K^+ 快速外流），2 相为缓慢复极期（K^+ 外流变慢，Ca^{2+} 内流），3 相为快速复极末期（K^+ 外流），4 相为静息期。心肌细胞动作电位示意图如图 26-1 所示。

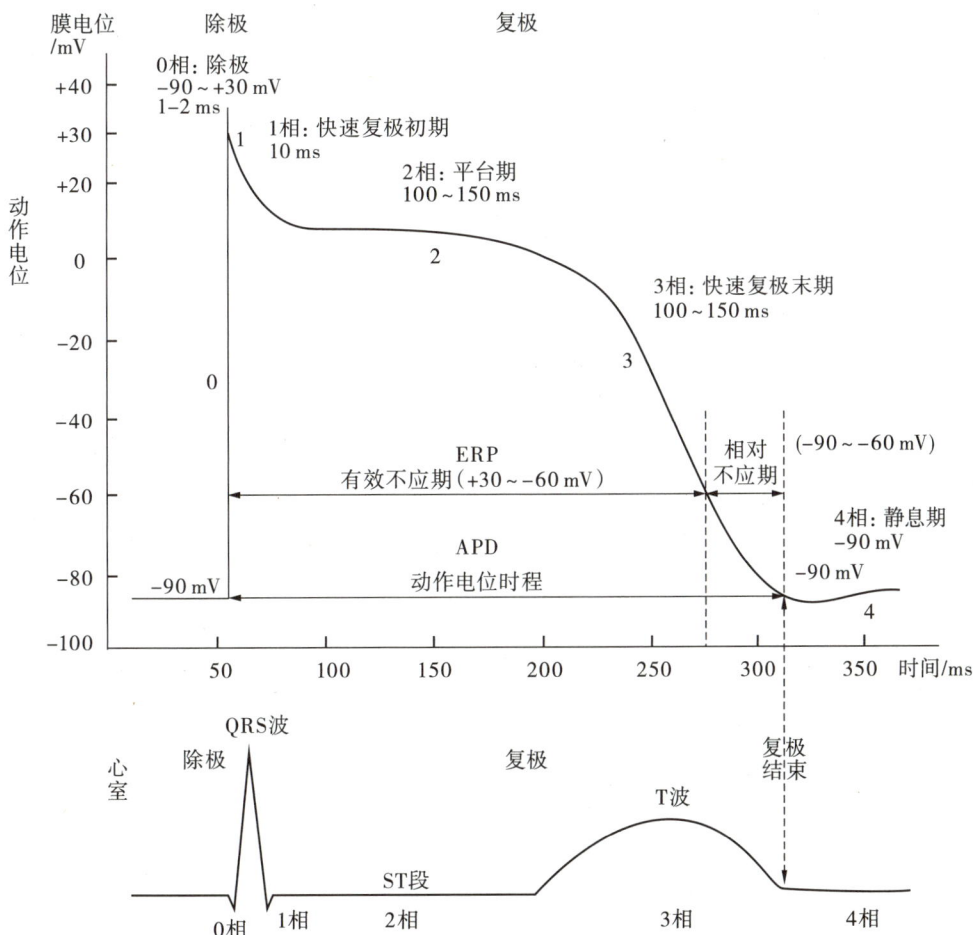

图 26-1　心肌细胞动作电位示意图

第二节　抗心律失常药的分类

抗心律失常药（antrhythmic drugs）通过作用于心肌细胞膜上的离子通道，从而降低异常自律性，减少后除极及触发活动，改变传导性，延长有效不应期（ERP），延长动作电位时程（APD）以消除折返。常用的抗心律失常药分为4类，分别是：Ⅰ类钠通道阻滞药、Ⅱ类 β 肾上腺素受体阻断药、Ⅲ类延长动作电位时程药（钾通道阻滞药）、Ⅳ类钙通道阻滞药（表26-1）。

表 26-1　抗心律失常药分类

药物分类	作用机制	代表性药物
Ⅰ类（钠通道阻滞药）		
Ⅰa类	适度阻滞钠通道，中度减慢传导速度	奎尼丁、普鲁卡因胺
Ⅰb类	轻度阻滞钠通道，轻度减慢传导速度	利多卡因、苯妥英钠
Ⅰc类	明显阻滞钠通道，重度减慢传导速度	普罗帕酮、氟卡尼
Ⅱ类（β肾上腺素受体阻断药）	阻断β受体，降低自律、减慢传导速度	普萘洛尔、美托洛尔
Ⅲ类（延长动作电位时程药）	抑制多种离子通道，延长APD、ERP	胺碘酮、索他洛尔
Ⅳ类（钙通道阻滞药）	阻滞钙通道，降低窦房结自律性，减慢传导速度	维拉帕米、地尔硫䓬

第三节　常用抗心律失常药

案例导入

患者，女，46岁，因"间断性心慌2个月"入院。患者2个月前经常性出现心慌，每次发作持续数分钟至1小时不等，无头昏、恶心、呕吐，无胸痛、胸闷和明显呼吸困难。

查体：T 36.3 ℃，P 108 次 / 分，R 20 次 / 分，BP 105/70 mmHg，神志清楚，无皮肤苍白、紫绀，心律不齐，HR 108 次 / 分，心脏未闻及病理性杂音，肺部无干湿啰音。ECG：阵发性室上性心动过速。

临床诊断：阵发性室上性心动过速。

给予 5% 葡萄糖注射液 20 mL ＋ 普罗帕酮 70 mg 缓慢静脉推注。

请思考：

1. 该患者的治疗是否合理，为什么？

2. 如果你是医生，根据患者病情，选择合适药物再开具 2 张独立处方。

一、Ⅰ类（钠通道阻滞药）

（一）Ⅰa类药

奎尼丁

奎尼丁（quinidine）为金鸡纳树皮中提取的一种生物碱，在抗疟治疗过程中发现其具有抗心律失常作用。

【体内过程】

该药口服吸收快速、完全，生物利用度个体差异性大，为 44% ～ 98%，血浆蛋白结合率约为 80%。口服 30 分钟起效，1 ～ 3 小时达最大作用，$t_{1/2}$ 为 6 ～ 8 小时。作用时间持续 6 小时。肌内及静脉注射已经不再使用。奎尼丁主要经肝脏代谢，肝药酶诱导剂可加速本药的代谢，羟化代谢产物仍具有药理活性，10% ～ 20% 以原形经肾脏排出。

【药理作用】

低浓度（1 μmol/L）的奎尼丁即可阻滞 Na^+ 内流，高浓度可降低细胞膜对 K^+、Ca^{2+} 的通透性。使用奎尼丁后的具体表现如下：①降低自律性：奎尼丁能降低心肌和浦肯野式纤维的自律性，能明显抑制病窦综合征的窦房结的起搏，而对正常窦房结影响小；②减慢传导：奎尼丁因抑制 Na^+ 内流，而减慢传导速度；③延长不应期：奎尼丁通过抑制 Na^+ 内流以及 K^+ 外流，延缓心肌细胞复极过程。④抗胆碱及阻断 α 受体作用：奎尼丁可阻断 α 受体导致血管扩张。

【临床应用】

奎尼丁为广谱抗心律失常药，主要用于心房纤颤、心房扑动、室上性和室性心动过速的转复及预防，还可用于频发室上性和室性期前收缩的治疗。虽然心房纤颤和心房扑动目前主要采用电转律。

【不良反应及注意事项】

本品使用时安全性低，约 1/3 以上的患者可出现以下各种不良反应。

1. 胃肠道反应　最常见，多见于用药早期，患者可有恶心、呕吐、腹痛、腹泻等症状。

2. 金鸡纳反应　表现为头痛、头晕、腹泻、恶心、视力模糊、耳鸣、惊厥、昏迷、呼吸抑制等症状。金鸡纳反应与奎尼丁的使用剂量和疗程有关。

3. 心血管系统反应　奎尼丁可有严重的心脏毒性，特别是已经有其他心脏疾病的患者。表现为心律失常、传导阻滞、室性早搏、室性心动过速、室颤以及心脏停搏。患者可突发奎尼丁晕厥，表现为：意识突然丧失、呼吸停止、心脏骤停等，须立即进行心肺复苏术、电除颤以及使用异丙肾上腺素或去甲肾上腺素、乳酸钠等救治。奎尼丁拮抗 α 受体作用可使外周血管扩张，心肌收缩力减弱，血压下降。

4. 过敏反应　表现为荨麻疹、发热、血小板减少、白细胞减少、溶血性贫血、呼吸困难等。

【禁忌证】

病窦综合征、Ⅱ 或 Ⅲ 度房室传导阻滞、Q-T 间期延长、血小板减少症、严重肝病、强心苷类药中毒等患者禁用。

【药物相互作用】

肝药酶诱导剂如苯巴比妥、苯妥英钠等可加快奎尼丁的代谢。奎尼丁可增加地高辛的血药浓度。维拉帕米、胺碘酮可增加奎尼丁的血药浓度。奎尼丁与抗凝药合用可增强其抗凝血作用。

普鲁卡因胺

普鲁卡因胺（procainamide）是局部麻醉药普鲁卡因的衍生物。

【体内过程】

普鲁卡因胺口服吸收迅速而完全，达 75% ～ 95%，1 小时左右起效，作用时间持续约 3 小时，半衰期存在着很大的个体差异性。静脉给药立即生效。本品经肝脏代谢后的产物 N- 乙酰普鲁卡因胺，仍具有抗心律失常作用。

【药理作用】

普鲁卡因胺的作用与奎尼丁相似，但抗胆碱作用相对较弱，且无 α 受体阻断作用。

【临床应用】

普鲁卡因胺为广谱抗心律失常药，对房性、室性心律失常均有效。常静脉给药用于抢救室上性和室性心律失常急性发作，但不作为急性心肌梗死所致的持续性室性心律失常首选药。

【不良反应及注意事项】

普鲁卡因胺的不良反应较奎尼丁轻，口服可引起胃肠道反应。静注可导致低血压、心室颤动、心脏停搏、传导减慢。其他不良反应有皮疹、药热、红斑狼疮样综合征等。

【禁忌证】

病窦综合征、房室传导阻滞、红斑狼疮、地高辛中毒等患者禁用。

（二）I_b 类药

利多卡因

利多卡因（lidocaine）是较常用的 I_b 类抗心律失常代表药，广泛用于治疗室性心律失常。

【体内过程】

利多卡因口服首过消除明显，生物利用度低，故常采用静脉给药。静注立即起效，作用时间持续 10～20 分钟。持续静脉滴注 3～4 小时达到稳态的血药浓度，急性心肌梗死者需要 8～10 小时。利多卡因主要在肝内代谢，$t_{1/2}$ 为 1～2 小时，约 10% 以原形经肾脏排出。

【药理作用】

利多卡因的作用主要包括以下 3 个方面：①降低自律性：降低浦肯野式纤维自律性，提高心室致颤阈值。②相对延长 ERP：通过延长 ERP 来消除折返。③影响传导速度：治疗浓度对正常心脏的传导无明显影响，但能明显减慢心肌缺血区以及洋地黄中毒的传导；高浓度可引起房室传导阻滞，以及心肌收缩力减弱，导致心排血量下降。

【临床应用】

利多卡因属于窄谱抗心律失常药，主要用于治疗各种原因引起的室性心律失常，如洋地黄中毒、心脏手术、心导管术所引起的室性心律失常。对急性心肌梗死后的室性心律失常如室性心动过速、室颤效果较好。对室上性心律失常无效。

【不良反应】

利多卡因总的不良反应发生率为 6.3%，且常与剂量过大、使用时间过长或推注速度过快相关。患者可出现神经系统症状，如眼球震颤（早期中毒信号）、头晕、嗜睡、肌肉震颤、惊厥、昏迷及呼吸抑制等。此外，剂量过大可出现心率减慢、房室传导阻滞以及心脏停搏。

【禁忌证】

Ⅱ 或 Ⅲ 度房室传导阻滞、严重病窦综合征、过敏者禁用。心力衰竭、肝功能不全、儿童及老年人应减量使用。

📗 知识拓展

药物性系统性红斑狼疮

药物性系统性红斑狼疮即药物诱发的狼疮，与系统性红斑狼疮的临床及血清学特点相似，患者可出现关节痛、皮疹、发热、浆膜炎，血中还会出现抗核抗体以及抗组蛋白抗体。近 50 年来，人类陆续发现有 46 种药物可诱发红斑狼疮，如卡马西平、氯丙嗪、肼屈嗪、普鲁卡因胺、奎尼丁、异烟肼等。

药物性系统性红斑狼疮的治疗原则是：早期诊断，及时停药。一旦停用致病药物，大部分药物性系统性红斑狼疮的症状都会消失，无需特殊治疗。如果有肌肉酸痛症状，可口服非甾体类抗炎药以对症治疗。对于难治性病例或者继发有肾和胃肠不良反应的老年人，可采用短程低剂量糖皮质激素治疗。

苯妥英钠

苯妥英钠（phenytoin sodium）又名大仑丁，既是抗癫痫药，也是抗心律失常药。

【药理作用】

苯妥英钠的作用类似于利多卡因，可降低浦肯野式细胞的自律性，缩短 APD，相对延长 ERP，有利于消除折返。还可抑制强心苷中毒所致的迟后除极和触发活动。

【临床应用】

苯妥英钠属于窄谱抗心律失常药。主要用于治疗室性心律失常，尤其是强心苷类药中毒所引起的室性心律失常，也可用于心肌梗死、心脏手术、心导管术等原因引起的室性心律失常。

【不良反应】

参考抗癫痫药章节。

【禁忌证】

窦性心动过缓、中重度房室传导阻滞、阿斯综合征患者禁用。因有致癌作用以及可经乳汁分泌，故妊娠期妇女以及哺乳期妇女禁用。贫血、心血管疾病、甲状腺功能异常、肝肾功能不全者慎用。

美西律

美西律（mexiletine）又名慢心律，其结构和作用类似于利多卡因。本品口服吸收迅速有效，生物利用度达 80%～90%，口服后 30 分钟起效，3 小时后达到血药浓度峰值，作用持续 8 小时。美西律属于窄谱抗心律失常药，临床上用于治疗各种室性心律失常，尤其对急性心肌梗死引起的室性心律失常效果较好。对于利多卡因治疗无效的室性心律失常患者仍有效。

约 20%～30% 患者可出现不良反应，静脉给药更容易发生。美西律最常见的不良反应为胃肠道反应如恶心、呕吐、肝功能异常等。排第 2 位的不良反应为神经系统反应如头晕、震颤、共济失调等。静脉注射或剂量过大可致低血压、心动过缓和传导阻滞等。

（三）I$_c$ 类药

普罗帕酮

普罗帕酮（propafenone）又名心律平，化学结构类似普萘洛尔。口服吸收良好，首消除明显，0.5～1 小时起效，2～3 小时达最大作用，作用时间可持续 6～8 小时。用药宜个体化，药物主要经肝脏代谢，其代谢产物具有钠通道阻滞作用。

【药理作用】

普罗帕酮能明显阻滞 Na$^+$ 通道，抑制 Na$^+$ 内流，降低浦肯野式纤维自律性，减慢传导，阻滞 K$^+$ 通道，延长心肌细胞 ERP 和 APD。另外，普罗帕酮尚具有局部麻醉作用、弱 β 受体阻断作用和钙通道阻滞作用（作用比维拉帕米弱 100 倍），因此对心肌有轻到中度的抑制作用。

【临床应用】

普罗帕酮属广谱抗心律失常药，可用于室上性和室性心律失常。

【不良反应】

普罗帕酮的不良反应一般较轻，常与剂量相关。常见口干、舌麻木、头痛、恶心、呕吐、味觉改变。用量过大可致低血压、心动过缓、房室传导阻滞、心脏停搏等心血管反应。

【禁忌证】

病窦综合征、Ⅱ 或 Ⅲ 度房室传导阻滞、心源性休克、心力衰竭患者禁用。严重心动过缓、明显低血压、肝肾功能不全患者慎用。

二、Ⅱ 类（β 肾上腺素受体阻断药）

常用于抗心律失常的 β 肾上腺素受体阻断药有普萘洛尔、阿替洛尔、美托洛尔、阿普洛尔等。本类药物可通过减慢心率、减少后除极等作用治疗心律失常。

普萘洛尔

普萘洛尔（propranolol）又名心得安，可阻断心脏 β 受体，降低窦房结、房室结及浦肯野式纤维的自律性，减少儿茶酚胺所致的迟后除极发生，减慢房室结传导，明显延长 ERP。

普萘洛尔主要治疗室上性心律失常，尤其是交感神经兴奋性过高、甲亢、嗜铬细胞瘤等引起的窦性心动过速，可作为首选。可单用或与强心苷类药合用治疗心房纤颤、心房扑动、阵发性室上性心动过速等。早期心肌梗死患者用药后可减少心律失常的发生，缩小梗死面积，降低死亡率。也可治疗因运动以及情绪而导致的室性心律失常。长期应用可使脂质代谢和糖代谢异常，故血脂异常及糖尿病患者慎用。

阿替洛尔

阿替洛尔（atenolol）是选择性 β_1 肾上腺素受体阻断药，抗心律失常作用机制与普萘洛尔类似。本品口服吸收约 50%，作用持续可达 24 小时，主要经肾脏排泄。其对支气管的 β_2 受体影响小。阿替洛尔主要用于治疗室上性心律失常，降低心房颤动、心房扑动时的心室率。也可用于治疗室性心律失常。因对心脏选择性强，可用于糖尿病和哮喘患者，但剂量不宜过大。

美托洛尔

美托洛尔（meloprolol）又名美多心安，是选择性 β_1 肾上腺素受体阻断药，较大剂量对 β_2 肾上腺素受体也有阻断作用。临床应用与普萘洛尔类似。心率 <45 次/分，房室传导阻滞、低血压、严重或急性心力衰竭时禁用。

三、Ⅲ类（延长动作电位时程药）

延长动作电位时程药能选择性地延长 APD，能使传导系统及心室肌的 ERP 延长，有利于消除折返，从而发挥抗心律失常作用。

胺碘酮

胺碘酮（amiodarone）脂溶性高，口服、静脉注射均可，口服生物利用度约 50%。吸收后主要分布于脂肪组织及含脂肪丰富的器官，其次是心、肾、肺等。口服后 1 个月达稳态血药浓度，4～5 天开始作用，5～7 天作用最大，部分患者 1～3 周才出现，停药后，药物仍可作用 8～10 天，偶可 45 天。静脉注射后 5 分钟起效，停药后作用可持续 20 分钟～4 小时。本品主要经肝脏代谢，胆汁排泄，代谢产物仍有生物活性。

【药理作用】

胺碘酮能同时抑制 K^+、Na^+ 和 Ca^{2+} 通道，可降低窦房结和浦肯野式纤维的自律性，减慢传导速度，延长心肌及浦肯野式纤维的 APD 和 ERP，还可阻断 α、β 受体，舒张血管，扩张冠状动脉，增加心脏供血、降低心肌耗氧量。

【临床应用】

胺碘酮为广谱抗心律失常药，口服可用于治疗各种室上性和室性心律失常。

【不良反应】

1. 心血管系统反应　可有窦性心动过缓、房室传导阻滞、低血压、Q-T 间期延长。

2. 甲状腺功能异常　因药物中含碘，长期服用可干扰患者甲状腺功能，少数患者可引起甲状腺功能亢进或低下。

3. 胃肠道反应　口服可出现便秘、恶心、呕吐、食欲下降等症状。

4. 角膜褐色微粒沉着　多见于应用 3 周以上的患者，停药后可自行消退。

【禁忌证及注意事项】

Ⅱ或Ⅲ度房室传导阻滞、窦性心动过缓引起的晕厥、碘过敏、病窦综合征、肺间质纤维化患者禁用。长期用药要监测肺功能以及血清 T_3、T_4。

索他洛尔

索他洛尔（sotalol）为非选择性 β 肾上腺素受体阻断药。可阻滞 K^+ 通道，降低自律性，减慢房室结传导，延长心肌及浦肯野式纤维的 APD 和 ERP。索他洛尔属于广谱抗心律失常药，可用于阵发性室上性心动过速、心房纤颤以及各种严重室性心律失常。

四、Ⅳ类药（钙通道阻滞药）

维拉帕米

维拉帕米（verapamil）口服吸收迅速而完全，首过消除明显，生物利用度 20%～35%。口服后 1～2 小时起效，3～4 小时达最大作用，作用时间可持续 6 小时。静脉给药 2 分钟起效，2～5 分钟达最大作用，作用时间持续 2 小时。本品经肝脏代谢，代谢产物仍有心脏活性。

【药理作用】

维拉帕米通过阻滞心肌细胞 Ca^{2+} 通道，降低窦房结和房室结的自律性，减慢传导，延长 ERP，有利于消除折返。

【临床应用】

维拉帕米主要用于治疗室上性心动过速，是阵发性室上性心动过速的首选药。

【不良反应】

维拉帕米的不良反应与剂量相关，口服安全，偶有头晕、头痛、面红、便秘、踝部水肿等。静脉注射可引起血压下降、心动过缓以及加重心功能不全。

【禁忌证】

病窦综合征，低血压，严重心功能不全，Ⅱ、Ⅲ度房室传导阻滞及心源性休克患者禁用；老年人、肝肾功能低下者慎用。

【药物相互作用】

维拉帕米与降压药合用须适当减少本药剂量，避免造成血压过低。与强心苷类药物合用会加重抑制房室传导，需要减少强心苷类药物的剂量。对于房室传导功能正常者以及左心室功能正常者，联用维拉帕米和 β 肾上腺素受体阻断药不会引起严重不良反应，但在有传导功能障碍以及心功能不全时，两种药物不宜联合使用。不宜与卡马西平、氨茶碱、奎尼丁等合用，以免增加毒性。

地尔硫䓬

地尔硫䓬（diltiazem）药理作用、临床应用和维拉帕米相似，也可用于阵发性室上性心动过速。

第四节　抗心律失常药临床用药原则

1. 治疗目的　恢复窦性节律、减少异位节律、控制心室率。

2. 治疗策略　除去心律失常诱因，治疗基础疾病；评判心律失常类型，选对抗心律失常药物；先单独用药，后联合用药；小剂量开始，个体化用量；先降低危险性，再缓解症状；重视毒副作用，及时监测和处理。

医海拾贝

中国心脏起搏器的活历史

1969 年，年仅 25 岁的胡根娣突然昏倒，随后被医院确诊为阿斯综合征。之后，她频繁昏厥，险象环生，病情总是反复发作。当时这种疾病，安装心脏起搏器是唯一根本的治疗措施，而那时的中国很多医生甚至都没见过起搏器。

刘忠豫主任医师查阅了大量文献，联合专家经过反复的探讨研制，终于在很短的时间内成功研发了心脏起搏脉冲发生器，实施手术后，患者当时的治疗效果良好（已经可以摆脱点滴，一周后可自行下床活动）。然而好景不长，术后 10 天，心脏起搏器失效，患者昏厥症状再度发作。失败让刘忠豫和他的团队沮丧，但却丝毫没有动摇他们攻坚克难的勇气，他们大胆地摒弃了原有方案，转而试用心内膜起搏的治疗方案，经过团队的反复研讨和研制，1972 年 5 月，医院为胡根娣改行心内膜起搏，并大获成功。刘忠豫团队研制的心内膜起搏电极是中国自行研制的第一支心内膜导管电极。随着起搏器技术的不断完善，胡根娣先后更换了 22 个心脏起搏器，她的心脏见证了中国心脏起搏事业的发展，成为国内现存的心脏起搏历史最早、存活时间最长的患者。

刘忠豫主任及其团队不畏风险，勇于担当和挑战的精神，激励着一代代的中国医务工作者不断地尝试生命的"禁区"。也正是因为他们，无数的患者重启了生的希望；也正是因为他们，我们的医学治疗技术才会不断地前进发展。

思考题

1. 简述抗心律失常药物的分类及各类代表性药物。
2. 胺碘酮的不良反应有哪些？

知识拓展

常用制剂及用法

硫酸奎尼丁（quinidine sulfate） 片剂，0.2 g。用于转复律时，先服 1 g，如无不良反应，第一日一次 0.2 g，每 2 小时 1 次，连用 5 ~ 6 次，如无效而又无明显毒性，第 2 天改为一次 0.3 g，2 小时 1 次，连用 5 ~ 6 次，如仍然无效，应停药改换其他药物。心律纠正后，改为一次 0.2 g，一日 3 次。

盐酸普鲁卡因胺（procainamide hydrochloride） 片剂，0.25 g。一次 0.25 ~ 0.5 g，一日 1 ~ 2 次，心律纠正后减量。注射剂，0.2 g:2 mL，0.5 g:5 mL，1 g:10 mL。一次 0.25 ~ 0.5 g，肌注；或一次 0.5 ~ 1 g 用 5% 葡萄糖注射液 200 mL 稀释后静脉滴注。

盐酸利多卡因（lidorcaine hydrochloride） 注射剂，0.1 g：5 mL，0.4 g：20 mL。先以 1 ~ 2 mg/kg 静脉注射，之后以 0.1% 溶液静脉滴注，每小时不超过 100 mg。

苯妥英钠（phenytoin sodium） 片剂，50 mg，100 mg。一次 50 ~ 100 mg，一日 2 ~ 3 次。极量：一次 300 mg，一日 500 mg。注射剂，0.25 g:5 mL。一次 0.125 ~ 0.25 g，以注射用水 20 ~ 40 mL 稀释后缓慢静注，一日总量不超过 0.5 g。

美西律（mexiletine） 片剂，50 mg，100 mg。一次 50 ~ 200 mg，一日 3 次。注射剂，100 mg:2 mL。首剂 100 ~ 200 mg，10 ~ 15 分钟缓慢静脉推注，然后以 1 ~ 1.5 mg/min 的滴速静滴 3 小时，之后以 0.5 ~ 1 mg/min 静滴维持。

普罗帕酮（propafenone） 片剂，50 mg，100 mg，150 mg。一次 100 ~ 200 mg，一日

3～4次，饭后口服，不得嚼碎。维持量：一次150 mg，一日3次。注射剂，17.5 mg∶5 mL，35 mg∶10 mL。一次70 mg，8小时一次，缓慢静注或静脉滴注。一日总量不超过350 mg。

盐酸普萘洛尔（propranolol hydrochloride） 片剂，10 mg。一次10～30 mg，一日3～4次。注射剂，5 mg∶5 mL。每次3～5 mg，以5%葡萄糖注射液100 mL稀释后静脉滴注。

盐酸阿替洛尔（atenolol hydrochloride） 片剂，12.5 mg，25 mg。开始一日12.5～25 mg，一次服用，2周后按需要及耐受量增至50～100 mg。

盐酸美托洛尔（metoprolol hydrochloride） 片剂，50 mg。开始一次25～50 mg，一日2～3次，以后按需要可增至一日450 mg，分3次服。注射液，5 mg∶5 mL。首次2.5 mg，静脉注射，最大量5 mg，以1～2 mg/min速度注入，根据需要及耐受程度5分钟重复一次，总量不超过10～15 mg。

胺碘酮（amiodarone） 片剂，100 mg，200 mg。口服，一般200 mg，一日3次（最大剂量可达1 000～1 500 mg/d），有效后维持量100～400 mg/d。注射剂，150 mg∶3 mL，对快速型心律失常需要立即复律者，可静脉注射，也可600～1 000 mg溶于葡萄糖溶液中静脉滴注。

维拉帕米（verapamil） 片剂，40 mg。一次40～120 mg，一日3~4次。注射剂，5 mg∶2 mL。0.075～0.15 mg/kg，稀释后静脉注射或滴注，症状控制后改片剂口服。

地尔硫草（diltiazem）片剂，30 mg，60 mg，90 mg。一次30 mg，一日3～4次，不可嚼碎。注射剂，10 mg、50 mg。0.1～0.3 mg/kg静脉注射，15分钟后可重复。

（陈文婷、涂开峰）

第二十六章
目标测试

抗动脉粥样硬化药

具有爱心、细心、耐心等医师必备的职业道德。
具有为人民服务的意识。

知识目标

掌握他汀类药物药理作用、临床应用及不良反应。
熟悉贝特类和烟酸的药理作用及临床应用。
了解其他类型的抗动脉粥样硬化药物的临床应用。

能力目标

具有良好的人际沟通能力。
能对高脂血症的患者进行正确的生活及用药指导。
会正确处理调血脂药的不良反应。

　　动脉粥样硬化（atherosclerosis，AS）是血管的一种慢性炎症，与遗传、环境因素作用相关，主要发生于大动脉及中动脉，其中，冠状动脉、脑动脉和主动脉容易发生 AS 且意义重大，它们是冠心病、脑卒中等心脑血管性疾病的病理基础。诱发 AS 的重要因素包括低密度脂蛋白（low density lipoprotem，LDL）、胆固醇（cholesterol，Ch）或甘油三酯（triglyceride，TG）的增高。因此，有效地控制血脂水平是防治 AS 的关键，同时也是预防心脑血管疾病的重要措施。

知识链接

动脉粥样硬化的病理变化

动脉粥样硬化，因动脉内膜聚积的脂质外观呈黄色粥样而得名。动脉粥样硬化的病变基础是脂质代谢障碍。其特点是受累动脉从内膜开始出现病变，一般先有脂质和复合糖类聚积、出血及血栓形成，随之出现纤维组织的增生及钙质的沉着，并有动脉中层的逐渐蜕变和钙化，导致动脉壁增厚、变硬，血管管腔随之逐渐狭窄，病变常累及大、中型肌性动脉，一旦管腔变得严重狭窄，则该动脉所供应的组织或器官将出现明显缺血甚至坏死。如果病变部位发生在冠状动脉，将可导致患者心肌梗死甚至猝死；如果病变部位发生于脑部动脉，可导致大脑缺血性梗死。

依据作用机制不同，可将抗动脉粥样硬化药（antiatherosclerotic drugs）分为调血脂药、抗氧化药、多不饱和脂肪酸类药、保护动脉内皮药等。

第一节　调血脂药

案例导入

患者，男，62岁。1个月前因体检发现有高脂血症（Ⅱ_b 型），遂按医生处方服用：辛伐他汀片，一次10 mg，一天一次，每晚口服；苯扎贝特片，0.2 g，一次0.2 g，一天3次，口服。服药2周后，患者感觉下肢肌肉开始酸痛，但一直未予停药。近2日，患者感觉腰部疼痛，并且发现尿液变成了酱油色，遂去医院检查。

医生初步诊断：横纹肌溶解症。

请思考：

1. 该患者出现横纹肌溶解症的原因是什么？
2. 医生给患者开具降血脂药处方时需要交待哪些注意事项？

血脂是血浆中所含脂类的总称，主要包括血清中的胆固醇（Ch）、甘油三酯（TG）和磷脂（phospholiqid，PL）、游离脂肪酸（free fatty acid，FFA）等。其中，与临床疾病密切相关的是胆固醇和甘油三酯增高。人体内总胆固醇（total cholesterol，TC）包括游离胆固醇（free cholesterd，FC）和胆固醇酯（cholesterol elster，CE）。高脂血症是指血浆总胆固醇和（或）甘油三酯高于正常值，包括低高密度脂蛋白胆固醇血症在内的各种血脂异常。调血脂药主要通过调整血浆中脂质含量或脂蛋白的紊乱来进行治疗。

血浆中的胆固醇或甘油三酯不溶于水，必须与载脂蛋白（apoprotein，Apo）结合形成脂蛋白（lipoprotein，LP）才能溶于血液中，并被运输到全身各组织进行代谢。人体血浆中的脂蛋白分为乳糜微粒（chylomicron，CM）、极低密度脂蛋白（very low density lipoprotein，VLDL）、中间密度脂蛋白（intermediate density lipoprotein，IDL）、低密度脂蛋白（low density lipoprotein，LDL）以及高密度脂蛋白（high density lipoprotein，HDL）。各种脂蛋白在血浆中相互维系着平衡，平衡一旦被打破，就会引发脂质代谢紊乱，时间一长，可能会诱发AS。其中，HDL具有清除动脉壁的胆固醇以及抗氧化作用，因此，HDL水平降低也会导致AS。

第二十七章
电子课件

高脂血症按病因可分为原发性高脂血症和继发性高脂血症。临床上根据脂蛋白升高的类型不同又将原发性高脂血症分为 6 型（表 27-1），其中 I 和 V 型易发生胰腺炎，II_a、II_b 亚型和 III 型、IV 型容易导致冠心病。继发性高脂血症通常由肾病综合征、慢性肾衰竭、肝脏疾病、糖尿病、酒精中毒、甲状腺功能减退和药物等因素导致。

表 27-1　原发性高脂血症的分型

类型	TC	TG	CM	VLDL	LDL
I	↑→	↑↑	↑↑	↑↑	↑→
II_a	↑↑	→	→	→	↑↑
II_b	↑↑	↑↑	→	↑	↑
III	↑↑	↑↑	↑	↑	↓
IV	↑→	↑↑	→	↑↑	→
V	↑	↑↑	↑↑	↑	↑→

注：TC，总胆固醇；TG，甘油三酯；CM，乳糜微粒；VLDL，极低密度脂蛋白；LDL，低密度脂蛋白；↑，浓度升高；→，浓度正常；↓，浓度降低。数据来源于杨宝峰、陈建国主编的《药理学》第 10 版，人民卫生出版社，2024 年。

出现血脂异常的患者，首先要控制饮食，调节生活方式，避免和纠正各种心血管危险因子。如果一段时间非药物干预后血脂仍未回归正常，则应根据血脂异常的类型、AS 病变的症状等情况尽早采用调血脂药物治疗。根据药物作用机制不同，调血脂药可分为主要降低 TC 和 LDL 的药物、主要降低 TG 及 VLDL 的药物、降低脂蛋白（a）[Lp（a）]的药物等。

一、主要降低 TC 和 LDL 的药物

TC 或 LDL 升高是 AS 的重要危险因素，通过降低 TC 或 LDL 的血浆水平可降低冠心病和脑血管病的发病率及死亡率。常用药物有他汀类、胆汁酸结合树脂类药物。

（一）他汀类

他汀类（statins）又称羟甲基戊二酰辅酶 A（HMG-CoA）还原酶抑制药，是治疗高胆固醇血症的新型药物。第一个用于临床的 HMG-CoA 还原酶抑制药为洛伐他汀（lovastatin）。其他常用的药物还有辛伐他汀（simvastatin）、普伐他汀（pravastatin）、阿托伐他汀（atorvastatin）、氟伐他汀（fluvastatin）、瑞舒伐他汀（rosuvastatin）和匹伐他汀（pitavastatin）等。

【体内过程】

他汀类药口服吸收较好，生物利用度高。部分药物需在肝脏活化，药物的原形药及活性中间代谢物多与血浆蛋白结合。调脂作用呈剂量依赖性。用药 2 周疗效明显，4～6 周达最大效益，长期使用可维持疗效。此类药物主要在肝脏代谢，大部分经消化道排泄。

【药理作用】

1. 血脂调节作用　他汀类药物（或其代谢物）结构与 HMG-CoA 相似，对 HMG-CoA 还原酶亲和力比 HMG-CoA 强数千倍。他汀类主要通过竞争性抑制 HMG-CoA 还原酶，使 Ch 合成受阻，从而降低血浆中 Ch 浓度。同时也可以负反馈调节提高肝细胞表面 LDL 受体数量及活性，提高 LDL 的转运效率，降低血浆中 LDL 浓度。治疗剂量下，他汀类药能明显降低 LDL-C，降低 TC 作用次之，而降 TG 作用较弱，且能轻度升高 HDL-C，同时降低 VLDL。洛伐他汀对肝细胞有高度的选择性，作用强而稳定；辛伐他汀调血脂作用比洛伐他汀强 1 倍，升高 HDL 以及 Apo A I 的作用强于阿托伐他汀；阿托伐他汀有较强的降低 TG 作用；瑞舒伐他汀抑制 HMG-CoA 还原酶的活性作用比其他的他汀类药物作用强大，且起效更快，时间更长，对 Ch 增高为主、TG 增高的患者都有很好的效果。

2.非调血脂性作用　他汀类的其他作用包括：抑制血管内膜增厚，促进扩血管物质 NO 等的产生，改善血管内皮对扩血管物质的反应性；抑制血小板聚集和提高纤溶酶活性发挥抗血栓作用；减少动脉壁巨噬细胞及泡沫细胞的形成，使 AS 斑块稳定甚至缩小；降低血浆 C 反应蛋白，减轻 AS 过程的炎症反应；通过清除氧自由基，发挥抗氧化作用等。

3.肾保护作用　他汀类不仅能纠正因脂代谢异常引发的慢性肾损害，同时具有抗细胞增殖、抗炎症、免疫抑制、抗骨质疏松等作用，减轻肾损害程度，保护肾功能。

【临床应用】

1.原发性高胆固醇血症　用药后可使血浆 TC、LDL 及 TG 降低，HDL 升高，是治疗 Ⅱ、Ⅲ 型高脂蛋白血症的首选药。常与烟酸类药合用降低心血管疾病的病死率。

2.继发性高胆固醇血症　用药后可使血浆中 LDL、VLDL 等降低，常用于肾病综合征及 2 型糖尿病的高脂蛋白血症患者。

3.冠心病的预防　他汀类通过降低血脂、增加 HDL 含量来延缓冠状动脉硬化速度，同时，他汀类能增加斑块的稳定性以及使斑块缩小，可大大减少各类冠心病的发病率和死亡率。

【不良反应及注意事项】

多数患者不良反应较轻，不良反应多见于大剂量使用他汀类药，可出现腹痛、腹泻、便秘、胃肠胀气、头痛、皮疹、视物模糊、味觉障碍等症状。0.5% ～ 3% 的患者可出现无症状性转氨酶升高，停药后可自行恢复正常。本类药物可引起横纹肌溶解症，主要表现为全身肌肉疼痛、乏力、酱油色尿等，严重者可致急性肾衰竭。用药期间要监测肝脏功能以及横纹肌溶解症，一旦出现异常，及时处理或者停药。

【禁忌证】

孕妇、儿童、哺乳期妇女、肝肾功能异常者及对本类药物过敏者禁用，用药期间应定期检测肝功能。

【药物相互作用】

他汀类常与其他机制降脂药物联合使用以调节血脂。与胆汁酸结合树脂类合用，可增强降低血浆 TC 及 LDL-C 的效应。与胆固醇吸收抑制药合用，可协同降低 TC 作用。与贝特类或烟酸联合应用，可协同降低 TG，但能增加肌病的发生率。若同时与环孢素、红霉素、伊曲康唑等合用，也能增加肌病的发生率。与华法林等香豆素类抗凝药合用时，有可能使凝血酶原时间延长，因此联用时应监测凝血功能，及时调整药量。

📗 知识拓展

横纹肌溶解症

横纹肌溶解症是指各种原因导致的一系列影响横纹肌细胞膜、膜通道及其能量供应的横纹肌损伤综合征。常见的原因有过量运动、肌肉挤压伤、缺血、代谢紊乱、极端体温（高热、低热）、药物、毒物、自身免疫、感染等。最常见的症状是局部或全身性肌肉酸痛，其他表现还有肌肉肿胀、痉挛、水肿、乏力、酱油色尿，严重者可引起急性肾衰竭。凡有过横纹肌溶解药物史以及其他诱发因素而发生上述症状者，应高度怀疑为横纹肌溶解症。

横纹肌溶解症是他汀类药物最严重的不良反应，可危及生命。发生时间多在36小时～24个月，大部分发生于3个月以后。

老年人（尤其是体质虚弱、体型瘦小的老年女性，以及多系统疾病的老年患者）、接受多种药物治疗的患者、糖尿病患者、慢性肾功能不全患者及长期饮酒者等易感人群，易发生横纹肌溶解症，用药期间应监测血清肌酸激酶，如果超过正常范围可改用其他类调血脂药。

（二）胆汁酸结合树脂

此类药物进入肠道后不被吸收，与胆汁酸牢固结合阻滞胆汁酸的肠肝循环和反复利用，从而消耗大量胆固醇，使血浆 TC 和 LDL-C 水平降低。

考来烯胺和考来替泊

考来烯胺（colestyramine）又名消胆胺，考来替泊（colestipol）又名降胆宁。两者均为胆汁酸结合树脂类药（胆酸螯合剂），属于阴离子交换树脂类，不溶于水，口服不吸收。

【药理作用】

考来烯胺和考来替泊进入肠道后，与胆固醇降解后形成的胆汁酸螯合，减少食物中脂类（包括胆固醇）的重吸收，阻断胆汁酸的重利用，大量的 Ch 消耗，从而使血浆中 TC、LDL 含量降低，但 HDL 的含量升高，对 TG 影响小或轻度升高。如果与他汀类药合用，可延缓 AS 的发生和发展进程，减少心脑血管疾病的发生。

【临床应用】

考来烯胺和考来替泊可用于 II$_a$、II$_b$ 型高脂蛋白血症，对于 II$_b$ 型高脂蛋白血症，应联合降 TG 和 VLDL 的药物使用。

【不良反应及注意事项】

考来烯胺有特殊的臭味和胃肠刺激性，常见有食欲减退、消化不良、恶心、腹胀、便秘等，一般两周后消失，若便秘过久应停药。

【药物相互作用】

本类药物会影响噻嗪类、苯巴比妥、洋地黄毒苷、甲状腺素、口服抗凝药、脂溶性维生素（A、D、E、K）、叶酸及铁剂等的吸收，故应尽量避免合用，必要时可在服本类药 1 小时前或 4 小时后服用其他类药。长期使用可引起脂溶性维生素及钙的缺乏，故应适当补充。

二、主要降低 TG 及 VLDL 的药物

（一）贝特类

贝特类（fibrates）药物又称为苯氧芳酸类，目前临床上应用的新型贝特类药有吉非罗齐（gemfibrazil）、苯扎贝特（benzafibrate）和非诺贝特（fenofibrate）等，其调脂作用强，不良反应少。

【体内过程】

本类药物口服吸收普遍迅速而完全。吉非罗齐口服后 1.5 小时出现血药浓度高峰，降脂作用于 2～5 天开始出现，高峰降脂于第 4 周出现，主要在肝内代谢，经肾脏排泄。非诺贝特餐后吸收更快，口服后 6～8 小时血药浓度达高峰，常制成微粒型胶囊以提高生物利用度以及降低药物的破坏，在肝、肾代谢，经肾脏排泄。苯扎贝特口服后 2 小时达血药浓度高峰，主要经肾脏排泄。

【药理作用】

1. 血脂调节作用　贝特类能降低血浆中 TG、VLDL-C、TC、LDL-C 浓度，升高 HDL-C。各种贝特类的调节血脂作用强度不同，吉非罗齐、非诺贝特和苯扎贝特作用相对较强。

2. 其他作用　本类药物还具有抗凝、抗血栓和抗炎等作用，也能发挥抗 AS 的作用。

【临床应用】

贝特类主要用于原发性高脂血症如 II$_b$、III、IV 型高脂血症（以 TG 或 VLDL 升高为主），也可用于低 HDL 和高动脉粥样硬化风险的高脂蛋白血症患者如 2 型糖尿病患者。

【不良反应及注意事项】

贝特类不良反应较少，可有食欲缺乏、恶心、腹胀、乏力、头痛、失眠、皮疹、阳痿等。偶

有尿素氮及转氨酶升高，停药后可自行恢复。与他汀类合用，可增加横纹肌溶解的风险。

【禁忌证】

肝胆疾病、肾功能不全患者，以及孕妇、儿童禁用。

（二）烟酸

【体内过程】

烟酸（nicotinic acid）口服自胃肠道吸收，迅速而完全，生物利用度95%，$t_{1/2}$约15～45分钟。吸收后迅速被肝、肾和脂肪组织摄取，主要经肾脏排出。

【药理作用】

烟酸属B族维生素，目前认为是少有的降低Lp（a）的药物。服后大剂量烟酸能降低血浆TG和VLDL，1～4小时生效。降低LDL作用慢而弱，用药后5～7天生效，可与胆汁酸结合树脂以及他汀类药合用以增强疗效。还可升高血浆HDL。

烟酸可降低细胞内cAMP的水平，使激素敏感型脂肪酶活性降低，脂肪组织中的TG不易分解出FFA，导致肝脏合成TG的原料不足，VLDL的合成和释放减少，LDL来源也减少。烟酸升高HDL是由于TG浓度降低，导致HDL分解代谢减少。HDL的增加有利于阻止动脉粥样硬化病变的发展。此外，烟酸还可抑制血小板聚集和扩张血管的作用。

【临床应用】

烟酸属广谱调血脂药，对Ⅱ、Ⅲ、Ⅳ、Ⅴ型高血脂症均有效，其中对Ⅱ$_b$和Ⅳ型高脂血症效果最好。适用于混合型高脂血症、高TG血症、低HDL血症及高Lp（a）血症。常与他汀类药物或贝特类药物合用，以提高疗效。

【不良反应及注意事项】

由于用量较大，普通剂型不良反应较多。治疗初期常见皮肤潮红及瘙痒等，许多患者不能耐受，但如能坚持几周，多数患者反而症状可变轻。大剂量使用可引起肝脏损害、高尿酸血症、高血糖等。使用缓释剂型可降低皮肤潮红的发生。

阿司匹林不仅能缓解烟酸所致的皮肤血管扩张，还能延长其半衰期，并防止烟酸所致的尿酸浓度升高。另外，烟酸刺激胃黏膜，可引起或加重消化道溃疡，餐时或餐后服用可以减轻刺激症状。

【禁忌证】

对本品过敏、活动性溃疡病、痛风及肝功能异常者禁用。妊娠及哺乳期妇女慎用。

阿昔莫司

阿昔莫司（acipimox）为烟酸类衍生化合物，药理作用也类似烟酸。本品口服吸收迅速而完全，t_{max}约为2小时，不与血浆蛋白结合，体内不被代谢，原形由尿液排出。阿昔莫司可使血浆TG明显降低，HDL升高，与胆汁酸结合树脂合用可加强其降LDL-C作用，作用较强而且持久，不良反应少而轻。除了可用于Ⅱ$_b$、Ⅲ和Ⅳ型高脂血症，同样也适用于高Lp（a）血症及继发于2型糖尿病的高脂血症患者。

第二节　抗氧化药

过度氧化和氧自由基可损伤血管内皮，在AS的发生和发展中发挥着重要作用。研究证明，氧化型LDL（ox-LDL）影响AS病变发生和发展的多个过程。此外，Lp（a）和VLDL也可被氧化，从而增强致AS作用；具有抗AS效应的HDL也可被氧化而转化为致AS的因素。因此，防止氧自由基对脂蛋白的氧化修饰已成为阻止 AS 发生和发展的重要治疗措施。

普罗布考

普罗布考（probucol）又名丙丁酚，是疏水性抗氧化剂。

【体内过程】

普罗布考口服吸收不规则，吸收率低于 10%，如与食物同服可使其吸收率达最大，吸收后主要蓄积于脂肪组织和肾上腺。血清中浓度较低，t_{max} 为 24 h，长期服用本品，血药浓度逐渐增高，3～4 个月达稳态水平。服后 4 天内，原形经粪便排出 84%，仅有 1%～2% 以代谢物方式经尿液排泄。

【药理作用】

1. 抗氧化作用　普罗布考能阻止内皮细胞损伤、单核细胞向内皮下游走等一系列促进 AS 病变的发生发展过程。

2. 调节血脂作用　普罗布考能降低血浆中 TC 和 LDL-C 含量。与他汀类或胆汁酸结合树脂合用，可增强调节血脂作用。

3. 影响 AS 病变　长期使用普罗布考可使冠心病发病率降低，并且可以逆转已形成的 AS 病变，使斑块停止变大甚至缩小。

【临床应用】

普罗布考适用于各型高胆固醇血症。对继发于肾病综合征或糖尿病的 Ⅱ 型高脂蛋白血症也有效。用药后可明显降低 TC 以及 LDL-C。

【不良反应及注意事项】

普罗布考的不良反应少而轻，常见胃肠道症状，表现为腹泻、腹胀、腹痛、恶心等，偶有嗜酸性粒细胞增多、肝功能异常、高尿酸血症、高血糖、肌病等。少数患者可出现 Q-T 间期延长，故用药期间应监测心电图的变化。

【禁忌证】

严重室性心律失常、血钾过低、近期心肌损伤者、Q-T 间期延长者、心源性晕厥或有不明原因晕厥者禁用，孕妇及小儿禁用。

维生素 E

维生素 E（vitamin E）有很强的抗氧化作用。维生素 E 能清除氧自由基和过氧化物，抑制磷脂酶 A_2 和脂氧酶，以减少氧自由基的产生，中断过氧化物和丙二醛的生成。其本身生成的生育醌可被维生素 C 或氧化还原系统复原，继续发挥抗氧化作用。维生素 E 能阻止脂蛋白的氧化修饰及由其导致的一系列 AS 病变过程，从而发挥抗 AS 的作用。

第三节　多不饱和脂肪酸类

多不饱和脂肪酸类（polyunsaturated fatty acids，PUFAs）又称多烯脂肪酸。根据其结构可分为 n-3（或 ω-3）型及 n-6（或 ω-6）型多烯脂肪酸。其中 n-3 型多烯脂肪酸包括二十碳五烯酸（eicosapentaenoic acid，EPA）和二十二碳六烯酸（docosahexaenoic acid，DHA），主要来自海洋生物，存在于高纯度鱼油制剂中。n-6 型多烯脂肪酸（n-6 polyenoic fatty acids）有亚油酸（LA）和 γ - 亚麻酸（γ-LNA），主要来源于植物油，其降脂作用弱，现已少用。

n-3 型多烯脂肪酸

【药理作用】

n-3 多烯脂肪酸,有调节血脂及抗 AS 的作用,它能明显降低血液中 TG、VLDL-TG 的水平,同时可升高 HDL-C。DHA 还能降低 TC 以及 LDL-C 的水平。此外,EPA 和 DHA 有较强的抗血小板聚集、抗血栓形成和扩张血管的作用。红细胞膜上的 EPA 和 DHA 可增加红细胞的可塑性,改善微循环。

【临床应用】

n-3 型多烯脂肪酸适用于高 TG 型高脂血症。可明显改善心肌梗死患者的预后。也可用于糖尿病并发高脂血症等。

【不良反应及注意事项】

一般应用无明显不良反应,若长期或大剂量应用,可使出血时间延长、免疫反应降低等。

第四节　黏多糖和多糖类

血管内皮损伤在 AS 的发病过程起到了至关重要的作用,保护血管内皮免受各种因素(机械、化学、毒素)损伤,是抗 AS 的重要措施之一。临床常用的保护动脉内皮药主要为黏多糖和多糖类,代表药有肝素。

肝素的作用:①降低 TC、LDL、TG、VLDL 水平,且能升高 HDL 水平;②中和多种血管活性物质以保护动脉内皮;③抑制白细胞黏附血管内皮及向内皮下转移,具有抗炎症作用;④加强酸性成纤维细胞生长因子的促微血管生成作用;⑤阻止血管平滑肌细胞增殖迁移;⑥抗血栓形成等。

因肝素抗凝血作用过强,且口服无效,不方便应用,因此,临床使用作用类似于肝素,但抗血栓作用更强、生物利用度更高、使用更方便的低分子量肝素和类肝素(heparinoids)代替。

低分子量肝素

低分子量肝素(low molecular weight heparin,LMWH)由肝素解聚而成,代表药有伊诺肝素钠、达肝素钠等。这些药物与血浆、血小板、血管壁蛋白结合的亲和力较低,抗凝血作用较弱,抗血栓形成作用强。

天然类肝素

天然类肝素(natural heparinoids)有硫酸乙酰肝素、硫酸皮肤素、硫酸软骨素及冠心舒(含硫酸乙酰肝素、硫酸皮肤素和硫酸软骨素的复合物)等。它们具有调节血脂、降低心肌耗氧量、抗血小板、保护血管内皮以及阻止 AS 斑块形成等作用。研究证明,冠心舒抗凝血作用仅为肝素的1/47,且抑制血管平滑肌细胞增殖作用与肝素相同,口服有效,是非常好的抗 AS 药。

📝 思考题

1. 简述他汀类药物降血脂的药理作用特点。
2. 普罗布考的药理作用及临床应用有哪些?

知识拓展

常用制剂和用法

洛伐他汀（lovastatin）片剂，10 mg，20 mg，40 mg。口服，开始剂量一日 10 mg 或 20 mg，晚餐时一次顿服，4 周后根据血脂变化调整剂量，最大量可增至一日 40 mg。

辛伐他汀（simvastatin）片剂，10 mg，20 mg。口服，一次 10 mg，一日 1 次。

普伐他汀（pravastatin）片剂，5 mg，10 mg。一日 10 mg，分两次口服。

氟伐他汀（fluvastatin）片剂，20 mg。每次 20～40 mg，一日 1 次。

阿托伐他汀（atovastatin）片剂，10 mg，20 mg，40 mg。口服，开始剂量一日 10 mg，4 周后可增加，最大可用到一日 80 mg。

瑞舒伐他汀（rosuvastatin）片剂，5 mg。口服，每日 5～40 mg，分 3 次服用。

考来烯胺（cholestyamine）粉剂，4 g。口服，每次 4～5 g，一日 3 次，饭前或饭时加于饮料中混合服。

考来替泊　粉剂，4 g。口服，每次 4～5 g，一日 3 次，服用方法同考来烯胺。

非诺贝特（fenofibrate）片剂，100 mg，200 mg。口服，每次 100 mg，一日 3 次。

苯扎贝特（bezafibrate）片剂，200 mg。口服，每次 200 mg，一日 3 次。缓释片，每次 400 mg。

烟酸（nicotinic acid）片剂，50 mg。口服，由小剂量开始（每次 0.1 g，一日 3 次），逐渐增至每次 1～2 g，一日 3 次，饭后服用。

阿昔莫司（acipimox）胶囊剂，0.25 g。饭后口服，每次 250 mg，一日 2～3 次。

普罗布考（probucol）片剂，0.125 g。口服，每次 500 mg，一日 2 次，连用 12 周为一疗程。

维生素 E（vitamin E）胶囊剂，100 mg。口服，每次 10～100 mg，一日 1～2 次。

多烯康（含乙酯型 EPA、DHA 和 1% 的维生素 E）胶囊剂，口服，每次 3～5 粒，一日 3 次。

亚油酸（lindeic acid）胶丸，100 mg。0.2 g。口服，一次 1~2 粒，一日 3 次。

（陈文婷）

作用于血液与造血系统药

素质目标

具有热爱祖国、热爱人民、热爱职业的医生必备的职业道德。

具有热情主动的服务意识。

知识目标

掌握肝素、华法林的药理作用、临床应用和不良反应。

熟悉达比加群酯、利伐沙班、阿司匹林、氯吡格雷、铁剂、叶酸、维生素 B_{12}、链激酶的作用特点、临床应用和主要不良反应。

了解其他作用于血液与造血系统药物的作用和临床应用。

能力目标

能根据患者疾病合理选择药物。

能对患者进行正确的用药指导。

作用于血液与造血系统药包括抗血栓药、促凝血药、抗贫血药、促白细胞生成药以及血容量扩充剂。

生理状态下，人体的循环系统中同时存在血液凝固与抗血液凝固的动态平衡，以及纤维蛋白溶解与抗纤维蛋白溶解的动态平衡。也正是这两种平衡，促使血液保持正常的流动状态。一旦上述平衡被打破，循环系统就会形成血栓或者出现出血性疾病。

第一节　抗血栓药

抗血栓药（antithrombotic drugs）是指一类能够阻碍血栓形成或者溶解血栓的药物。包括：抗凝血药（anticoagulants）、抗血小板药（antiplatelet drugs）、纤维蛋白溶解药（fibrinolytics）3类。

一、抗凝血药

抗凝血药（anticoagulants）是通过影响凝血过程的某些环节，从而阻止血液凝固的药物，临床主要用于预防和治疗血栓栓塞性疾病。

案例导入

> 患者，女，55岁。因"发现血尿2天"入院。患者1年前做过心脏"冠状动脉支架植入术"，术后长期口服华法林抗凝。近2天患者出现全程肉眼血尿。
>
> 查体：T 37℃，P 80次/分，R18次/分，BP 130/80 mmHg。神志清楚，面部肤色正常，四肢皮肤散在数个瘀斑，双肺呼吸音清，心律齐，HR 80次/分。
>
> 辅助检查：血常规无明显异常；尿液镜检可见大量红细胞；凝血功能：凝血酶原时间40秒（正常对照11～14秒），部分凝血活酶时间30秒（正常对照32～43秒），纤维蛋白原3.0 g/L（正常范围2～4 g/L）；肝、肾功能正常。
>
> 初步诊断：血尿原因待查；冠状动脉支架植入术后。
>
> 请思考：
>
> 1. 该患者出现血尿的原因是什么？
>
> 2. 此时应如何处理？

（一）凝血酶间接抑制药

肝　素

肝素（heparin）是一种常用抗凝血药，为一种黏多糖硫酸酯，一种未分组的肝素混合物。目前药用肝素主要来源于猪肠黏膜和猪、牛肺脏。其分子中含有大量硫酸根和羧基，故带有大量负电荷和具有强酸性。因为不易通过生物膜，故口服和直肠给药不吸收，而肌内注射易导致局部出血和刺激症状，所以一般采用静脉给药。大部分肝素经肝脏代谢，肾脏排泄。肝肾功能障碍者消除时间明显延长。

【药理作用】

1. 抗凝作用　肝素在体内、体外均有迅速而强大的抗凝作用。肝素可作用于抗凝血酶Ⅲ（AT-Ⅲ），抗凝血酶Ⅲ是血浆中正常存在的蛋白，本身可抗凝，AT-Ⅲ能与血浆凝血酶（$Ⅱ_a$）及多种凝血因子结合形成复合物，而使上述凝血因子灭活。肝素与AT-Ⅲ结合后，改变其构型，继而加强酶的活性加速此反应，使灭活速率增快千倍以上。

2. 降血脂作用　肝素通过促使血管内皮细胞释放脂蛋白酯酶入血，加速血中乳糜微粒和低密度脂蛋白（LDL）的水解，从而发挥降血脂作用。

3. 抗炎作用　肝素可抑制炎症介质活性以及炎性细胞活动从而发挥抗炎作用。

4.其他作用　肝素有抗血管内膜增生以及抑制血小板聚集的作用。

【临床应用】

1.血栓栓塞性疾病　肝素能预防和治疗血栓栓塞性疾病，如深静脉血栓、肺栓塞、脑梗死、急性心肌梗死，也可用于各种手术预防血栓形成等。

2.弥散性血管内凝血（DIC）　肝素常在休克的早期使用，以防因纤维蛋白和凝血因子的过度消耗而引起的继发性出血，从而预防微血栓形成，阻断DIC的进程。

3.体外抗凝　肝素同样具有强大的体外抗凝作用，可用于血液透析、体外循环、心导管检查等。

知识拓展

血栓性疾病

血栓性疾病是指血栓形成和血栓栓塞两种病理过程所引起的疾病。血栓性疾病按血管类型可分为动脉血栓性疾病、静脉血栓性疾病和毛细血管血栓性疾病。

动脉血栓性疾病有冠心病、脑梗、肾动脉血栓、肠系膜下动脉血栓、四肢动脉血栓等，这些地方的栓塞，可引起对应部位血液供应的明显减少或中断，导致局部缺血甚至坏死，严重者可直接导致患者的死亡。静脉血栓性疾病多见于下肢深静脉血栓，主要原因是下肢静脉血流速度缓慢，更易诱发凝血。另外，一些栓子的脱落，也可以造成重要部位的栓塞，如下肢静脉栓子脱落导致肺栓塞，左心房血栓脱落导致脑栓塞等。这些疾病往往突然发生，处理不及时很容易致死。毛细血管血栓性疾病常见于弥漫性血管内凝血（DIC），患者病情往往较重，若不及时处理，还会因为凝血因子的耗竭而导致全身性的出血。

针对血栓性疾病，医务人员除了要积极主动地给患者讲解相关健康知识，还需要及时合理地应用抗凝血药、抗血小板药、溶栓药等，以避免各种严重的并发症，从而降低致死、致残的风险。

【不良反应及注意事项】

1.自发性出血　自发性出血是肝素最常见的不良反应。肝素过量易引起黏膜、关节腔、伤口甚至内脏出血。轻度出血，停用肝素即可自行恢复正常；对于出血严重者，应缓慢静脉注射鱼精蛋白解救，鱼精蛋白属于碱性药，带有正电荷，与肝素结合成稳定的复合物而使肝素失活。

2.血小板减少症　发生率可达5%，多数患者发生在给药后的7～10天，原因一般是肝素引起的一过性血小板聚集作用所导致，与免疫相关，停药后4天可恢复。

3.过敏反应　有皮疹、哮喘、结膜炎和发热等，一旦发生，立即停药，并进行抗过敏对症治疗。

4.骨质疏松和骨折　肝素长期（3～6个月）应用可引起骨质疏松和骨折。

5.其他　孕妇应用可导致早产及死胎。

【禁忌证】

有出血倾向、出血性疾病（血友病、血小板功能不全）、严重高血压、肝肾功能不全、溃疡病、先兆流产、产后、外伤及术后等禁用。

【药物相互作用】

肝素为强酸性药物，不与碱性药合用；与非甾体类抗炎药、右旋糖酐、双嘧达莫合用，可增加出血风险；与肾上腺糖皮质激素类药物合用，可致胃肠道出血；与胰岛素、磺酰脲类药物合用，可致低血糖；肝素和硝酸甘油一同静脉给药，肝素活性会降低；与血管紧张素转化酶抑制剂合用可引起高血钾。

低分子量肝素

低分子量肝素（low molecular weight heparin，LMWH）是普通肝素经化学分离或降解后制得的短链制剂，分子量比肝素小，但生物利用度高，半衰期也较长，可以皮下注射给药。常用制剂有依诺肝素（enoxaparin）、弗希肝素（fraxiparin）、替地肝素（tedelparin）、洛莫肝素（lomoparin）等。低分子量肝素因其对凝血因子 Xa 的选择性高，而对血小板和其他凝血因子影响较小，所以抗血栓作用与致出血作用出现分离表现，在保持肝素的抗血栓作用的同时也降低了出血的危险。

临床抗血栓应用与肝素相同，可用于深静脉血栓形成和肺栓塞的预防与治疗、急性心肌梗死、不稳定型心绞痛、血液透析、体外循环以及外科手术后预防血栓形成等。

依诺肝素

依诺肝素（enoxaparin）为第一个上市的 LMWH，系由普通肝素经碱性解聚制备而成。

【体内过程】

依诺肝素皮下注射后吸收迅速，生物利用度达 92%。给药后 3～5 小时出现血浆最高活性，血浆中抗凝血因子 Xa 活性可持续 24 小时左右，半衰期约 4.4 小时。本品不易通过胎盘屏障，主要经肾脏排泄。

【药理作用与临床应用】

依诺肝素抑制因子 Xa 作用强大，抑制抗凝血因子 II_a 作用弱，还具有纤溶活性，产生强大而持久的抗血栓作用，还能够溶解已经形成的新鲜的血栓。临床上主要用于预防深静脉血栓形成及肺栓塞；治疗已形成的静脉血栓；预防血液透析时体外循环中血栓的形成；治疗不稳定性心绞痛和非 Q 波心肌梗死。与阿司匹林合用于血液透析体外循环中，防止血栓形成。

【不良反应及注意事项】

依诺肝素不良反应较少，偶见血小板减少。剂量过大可引起出血，一旦出血，可用鱼精蛋白解救。

【禁忌证】

对肝素、依诺肝素或其他低分子量肝素过敏，严重凝血障碍，活动性消化道溃疡，严重肝肾功能障碍等患者禁用。

磺达肝素

磺达肝素（fondaparinux sodium）又名磺达肝癸，是合成肝素衍生物，经与抗凝血酶Ⅲ（AT-Ⅲ）结合，选择性抑制凝血因子 Xa 而发挥抗血栓活性的，给药后 3 小时可达到最大活性。磺达肝素不使凝血酶失活，也不影响血小板的功能，与肝素和低分子肝素相比，该药出血风险明显降低。临床常用于髋骨骨折术、髋关节置换术、膝关节置换术、急性血栓性静脉炎、急性肺栓塞等的治疗。急性血栓性静脉炎和急性肺栓塞常与华法林联合使用。

（二）维生素 K 拮抗药

凝血因子Ⅱ、Ⅶ、Ⅸ、Ⅹ活化都需要辅助因子维生素 K 的参与，拮抗维生素 K，可以发挥抗凝的作用。维生素 K 拮抗药有香豆素类药物，主要包括华法林（warfarin）、双香豆素（dicoumarol）等，其中临床以华法林最为常用。

华法林

华法林（warfarin）口服吸收迅速而完全，生物利用度接近 100%，吸收后 99% 与血浆蛋白结合，可通过胎盘屏障，半衰期为 40 小时，作用维持 2～5 天。主要由肝脏代谢，以代谢物形式由肾脏排出。

【药理作用】

华法林竞争性拮抗维生素 K，使凝血因子Ⅱ、Ⅶ、Ⅸ、Ⅹ合成受阻，从而影响机体的凝血过程。华法林对于已经合成的凝血因子无影响，正因为如此，所以华法林起效较慢，机体需要耗竭已经合成的凝血因子后才能发挥作用。故华法林口服至少需要 12 ～ 24 小时方可出现作用，1 ～ 3 天作用达高峰，因半衰期长，所以停药后作用仍可维持 2 ～ 5 天。体外不存在需要再合成的凝血因子，故该药体外无抗凝作用。

【临床应用】

华法林可用于防治血栓栓塞性疾病，如心房纤颤、心脏瓣膜病所致的血栓栓塞，也可降低术后静脉血栓形成的发生率。华法林作用缓慢，剂量不易控制，防治静脉血栓和肺栓塞一般先采用肝素或者先与肝素合用，后用华法林维持治疗。

【不良反应及注意事项】

过量华法林易导致自发性出血，如鼻出血、牙龈出血、皮肤淤斑等，最严重的为颅内出血。用药期间必须监测凝血功能，凝血酶原时间（PT）一般控制在 18 ～ 24 秒较好，并据此调整用药剂量。如果因用量过大导致出血，应立即停药，并缓慢静脉注射大量维生素 K 或输注新鲜血浆。禁忌证与肝素相同。

（三）新型口服抗凝药

达比加群酯

达比加群酯（dabigatran etexilate）是最前沿的新一代口服抗凝药物直接凝血酶抑制剂（DTIs）。该药 2010 年正式被美国 FDA 批准上市，是继华法林之后首个被 FDA 批准的新型口服抗凝药物，它是心血管类药物发展史上新的里程碑药物，2013 年 2 月在中国上市。该药本身是前体药，进入机体后转化为达比加群后发挥作用，可以竞争性抑制凝血酶。达比加群酯较少发生药物相互作用，无药物、食物相互作用，无需常规进行凝血功能监测或剂量调整，抗凝效果稳定且可预测。临床上用于预防非瓣膜性房颤患者的卒中和全身性栓塞。重度肾功能不全、有大出血显著风险的病变或状况如近期消化道溃疡等禁用。

利伐沙班

利伐沙班（rivaroxaban）2008 年 10 月在加拿大和欧盟获得批准上市，2009 年在我国上市。利伐沙班是全球第一个口服的直接 Xa 因子抑制剂，利伐沙班和达比加群酯都是心血管类药物发展史上里程碑进步的药物。利伐沙班可高选择性、竞争性抑制游离和结合的 Xa 因子以及凝血酶原活性，且不需要辅因子（例如抗凝血酶Ⅲ）就能发挥活性，最终达到延长凝血时间，减少凝血酶形成的效果。利伐沙班具有生物利用度高、起效迅速、量效关系稳定、口服方便、疗效确切、适应证广、出血风险低、无需常规检测凝血功能的优点。临床用于防治静脉血栓形成，以及非瓣膜性房颤的成年患者，以降低脑卒中和全身性栓塞的风险。

二、抗血小板药

抗血小板药是指能抑制血小板黏附、聚集和释放等功能的药物，主要用于防治各种血栓栓塞性疾病。代表性药物有阿司匹林、双嘧达莫、氯吡格雷等。

阿司匹林

【药理作用】

阿司匹林（aspirin）是环氧酶抑制药，小剂量阿司匹林（75 ～ 150 mg/d）通过抑制 TXA_2 合酶，从而减少 TXA_2。阿司匹林可抑制各种原因引起的血小板聚集，防止血栓形成，作用时间可持续 5 ～ 7 天。在较大剂量（300 mg）时，阿司匹林能抑制血管内皮 COX-1 的活性，减少 PGI_2 的合成，从而抵消部分抗血小板作用。

【临床应用】

阿司匹林是临床上使用最为广泛的抗血小板药。小剂量主要用于冠状动脉硬化性疾病、心肌梗死的一级和二级预防、脑梗死、深静脉血栓形成和肺梗死等疾病的预防和治疗。阿司匹林还可以作为溶栓疗法的辅助治疗，减少缺血性心脏病的发作及复发危险。也可用于一过性脑缺血发作后患者脑卒中的预防。

【不良反应】

参考解热镇痛抗炎药章节。临床上为了减少不良反应，经常使用肠溶片代替普通片剂。

双嘧达莫

【药理作用】

双嘧达莫（dipyridamole）又名潘生丁。该药通过抑制磷酸二酯酶，减少 cAMP 降解，同时使 cAMP 生成增多；轻度抑制血小板环氧化酶，使 TXA_2 生成减少，从而抑制血小板聚集，体内、外均可抗血栓。

【临床应用】

双嘧达莫单独应用作用较弱，常与阿司匹林联合用于防治血栓栓塞性疾病和缺血性疾病等。

【不良反应】

双嘧达莫可有腹部不适、恶心、呕吐、血压下降、头痛、眩晕、潮红、晕厥等不良反应。与肝素合用可引起出血倾向。

依前列醇

【药理作用】

依前列醇（epoprostend，PGI_2）为人工合成的前列环素，抗血小板聚集及松弛血管平滑肌作用强大。可激活血小板腺苷酸环化酶，使 cAMP 浓度增高，并且抑制血小板聚集与释放，产生明显的扩张血管和抗血栓作用。依前列醇性质不稳定，半衰期短，且抑制血小板聚集的剂量能引起明显的低血压，故临床应用受限。

【临床应用】

依前列醇主要用于体外循环以防止血小板减少、血栓性血小板减少性紫癜、微血栓形成导致的出血倾向。

【不良反应】

依前列醇的消化道刺激症状较常见。此外，静脉滴注过程中常见血压下降、头痛、心率加速、眩晕、潮红等现象，可减少剂量或暂停给药。

噻氯匹定

【药理作用】

噻氯匹定（ticlopidine）是第一代 P2Y12 受体拮抗药，能选择性及特异性干扰 ADP 介导的血小板活化，从而不可逆地抑制血小板聚集和黏附。该药口服 80% 由肠道吸收，进餐后生物利用度更高。其半衰期与年龄以及用药方式有很大相关。本品主要由肝脏代谢，由肾脏和肠道排泄。

作用机制：① ADP 诱导的 α 颗粒分泌，从而抑制血管壁损伤的黏附反应；②抑制激活 ADP 与糖蛋白 GP II_b/III_a 复合物，从而抑制血小板的聚集；③拮抗 ATP 对腺苷酸环化酶的抑制作用。

【临床应用】

噻氯匹定疗效优于阿司匹林，临床上用于预防脑卒中、心肌梗死以及外周动脉血栓栓塞性疾病的复发等。

【不良反应及注意事项】

噻氯匹定常见的不良反应有胃肠道反应如恶心、呕吐、腹泻等，一般症状轻，不需要停药，但出现严重腹泻时需要停药。其他不良反应有中性粒细胞减少、骨髓抑制等。中性粒细胞减少是该药最严重的不良反应，也正因为这个原因，近些年，噻氯匹定的临床使用已经明显减少。

【禁忌证】

各种容易导致出血的疾病、粒细胞减少、溃疡病、严重肝功能损害、对本品过敏者均禁用。

氯吡格雷

氯吡格雷（clopidogrel）属第二代 P2Y12 受体拮抗药，是一种前体药。本品口服吸收迅速，不受食物和制酸剂影响。该药主要在肝脏代谢，经肾脏和肠道排泄。使用本药，2 小时可见剂量依赖性的血小板聚集抑制，3～7 天抑制作用达到稳定状态。其药理作用及机制与噻氯匹定相似，但作用较强，不良反应少，偶见胃肠道反应（如腹痛、消化不良、便秘或腹泻），皮疹，皮肤黏膜出血。罕见白细胞减少和粒细胞缺乏。肝脏损伤、有出血倾向患者慎用。肾功能不全患者使用本品时不需要调整剂量。对本药过敏及近期有活动性出血者（如消化性溃疡或颅内出血等）禁用。

阿昔单抗、拉米非班和替罗非班

阿昔单抗（abciximab）、拉米非班（lamifiban）、替罗非班（tirofiban）都属于血小板膜糖蛋白 II_b/III_a 受体阻断药。阻断 GP II_b/III_a 受体可有效抑制血小板聚集。临床上用于治疗急性心肌梗死、溶栓治疗、不稳定型心绞痛。本类药物抑制血小板聚集作用强，不良反应较少。

三、纤维蛋白溶解药

纤维蛋白溶解药（fibrinolytics）是一类可使纤维蛋白溶酶原（又称纤溶酶原）转变为纤维蛋白溶酶（又称纤溶酶），纤溶酶通过降解纤维蛋白和纤维蛋白原使血栓溶解，故又称溶栓药。

链激酶

链激酶（streptokinase，SK）是从 β-溶血性链球菌培养液中提取的一种蛋白质。目前已经可用基因工程技术制备重组链激酶（recombinant slreptokinase，rSK）。

【临床应用】

链激酶在临床上主要用于治疗血栓栓塞性疾病如急性心肌梗死、脑梗死、深部静脉血栓和肺栓塞、动脉栓塞等。血栓一旦形成，越早使用链激酶，溶栓作用越好；血栓形成时间较久并已机化的血栓，链激酶作用很差甚至无效。

【不良反应和注意事项】

链激酶可引起自发性出血，偶发颅内出血，可静脉注射抗纤溶药氨甲苯酸等解救。注射局部可出现血肿。可引起皮疹、畏寒等过敏反应，严重者甚至发生过敏性休克。静脉注射速度过快可致低血压。有出血性疾病或出血倾向者禁用。

尿激酶

尿激酶（urokinase）是从人尿中分离或肾细胞培养液中提取的一种蛋白水解酶。常用于溶解新鲜血栓，由于可被机体中和，以及产生的纤溶酶也可被机体灭活，故剂量太小治疗效果不佳，需大量的尿激酶才能发挥溶栓作用。尿激酶的临床应用、不良反应及禁忌证和链激酶相同。主要用于链激酶无效或过敏者。

🌿 **杏林育英**

阮长耿院士——中国血栓与止血领域的开拓者

阮长耿，男，1939 年 8 月 14 日出生于上海，中国工程院院士，血液学专家，主任医师，博士生导师，国家卫计委血栓与止血重点实验室主任。科研成果荣获国家发明奖 1 项、国家科技进步三等奖 2 项。阮长耿本人荣获"国家级有突出贡献的中青年专家""全国五一劳动奖章""全国先进工作者"、法国医学科学院颁发的"塞维雅奖"、2015 年首届世界华人血栓与止血大会"终身成就奖"、2019 年国际血栓与止血学会的"终身成就奖"（第一位中国学者获此奖项）等。

阮长耿院士建立了我国第一个血栓与止血研究室。在长达 60 余年的科研生涯中，阮长耿院士取得了卓越的科研成果：鉴定出了国际上第一株抗人血小板单克隆抗体，第一个阐明血小板膜糖蛋白Ⅰ作为黏附蛋白 Von Willebrand 因子（vWF）受体的功能；建立了出凝血疾病遗传学诊断技术，研发出了国内首个出凝血基因诊断芯片；建立了血小板功能疾病诊疗规范，显著提高了我国出凝血疾病的诊疗水平，等等。

阮长耿院士曾经说过："如果能在自己的专业领域里，为自己的祖国、为人民多做一点事，这就是最大的幸福。"他还曾满怀深情地表达了老师和前辈对他的影响："一是干一行、爱一行、专一行。要热爱自己的事业……"

第二节　促凝血药

促凝血药又称止血药，是指通过加速血液凝固、抑制纤维蛋白溶解或者降低毛细血管通透性而达到止血的药物。

维生素 K

维生素 K（vitamin K）有 4 种类型。维生素 K_1 来自绿叶植物或谷物，维生素 K_2 可由肠道细菌合成，这两种都属于脂溶性。维生素 K_3 和维生素 K_4 都是人工合成的，二者皆为水溶性。

【药理作用】

维生素 K 参与凝血因子Ⅱ、Ⅶ、Ⅸ、Ⅹ的生物合成，使这些凝血因子氨基末端谷氨酸羧基化，从而增加凝血因子的活性，使血液凝固。当维生素 K 缺乏时，上述凝血因子功能降低，凝血酶原时间延长，易发生出血。

【临床应用】

1. 维生素 K 缺乏引起的出血　维生素 K 吸收障碍如梗阻性黄疸、胆瘘及慢性腹泻等。维生素 K 合成障碍如早产儿、新生儿及长期应用广谱抗生素等。

2. 凝血酶原过低而引起的出血　如长期使用香豆素类、水杨酸类等药物。

【不良反应及注意事项】

静脉注射维生素 K_1 过快可引起面部潮红、呼吸困难、胸痛甚至休克，故建议采用肌内注射给药。维生素 K_3 和维生素 K_4 刺激性强，口服易引起胃肠道反应，宜饭后服；较大剂量可致新生儿和早产儿溶血性贫血、黄疸等；葡萄糖 -6- 磷酸脱氢酶（G6PD）缺乏者可诱发急性溶血性贫血。

氨甲苯酸

氨甲苯酸（aminomethylbenzoic acid，PAMBA）为抗纤溶药，可竞争性抑制纤溶酶原与纤维蛋白结合，防止纤溶酶原的激活，继而抑制纤维蛋白的溶解，从而产生止血作用。大剂量直接抑制纤溶酶的活性。临床上用于治疗纤维蛋白溶解亢进所致的出血，如肝、脾、肺、前列腺等部位的外伤或手术出血；也可用于链激酶和尿激酶过量引起的出血。

氨甲苯酸无明显不良反应，但过量可致血栓形成，并可诱发心肌梗死。对有血栓形成倾向或有血栓栓塞病史者应禁用或慎用。

氨甲环酸（tranexamic acid，AMCHA）作用比氨甲苯酸要强。

凝血酶

凝血酶（thrombin）是从猪、牛血中提取精制而成的无菌制剂。通过使血液中的纤维蛋白原转变为纤维蛋白来发挥止血作用，同时促进上皮细胞有丝分裂，加速创伤愈合。适用于各种小血管包括毛细血管导致的出血；也可用于口腔、泌尿道、消化道等部位的出血；临床上还可以局部外用止血。

酚磺乙胺

酚磺乙胺（etamsylate）是增强血小板功能药。能降低毛细血管通透性，增强血小板黏附性和聚集性，促使血小板释放凝血物质，缩短凝血时间。该药起效迅速，安全性高，维持时间长。临床上可用于各种原因的出血。

第三节　抗贫血药

贫血是指血液中的红细胞数量或血红蛋白浓度低于正常范围。根据病因不同可分为缺铁性贫血、巨幼细胞性贫血和再生障碍性贫血。临床上成人最常见的类型是缺铁性贫血。缺铁性贫血、巨幼细胞性贫血主要的治疗策略是补充造血的原料。

铁　剂

口服铁剂包括硫酸亚铁（ferrous sulfate）、富马酸亚铁（ferrous fumarate）、乳酸亚铁（ferrous Lactate）、枸橼酸铁胺（ferric ammonium citrate）等。注射制剂有右旋糖酐铁（iron dextran）。

【体内过程】

十二指肠和空肠上段是铁剂的吸收部位。铁主要以 Fe^{2+} 形式吸收，而 Fe^{3+} 很难吸收。维生素 C、胃酸、果糖、半胱氨酸、谷胱甘肽等能将 Fe^{3+} 还原成 Fe^{2+}，故有利于铁剂的吸收。反之，胃酸缺乏、抗酸药、高磷食物、高钙食物、鞣酸等常促使铁发生沉淀，故不利于铁的吸收。铁剂被吸收后，随着血液直接进入骨髓供造血使用，或者以铁蛋白形式贮存于肝、肾、脾、骨髓等组织中。正常成人每日需铁量约 15 ～ 20 mg，主要由食物进行补充。

铁剂中的硫酸亚铁、富马酸亚铁、乳酸亚铁吸收良好；而枸橼酸铁胺为三价铁，吸收差；多糖铁复合物吸收不受食物成分及胃酸减少的影响，生物利用度高。

【药理作用】

铁是红细胞成熟阶段合成血红素必不可少的物质，血红素与珠蛋白结合，形成血红蛋白。所以铁缺乏可导致红细胞数量减少以及血红蛋白浓度降低。

【临床应用】

1.缺铁性贫血　铁剂可用于慢性失血（如月经过多、痔疮出血等）、营养不良、偏食、妊娠妇女、哺乳期妇女、儿童生长发育期所引起的贫血。用药后症状改善迅速，疗效极佳。

2.铁吸收障碍　铁剂可用于萎缩性胃炎或慢性腹泻患者等。

【不良反应及注意事项】

铁剂口服可有恶心、呕吐、腹泻、上腹部不适等胃肠反应，饭后服用可减轻症状，但影响铁的吸收。枸橼酸铁胺口服刺激性小，作用缓和，易溶于水，多制成糖浆。右旋糖酐铁毒性较大，宜深部肌注，仅用于少数严重缺铁性贫血又不宜口服铁剂者。

铁制剂口服可引起便秘和黑便。黑便原因为 Fe^{2+} 在肠腔中与硫化氢结合生成了硫化亚铁。小儿误服 1 g 以上铁剂可引起急性中毒，导致坏死性胃肠炎，表现为恶心、呕吐、腹痛、血性腹泻，严重者可出现呼吸困难甚至休克。急救措施：迅速催吐、洗胃，洗胃溶液以磷酸盐溶液或碳酸盐溶液为佳，同时向胃中注入特殊解毒剂去铁胺（deferoxamine）。

叶 酸

叶酸（folic acid）属于 B 族维生素，人体不能合成，只能从食物中摄取。叶酸广泛存在于绿色蔬菜、动物肝、肾食物中。叶酸不耐热，食物烹调过程中，因不耐热可损失 50% 以上。

【药理作用】

叶酸进入人体后被还原和甲基化为具有生物活性的 5- 甲基四氢叶酸，进入细胞后 5- 甲基四氢叶酸作为甲基供给体使维生素 B_{12} 转化为甲基 B_{12}，而自身变为四氢叶酸，四氢叶酸作为一碳单位的传递体，参与骨髓幼红细胞 DNA 的合成。当叶酸缺乏时，一碳单位的传递受阻，导致骨髓幼红细胞 DNA 合成障碍，从而出现巨幼红细胞贫血。

【临床应用】

1.巨幼细胞贫血　叶酸可用于各种原因引起的营养性巨幼红细胞贫血，临床常与维生素 B_{12} 合用效果良好。二氢叶酸还原酶抑制剂如甲氨蝶呤、乙胺嘧啶、甲氧苄啶等导致的药物性巨幼红细胞性贫血，不能使用叶酸治疗，因为叶酸无法转变为四氢叶酸，故可改用亚叶酸钙治疗。

2.其他　叶酸可辅助治疗恶性贫血，还可用于女性孕期补充叶酸。

【不良反应及注意事项】

不良反应少，偶见过敏反应及胃肠道症状。

维生素 B_{12}

维生素 B_{12}（vitamin B_{12}）为含钴的水溶性维生素，分为 4 种，分别是氰钴胺、羟钴胺、腺钴胺以及甲钴胺。机体可直接利用的维生素 B_{12} 分别是腺钴胺以及甲钴胺，另外两种维生素 B_{12} 需要在细胞的细胞器中转化为这两种形式才能被人体利用。维生素 B_{12} 广泛存在于食物中，食用后与胃黏膜壁细胞分泌"内因子"结合成复合物，才能避免被胃液的消化破坏。胃黏膜萎缩可致"内因子"缺乏，从而影响维生素 B_{12} 的吸收，引起"恶性贫血"。

【药理作用】

维生素 B_{12} 参与核酸的合成，可促进四氢叶酸类辅酶的循环利用。一旦体内维生素 B_{12} 不足，叶酸代谢将受阻，从而影响红细胞的成熟。维生素 B_{12} 参与三羧酸循环，可保护神经髓鞘的完整性。

【临床应用】

1.恶性贫血　针对内因子缺乏的恶性贫血，维生素 B_{12} 需注射使用，并辅以叶酸。

2.巨幼红细胞贫血　维生素 B_{12} 与叶酸合用。

3.其他　神经系统疾病（多推荐甲钴胺）、肝炎、肝硬化、再生障碍性贫血等的辅助治疗。

【不良反应及注意事项】

一般无毒性，但少数可致过敏，甚至引起过敏性休克。过敏者禁用。

第四节　血容量扩充剂

血容量扩充剂是指能使血容量增加，并可长时间维持血液胶体渗透压的药物。临床上常用于各种原因导致的低血容量性休克，静脉滴注血容量扩充剂是治疗休克的基本措施。常用的药物有右旋糖酐、羟乙基淀粉、人血白蛋白等。

右旋糖酐

右旋糖酐（dextran）是大分子葡萄糖的聚合物，根据分子量的大小可分为中分子右旋糖酐

（右旋糖酐70，平均分子量为70 kD）、低分子右旋糖酐（右旋糖酐40，平均分子量为40 kD）、小分子右旋糖酐（右旋糖酐10，平均分子量为10 kD）。其中，前两种在临床上使用最多。

【药理作用】

1.扩充血容量 扩充血容量的作用与其分子量大小相关，分子量大的右旋糖酐提高血浆胶体渗透压更强，维持血压时间更持久。

2.抗血栓和改善微循环 分子量小的右旋糖酐可抑制血小板聚集，抑制凝血因子Ⅱ的活性，防止血栓形成，改善微循环。分子量越小，改善微循环效果越好。

3.渗透性利尿 右旋糖酐可升高肾小管管腔内渗透压，减少水的重吸收而利尿。

【临床应用】

1.休克 中分子右旋糖酐主要用于低血容量性休克，维持血压作用时间长。临床上常用于急性失血、创伤（包括烧伤）性休克。

2.休克后期弥散性血管内凝血的防治 低分子及小分子右旋糖酐改善微循环效果好，临床上用于各种原因引起的休克，特别是可防治休克后期的DIC。

3.血栓栓塞性疾病 右旋糖酐可防治心肌梗死、心绞痛、脑血栓、血栓闭塞性脉管炎和视网膜动静脉血栓等。

【不良反应及注意事项】

偶尔可见过敏反应，严重者可致过敏性休克。连续应用或剂量过大时出现凝血功能障碍和出血。

【禁忌证】

血小板减少症、出血性疾病患者禁用。心功能不全、肺水肿、肾功能不全者慎用。

思考题

1.肝素的药理作用及临床应用有哪些？

2.铁剂有哪些不良反应？一旦口服铁剂中毒，该如何解救？

知识拓展

常用制剂和用法

肝素钠（heparin sodium） 注射剂，1 000 U：2 mL，5 000 U：2 mL，12 500 U：2 mL。一次5 000～10 000 U，用5%～10%葡萄糖注射液或0.9%氯化钠注射液稀释，静注或静滴。一日总量可达25 000 U。

华法林钠（warfatin sodium） 片剂，2.5 mg，3 mg，5 mg。首日5～10 mg，次日起一日2～8 mg维持。同时应根据凝血酶原时间调整剂量。

链激酶（streplokinase） 粉针剂，10万U，50万U，150万U。初次剂量为50万U，溶于0.9%氯化钠注射液或5%葡萄糖注射液100 mL中静滴，30分钟内滴完。维持剂量为60万U，溶于5%葡萄糖注射液250～500 mL中缓慢静滴，每6小时一次，疗程一般为24～72小时。用药前需做皮试。

尿激酶（urokinase） 注射剂，1万U，5万U，10万U，20万U，25万U，50万U，100万U。急性心肌梗死：一次50万～150万U，溶于0.9%氯化钠注射液或5%葡萄糖注射液50～100 mL中静滴。

维生素K$_1$（vitamin K$_1$） 注射剂，10 mg：1 mL。一次10 mg，一日2～3次，肌内注射。

维生素 K₃（vitamin K₃） 注射剂，2 mg：1 mL，4 mg：1 mL。一次 4 mg，一日 1～2 次，肌内注射。

氨甲苯酸（aminomethylbenzoic acid） 注射剂，0.05 g：5 mL，0.1 g：10 mL。一次 0.1～0.3 g，用 5% 葡萄糖注射液或 0.9% 氯化钠注射液 10～20 mL 稀释后缓慢静注，一日不超过 0.6 g。片剂，0.5 g。一次 0.25～0 5 g。一日 2～3 次，一日不超过 2 g。

硫酸亚铁（ferrous sulfate） 片剂，0.3 g。一次 0.3 g，一日 3 次，饭后口服。

枸橼酸铁铵（ferric ammonium citrate） 糖浆剂，10%。一次 5～10 mL，一日 3 次，饭后口服。

富马酸亚铁（ferrous fumarate） 片剂或胶囊剂，0.2 g。一次 0.2～0.4 g，一日 3 次，饭后口服。

乳酸亚铁（ferrous lactate） 片剂，0.15 g。一次 0.15～0.6 g，一日 3 次，饭后口服。

葡萄糖酸亚铁（ferrous gluconate） 糖浆剂，0.3 g：1 mL。一次 0.3～0.6 g，一日 3 次，饭后口服。

叶酸（folic acid） 片剂，5 mg。一次 5～10 mg，一日 3 次。

（陈少泽、汪俊闻）

第二十八章 目标测试

第二十九章

作用于子宫平滑肌的药物

素质目标

具有热爱生命、关爱孕妇、爱岗敬业等医师必备的职业道德。

具有严谨务实的求学态度。

知识目标

掌握缩宫素的药理作用、临床应用及使用注意事项。

熟悉麦角新碱的药理作用和临床应用。

了解其他子宫平滑肌收缩药以及舒张药的临床应用。

能力目标

具有良好的人际沟通能力，能对催产、引产以及产后出血患者规范地使用药物。

能正确地评估患者潜在的用药禁忌证。

第一节　子宫平滑肌收缩药

案例导入

患者，女，28岁，因"停经38^{+5}周，下腹阵发性疼痛3小时"收治入院。患者曾3次来院做过产检，均未发现产妇和胎儿异常。今晨5时，患者下腹部出现阵发性疼痛，每7～8分钟发作一次，每次持续30秒左右，暂无阴道流血、流液等症状。

初步诊断：妊娠待产。

请思考：

1. 患者无顺产禁忌证，作为妇产科医生，你会选择使用什么药？如何使用？

2. 如果顺产产程过长，导致胎儿娩出后子宫收缩乏力，24小时内阴道流血达300 mL，你打算使用什么药物？

子宫平滑肌收缩药（oxytocics）能选择性兴奋子宫平滑肌，使子宫产生节律性收缩或强直性收缩。该类药物包括垂体后叶素类、麦角生物碱类等。药物的作用因药物种类、用药剂量以及子宫的生理状态不同而不同。当引起子宫产生节律性收缩时，该药物可用于催产和引产。当引起子宫发生强直性收缩时，该药物可用于子宫止血和产后子宫复原，而不能用于催产和引产，以免胎儿受到宫内压迫窒息，以及孕妇子宫破裂。

知识链接

子宫收缩力的特点

子宫收缩力（以下简称"宫缩"）是孕妇临产时最主要的产力。宫缩的特点有节律性、对称性、极性和缩复作用。

节律性：是孕妇进入临产状态的标志。每次宫缩都由弱至强，然后维持一定时间，随后又由强至弱，最后消失进入间歇期，宫缩时常伴有阵痛。随着产程进展，宫缩逐渐延长，间歇期不断缩短，持续的收缩力非常有利于胎儿的娩出。

对称性：宫缩先起自两侧宫角部，随后呈左右对称性向宫底中线集中，最后逐渐向子宫体及子宫下段扩展。

极性：子宫底收缩力最强、最持久，越向下越弱。

缩复作用：宫缩时，子宫体部肌纤维越来越短，宫腔越来越小，最后将胎儿从子宫颈推出。

一、垂体后叶素类

缩宫素

缩宫素（oxytocin；催产素，pitocin）是一种神经垂体激素，它是垂体后叶素的主要成分之一。目前，临床药用的缩宫素既有从牛、猪、羊等动物的垂体后叶提取的，也可以人工合成。

【体内过程】

从动物垂体提取的缩宫素，易被消化酶破坏，故不宜口服。缩宫素可经鼻部黏膜吸收，起效快，作用持续时间较短，一般大约 20 分钟。肌内注射 3～5 分钟起效，作用时间可以维持 20～30 分钟，由于肌内注射时吸收速度个体差异性较大，血药浓度不易调控，故可致子宫收缩过强和胎儿窘迫，因此现在引产、催产时已经不主张肌内注射给药。静脉注射和静脉滴注起效迅速，因作用维持时间短，故需要持续静脉滴注以维持疗效。缩宫素主要在肝脏代谢，少部分经肾脏排泄。

【药理作用】

1.兴奋子宫平滑肌　缩宫素具有兴奋子宫平滑肌的作用，使子宫收缩力增强，收缩频率加快。缩宫素的作用与子宫部位、药物剂量，以及体内性激素水平三大因素相关，其作用特点如下：①与剂量关系：小剂量缩宫素（2～5 U）产生与女性正常分娩时子宫相似的节律性收缩作用，子宫底部收缩力强，而子宫颈部松弛，此收缩能促进胎儿顺利分娩；大剂量缩宫素（5～10 U）引起子宫平滑肌强直性收缩，子宫底、子宫体、子宫颈均出现强烈的收缩，该状态不利于胎儿娩出。②与体内性激素的关系：缩宫素对子宫平滑肌的作用与性激素水平有着密切关系，雌激素水平升高，子宫平滑肌对缩宫素的敏感性增强；而孕激素水平升高，则降低其敏感性。妊娠早期，孕妇孕激素水平高，有利于胎儿待在宫内，从而确保胎儿正常生长发育；妊娠后期，雌激素水平增高，子宫平滑肌对缩宫素的敏感性逐渐增强；临产的时候，子宫平滑肌对缩宫素的敏感性进一步增高，子宫收缩能力加强，有利于胎儿顺利娩出。因此，在临产的时候使用小剂量的缩宫素，可以达到催产和引产的效果。

2.促进乳汁分泌　乳腺小叶分支周围有大量的肌上皮细胞（属平滑肌），缩宫素能使肌上皮细胞收缩，间接挤压乳腺小叶，促进产妇排乳。

3.降低血压　小剂量缩宫素对血管作用不明显，不具备降压作用；大剂量具有短暂松弛血管平滑肌的作用，可引起血压下降。

【临床应用】

1.催产、引产　小剂量缩宫素静脉滴注可用于催产和引产。催产主要适用于无禁忌证的宫缩乏力者；引产适用于死胎、过期妊娠或需要提前终止妊娠的孕妇。

2.产后子宫止血、子宫复原　产后子宫出血时，立即皮下或肌注大剂量缩宫素，可引起子宫平滑肌强直性收缩，压迫子宫肌层内血管，从而达到止血的目的。由于缩宫素作用时间较短，故临床常加用作用时间更长的麦角新碱以维持疗效。除了产后子宫止血，大剂量的缩宫素尚有帮助产后子宫复原的作用。

3.催乳　哺乳前，常用缩宫素滴鼻，也可以小剂量缩宫素肌内注射促进乳汁排出。

【不良反应和注意事项】

偶有恶心、呕吐、过敏及心律失常反应，大剂量可导致血压下降以及子宫强直性收缩，严重者可出现胎儿宫内窒息甚至子宫破裂，因此使用缩宫素引产和催产时要注意：①严格掌握禁忌证，凡产道异常、头盆不称、前置胎盘、胎位不正、3 次以上妊娠的经产妇，以及有剖宫产史者禁止使用。②严格掌握剂量，静滴时密切监测产妇生命体征，并注意胎心、胎位、宫缩等情况，一旦出现宫缩过强或胎儿窘迫表现，立即停药。

知识拓展

卡贝缩宫素

卡贝缩宫素是一种人工合成的激素，临床上主要用于剖宫产术后，以预防和治疗产后子宫出血以及子宫收缩乏力。和传统缩宫素相比，卡贝缩宫素具有很多的优点。

卡贝缩宫素可引起子宫节律性收缩，同时可增加其频率以及子宫张力。卡贝缩宫素对妊娠期的子宫和刚分娩后的子宫具有收缩作用，而对非妊娠的子宫无效。

　　卡贝缩宫素通过静脉注射和肌肉注射即可以迅速引起子宫收缩，无需长时间静脉滴注，单剂量静脉注射可持续作用1小时，产后给药操作简单方便，作用效果及时长均优于常规缩宫素。若单剂量效果欠佳时，不可追加剂量，但可以加用其他促子宫收缩药物。该药不用于妊娠期和婴儿娩出前。医生在选择该药时需要全面考虑，要有扎实的理论功底和严谨的医学思维。

二、麦角生物碱类

　　麦角（ergot）是一种麦角菌干燥菌核，含有多种生物碱。根据结构不同分为两类：①胺生物碱类：以麦角新碱（ergometrine）、甲麦角新碱（methylergometrine）为代表，该类药易溶于水，兴奋子宫作用快而强；②肽生物碱类：包括麦角胺（ergotamine）以及麦角毒（ergotoxine），均难溶于水，两药对血管作用明显，起效慢而作用持久。

【药理作用】

　　1. 兴奋子宫平滑肌　麦角新碱和甲麦角新碱均能选择性地兴奋子宫平滑肌，起效快，作用强而且持久。与缩宫素相比，麦角生物碱类用药剂量稍大即可引起子宫体和子宫颈强直性收缩。妊娠后期，子宫对麦角生物碱类的敏感性增强，故此类药物非常适合用于产后子宫止血以及子宫复原，但不宜用于催产和引产。

　　2. 收缩血管　麦角胺能直接收缩动、静脉。剂量加大时，此类药物可能损害血管内皮细胞，导致血栓形成甚至肢端坏死。此外，还可以收缩脑血管，减少脑血管的搏动，治疗偏头痛。

【临床应用】

　　1. 子宫出血　麦角新碱能引起子宫强直性收缩，从而机械性压迫子宫肌层血管止血，临床上主要用于产后子宫出血或其他原因引起的子宫出血。

　　2. 子宫复原　麦角新碱具有促进子宫收缩的作用，可用于子宫复原缓慢的产妇。

　　3. 偏头痛　麦角胺常用于减轻偏头痛症状，还可用于诊断偏头痛，与咖啡因联合应用协同治疗脑血管搏动性头痛。

【不良反应和注意事项】

　　注射麦角新碱可引起头痛、头晕、耳鸣、腹痛、恶心、呕吐、血压升高、过敏等不良反应。大剂量使用麦角中毒，可出现持续腹泻、心跳减弱、呼吸困难以及血压下降的症状。大剂量或反复应用麦角胺或麦角毒时，可损伤血管内皮细胞，造成肢端坏死。妊娠期高血压疾病和高血压患者慎用，血管硬化以及冠心病患者禁用，催产和引产的患者禁用。

🌿 知识拓展

产后出血

　　孕妇正常分娩时，24小时内阴道出血量一般不超过300 mL，当24小时出血量超过500 mL时，或产后2小时出血超过400 mL，称为产后出血。产后出血占总分娩数的2%～3%，它是孕妇最为严重的并发症之一，处理不及时可导致孕妇失血过多死亡。作为一名医学生，要有生命高于一切的意识，要有严谨扎实的药理知识以及细心的观察习惯。

　　产后出血最主要的原因之一就是产妇子宫收缩乏力。产后出血，要及时止血，补足血容量，同时要使用子宫平滑肌收缩药如缩宫素、卡贝缩宫素、麦角新碱等，加强子宫肌层收缩止血。缩宫素控制产后出血时，可静脉滴注也可肌注，滴注时滴速要快于催产，要求达到每分钟静滴0.02～0.04 U，胎盘娩出后可肌内注射5～10 U。使用卡贝缩宫素，可以单次剂量，100 μg于1分钟内缓慢静脉推注。使用麦角新碱时，一次0.2～0.5 mg，肌内或静脉注射，必要时可半小时重复给药一次。

三、前列腺素类

前列腺素（prostaglandins，PGs）广泛存在于人和动物的组织和体液中，具有广泛的生理活性。临床上应用的前列腺素主要是前列腺素 E（PGE）和前列腺素 F（PGF）两型。目前临床上应用的有地诺前列酮、地诺前列素、卡前列素和米索前列醇等。

地诺前列酮

【药理作用及临床应用】

地诺前列酮（dinoprostone，PGE_2，前列腺素 E_2）对妊娠各期子宫均有明显的兴奋作用，该药能刺激妊娠的子宫平滑肌从而产生类似足月临产后的子宫收缩。临床上主要用于终止早期和中期妊娠，也可用于足月或过期妊娠的引产以及产后出血。

【不良反应和注意事项】

静脉滴注时常可出现腹泻、恶心、呕吐等消化道不良反应，少数患者偶有头痛、发热、胸闷、心率加快、血压变化等。使用地诺前列酮的同时使用子宫收缩药，可致子宫破裂或宫颈撕裂。用于引产时的禁忌证和注意事项同缩宫素。

地诺前列素

地诺前列素（dinoprost，$PGF_{2\alpha}$，前列腺素 $F_{2\alpha}$）和地诺前列酮作用一样，可刺激子宫收缩引起类似于足月分娩的子宫收缩效果。临床上主要用于终止妊娠，也可用于过期妊娠、畸胎、死胎以及足月妊娠的引产。不良反应和注意事项与地诺前列酮相似。用于引产时的禁忌证和注意事项同缩宫素。

第二节　子宫平滑肌抑制药

子宫平滑肌抑制药可抑制子宫平滑肌的收缩，使子宫平滑肌收缩力减弱，收缩节律变慢。临床上主要用于防治痛经和早产。常用的子宫平滑肌抑制药物有 β_2 肾上腺素受体激动药、硫酸镁、钙通道拮抗药等。

利托君

利托君（ritodrine）能选择性兴奋子宫平滑肌上的 β_2 受体，降低子宫平滑肌的收缩强度和频率，促进子宫平滑肌舒张。该药对妊娠子宫以及非妊娠子宫均有明显抑制作用，临床上主要用于防治先兆早产。

利托君不良反应较多，统计发现，80% ～ 100% 的用药者出现与剂量有关的孕妇和胎儿心率加快，以及孕妇血压升高。其他常见不良反应还有震颤、恶心、呕吐、头痛、神经过敏、紧张不安、情绪沮丧等。罕见过敏性休克、皮疹、呼吸困难等表现，偶致肺水肿死亡。

禁忌证有：未控制的高血压、未控制的糖尿病、支气管哮喘、甲状腺功能亢进、子痫或严重先兆子痫等。因此，在使用此药时必须严格掌握适应证，并在具有抢救条件以及监护的医院使用。

用于防治早产的 β_2 受体激动药还有沙丁胺醇（salbutamol）、特布他林（terbutaline）等。

硫酸镁

硫酸镁（magnesium sulfate）作用广泛，除了具有抗惊厥、导泻和降血压作用，对子宫平滑肌尚有明显的舒张作用，可用于防治早产。硫酸镁静脉注射后常引起全身潮热、出汗以及口干等症状，注射速度过快可致头晕、恶心、呕吐等；极少数患者可能发生血钙降低以及肺水肿表现。硫酸镁使用剂量不宜过大,以避免出现肾功能不全、心脏抑制和呼吸抑制等严重不良反应。

硝苯地平

硝苯地平(nifedipine)为钙通道阻滞药,可松弛子宫平滑肌,使子宫收缩力减弱,可用于防治早产。

阿托西班

阿托西班(atosiban)为缩宫素受体阻断药,能够选择性松弛子宫平滑肌。临床上用于18岁以上,孕龄24～33周,胎心率正常的孕妇,可防止其早产。给药期间要求监测宫缩和胎儿心率。常见不良反应有头晕、头痛、恶心、呕吐、心动过速、低血压、高血糖等,少见的有发热、失眠以及皮疹等。

思考题

1. 缩宫素的作用与哪些因素有关?
2. 为什么麦角新碱不能用于催产?

知识拓展

常用制剂和用法

缩宫素(oxytocin) 注射剂,1 mL:5 U,1 mL:10 U。引产或催产:一次2～5 U,用氯化钠注射液稀释至0.01 U/mL,静脉滴注开始时每分钟不超过0.001～0.002 U,每15～30分钟增加0.001～0.002 U,至达到宫缩与正常分娩相似,最快每分钟不超过0.02 U,通常为每分钟0.002～0.005 U。控制产后出血:每分钟静滴0.02～0.04 U,胎盘排出后可肌内注射5～10 U。缩宫素滴鼻剂,1 mL:40 U。催乳:在哺乳前2～3分钟,用滴鼻剂一次3滴,滴入一侧或两侧鼻孔。

卡贝缩宫素(carbetocin) 注射剂,100 μg。剖宫产术中胎儿娩出后单剂量100 μg(1 mL),宫壁注射或静注,也可胎盘娩出前或娩出后给药。

马来酸麦角新碱(ergometrine maleate) 片剂,0.2 mg,0.5 mg。一次0.2～0.5 mg,一日2～3次,共2～3日。注射剂,0.2 mg,0.5 mg。一次0.2～0.5 mg,肌内或静脉注射,必要时半小时可重复一次,或0.2 mg以5%葡萄糖注射液500 mL稀释后静脉滴注。

地诺前列酮(dinoprostone) 注射剂,2 mg:1 mL。引产:2 mg用所附的稀释液稀释后溶于5%葡萄糖注射液500 mL中静脉缓慢滴注。产后出血:5 mg用所附的稀释液稀释后溶于0.9%氯化钠注射液中缓慢静脉滴注。阴道栓,3 mg,20 mg。催产:一次3 mg,置于阴道后穹隆深处,6～8小时后产程无进展可再放一次。

地诺前列素(dinoprost) 注射剂,5 mg:1 mL,20 mg:4 mL,40 mg:8 mL。引产:羊膜腔内给药,一次40 mg;羊膜腔外宫腔内给药,一次0.75 mg,2～3小时一次,根据宫缩情况而调整用量;静脉滴注,一次2 mg,与1 mg碳酸钠和10 mg氯化钠注射液混合加入5%葡萄糖注射液500 mL中,滴速每分钟4～8 μg。

酒石酸麦角胺(ergotamine tartrate) 片剂,0.5 mg,1 mg。口服,一次1～2 mg,间隔0.5～1小时可再服1 mg,一日不超过6 mg,1周不超过10 mg。注射剂,0.25 mL:1 mg,0.5 mL:1 mg。一次0.25～0.5 mg,皮下注射,24小时不超过1 mg。

(夏明红、胡春光)

肾上腺皮质激素类药物

素质目标

具有诚实守信、爱岗敬业、友善待人等医师优良的职业道德。

具有学用结合、主动总结的学习意识。

知识目标

掌握糖皮质激素的药理作用、临床应用、主要不良反应及禁忌证。

熟悉糖皮质激素的使用方法。

了解肾上腺皮质激素类药物的分类和来源。

能力目标

具有良好的沟通表达能力。

能区分非甾体抗炎药和糖皮质激素类药物抗炎作用。

能正确指导患者使用糖皮质激素类药物。

肾上腺皮质激素（adrenocortical hormones）属于甾体类化合物，是指肾上腺皮质所分泌的各种激素的总称。主要包括盐皮质激素（mineralocorticoids）、糖皮质激素（glucocorticoids）、性激素（sex hormones）。肾上腺位于肾脏的上方，左右各一。肾上腺皮质由外向内依次分为球状带、束状带和网状带3层，分别分泌盐皮质激素、糖皮质激素和性激素。肾上腺皮质激素的合成和分泌受腺垂体分泌的促肾上腺皮质激素（adreno-cortico-tropic hormone，ACTH）的调节。3种激素中，临床上使用最多的是糖皮质激素类药物和性激素类药。本章节重点阐述糖皮质激素类药。

第一节 糖皮质激素

案例导入

患者，男性，38岁。因"面部浮肿1年"来院就诊。辅助检查：尿常规：尿蛋白（＋＋＋）（正常为阴性），白细胞3～5个/高倍（正常0～5个/高倍）；24小时尿蛋白定量：5 g，血浆白蛋白22.6 g/L（正常值为35～50 g/L）。

医生诊断：肾病综合征。

处方如下：

Rp：

醋酸泼尼松片　5 mg×100片

用法：10 mg，1次/日，口服

他克莫司胶囊（FK506）　1 mg×50粒

用法：3 mg，2次/日，口服

氢氯噻嗪片　25 mg×100片

用法：25 mg，1次/日，口服

请思考：

1. 泼尼松根据作用时间长短属于哪类糖皮质激素？什么时间口服较好？

2. 长期用药过程中需要注意哪些问题？

糖皮质激素（glucocorticoids，GC）是机体内极为重要的一类调节分子，它的作用广泛而复杂，且随剂量不同而变化。生理量的糖皮质激素参与到了机体正常的发育、生长、代谢以及免疫功能等调节过程，缺乏糖皮质激素时可引起机体代谢失衡甚至死亡。当糖皮质激素血液的浓度升高时，会呈现更广范围的作用：应激状态时，机体会分泌大量的糖皮质激素，同时会调节体内其他激素或活性物质的作用，从而使机体适应各种内外环境的剧烈变化；当使用药用剂量的糖皮质激素时，糖皮质激素除影响物质代谢外，还具有强大的抗炎、抗过敏、免疫抑制、抗毒以及抗休克等药理作用；当长期或大剂量使用糖皮质激素时，又可能导致多种不良反应和并发症，严重者甚至危及到生命。糖皮质激素是一把双刃剑，医务人员在使用时必须严格依法依规用药，始终把患者的生命和健康放在第一位，在最大限度地发挥糖皮质激素作用的同时，减少不良反应的发生。

内源性糖皮质激素主要有氢化可的松和可的松，临床上药用糖皮质激素多为人工合成的糖皮质激素类衍生物，目前常用的糖皮质激素类药物有3类：①短效：氢化可的松、可的松；②中效：泼尼松、泼尼松龙、甲泼尼龙、曲安西龙；③长效：地塞米松、倍他米松。药物的分类及特点见表30-1。

表 30-1　常用糖皮质激素类药物的比较

	药物	水盐代谢（比值）	糖代谢（比值）	抗炎作用（比值）	等效剂量/mg	半衰期/min	作用持续时间/h
短效	氢化可的松	1.0	1.0	1.0	20.00	100	8～12
	可的松	0.8	0.8	0.8	25.00	30	8～12

续表

	药物	水盐代谢 （比值）	糖代谢 （比值）	抗炎作用 （比值）	等效剂量 /mg	半衰期 /min	作用持续 时间 /h
中效	泼尼松	0.8	4.0	3.5	5.00	60	12～36
	泼尼松龙	0.8	4.0	4.0	5.00	120～180	12～36
	甲泼尼龙	0.5	5.00	5.00	4.00	180	12～36
	曲安西龙	0	5.00	5.00	4.00	＞200	12～36
长效	地塞米松	0	20～30	30	0.75	190	36～54
	倍他米松	0	20～30	25～35	0.60	100～300	36～54

【体内过程】

糖皮质激素类药物脂溶性高，给药方式多种，既可以口服、注射给药，也可以经皮肤外用。天然以及人工合成的药物吸收普遍迅速而完全。可的松或氢化可的松属短效糖皮质激素，口服后1～2小时血药浓度达峰值，可的松半衰期约30分钟，而氢化可的松半衰期约为100分钟；泼尼松龙口服后1～2小时血药浓度达峰值，半衰期约为2～3小时；地塞米松血浆半衰期为190分钟。可的松或氢化可的松主要在肝内代谢，代谢产物和少量原形药物经肾脏排出；泼尼松龙原型及代谢产物主要经肾脏排泄。可的松和泼尼松本身并无活性，必须在肝内分别转化为氢化可的松和泼尼松龙才能发挥作用。因此，严重肝功能不全患者应选择氢化可的松和泼尼松龙。由于糖皮质激素主要经肝脏和肾脏代谢及排泄，因此肝、肾功能不全时，糖皮质激素类药物体内的半衰期延长，作用时间延长，故应注意调整剂量。而当患者甲状腺功能亢进时，或者同时使用雌激素、口服避孕药、肝药酶诱导剂（如苯巴比妥、利福平、苯妥英钠等）以及妊娠时，肝脏代谢能力加强，经肝代谢的糖皮质激素半衰期会明显缩短。

【药理作用】

1. 对代谢的影响

（1）糖代谢：糖皮质激素是调节机体糖代谢的重要激素之一。可以促进糖原异生，增加肝糖原和肌糖原含量，减少机体组织对葡萄糖的利用，减慢葡萄糖氧化分解过程，升高血糖。

（2）脂肪代谢：大剂量长期使用糖皮质激素可增高血浆胆固醇含量，激活四肢皮下脂酶，促使皮下脂肪分解，使脂肪重新分布到面部以及躯干中部（胸、背及臀部），最终形成向心性肥胖体貌，表现为"满月脸""水牛背"，呈现面圆、背厚、躯干部发胖而四肢消瘦的体态。

（3）蛋白质代谢：糖皮质激素能加速胸腺、肌肉、骨等组织蛋白质的分解。大剂量糖皮质激素可抑制蛋白质合成，造成机体负氮平衡。故患者长期使用糖皮质激素可出现消瘦、皮肤变薄、骨质疏松、伤口愈合延缓等症状。因此，在严重损失蛋白质的肾病患者及多种影响蛋白质代谢的疾病中，采用糖皮质激素治疗（尤其是长期治疗）时，需要合用蛋白质同化类激素以避免蛋白质的过度消耗。

（4）水盐代谢：糖皮质激素能产生较弱的调节水盐的作用，长期使用可致保钠排钾。此外，它还能减少肠道钙的吸收，抑制肾小管对钙的重吸收，促进钙经肾脏排泄，最终导致骨质脱钙而引起骨质疏松。此外，糖皮质激素有利尿作用。

2. 抗炎作用　糖皮质激素具有极其强大的抗炎作用，它能抑制各种原因引起的炎症反应，并且，可参与到炎症的每个时期的诸多环节。糖皮质激素通过基因效应以及非基因效应而发挥抗炎作用，二者之间特点不同，但彼此之间存在交叉调节。炎症早期，糖皮质激素能降低毛细血管的通透性，抑制毛细血管扩张，从而减轻液体的渗出，减轻水肿；同时糖皮质激素还能抑制白细胞浸润及吞噬反应，减少各种炎症物质的释放，从而改善红、肿、热、痛等症状。炎症后期，糖皮质激素能抑制成纤维细胞和毛细血管的增生，抑制胶原蛋白及黏多糖的合成，抑制肉芽组织增生，减少组织粘连及瘢痕形成，减轻后遗症。尽管糖皮质激素有减轻后遗症的作用，但在使用时要权衡利弊，选择合适的时机使用糖皮质激素，以避免因为激素的使用而导致机体防御能力下降，诱发感染或者感染扩散，以及创面愈合延迟。

3. 抗免疫作用

（1）免疫系统抑制作用：糖皮质激素对免疫的多个环节都有作用。大剂量糖皮质激素能抑制B细胞转化为浆细胞，使抗体生成减少，抑制体液免疫；小剂量糖皮质激素则主要抑制细胞免疫。糖皮质激素对免疫细胞的影响机制是：①抑制巨噬细胞对抗原的吞噬和处理；②抑制B细胞转化为浆细胞；③诱导淋巴细胞DNA降解，影响淋巴细胞物质代谢，诱导淋巴细胞凋亡，使血中淋巴细胞减少；④干扰淋巴组织在抗原作用下的分裂和增殖，阻断致敏T淋巴细胞所诱发的单核细胞和巨噬细胞的聚集等。

糖皮质激素只能抑制免疫反应过程，并不能增强机体的防御能力，甚至还会降低机体的防御。另外，它也不能消除抗原物质。

（2）抗过敏作用：过敏反应过程中，肥大细胞脱颗粒释放组胺、5-羟色胺、缓激肽等物质，从而引起皮疹、瘙痒、哮喘等一系列症状。糖皮质激素能减少上述过敏性介质的产生和释放，抑制因过敏反应而产生的病理变化，从而缓解过敏症状。

4. 抗毒作用　糖皮质激素可提高机体对细菌内毒素的耐受力，减轻内毒素对机体的损害，但是不能破坏和中和内毒素，并且对外毒素无作用。糖皮质激素能够稳定细胞溶酶体膜，减少各种内源性致热原的释放，降低下丘脑体温调节中枢的敏感性时能显著改善机体毒血症状。

5. 抗休克作用　超大剂量糖皮质激素类药可广泛用于各种类型的休克，特别是感染性休克。糖皮质激素的抗炎、抗免疫、抗毒、抗休克等作用有助于机体度过危险期。其抗休克作用机制包括：①抑制某些炎性因子产生，减轻全身炎症反应综合征及组织损伤，使微循环血流动力学恢复，改善休克症状；②稳定溶酶体膜，减少心肌抑制因子（myocardial depressant factor，MDF）形成和释放；③扩张痉挛血管，改善微循环，加强心脏收缩，增加心排血量；④提高机体对细菌内毒素的耐受力，减少内毒素的伤害。

6. 其他作用

（1）允许作用：糖皮质激素对部分组织细胞无直接活性，但它的存在却为其他激素的作用创造了有利的条件，此作用称为允许作用。例如，糖皮质激素能增强肾上腺素等儿茶酚胺类药的缩血管作用，还可以增强胰高血糖素的升血糖作用等。

（2）退热作用：糖皮质激素的退热作用，可能与抑制下丘脑体温中枢对致热原的敏感性，稳定细胞溶酶体膜，减少内源性致热原的释放有关。

（3）血液与造血系统：糖皮质激素具有刺激骨髓造血的功能，它可使红细胞以及血红蛋白的含量增加。大剂量使用可使血小板生成增多，同时提高纤维蛋白原浓度，缩短凝血酶原时间。糖皮质激素可刺激中性粒细胞从骨髓释放入血，尽管血液中中性粒细胞增多，但其游走、吞噬、消化及糖酵解等功能下降，因此它们的浸润能力和吞噬活动反而减弱。糖皮质激素可使血液中淋巴细胞、嗜酸性粒细胞减少。临床发现肾上腺皮质功能减退者淋巴组织增生、淋巴细胞增多；而肾上腺皮质功能亢进者淋巴细胞减少、淋巴组织萎缩。这种现象与体内糖皮质激素产生的量有关系。

（4）中枢神经系统：糖皮质激素能够提高中枢的兴奋性。长期或大量使用可引起部分患者出现激动、失眠、欣快等症状，偶可诱发患者精神失常或癫痫发作，因此，精神病患者和癫痫患者宜谨慎使用。另外，大剂量使用糖皮质激素可导致儿童惊厥。

（5）骨骼：长期大量使用本类药物可引起骨质疏松，尤其是脊椎骨，患者可出现腰背痛，甚至发生压缩性骨折。

（6）心血管系统：糖皮质激素能增强血管对其他活性物质的敏感性，长期或大剂量使用糖皮质激素的可导致高血压。

【临床应用】

1.严重急性感染或炎症后遗症

（1）严重急性感染：主要用于中毒性感染或同时伴有休克的患者，如中毒性肺炎、中毒性菌痢、暴发型流行性脑膜炎、败血症等。使用糖皮质激素的同时，应使用足量有效的抗菌药物。糖皮质激素的抗炎、抗毒、抗休克等作用，可提高机体的耐受力，迅速缓解中毒及炎性症状，为病因的治疗争取了时间。由于糖皮质激素类药无抗微生物的作用，同时还可降低机体防御能力，因此，为了避免感染加重或扩散，在抗菌药物不能有效控制的感染如病毒、结核、真菌感染，一般不建议使用糖皮质激素。但是对于各种重症感染的患者，如急性呼吸综合征（severe acute respiratory syndromes，SARS）、新型冠状病毒感染性肺炎、重症肝炎、乙型脑炎、流行性腮腺炎、麻疹、结核性脑膜炎、急性粟粒性肺结核（尤其以渗出为主的肺结核）等，在合适时机采用短期应用，依然有十分重要的意义，可以明显缓解症状以及减少并发症的发生。

（2）炎症后遗症：人体某些重要器官的炎症，如心包炎、结核性脑膜炎、脑炎等，易产生组织粘连和形成瘢痕，甚至严重影响器官功能。早期应用糖皮质激素可减少炎性渗出，抑制纤维结缔组织过度增生而导致的粘连，防止炎症后遗症的发生。关节部位的炎症，使用糖皮质激素后，可避免后期的关节挛缩和功能障碍。烧伤患者，使用糖皮质激素可以减少瘢痕。虹膜炎、角膜炎、视网膜炎和视神经炎等非特异性眼炎，应用糖皮质激素可迅速抑制炎症，避免角膜混浊和瘢痕粘连的发生，但是一旦角膜溃疡，就不可使用此类药物，以免影响溃疡的愈合。

2.免疫相关疾病

（1）自身免疫性疾病：糖皮质激素是多发性皮肌炎的首选药。风湿及类风湿性关节炎、严重风湿热、风湿性心肌炎、系统性红斑狼疮、自身免疫性贫血和肾病综合征等，应用糖皮质激素可缓解疾病症状，但不可根治。自身免疫性疾病一般采用综合疗法，激素不宜单独使用。

（2）过敏性疾病：如荨麻疹、枯草热、过敏性鼻炎、血管神经性水肿、支气管哮喘和过敏性休克等，使用糖皮质激素，可迅速缓解过敏症状。

（3）器官移植排斥反应：糖皮质激素可用于器官移植前后。通常在器官移植术前1～2天开始口服泼尼松，可预防器官排斥反应的发生。若已发生排斥反应，可采用大剂量氢化可的松静脉滴注治疗，待排斥反应控制后再逐步减至最小维持量，并改为口服给药。糖皮质激素常与抗免疫药如环孢素等合用，效果更佳。

3.抗休克　糖皮质激素类药可用于各种原因引起的休克，尤其是感染性休克。使用糖皮质激素的同时，常联合使用足量有效的抗菌药物。早期、短时间使用大剂量糖皮质激素的冲击疗法，可使患者度过危险期，患者一旦脱离休克状态，应及时停用，以避免其不良反应。过敏性休克首选药是肾上腺素，而糖皮质激素作为辅助治疗药。低血容量性休克需要先补足血容量。心源性休克患者，须结合病因综合治疗。

4.血液系统疾病　糖皮质激素类药可用于治疗血小板减少症、过敏性紫癜以及儿童急性淋巴细胞性白血病等的治疗。但对急性非淋巴细胞白血病的疗效较差，且停药后易复发。

5.局部应用　对接触性皮炎、银屑病、湿疹、荨麻疹等都有疗效，常采用氢化可的松、泼尼松龙、倍氯米松、地塞米松或氟轻松等外用剂型。眼部疾病，使用滴眼剂。呼吸道疾病，使用喷雾剂吸入。软组织劳损，可肌内注射，也可在韧带压痛点注射以消炎止痛。

6.替代疗法　用于各种原因导致的糖皮质激素分泌不足的患者，如急、慢性肾上腺皮质功能不全者，脑垂体前叶功能减退，肾上腺次全切除术后等患者。

【不良反应及注意事项】

1. 长期大剂量使用导致的不良反应

（1）医源性肾上腺皮质功能亢进：又称类肾上腺皮质功能亢进综合征或库欣综合征，它是长期过量使用激素而引起的脂质代谢和水盐代谢紊乱的一种综合征。临床表现有满月脸、水牛背等向心性肥胖症状，以及皮肤变薄、多毛、水肿、低血钾、高血压、糖尿病等，患者停药一段时间后症状多可自行消失。用药期间应低盐、高钾、低糖、高蛋白饮食，出现高血压及糖尿病并发症时，可用药对症处理。

（2）诱发或加重感染：糖皮质激素类药降低机体的防御反应，长期使用可诱发感染，或者使潜在病灶感染扩散，尤其是患者本来的抵抗力就比较低下时，如白血病、再生障碍性贫血、肾病综合征等疾病患者更易发生。

（3）消化系统并发症：糖皮质激素类药可刺激胃酸和胃蛋白酶的分泌，同时抑制胃黏液分泌，增加了胃黏膜的侵袭性因子的浓度，降低胃肠黏膜的抵抗力，可诱发或加剧消化性溃疡，严重者可致消化道出血甚至穿孔。另外，少数患者可诱发胰腺炎或脂肪肝。

（4）心血管系统并发症：长期使用可引起高血压和动脉粥样硬化，这与水钠潴留和血脂升高相关。

（5）骨质疏松：糖皮质激素促进骨胶原蛋白的分解，抑制其合成，同时增加血浆中钙、磷排泄，引起骨质疏松。使用糖皮质激素导致的骨质疏松多见于儿童、绝经期的妇女和老人。严重者可导致骨折以及股骨头坏死。

（6）其他：糖皮质激素可诱发糖尿病、糖皮质激素性青光眼、精神失常和癫痫发作，还可引起肌肉萎缩、伤口愈合迟缓、儿童生长发育延迟。孕妇使用可致胎儿畸形。

知识拓展

库欣综合征

库欣综合征（Cushing 综合征）是由肾上腺皮质分泌过量的糖皮质激素所导致。临床主要表现为向心性肥胖（"满月脸""水牛背"、腹围增大等）、皮肤紫纹、痤疮、高血压和骨质疏松等。病因有多种。本症可发生于任何年龄，成人多于儿童，女性多于男性，年龄多在 20～45 岁。

Cushing 综合征的诊断分两步：①有高皮质醇血症的实验室支持依据；②查明病因。患者若有满月脸、水牛背、皮肤紫纹、皮肤薄、易溃疡等典型临床表现，则作为重要的辅助诊断依据。库欣综合征患者有典型临床表现的约占 80%，其余 20% 患者可能只有少数一两项表现。针对不典型的患者，须和其他症状可能存在的疾病相鉴别。有典型表现者，亦应排除因长期应用糖皮质激素或饮用酒精饮料所引发的类库欣综合征。

2. 停药反应

（1）医源性肾上腺皮质功能减退症：长期大剂量使用糖皮质激素会反馈性抑制垂体 - 肾上腺皮质轴，致使肾上腺皮质萎缩。患者肾上腺皮质功能的恢复时间与用药剂量、时间长短以及个体差异等相关。减量过快或突然停药（特别是当遇到感染、创伤、手术等严重应激情况时），可引起肾上腺皮质功能不全或危象，表现为恶心、呕吐、乏力、低血压和休克等，严重者需及时抢救。因此，须有规律地缓慢减量，不可骤然停药。停用糖皮质激素后应连续补充 ACTH 7 天左右，停药 1 年内如有新的应激情况，应及时给予足量的糖皮质激素。

（2）反跳现象：糖皮质激素减量过快或突然停药致原有症状复发或恶化。出现反跳现象后，应立即加大剂量再行治疗，待症状缓解、控制后再缓慢减量直至停药。

【禁忌证】

肾上腺皮质功能亢进症、活动性消化性溃疡、骨折、新近胃肠吻合术、创伤修复期、角膜溃疡、严重高血压、糖尿病、孕妇、抗菌药物不能控制的感染如水痘、结核、真菌感染等禁用。严重精神病和癫痫病史者禁用或慎用。以上禁忌证都是相对性的，一旦患者病情危急，医生在权衡利弊之后，依然可以使用，但当患者脱离危急情况后应尽早停药或减量。

【使用用法】

1. 小剂量替代疗法　用于治疗急、慢性肾上腺皮质功能不全症（包括肾上腺危象、艾迪生病）、脑垂体前叶（腺垂体）功能减退以及肾上腺次全切除术后。一般维持量：可的松每天 12.5 ～ 25 mg，或氢化可的松每天 10 ～ 20 mg。

2. 大剂量冲击疗法　适用于危急重症患者的抢救，如严重休克患者。常用氢化可的松静脉滴注，首剂 200 ～ 300 mg，一日量可超过 1 g，以后逐渐减量，疗程为 3 ～ 5 天。大剂量使用时宜合用氢氧化铝凝胶，避免急性上消化道出血。

3. 一般剂量长期疗法　多用于结缔组织病、肾病综合征、顽固性支气管哮喘等。常使用泼尼松口服，开始每天 10 ～ 30 mg，一日 3 次，待病情稳定后，逐渐减量至最小维持量，持续使用数个月。长期用药维持治疗的患者，可采取两种方式：

（1）每日清晨一次给药法：采用短效类的糖皮质激素可的松或氢化可的松，每日清晨 7 ～ 8 时 1 次给药。此种给药方法符合糖皮质激素分泌的昼夜节律性，可减小糖皮质激素的用量，以及降低对肾上腺皮质功能的影响。

（2）隔日清晨给药法：每两天给一次药，时间为早晨 7 ～ 8 时。采用中效类的泼尼松或泼尼松龙而不用长效类药，以减轻对下丘脑 - 垂体 - 肾上腺皮质轴的抑制作用。

【注意事项】

长时间使用糖皮质激素治疗过程中，遇到下列情况需停用糖皮质激素：①维持量已减至正常基础需要量，长期观察发现病情稳定不再活动者；②治疗效果差，不宜再继续使用者；③因严重副作用，难以继续者。

第二节　盐皮质激素

盐皮质激素（mineralocorticoids）包括醛固酮（aldosterone）和去氧皮质酮（desoxycorticosterone）两种，它们对维持机体正常的水盐代谢起着重要作用。

【药理作用】

醛固酮主要作用于肾远曲小管，促进远曲小管中 Na^+、Cl^- 的重吸收和 K^+、H^+ 排出。去氧皮质酮分泌少，其作用只有醛固酮的 1% ～ 3%。盐皮质激素对糖代谢几乎无影响。

【临床应用】

盐皮质激素常联合氢化可的松等合用于慢性肾上腺皮质功能减退症，恢复体内水和各种电解质的平衡。轻症钠钾失衡患者，适量补充食盐即可恢复。

知识拓展

常用制剂和用法

氢化可的松（hydrocortisone，cortisol） 注射剂，10 mg：2 mL，25 mg：5 mL，100 mg：20 mL。一次 100～200 mg，一日 1～2 次，以 0.9% 氯化钠注射液或 5% 葡萄糖注射液 500 mL 稀释后静脉滴注。片剂，10 mg，20 mg。替代疗法：一日 20～30 mg，分 2 次服，晨服 2/3，午后服 1/3。治疗用药：开始一日 60～120 mg，分 3～4 次服，维持量：一日 20～40 mg。软膏剂，0.5%～2.5%，外用。

泼尼松（prednisone） 片剂，1 mg，5 mg。一次 5～15 mg，一日 3～4 次，维持量：一日 5～10 mg。

泼尼松龙（prednisolone） 注射剂，10 mg：2 mL。一次 10～20 mg，加入 5% 葡萄糖注射液 500 mL 中静脉滴注。片剂，1 mg，5 mg。开始一日 20～40 mg，分 3～4 次服，维持量：一日 5 mg。

地塞米松（dexamethasone） 注射剂，5 mg：1 mL。一次 5～10 mg，一日 2 次，皮下肌内或静脉注射。片剂，0.5 mg，0.75 mg。开始一次 0.75～1.5 mg，一日 3～4 次，维持量：一日 0.5～0.75 mg。

倍他米松（betamethasone，celestone） 片剂，0.5 mg。开始一日 1.5～2 mg，分 3～4 次服，维持量：一日 0.5～1 mg。

氟轻松（fluocinolone acetonide） 软膏剂、洗剂、霜剂（含药 0.01%～0.025%）。一月 3～4 次，外用。

（汪俊闻）

第三十章
目标测试

甲状腺激素类药与抗甲状腺药

素质目标

具有热爱祖国、热爱传统医学、热爱科学等医师优秀的职业品质。

具有严谨求实的学习意识。

知识目标

掌握硫脲类、碘及碘化物、放射性碘的药理作用、临床应用及主要不良反应。

熟悉甲状腺激素、β受体阻断药的药理作用及临床应用。

了解甲状腺激素的合成及意义。

能力目标

具有良好的人际沟通能力，能正确指导患者合理用药。

    甲状腺是人体最大的内分泌腺，重 $20 \sim 30$ g。甲状腺腺泡上皮细胞的碘泵在摄入碘（I^-）后，在过氧化物酶（TPO）的作用下被氧化成活性碘（I^+），活性碘继续与甲状腺球蛋白（TG）结合后生成一碘酪氨酸（monoiodotyrosine，MIT）和二碘酪氨酸（diiodotyrosine，DIT），MIT 和 DIT 在 TPO 的作用下偶联生成三碘甲腺原氨酸（T_3）和四碘甲腺原氨酸（T_4，甲状腺素），合成后的 T_3 和 T_4 结合在 TG 分子上并贮存于腺泡腔内的胶质中。在正常情况下，T_3 多于 T_4，大部分的 T_3 由 T_4 转化而来。

    甲状腺激素（thyroid hormone）包括 T_3 和 T_4，是促进个体生长发育，维持正常代谢必不可少的激素。甲状腺激素合成、分泌过少会引起甲状腺功能减退，需要补充碘或者甲状腺激素进行治疗；而分泌过多则可引起甲状腺功能亢进，需要限制碘的摄入，同时使用抗甲状腺药物进行治疗，严重者甚至需要手术。

第一节　甲状腺激素类药

甲状腺激素

人体的甲状腺激素（thyroid hormone）是由甲状腺进行合成和储存的，而药用甲状腺激素主要由家畜（猪、牛、羊等）的甲状腺体进行脱脂、干燥、研碎而制成，同时含有 T_3 和 T_4，其中以 T_4 为主。

【体内过程】

T_3 和 T_4 口服都容易被吸收，吸收率分别为 90% ～ 95% 和 50% ～ 75%，T_4 的吸收率因受肠内容物影响而不恒定。严重黏液性水肿时，由于口服吸收率低，故须肠外给药补充。两者吸收血液后，与血浆蛋白结合率均在 99% 以上，但 T_4 的蛋白亲和力高于 T_3，故 T_3 的游离量大约为 T_4 的10 倍。T_3 作用强且起效快，但持续时间相对较短；T_4 作用弱而起效慢，但持续时间较长。甲状腺激素主要在肝、肾线粒体内以脱碘的方式进行代谢，T_4 脱碘可变成 T_3 和反式 T_3（reverse，rT_3），代谢物与葡萄糖醛酸或硫酸结合后经肾脏排泄。此外，甲状腺激素可进入胎盘，少量可通过乳汁排泄。

【药理作用】

1. 对生长发育的影响　甲状腺激素是促进机体生长发育必不可少的激素，尤其在大脑的发育成熟以及骨骼的生长过程中，扮演着十分关键的作用。小儿发育时期，若出现长时间的甲状腺功能低下，可导致呆小病（又名克汀病，cretinism）的发生；成年人甲状腺功能低下则可以引起黏液性水肿。

2. 促进代谢　甲状腺激素可促进体内物质氧化，增加基础氧消耗量，提高机体基础代谢率，使产热以及散热增多。因此，甲状腺功能亢进者有怕热、多汗、食欲亢进、消瘦等症状。

3. 提高交感神经系统的活性　甲亢时患者可出现心率加快、心排血量增加以及血压增高等现象。这与 β 肾上腺素受体数目增多，机体对儿茶酚胺类神经递质的反应性增强相关。

【临床应用】

1. 甲状腺功能减退

（1）呆小病　小儿甲状腺功能减退，始于胎儿期或者新生儿期，本病重在预防，若及早诊断以及使用甲状腺激素治疗，则小儿成长发育可维系正常，不影响未来身高和智力；若治疗过晚，只可使躯体发育正常，但智力低下将不可改变。甲状腺激素应从小剂量开始治疗，好转后再改为维持剂量，治疗期间按症状调整用量，小儿甲状腺功能减退须终身用药治疗。

（2）黏液性水肿　一般从小剂量开始服用甲状腺素，逐渐加大至足量，治疗 2 ～ 3 周后若基础代谢率恢复正常，可逐渐调整至维持量。对有基础性心血管疾病患者及老年患者需缓慢增加用药量；对垂体功能低下的患者应先用糖皮质激素后再给予甲状腺激素，以防止患者发生急性肾上腺皮质功能不全；对昏迷患者须立即静脉注射大剂量的甲状腺激素 T_3，至清醒后改为口服。

2. 单纯性甲状腺肿　因缺碘导致的单纯性甲状腺肿患者应补充碘剂。对于病因不清楚的患者可给予适量甲状腺激素，以补充内源性激素的不足，而且可通过抑制促甲状激素（TSH）过多分泌，以缓解甲状腺组织代偿性增大。但甲状腺结节常不能消失，须进行手术。

3. 其他用法

（1）甲状腺癌术后：大剂量应用 T_4，可抑制残余甲状腺癌细胞的增殖，减少复发。

（2）甲亢辅助治疗：用抗甲状腺药治疗甲亢时可加适量 T_4，有利于减轻患者突眼、甲状腺肿大以及防止发生甲状腺功能减退。甲亢孕妇一般不加服 T_4。

（3）T_3 抑制试验：T_3 抑制试验可对摄碘率高的患者进行鉴别诊断。服用 T_3 后，与用药前相比摄碘率下降 50% 以上者为单纯性甲状腺肿；摄碘率下降小于 50% 者则为甲亢。

医海拾贝

中国古人治疗甲状腺肿的记载

中国绝大多数地方缺碘，导致中国古代有很多人得了大脖子病（单纯性甲状腺肿）。尽管中国古人并不知道大脖子病是由于缺碘导致的，也没有科学的手段提炼出我们今天所用的药物，但是，他们通过长期的观察和实践，依然摸索出了一些有效的治疗方法。以下是中医典籍记载的一些内容。

《神农本草经》记载："海藻，主瘿瘤，结气。"（瘿瘤就是大脖子病，海藻富含碘）

《疡医大全》的"四海舒郁汤"加了海带、海螵蛸、海蛤粉。（海带、海螵蛸、海蛤粉均富含碘）

东晋葛洪《肘后方》中记载的"海藻酒"治瘿疾："以绢袋盛海藻，用酒浸渍。"

孙思邈《千金方》中记载的"治瘿瘤方"中有：海藻和羊靥（羊靥：羊的甲状腺组织，里面含有甲状腺激素 T_3 和 T_4）。

李时珍的《本草纲目》记载："治瘿气，胸膈满塞，咽喉项颈渐粗。"使用的方剂用到了"羊靥""海蛤""马尾海藻"（马尾海藻富含碘）。

【不良反应及注意事项】

甲状腺激素使用过量时导致甲亢症状，如心悸、多汗、体重减轻、手震颤、失眠等，严重者可出现呕吐、腹泻、发热、大汗、昏迷等，可以引发心绞痛、心力衰竭、肌震颤或痉挛等并发症。患者一旦出现上述症状，应立即停药，并使用 β 受体阻断药对抗，待患者甲亢症状消失后（约停药 1 周），再从小剂量开始使用。糖尿病、冠心病、快速型心律失常患者禁用。

左甲状腺素

左甲状腺素（levothyroxine）为人工合成的 T_4，由胃肠道吸收，且吸收率受食物影响，80% 与甲状腺球蛋白结合，少量与甲状腺素结合前白蛋白或白蛋白结合，起效慢，作用弱，24 小时作用不明显，但维持时间长，经 7～10 天作用达峰值，半衰期 6～8 天。其作用、临床应用以及不良反应与甲状腺激素相似。可用于黏液性水肿昏迷时静脉注射，症状改善后改用口服制剂。

碘塞罗宁

碘塞罗宁（liothgronine）是人工合成的 T_3，作用强度为 T_4 的 4 倍，服用后 6 小时起效，半衰期为 1 天，作用持续时间相对较短，达 1～3 天。临床上主要用于治疗严重的甲状腺功能减退，由于副作用比 T_4 大，故一般不做首选。治疗时从小剂量开始，逐渐加量至甲状腺功能恢复正常后使用维持量。

第二节 抗甲状腺药

案例导入

患者，女，27岁。近3个月来出现怕热、心悸、汗多和体重减轻症状。查体：T 36.7 ℃，P 120 次 / 分，R 20 次 / 分，BP 120/70 mmHg，有轻度眼突表现，甲状腺 Ⅰ 度弥漫性肿大，可闻及血管杂音，HR 120 次 / 分，心率整齐。

医生初步诊断：轻度甲状腺功能亢进症。

请思考：

1. 该患者应选用哪种类型的药物治疗？

2. 治疗 8 周后患者症状明显缓解，但甲状腺肿大有些加重，应加用哪种药物？

抗甲状腺药（antithyroid drugs）是通过干扰甲状腺激素的合成与释放，进而缓解甲状腺功能亢进症状的药物。常用的抗甲状腺药有硫脲类、碘和碘化物、放射性碘和 β 受体阻断药 4 类。

一、硫脲类

硫脲类（thioureas）抗甲状腺药物有两类：①硫氧嘧啶类，包括甲硫氧嘧啶（methylthiouracil，MTU）、丙硫氧嘧啶（propylthiouracil，PTU）；②咪唑类，包括甲巯咪唑（thiamazole，MMI，他巴唑）和卡比马唑（carbimazole，CMZ，甲亢平）。

【体内过程】

硫氧嘧啶类药口服迅速吸收，在体内分布范围较广，但浓集于甲状腺组织。20 ～ 30 min 开始出现于血中，血药浓度达峰时间为 1 小时，半衰期 1 ～ 2 小时，但生物作用时间较长。硫氧嘧啶类药易进入乳汁和通过胎盘屏障。经肝脏代谢，原形及代谢物经肾脏排出。甲巯咪唑口服迅速吸收，吸收率达 70% ～ 80%，体内分布范围较广，但浓集于甲状腺组织，血浆半衰期为 3 小时，但甲状腺组织中药物浓度可以维持 16 ～ 24 小时，故生物作用能持续相当长的时间。

【药理作用】

1. 抑制甲状腺激素的生物合成　通过抑制甲状腺激素合成的关键酶即甲状腺过氧化物酶的活性，从而抑制甲状腺激素的生物合成。硫脲类药不影响碘的摄取，且对已合成的甲状腺激素无效。须用药 2 ～ 3 周后患者症状才能逐渐改善，恢复到正常基础代谢率时间较长，1 ～ 3 个月。

2. 控制 T_3 的水平　丙硫氧嘧啶可抑制外周组织的 T_4 转化为 T_3，故能迅速控制血清 T_3 水平，降低激素效应。因此丙硫氧嘧啶是重症甲亢、甲亢危象时的首选；而甲巯咪唑的这种作用较弱。

3. 影响糖代谢　硫氧嘧啶类药可减少心肌、骨骼肌细胞上的 β 受体数目，降低腺苷酸环化酶的活性，从而减弱 β 受体介导的糖代谢。

4. 免疫抑制作用　硫脲类药可轻度抑制免疫球蛋白的生成，同时还能降低血液中甲状腺刺激性免疫球蛋白（thyroid stimulating immunoglobulin，TSI）的水平，对甲亢的病因也有一定的治疗作用。

【临床应用】

1. 甲亢的内科治疗　硫脲类药适用于轻症、不适合放射碘或手术治疗的甲亢患者。治疗初期给予大剂量药物，1 ～ 3 个月后症状可明显缓解。当血清甲状腺激素达到正常水平时，再递减药量到维持量，疗程大于 1.5 年。内科治疗疗程长，停药 3 ～ 9 个月易复发，终生复发率达到 60% ～ 70%。甲亢的用药存在个体化，因此，治疗期间应监测患者的症状和甲状腺激素变化。

2. 甲状腺手术前准备　为了减少甲状腺次全切除手术患者在麻醉和手术后的并发症及甲状腺术后危象的发生率，术前需要常规服用硫脲类药物，可使甲状腺功能恢复或接近正常；由于用硫脲类药后 TSH 分泌增多，使腺体增生，组织脆而出血，不利于手术进行，因此，须在手术前 2 周加服大剂量碘剂。

3. 甲状腺危象的治疗　外伤、手术、严重感染、情绪波动等应激因素，可诱发大量的甲状腺激素释放入血，从而导致患者出现高热、大汗、呕吐、腹泻、昏迷、谵妄、心衰、肺水肿等并发症，严重者可致死，这种情况称为甲状腺危象。应用大剂量碘剂可快速抑制甲状腺激素的释放，同时给予大剂量硫脲类药物（常用丙硫氧嘧啶）可阻断甲状腺激素的合成。用量约为一般治疗量的两倍，且疗程不超过 1 周。

【不良反应】

有 3% ～ 12% 使用硫脲类抗甲状腺药物的患者出现不良反应，丙硫氧嘧啶和甲巯咪唑的不良反应相对较少，而甲硫氧嘧啶皮疹、粒细胞减少的不良反应比丙硫氧嘧啶要多见。硫脲类的不良反应主要发生于用药的前 2 个月。

1. 过敏反应　较常见，多为瘙痒、药疹等，少数伴有发热，应密切观察。患者一旦过敏，可在减量的同时，加用抗过敏药，过敏严重者停药。

2. 消化道反应　可有厌食、恶心、呕吐等胃肠道不适。

3. 粒细胞缺乏症　为硫脲类药物最严重的不良反应，发生率为 0.1% ～ 0.5%。多在用药后的 2 ～ 3 个月内出现，老年患者更易发生。因此，在治疗早期，应每周检查血常规，同时关注患者是否出现咽痛或发热症状，一旦白细胞和中性粒细胞明显降低，应立即停药，停药后患者可自行恢复。

4. 甲状腺肿及甲状腺功能减退　长期应用硫脲类药物可使甲状腺激素水平显著下降，反馈性引起垂体增加 TSH 分泌，TSH 增高可使腺体代偿性增生、充血，严重者可产生压迫症状。

5. 肝损害　发生率为 0.1% ～ 0.2%，患者出现亚临床的肝损害时不需要停药，减少剂量继续治疗，若肝功能明显恶化，则需停药，多数患者可自行恢复肝功能，极少数可致肝衰竭。

【禁忌证】

中到重度粒细胞减少者、使用同类药出现过急性胰腺炎患者禁用。孕妇、哺乳期妇女、肝功能异常者应慎用。

二、碘与碘化物

碘与碘化物是早期的抗甲状腺药，目前已不单独使用。临床常用的药有碘化钾（potassium iodide）、复方碘溶液（compound iodine solution，卢戈液）。

【药理作用】

1. 小剂量的碘作为甲状腺激素合成的原料，可用于预防单纯性甲状腺肿。

2. 大剂量的碘（> 6 mg/d）有抗甲状腺作用，主要通过抑制 TG 的水解而抑制甲状腺激素的释放，同时也可以抑制其合成，作用迅速、强大，持续时间短。用药后 1 ～ 2 天起效，2 周可达最大效应，若继续用药，则失去抑制激素合成的效应，甲亢症状可复发。故宜于手术前 2 周加服大剂量的复方碘溶液。碘与碘化物要联用其他抗甲状腺药物用于甲亢内科治疗。

【临床应用】

1. 甲亢患者的术前准备　一般于术前 2 周给予复方碘溶液以抑制甲状腺组织增生，促使血管减少，腺体缩小、变硬，从而达到减少术中出血的目的。

2. 甲状腺危象的治疗　可将碘化物加入到 10% 葡萄糖溶液中静脉滴注，或服用复方碘溶液，其作用迅速。需与硫脲类药物同时使用，碘剂在 2 周内逐渐停服。

3.单纯性甲状腺肿　碘盐可预防单纯性甲状腺肿。早期使用碘剂可抑制甲状腺腺体组织增生。晚期患者使用碘剂效果差，应考虑手术治疗。

【不良反应】

1.过敏反应　有皮炎、皮疹、血管神经性水肿、上呼吸道水肿，严重时可致喉头水肿。

2.诱发甲状腺功能紊乱　长期或过量服用碘剂可诱发甲亢；已用硫脲类控制症状的甲亢患者，也可因服少量碘而复发。

3.慢性碘中毒　患者表现为咽喉、口腔烧灼感，唾液分泌增多，眼刺激症状等。

【禁忌证】

碘可通过胎盘屏障，并可进入乳汁影响新生儿甲状腺功能，故孕妇应慎用。过敏者、婴幼儿、哺乳期妇女禁用。

📗 知识链接

"碘"亮健康——碘盐

碘盐是指添加有碘酸钾（KIO_3）的食用盐。中国大部分地区都缺碘，20 世纪 80 年代以前，人们对于缺碘危害的认知仅限于单纯性甲状腺肿和克汀病。之后人们发现，在人的碘营养状况还没有达到地方性碘缺乏病的程度时，儿童的智力发育就已经受到危害，只有补足了碘才能确保婴幼儿的大脑正常发育。在这种情况下，我国将地方性碘缺乏病区的标准修订为 7～14 岁学生中甲状腺肿患病率大于 5%。为了解决广泛存在的碘缺乏问题，从 1995 年起，我国开始实施全民食盐加碘。之后 10 年，我国 7～14 岁学生的甲状腺肿大率由平均 20.4% 降到 5% 以下，过去隐性缺碘地区新出生儿童的平均智商提高了约 11～12 个智商点。碘盐的普及，极大地提升了我国人民的健康和智力水平。

三、放射性碘

治疗所使用的放射性碘（radioiodine）是 ^{131}I，可产生 β 射线（占 99%）和 γ 射线（占 1%），其中的 β 射线射程仅为 0.5～2 mm，辐射作用只限于甲状腺内，而增生组织对射线的敏感性更强，故对周围组织损伤很少。由于 γ 射线可在体外测得，故临床上主要用于测定甲状腺摄碘功能。^{131}I 半衰期为 8 天，用药后 2 个月放射性可消除 99% 以上。

【临床应用】

1.甲亢患者　临床上用于不宜手术、术后复发、抗甲状腺药物治疗效果不佳、过敏或不愿坚持用药的甲亢患者。口服放射性碘剂，一次用药治疗率高达 50%～80%，患者常于治疗 3 个月后症状减轻，6 个月会明显缓解，如果甲亢没有完全治好，可考虑间隔半年后开始第二剂的治疗。

2.甲状腺癌　甲状腺癌细胞有浓集碘的作用，医生可利用 ^{131}I 的放射性破坏癌细胞。

【不良反应及注意事项】

由于放射性碘对甲状腺的破坏作用，使用剂量过大可导致永久性甲减，故医务人员在使用时应严格计算剂量。使用放射性碘最常见的不良反应为甲状腺功能减退，并且治疗过的患者，在之后的数年内每年还会有 2%～3% 的人发展成甲状腺功能减退。一旦发生甲减，可补充甲状腺激素。由于儿童处于生长期，对放射线辐射敏感，故 20 岁以下的青少年不宜使用。卵巢有浓集放射性碘的作用，因此对女性的卵巢功能有影响。妊娠、哺乳期妇女、肾功能不全、甲状腺危象、重症浸润性突眼症患者禁用。

四、β 受体阻断药

β 受体阻断药通过阻断 β 受体，降低患者心率，减轻焦虑，对抗交感神经兴奋所致症状；大剂量 β 受体阻断药可抑制外周 T_4 脱碘转变为 T_3。常用的药物有普萘洛尔、美托洛尔、阿替洛尔、比索洛尔等。

【临床应用】

β 受体阻断药适用于不宜使用抗甲状腺药、不宜手术及放射性碘治疗的患者，静脉滴注可用于甲状腺危象。与硫脲类药物联用起效快，对于甲亢伴心血管系统症状的患者效果极佳。用药期间要注意药物的不良反应，具体内容参考肾上腺素受体阻断药章节。

思考题

1. 常用的抗甲状腺药物有哪些？
2. 硫脲类药物发生不良反应时该如何处理？

知识拓展

常用制剂和用法

甲状腺（thyroid）　片剂，10 mg，40 mg，60 mg。黏液性水肿：开始每天 15～30 mg，逐渐增至每天 90～180 mg，分 3 次服。基础代谢恢复到正常（成人在 -5% 左右，儿童在 +5% 左右）后，维持量每天 60～120 mg。单纯性甲状腺肿：开始每天 60 mg，逐渐增至每天 120～180 mg，疗程一般为 3～6 个月。

碘塞罗宁（liothyronime）　片剂，20 μg。开始每天 10～20 μg，逐渐增至每天 80～100 μg，分 2～3 次服。儿童体重在 7 kg 以下者开始每天 2.5 μg，7 kg 以上者每天 5 μg，以后每隔一周每天增加 5 μg，维持量每天 15～20 μg，分 2～3 次服。

左甲状腺素钠（sodium levothyroxine）　片剂，25 μg，50 μg，75 μg，100 μg。开始每天 25～50 μg，每 2 周递增 25 μg，最大剂量为 150～300 μg，维持量 100～150 μg。小儿 1 岁以上剂量为一日 4 μg/kg，1 岁以下开始一日 25～50 μg/kg，以后依据血液中促甲状腺激素浓度来调整剂量。

丙硫氧嘧啶（propylthiouracil）　片剂，50 mg，100 mg。开始剂量每天 300～600 mg，分 3～4 次服用。维持量每天 25～100 mg，分 1～2 次服用。

甲巯咪唑（thiamazole，他巴唑，tapazole）　片剂，5 mg。开始每天 20～60 mg，分 3 次服。维持量每天 5～10 mg。

卡比马唑（carbimazole）　片剂，5 mg，每天 15～30 mg，分 3 次服用。服用 4～6 周后如症状改善，改用维持剂量，每天 2.5～5 mg，分 3 次服。

碘化钾（potassium iodide）　片剂，10 mg。治疗单纯性甲状腺肿，开始剂量宜小，每天 10 mg，20 天为一个疗程，连用 2 疗程，疗程间隔 3 个月。1～2 个月后，剂量可渐增大至每天 20～25 mg，总疗程 3～6 个月。

复方碘溶液（卢戈液，lugol's solution）　每 1 000 mL 含碘 50 g、碘化钾 100 g。单纯性甲状腺肿：每天 0.1～0.5 mL，每天 1 次，2 周为一疗程，疗程间隔 30～40 天。甲亢术前准备：每次 3～10 滴，一天 3 次，用水稀释后服用，服用 2 周。治疗甲状腺危象：首次服用 2～4 mL，以后每 4 小时 1～2 mL；或 3～5 mL 加入 10% 葡萄糖注射液 500 mL 中静脉滴注，危象缓解后停药。

（李丹、郭丽琴）

第三十一章
目标测试

降血糖药

素质目标

具有热爱祖国、团结奋进、大医精诚等医师必备的职业道德。
具有学以致用的意识。

知识目标

掌握胰岛素、磺酰脲类、双胍类药的药理作用、临床应用及主要不良反应。
熟悉其他类型降糖药的药理作用、临床应用及不良反应。
了解糖尿病的分型以及胰岛素制剂的分类。

能力目标

具有良好的人际沟通能力，能对糖尿病患者进行正确的生活指导及用药指导。
会观察、判断胰岛素的不良反应。

糖尿病（diabetes mellitus）是一组由多种因素引起的以慢性高血糖为特征的代谢性疾病。患者常有口渴、多饮、多食、多尿的临床表现，并可伴有眼、肾、神经、心脏、血管等组织器官慢性进行性病变。糖尿病主要有两型。①胰岛素依赖性糖尿病（insulin dependent diabetes mellitus，IDDM，1型）：多种病因导致的胰岛 β 细胞破坏，胰岛素（insulin）分泌绝对缺乏；②非胰岛素依赖型糖尿病（non insulin dependent diabetes mellitus，NIDDM，2型）：胰岛 β 细胞功能低下，胰岛素分泌相对不足，或者胰岛素抵抗（INR），占糖尿病患者总数的 90% 以上。除此之外，还有一些特殊类型的糖尿病以及妊娠糖尿病。糖尿病需要采用综合方式治疗，最终的目的是保护心、肾等重要器官，减少心血管并发症，使糖化血红蛋白、血糖恢复正常范围，纠正机体代谢紊乱。

第一节　胰岛素

案例导入

患者，男，23岁。患1型糖尿病数年。某日晚餐前注射了正规胰岛素13 U，然而因工作原因，并未及时进餐。1小时后，患者有饥饿感、心慌、满头大汗，1.5小时后，患者突发晕倒。

请思考：

1. 该患者为什么会出现饥饿感、心慌、满头大汗并最终晕倒？
2. 此时应该如何进行救治？
3. 作为医生，你会给患者交代哪些胰岛素使用的注意事项？

胰岛素（insulin）有天然胰岛素和药用胰岛素，天然胰岛素由胰岛 β 细胞分泌，而药用胰岛素一部分是从猪、牛胰腺中提取而来，另一部分通过 DNA 重组技术，利用大肠杆菌、酵母菌等生物人工合成。动物来源的胰岛素结构有种属差异，虽可发挥作用，但容易引起过敏反应。而通过基因合成的胰岛素，过敏发生率低。常用的胰岛素制剂分为3类（表32-1）。①短效胰岛素：普通胰岛素；②中效胰岛素：低精蛋白锌胰岛素；③长效胰岛素：精蛋白锌胰岛素。短效胰岛素主要控制一餐饭后的高血糖；中效胰岛素主要控制两餐饭后的高血糖，尤其是第二餐饭后；长效胰岛素无作用高峰，主要用于提供基础水平胰岛素，对一天的各个时段都有作用，持续时间可达到 24 ～ 36 小时。部分患者还会使用一些预混的胰岛素，即将短效（R）与中效（N）混合，如30%短效与70%中效的预混制剂。

表 32-1　胰岛素制剂的分类及各类特点

分类	药物	给药途径	用法	起效时间 /h
短效	普通胰岛素	静脉	急救或术中使用	立即
		皮下	餐前 0.5 小时，3 ～ 4 次 / 天	0.5 ～ 1
中效	低精蛋白锌胰岛素	皮下	早餐或晚餐前 1 小时，1 ～ 2 次 / 天	2 ～ 4
	珠蛋白锌胰岛素	皮下	早餐或晚餐前 1 小时，1 ～ 2 次 / 天	2 ～ 4
长效	精蛋白锌胰岛素	皮下	早餐或晚餐前 1 小时，1 次 / 天	4 ～ 6

【体内过程】

胰岛素是一种蛋白质，口服易被消化酶破坏，故必须注射给药。临床上最常用的给药途径是皮下注射，部位有腹壁、上臂外侧、大腿外侧以及臀部。皮下注射的特点是吸收好，起效快（以腹壁吸收速度最快，其次是上臂外侧），0.5 ～ 1 小时起效，作用持续时间 5 ～ 8 小时，并且剂量越大，持续时间越长。静脉给药立即起效。胰岛素主要在肝脏、肾脏灭活，仅 10% 以原形自尿液排出。因此，严重肝、肾功能不良会延长胰岛素的降血糖时间。

【药理作用】

胰岛素对物质代谢有着广泛的影响。主要抑制糖原、脂肪和蛋白质的分解，促进肝脏、脂肪、肌肉等靶组织中糖原和脂肪的储存。

1. 降低血糖 胰岛素促进糖原的合成和贮存，抑制糖原分解和异生，加速葡萄糖的氧化和酵解，从而降低血糖。

2. 影响脂肪代谢 胰岛素促进脂肪合成的同时抑制其分解，减少游离脂肪酸以及酮体的生成，增加脂肪酸和葡萄糖的利用。

3. 影响蛋白质代谢 胰岛素增加氨基酸的转运，促进蛋白质的合成，抑制蛋白质的分解。

4. 其他作用 胰岛素可增强心肌收缩力，加快心率。还能够在促进葡萄糖进入细胞的时候，促进 K^+ 内流，降低血钾浓度。

【临床应用】

1. 糖尿病 普通胰岛素可用于各型糖尿病。使用情况如下：① 1 型糖尿病；② 新诊断的 2 型糖尿病，伴高血糖症状和（或）血糖及糖化血红蛋白水平明显升高；③ 2 型糖尿病，经饮食控制不佳或口服降糖药未达理想水平；④ 伴严重并发症的糖尿病，如非酮症性高渗性昏迷、酮症酸中毒。⑤ 糖尿病合并高热、妊娠、重度感染、消耗性疾病、创伤以及手术者。

2. 细胞内缺钾者 临床常将胰岛素、葡萄糖、氯化钾共同配制成极化液，极化液在使用时可促使钾内流，纠正细胞内缺钾。

【不良反应】

1. 低血糖 对于非糖尿病患者，低血糖症的诊断标准为血糖 < 2.8 mmol/L。而接受药物治疗的糖尿病患者只要血糖水平 ≤ 3.9 mmol/L 就属低血糖范畴。低血糖是胰岛素最常见的不良反应，多由胰岛素过量或用药后未按时进餐所致。其早期表现有饥饿感、出汗、心悸、焦虑、震颤等交感神经兴奋症状，严重者可引起昏迷、抽搐、休克，救治不及时可出现不可逆的脑损伤，甚至死亡。刚发低血糖的轻症患者可口服糖水，立即缓解症状；严重者应立即静脉注射 50% 葡萄糖 20 ～ 40 mL 进行抢救。为了避免使用胰岛素导致低血糖，应告知患者皮下注射普通胰岛素后 30 分钟内要及时进餐，如果没有条件，可以随身携带糖块等食物备用。乙醇可加强胰岛素的降糖作用，应避免饮酒时使用胰岛素。β 受体阻断剂可掩盖低血糖的症状，所以，使用降糖药的时候需要重点注意。

2. 过敏反应 较多见，一般为局部过敏，表现为注射部位及周围出现斑丘疹、瘙痒。全身过敏表现有荨麻疹、过敏性紫癜，严重者可致过敏性休克。动物来源的胰岛素纯度低，且种属与人差别较大，易引起过敏，如果患者使用导致过敏，可更换高纯度胰岛素制剂或人胰岛素以减少过敏的发生率。

3. 胰岛素抵抗

（1）急性型：主要是由于糖尿病合并感染、创伤、手术等应激状态所致。此时，要在短时间内增加胰岛素剂量才能达到满意的降糖效果，同时要积极消除诱因，纠正水盐以及酸碱平衡紊乱。

（2）慢性型：指每日的胰岛素用量在 200 U 以上，且无并发症者。慢性抵抗形成原因较为复杂，可能与体内产生胰岛素抗体、胰岛素受体数目减少、受体与胰岛素亲和力减低等因素相关。此时可考虑更换高纯度胰岛素、人胰岛素或其他动物胰岛素，必要时可加用口服降血糖药，同时要积极地采用饮食和运动治疗。

4. 脂肪萎缩 常见于注射部位，女性多发。使用高纯度胰岛素可以减少发生。

医海拾贝

中国科学家合成人工结晶牛胰岛素

英国化学家桑格因完成胰岛素一级结构测序而荣获 1958 年诺贝尔化学奖，当时，《自然》杂志断言"合成蛋白质将是遥远的事情"。

新中国成立之初，百废待兴，科研条件极为艰苦。1958 年，中国科学院上海化学研究所向国家提出"人工全合成牛胰岛素"项目。同年，该项目作为国家机密科研计划项目获批，代号"601"（意为"六十年代第一大任务"）。该项目由中国科学院上海生物化学研究所、中国科学院上海有机化学研究所和北京大学生物系 3 个单位联合攻关。该项目组重要成员有钮经义、龚岳亭、邹承鲁、杜百花、季爱雪、邢其毅、汪猷、徐杰诚等人。1965 年 9 月 17 日，当中国科研团队完成人工全合成结晶牛胰岛素壮举的时候，该成果彻底地震惊了全世界，因为它是人类第一次人工合成与天然胰岛素分子结构相同，并具有完整生物活性的蛋白质。这一成果标志着人类在揭示生命本质的征途上实现了一次伟大的里程碑式的跨越。

钮经义作为中国人工合成胰岛素研究集体的代表，被推荐为 1979 年度诺贝尔化学奖候选人，成为中国申报诺贝尔化学奖第一人，但是遗憾未能获选。人工结晶牛胰岛素成果，是中国当时最接近获得诺贝尔奖的重大成就。

以钮经义为代表的科研团队，极大地增强了我国科研人员的自信心和民族自豪感。他们在研究的过程中，为后人树立起了一座"献身、求实、创新、团结、奋进"的丰碑。

第二节　口服降血糖药

相对于胰岛素，口服降血糖药具有口服有效、便于储存和携带、价格相对较低、低血糖风险更小等特点。目前常用的口服降血糖药包括磺酰脲类、双胍类、胰岛素增敏剂、α-葡萄糖苷酶抑制剂以及餐时血糖调节剂等。

一、磺酰脲类

磺酰脲类（sulfonylurea，SU）是最早使用的口服降糖药，根据化学结构将其分为 3 代：第一代磺酰脲类降糖药，如甲苯磺丁脲（tolbutamide，D860，甲糖宁）和氯磺丙脲（chlorpropamide）等，现已少用；第二代磺酰脲类降糖药，如格列本脲（glibenclamide，优降糖）、格列吡嗪（glipizide，美吡达）等，是目前使用最广泛的磺酰脲类降糖药；第三代代表药物有格列美脲（glimepiride）、格列齐特（gliclazide）等，它们不仅有降血糖作用，还能够影响血小板功能，对糖尿病合并心脑血管疾病的患者可能有益。

【体内过程】

磺酰脲类口服降糖药吸收迅速又完全，与血浆蛋白结合率高，多数药物在肝内代谢，经尿液排泄。甲苯磺丁脲口服后 3～5 小时达峰值，半衰期 3～5 小时，作用时间维持在 6～12 小时，每日餐前给药 3 次。氯磺丙脲半衰期 30～60 小时，部分以原形经肾脏排出，排泄速度缓慢，每天餐前给药一次。格列本脲口服后 2～6 小时血药浓度达峰值，作用维持 16～24 小时，每天餐前给药 1～2 次。格列吡嗪口服后 1～2 小时血药浓度达峰值，半衰期 2～4 小时，作用维持 6～10 小时，灭活及排泄速度均较快，故较少发生低血糖。格列齐特进食不影响吸收量，半衰期 10～12 小时，维持时间 12～24 小时，每天餐前给药 1～2 次，主要经肝内代谢，5% 以原形自尿液排出。

【药理作用】

1. 降低血糖　无论是糖尿病患者还是正常人，只要胰岛功能尚存，该类药就有效果，由于 1

型糖尿病患者及胰腺切除者没有胰岛功能，故此类药物对他们无效。作用机制：①刺激胰岛 β 细胞，增加胰岛素的分泌和释放；②降低血清中糖原水平；③增加胰岛素与靶组织的结合能力。④促进葡萄糖的利用以及促进糖原和脂肪的合成。

2. 抗利尿作用　氯磺丙脲具有抗利尿作用，但不降低肾小球滤过率，主要通过促进抗利尿激素（antidiuretic hormone，ADH）分泌并增强其作用而减少尿量。临床上主要用于中枢性尿崩症的治疗。甲苯磺丁脲也有较弱的抗利尿作用。

3. 影响凝血功能　第三代磺酰脲类药物如格列齐特、格列美脲都能降低血小板黏附力，促进纤溶酶原的合成。

【临床应用】

1. 糖尿病　用于胰岛功能尚存的 2 型糖尿病且单用饮食控制无效者，目前它是我国 2 型糖尿病治疗的一线药物。

2. 中枢性尿崩症　氯磺丙脲可使中枢性尿崩症患者尿量明显减少。

【不良反应】

磺酰脲类主要的不良反应为低血糖症，常见于老年人及肝、肾功能不全者，常因药物过量所致，长效类的药物更容易发生，如氯磺丙脲、格列本脲，以及合用一些容易导致低血糖的药物，而第三代磺酰脲类药物，低血糖的发生率相对较低。其他常见的不良反应有恶心、呕吐、腹泻、过敏、神经痛、黄疸等，以第一代磺酰脲类药氯磺丙脲多见。少部分患者可有血小板减少、白细胞减少及溶血性贫血。因此，在使用本类药物期间，要定期检查患者肝功能、肾功能、血常规以及凝血功能等。

【禁忌证】

已经明确诊断为 1 型糖尿病，2 型糖尿病伴有重大应激情况，肝、肾功能不全，磺胺类药过敏，以及白细胞减少的糖尿病患者禁用。

【药物相互作用】

由于磺酰脲类药物血浆蛋白结合率高，与水杨酸钠、青霉素、华法林等药物之间存在着血浆蛋白的竞争关系，联用可增加游离磺酰脲类药物浓度而更容易引起低血糖。乙醇可以抑制糖原异生和肝葡萄糖的输出，故用药患者饮酒更容易导致低血糖。氯丙嗪、糖皮质激素、噻嗪类利尿药、口服避孕药均可降低磺酰脲类药物的降血糖作用。

二、双胍类

国内目前常用的双胍类药物有二甲双胍（metformin，甲福明），该药主要在小肠吸收，生物利用度为 50% ~ 60%，口服二甲双胍 0.5 g 后 2 小时达峰值，血浆半衰期 1.7 ~ 4.5 小时。本品在体内不与血浆蛋白结合，大部分以原形从尿液中排出。

【药理作用】

该类药物可明显降低 2 型糖尿病患者空腹及餐后的血糖，但对正常人血糖无明显影响，故不会引起低血糖。其作用机制可能是：①增加肌肉、脂肪等外周组织对胰岛素的敏感性，促进组织摄取并利用葡萄糖，促进糖的无氧酵解；②降低葡萄糖在肠道的吸收；③减少肝内糖原异生；④抑制胰高血糖素释放等。

【临床应用】

二甲双胍是 2 型糖尿病治疗的首选药，常单用或者与其他降糖药物联合应用，尤其适用于肥胖及单用饮食控制无效者。二甲双胍也可以联合胰岛素用于 10 岁以上的不伴酮症酸中毒的 1 型糖尿病，可以减少胰岛素的用量。

【不良反应】

双胍类常见的不良反应有食欲不振、恶心、呕吐、腹痛、腹泻等，其他还有乳酸酸血症等。用药期间要常规性检查血糖、糖化血红蛋白、肝肾功能、血乳酸浓度等。

三、胰岛素增敏药

目前临床治疗糖尿病所面临的两大难题是胰岛素抵抗和胰岛 β 细胞功能受损，改善患者的胰岛素抵抗对糖尿病治疗具有十分重要意义。胰岛素抵抗原因有两种：①获得性胰岛素抵抗：见于 1 型糖尿病患者，控制血糖后胰岛素抵抗可自行消失；②遗传性胰岛素抵抗：见于 2 型糖尿病患者，此时需要给予胰岛素增敏药来进行治疗。目前针对 2 型糖尿病的治疗从以增加胰岛素的剂量方式转变到提高机体对胰岛素的敏感性上来。

噻唑烷二酮类化合物（thiazolidinediones，TZDs）的代表药包括罗格列酮（rosiglitazone）、吡格列酮（pioglitazone）、环格列酮（ciglitazone）等。

【药理作用及机制】

1.改善胰岛素抵抗、降低高血糖　本类药物可降低组织对胰岛素的抵抗，提高对胰岛素的敏感性。常与磺酰脲类或二甲双胍联合应用于 2 型糖尿病，可明显改善胰岛 β 细胞的功能。

罗格列酮能显著降低患者空腹或餐后血糖、血浆胰岛素、游离脂肪酸水平。在磺酰脲类药物基础上加用罗格列酮后，患者的糖化血红蛋白可进一步降低。对于使用最大剂量二甲双胍后血糖仍控制不佳的患者，医生联用罗格列酮或吡格列酮可显著改善血糖水平。口服常规降糖药及胰岛素使用血糖控制不理想的患者中，加用罗格列酮也有明显作用，同时可减少胰岛素的使用量，使患者血糖和糖化血红蛋白控制在理想水平，也可降低低血糖发生率。

2.改善脂肪代谢紊乱　TZDs 能显著降低 2 型糖尿病患者甘油三酯，增加总胆固醇和高密度脂蛋白胆固醇（HDL-C）的含量。吡格列酮可加快极低密度脂蛋白 - 甘油三酯的清除，减少其含量。

3.其他作用　本类药物还有防治 2 型糖尿病心脑血管并发症的作用，可有效降低血脂、抑制血小板聚集、抗动脉粥样硬化以及抑制血管内皮细胞增生。本类药物还有改善胰岛 β 细胞功能，减少胰岛细胞凋亡的作用，但对胰岛素的分泌无影响。

【临床应用】

TZDs 主要用于治疗其他口服降糖药无效或不佳的 2 型糖尿病患者，尤其是胰岛素抵抗患者。临床上常单用或者与其他药物联合用。

【不良反应】

使用噻唑烷二酮类化合物治疗糖尿病时低血糖发生率低，副作用主要有嗜睡、头痛、肌肉酸痛、胃肠道反应等症状。罗格列酮因存在血管严重不良反应，我国已经严格限制了使用范围，要求对于未使用过罗格列酮及其复方制剂的糖尿病患者，只能在无其他更好的选择的情况下，才可以考虑使用罗格列酮或其复方制剂。使用前医生应评估患者心血管疾病风险，权衡利弊后方可考虑。FDA 公告提示吡格列酮使用 1 年以上可增加罹患膀胱癌的风险。

四、α - 葡萄糖苷酶抑制药

目前临床常用的 α - 葡萄糖苷酶抑制药有阿卡波糖（acarbose）和伏格列波糖（voglibose）等。

阿卡波糖和伏格列波糖

【药理作用】

该类药物的作用部位在小肠上皮，作用机制：药物口服后到达小肠，与碳水化合物竞争性抑制葡萄糖苷酶的活性，从而减慢碳水化合物水解，延缓葡萄糖的吸收，最终达到降低餐后血糖的目的，整个作用过程并不引起低血糖反应。

【临床应用】

此类药物主要用于治疗餐后高血糖的 2 型糖尿病患者。可单独应用或与其他降糖药合用。

【不良反应及禁忌证】

较常见的不良反应有胃肠胀气，偶有腹泻、腹痛等，腹痛极为少见。过敏者、有明显消化和吸收障碍的慢性胃肠功能紊乱、严重肾功能损害、肠溃疡禁用。孕妇、哺乳期妇女以及 18 岁以下青少年禁用。

五、促胰岛素分泌药

促胰岛素分泌药是指能快速促进胰岛 β 细胞分泌并释放胰岛素的口服降血糖药，常用药为瑞格列奈、那格列奈等。

瑞格列奈

瑞格列奈（repaglinide）是临床第一个餐时血糖调节药物。最大的优点是促进糖尿病患者恢复胰岛素生理分泌曲线。该药常见的不良反应为低血糖反应，由于作用时间较短，故相较磺酰脲类药物低血糖要少见，症状也轻微。口服后迅速吸收，15 分钟起效，1 小时内达峰浓度，血浆半衰期约 1 小时。大部分随粪便排出，少量经尿液排泄。

该药主要适用于 2 型糖尿病患者。磺酰脲类药物过敏者仍可使用该药。

第三节　其他新型降血糖药

胰高血糖素样肽 -1

胰高血糖素样肽 -1（glucagons like peptide-1，GLP-1）是一种肠促胰素，由肠道 L 细胞分泌。其降糖的作用机制：①刺激胰岛 β 细胞的增殖和分化，抑制其凋亡，从而使胰岛 β 细胞数量增加；②促进胰岛素的合成和分泌；③强烈抑制胰岛 α 细胞分泌胰高血糖素；④间接抑制胰高血糖素的分泌；⑤降低食欲，抑制摄食；⑥延缓胃内容物的排空。

GLP-1 半衰期太短，临床主要使用长效 GLP-1 受体激动剂（GLP-1RA）依克那肽（exenatide），用于 2 型糖尿病的治疗。

依克那肽

依克那肽（exenatide）是 2005 年由 FDA 批准上市的一种长效 GLP-1 受体激动剂。其主要生物学作用与 GLP-1 相同，通过长效激动 GLP-1 受体，半衰期约 10 小时。该药能在不引起低血糖和增加体重风险的基础上治疗 2 型糖尿病。临床上用于 2 型糖尿病的治疗，尤其是饮食控制和口服其他降糖药物达不到目标血糖水平的患者。常与其他降糖药联合应用。

该药最常见的不良反应是胃肠道反应，一般不影响治疗。消化性溃疡、胃肠穿孔、出血等严重的胃肠道疾病，明显肾功能不全者禁用。

普兰林肽

普兰林肽（pramlintide）是胰淀粉样多肽类似物，2005 年由 FDA 批准上市，是至今为止继胰岛素之后第三个获准用于治疗 1 型糖尿病的药物。普兰林肽可以抑制胰高血糖素的分泌，延缓机体对葡萄糖的吸收，延迟胃排空，产生饱胀感，减少肝糖原生成和释放，可明显降低患者血糖波动，改善总体血糖水平。普兰林肽绝对生物利用度为 30% ~ 40%，达峰时间约为 27 分钟，半衰期约为 50 分钟。主要经肝脏代谢和肾脏排泄。临床用于 1 型和 2 型糖尿病患者胰岛素治疗的辅助治疗，但不能替代胰岛素。

普兰林肽和胰岛素不要放置在同一注射器内，也不可在同一部位注射给药。该药的不良反应有疲劳、头晕、头痛、关节痛、咽炎、咳嗽等。

知识链接

糖尿病诊断标准

2024 年 12 月，国家发布了《中国糖尿病防治指南（2024 版）》，要点如下：

糖尿病是基于空腹血糖（FPG）、任意时间血糖或口服葡萄糖耐量试验（OGTT）中 2 小时血糖值（2 h PG）以及糖化血红蛋白值（HbA_1c）3 项结果进行筛查或诊断。

正常人：FPG 3.9 ~ 6.1 mmol/L，2 h PG <7.8 mmol/L，HbA_1c ≤6.0%。

空腹血糖受损（IFG）：FPG ≥6.1 mmol/L，<7.0 mmol/L；2 h PG <7.8 mmol/L；HbA_1c ≥6.0%，<6.5%。

葡萄糖耐量降低（IGT）：FPG <7.0 mmol/L；2 h PG ≥7.8 mmol/L，<11.1 mmol/L；HbA_1c ≥6.0%，<6.5%。

糖尿病：随机血糖≥11.1 mmol/L；FPG ≥7.0 mmol/L；2 h PG ≥11.1 mmol/L；HbA_1c ≥6.5%。（有典型糖尿病症状，满足前述四项条件之一者可诊断；没有典型糖尿病症状，需要同一时间点满足前述条件中的两项，或者两个不同时间点均满足前述条件之一，且不包括随机血糖，方可诊断。）

空腹是指至少 8 小时内无任何热量摄入；任意时间是指一日内任何时间，无论上一次进餐时间及食物摄入量；葡萄糖耐量试验是指口服 75 g 葡萄糖后 2 小时所测得的血糖值；典型糖尿病症状包括烦渴、多饮、多尿、多食、不明原因体重下降。

思考题

1. 胰岛素有哪些适应证？
2. 磺酰脲类口服降糖药的药理作用及临床应用有哪些？

知识拓展

常用制剂及用法

胰岛素（insulin，正规胰岛素 regular insulin）注射剂，400 U∶10 mL，800 U∶10 mL。剂量和给药次数视病情而定，通常以 24 小时内排尿糖每 2 ~ 4 g，给胰岛素 1 U；中型糖尿病患者每日需给予 5 ~ 10 U，重型者每日用量在 40 U 以上。一般饭前半小时皮下注射，每天 3 ~ 4 次，必要时可作静脉注射或肌内注射。

低精蛋白锌胰岛素（neutral protamine Hagedorn）注射剂，400 U∶10 mL，300 U∶3 mL。剂量视病情而定，早饭前（或加晚饭前）30 ~ 60 分钟给药，仅作皮下注射。

精蛋白锌胰岛素（protamine zinc insulin）注射剂，400 U∶10 mL。剂量视病情而定，早饭前 30 ~ 60 分钟给药，每天 1 次，皮下注射。

甲苯磺丁脲（tolbutamide D860，甲糖宁）片剂，0.5 g。口服，常用量一次 0.5 g，1 ~ 2 g/d。开始在早餐前或早餐及午餐前各服 0.5 g，也可 0.25 g，每天 3 次，于餐前半小时服，根据病情需要逐渐加量，一般用量为每日 1.5 g，最大用量每日 3 g。

氯磺丙脲（chlorpropamide，P-607） 片剂，0.1 g，0.25 g。口服，治疗糖尿病：常用量一次 0.1～0.3 g，每天 1 次。开始在早餐前服 0.1～0.2 g，以后每周增加 50 mg，一般剂量每日 0.3 g，最大剂量每日 0.5 g；分次服可减少胃肠反应，也可改善高血糖的控制。成人尿崩症：每天 0.1～0.2 g，一次服，每 2～3 日按需递增 50 mg，最大剂量 0.5 g。

格列本脲（glyburide，优降糖） 片剂，2.5 mg。口服，开始每日早餐前或早餐及午餐前 2.5 mg，以后逐渐增量，但每日不超过 15 mg，待增至每日 10 mg 时，应分早、晚两次服，至出现疗效后，逐渐减量至每天 2.5～5 mg。

格列齐特（gliclazide，达美康） 片剂，80 mg。口服，治疗宜从小剂量开始，开始每天 40～50 mg，每天 1 次，早饭前半小时顿服。随后按情况递增至每天 160～320 mg。疗效满意后改用维持量，每天 80～160 mg。日剂量超过 160 mg 时，每天 2～3 次，饭前服用。

格列吡嗪（glipizide） 片剂，2.5 mg，5 mg。通常开始剂量为每天 5 mg，一般于早餐前 30 分钟或早餐前及午餐前 30 分钟各服 1 次，日剂量超过 15 mg，宜早中晚分三次餐前服用，最大日剂量不超过 30 mg。

二甲双胍（metformine，Diabex，DMBG，甲福明，降糖片） 片剂，0.25 g，0.5 g，每天 0.25～0.5 g，每天 3 次，餐前即刻服或餐中餐后服。以后根据尿糖（或血糖）情况增减。

罗格列酮（rosiglitazone，文迪雅） 片剂，2 mg，4 mg。每次 2～4 mg，每天 2 次。

吡格列酮（pioglitazone） 片剂，15 mg。每次 15～30 mg，每天 1 次。

瑞格列奈（repaglinide） 片剂，0.5 mg。开始每次 0.5 mg，渐增至每次 4 mg，每天 3 次。餐前服。

阿卡波糖（acarbose） 片剂，50 mg，100 mg。开始饭前口服 50 mg，每天 3 次，根据血糖反应 6～8 周后可增加到 100 mg，每天 3 次，最大剂量不得超过 200 mg，每天 3 次。

依克那肽（exenatide） 注射剂，20 mg:1 mL。皮下注射，剂量视病情而定，每天 1～2 次。

普兰林肽（pramlintide） 注射剂，3 mg:5 mL。皮下注射，每次主餐（热量≥250 kcal 或碳水化合物≥30 g）前给药，对于 1 型糖尿病患者，普兰林肽的初始给药剂量应为 15 μg，以后再根据患者反应逐步将维持剂量加大到 30 μg 或 60 μg，每次增加剂量的幅度为 15 μg；对于 2 型糖尿病患者，普兰林肽的初始剂量应为 60 μg，维持剂量可加大到 120 μg。

（张彬飞）

第三十二章
目标测试

性激素类药与抗生育药

性激素（sex hormones）是由性腺、肾上腺皮质网状带等组织所分泌的甾体类激素，包括雌激素、孕激素和雄激素。目前，临床应用的性激素类药物多为人工合成品及其衍生物。

垂体前叶分泌卵泡刺激素（follicle stimulating hormone，FSH）和黄体生成素（luleinizing hormone，LH）。FSH 可促进女性卵泡的发育与成熟，同时可增加 LH 受体数量；LH 促进卵巢黄体生成。在 FSH 和 LH 的共同作用下，成熟的卵泡分泌雌激素和孕激素。FSH 可促进男性睾丸生成精子，是生精过程的启动因素；LH 可促进睾丸间质细胞产生并分泌雄激素，可维持生精过程。

性激素的合成原料为胆固醇，其合成和分泌受下丘脑 - 腺垂体调节。下丘脑分泌的促性腺激素释放激素（gonadotropin-releasing hormone，GnRH）促使腺垂体前叶分泌 FSH 和 LH，通过激素对腺垂体以及下丘脑的分泌功能的正、负反馈双向调节，从而使得人体性激素始终维持在动态平衡状态进而维持正常的生殖功能。

　　排卵前，血中雌激素水平较高，可正反馈作用于下丘脑，最后促进腺垂体分泌 LH，形成血中 LH 高峰，导致排卵。在月经周期的黄体期，由于血中雌激素、孕激素水平较高，可负反馈性地抑制下丘脑和腺垂体，从而使血中 GnRH、FSH、LH 水平下降，抑制排卵。常用的避孕药常采用大剂量的雌、孕激素复合物正是基于这一负反馈机制达到抑制排卵的目的。另外，雄激素也可通过反馈机制抑制促性腺激素的释放。女性激素的分泌与调节如图 33-1 所示。

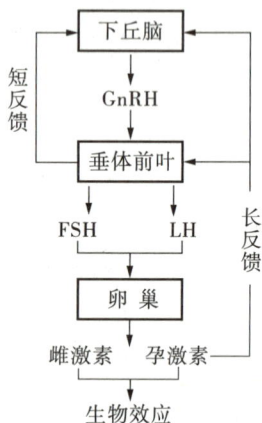

图 33-1　女性激素的分泌与调节示意图

第一节　雌激素类药与抗雌激素类药

案例导入

　　患者，女，48 岁。因"情绪不佳 1 年余"就诊。患者自述绝经后常情绪不佳，郁郁寡欢、烦躁、易发脾气，反复出现短暂性胸部及以上皮肤阵发性潮红，并伴有潮热、出汗。患者自我感觉注意力不集中，睡眠时好时坏。

　　初步诊断：围绝经期综合征。

　　请思考：

　　1. 该患者可以使用哪些类型药物治疗？请同学们开具处方。

　　2. 请同学们设计如何对该患者进行健康教育。

一、雌激素类药

　　雌激素具有广泛的生物活性，除对生殖系统的结构和功能具有重要的影响外，对心血管、中枢神经、骨骼系统等的生长、发育与功能调节亦具有重要意义。天然的雌激素包括 3 种：雌酮（estrone，E_1）、雌二醇（estradiol，E_2）和雌三醇（estriol，E_3），其中，雌二醇活性最强。天然雌激素整体活性低，临床上常用的雌激素药主要是以雌二醇为母体的人工合成高效衍生物，如长效雌激素药炔雌醚（quinestrol）、强效雌激素药炔雌醇（ethinylestradiol，EE）、长效的戊酸雌二醇（estradiol valerate）。其他的合成雌激素还有美雌醇、硫酸雌酮、马烯雌酮等。

【药理作用】

1. 促进女性性成熟　雌激素促进女性性器官的发育及成熟，同时具有维持女性第二性征的作用。

2. 影响子宫及阴道功能　雌激素可促使子宫内膜和肌层增殖变厚，雌激素引起的内膜异常增殖可引起子宫出血；雌激素和孕激素共同调节女性的月经周期，调节子宫内膜变化。雌激素可促使排卵期宫颈松弛，分泌黏液，以利于精子的穿透和存活；雌激素可刺激阴道上皮增生、浅表层细胞角质化，增强局部的抵抗能力；雌激素还能增加子宫平滑肌对缩宫素的敏感性。

3. 排卵　较大剂量（血雌激素水平 > 200 pg/ml）雌激素，正反馈作用于下丘脑促进排卵。小剂量（血雌激素水平 < 200 pg/ml）雌激素通过负反馈机制抑制促性腺激素释放而抑制排卵。

4. 影响乳腺发育和乳汁分泌　小剂量雌激素可刺激乳腺导管及腺泡发育。大剂量雌激素能抑制催乳素对乳腺的刺激作用，减少乳汁分泌。

5. 影响代谢　雌激素能激活肾素 - 血管紧张素系统，使醛固酮分泌增加，促进肾小管上皮对水、钠的重吸收，有轻度的水钠潴留升血压作用。雌激素可刺激成骨细胞的活动，加速骨的生长，增加骨骼中的钙盐沉积。因此，女性进入青春期后身高增长速度加快，又因其促进长骨骨骺端闭合，导致女性比男性更早停止生长。成年期可增加骨量改善骨质疏松。雌激素能提高血中甘油三酯、磷脂以及高密度脂蛋白（HDL）含量，降低血清胆固醇和低密度脂蛋白，防止动脉粥样硬化，对心血管具有保护作用。

6. 其他作用　雌激素能促进神经细胞的生长、分化、存活与再生，并且促进神经胶质细胞的发育及突触的形成，阿尔茨海默病的发生可能与雌激素的缺乏有关。雌激素可增加凝血因子Ⅱ、Ⅶ、Ⅸ、Ⅹ活性，促进血液凝固。雌激素有抗雄激素作用。雌激素能使真皮增厚、表皮增殖，保持皮肤弹性以及改善皮肤血供。

【临床应用】

1. 围绝经期综合征　以前也称为更年期综合征，是指女性因卵巢功能降低，雌激素分泌不足，垂体促性腺激素分泌增多而导致的内分泌平衡失调的综合征，表现有面颈红热、失眠、恶心、食欲减退、情绪波动等。给予雌激素类药物替代治疗，抑制垂体促性腺激素分泌，可减轻症状。雌激素还可能增加钙的沉着，改善骨质疏松。外阴局部应用雌激素可减轻女阴干燥症，对老年性阴道炎也有一定效果。

2. 卵巢功能不全和闭经　雌激素可用于治疗卵巢功能不全所引起的子宫、外生殖器及第二性征发育迟缓、闭经等。

3. 功能性子宫内膜出血　雌激素可促进子宫内膜增生，修复出血创面而止血，常与孕激素联合使用治疗功能性子宫内膜出血。

4. 乳房胀痛及回乳　大剂量雌激素能干扰催乳素对乳腺的刺激作用，使乳汁分泌减少，可帮助部分妇女停止泌乳，缓解乳汁分泌引起的乳房胀痛。

5. 绝经后乳腺癌　雌激素可用于术后 5 年以上的乳腺癌患者，帮助缓解绝经的症状。由于雌激素能促进乳腺肿瘤细胞的生长，故绝经前患者禁用。

6. 前列腺癌　高剂量的雌激素可明显抑制腺垂体分泌促性腺激素，使睾丸萎缩以及雄性激素分泌减少，同时又可对抗雄激素的作用，故可用于前列腺癌的治疗。

7. 其他　雌激素可对抗雄激素水平过高所致的痤疮，与孕激素制成复合制剂用于避孕。

【不良反应及禁忌证】

常见厌食、恶心、呕吐及头晕等反应，预防的方法有减少雌激素剂量或从小剂量开始逐渐增加到治疗剂量。大剂量雌激素可引起水钠潴留而导致水肿。长期大剂量使用雌激素可使子宫内膜过度增生而引起子宫内膜出血。妊娠期间不可使用雌激素，以免引起胎儿的发育异常。高血压、子宫内膜炎、肝功能不良者慎用。血栓性静脉炎、血栓栓塞、雌激素依赖性肿瘤、未明确诊断的阴道流血、哺乳期妇女禁用。

二、抗雌激素类药

根据作用机制不同，抗雌激素类药可分为 3 类：雌激素受体拮抗药、选择性雌激素受体调节药和芳香化酶抑制药。

氯米芬

氯米芬（clomiphene）是雌激素受体拮抗药的代表。该药通过竞争性拮抗雌激素受体，抑制雌激素的作用，氯米芬与己烯雌酚的化学结构相似，还有较弱的雌激素活性和中等程度的抗雌激素作用。临床上可以用于治疗功能性不孕症、月经失调、功能性子宫内膜出血、绝经后晚期乳腺癌等。不良反应主要有多胎及视觉异常等。长期大剂量应用可有卵巢肥大。卵巢囊肿患者禁用。

雷洛昔芬

雷洛昔芬（raloxifene）是选择性雌激素受体调节药代表，本药可作为雌激素的部分激动药或部分拮抗药而发挥作用。临床上多用于骨质疏松症。

来曲唑

来曲唑（letrozole）是芳香化酶抑制药的代表，芳香化酶是雌激素合成的限速酶，抑制芳香化酶可减少雌激素的生成。临床上用于雌激素依赖性肿瘤的治疗。

第二节 孕激素类与抗孕激素类药

一、孕激素类药

天然孕激素主要是指由黄体分泌的黄体酮（progesterone，孕酮），另外，睾丸和肾上腺皮质也能少量分泌。天然的孕激素含量很低，且口服易被破坏。药用多为人工合成品，分为两类：①由黄体酮衍生而来（17α-羟孕酮类），包括甲羟孕酮（medroxyprogesterone）、甲地孕酮（megestrol）、氯地孕酮（chlormadinone）、环丙孕酮等。②由妊娠素衍生而来（19-去甲睾酮类），如炔诺酮（norethisterone）、炔诺孕酮（norgestrel）、去氧孕烯（desogestrel）、孕二烯酮等（gestodene）。

黄体酮需注射给药，主要在肝脏代谢，经肾脏排出。人工合成的孕激素，可口服给药，且在肝脏代谢较慢，作用时间较长。

【药理作用】

1. 对生殖系统的作用　月经后期，在雌激素作用的基础上，孕激素可抑制子宫内膜继续增厚、充血及腺体细胞增生；使子宫内膜由增殖期转变为分泌期，为受精卵着床做准备。孕激素在妊娠期能降低子宫对缩宫素的敏感性，抑制子宫收缩，有保胎作用。大剂量孕激素能抑制排卵，常与雌激素联合用于避孕。孕激素与雌激素共同促进乳腺小叶及腺泡发育，为哺乳做准备。

2. 对代谢的影响　黄体酮与醛固酮结构相似，但可对抗醛固酮，产生利尿作用。此外，孕激素是肝药酶诱导剂，能加速某些药物的代谢。

3. 对体温的影响　孕激素能作用于体温调节中枢，使体温调定点升高，因此女性排卵后体温较平时升高 0.2 ～ 0.5 ℃，持续到月经来临。另外，孕激素还能增强能量代谢。

【临床应用】

1. 功能性子宫内膜出血　黄体功能不足可引起子宫内膜不规律的成熟与脱落，继而导致持续性的子宫内膜出血。应用孕激素后，子宫内膜可同步转为分泌期，停药 3 ～ 5 日可撤退性出血。

2. 痛经和子宫内膜异位症　临床常采用雌、孕激素复合避孕药，抑制子宫痉挛性收缩，进而达到止痛的目的。采用长周期、大剂量孕激素，可使异位子宫内膜腺体萎缩退化，继而治疗子宫内膜异位症。

3. 先兆流产和习惯性流产　孕激素可用于因黄体功能不足所致的流产。

4. 子宫内膜腺癌　大剂量孕激素可抑制肿瘤细胞的生长，同时促其成熟转化，可缓解部分患者病情。

5. 前列腺肥大和前列腺癌　大剂量孕激素可抑制睾酮分泌，使前列腺细胞萎缩，产生治疗作用。

6. 避孕。

【不良反应】

孕激素类药的不良反应轻，常见的不良反应为子宫出血、经量改变，甚至是停经。偶见恶心、呕吐及头痛、乳房胀痛、腹胀等。还可出现性欲改变、多毛、脱发、痤疮。长期使用需要检查肝功能。精神抑郁者慎用。妊娠 4 个月内慎用，因为可致胎儿生殖器畸形。

二、抗孕激素类药

抗孕激素类药物可影响孕酮的合成和代谢，代表性的药物有米非司酮（mifepristone）、环氧司坦（epostane）、曲洛司坦（trilostane）等。

米非司酮不仅具有抗孕激素、抗肾上腺皮质激素作用，而且还具有较弱的雄性激素样作用。米非司酮口服易吸收，生物利用度达 70%，血浆蛋白结合率大于 98%，血浆半衰期长达 18 小时，作用时间持续 12 小时。米非司酮具有明显的抗着床作用，故可用于房事后紧急避孕。米非司酮具有抗早孕作用，因此常用于终止早期妊娠（7 周内），患者有可能会子宫出血时间延长，一般不需要特殊处理。贫血、正在接受抗凝治疗和糖皮质激素治疗的患者不宜使用。

第三节　雄激素类药与抗雄激素类药

一、雄激素类药

天然雄激素主要为睾酮（testosterone，睾丸酮），由睾丸间质细胞分泌，肾上腺皮质、卵巢、胎盘等组织也可分泌少部分。临床上所用的雄激素多为人工合成品，有甲睾酮（methyltestosterone）、丙酸睾酮（testosterone propionate）等。

【药理作用】

1. 对生殖系统影响　睾酮可促进男性性器官的生长和发育，促进精子形成，形成并维系男性第二性征。大剂量可负反馈性抑制促性腺激素的分泌和释放，对于女性可抑制卵巢分泌雌激素，同时有直接抗雌激素作用。

2. 同化作用　能明显促进蛋白质合成的作用称为同化作用，而抑制蛋白质分解的作用称为异化作用。因此，睾酮可促进机体生长发育。

3. 骨髓造血功能增强　较大剂量的睾酮可直接刺激造血功能低下骨髓造血，促进红细胞生成。另外，睾酮也可以刺激肾脏分泌促红细胞生成素（EPO），间接使红细胞生成增多。

4. 免疫增强作用　睾酮能够促进免疫球蛋白合成，增强机体免疫功能和巨噬细胞的吞噬功能，且具有糖皮质激素样抗炎作用。

5. 对水和电解质的影响　睾酮可引起水、钠、钙、磷潴留。

【临床应用】

1. 替代疗法　可用睾酮对无睾症、类无睾症、男子性功能低下者进行替代治疗。

2. 围绝经期综合征及功能性子宫内膜出血　雄激素通过对抗雌激素的作用，使子宫平滑肌和血管收缩，并逐渐使子宫内膜萎缩，减少内膜出血。

3. 晚期乳腺癌及卵巢癌　雄激素由于具有对抗雌激素的作用，故可抑制子宫肌瘤的生长，对晚期乳腺癌及卵巢癌有缓解病情的作用。

4. 贫血　雄激素可直接或间接刺激骨髓造血，临床上主要用于再生障碍性贫血的治疗，丙酸睾酮也可用于其他贫血的治疗。

5. 体质虚弱　由于雄激素具有同化作用，因此可用小剂量治疗各种消耗性疾病、骨质疏松、肌肉萎缩、生长延缓、长期卧床等。雄激素可增加患者食欲，加快患者体质恢复。

【不良反应】

1. 性别化改变　长期使用雄激素的女性患者，可有多毛、痤疮、声音变粗、乳腺退化、闭经等男性化现象，一旦出现，应停止用药。男性患者则可发生性欲亢进，也有部分患者可出现女性化。

2. 黄疸　雄激素可干扰肝内毛细胆管的排泄功能，从而引起胆汁淤积性黄疸。

【禁忌证】

肾炎、肾病综合征、肝功能不全、高血压及心力衰竭患者慎用。前列腺癌患者禁用；孕妇用药可致胎儿畸形，故孕妇禁用。

二、抗雄激素类药

抗雄激素药是指可对抗雄激素生理效应的药物，包括雄激素合成抑制剂和雄激素受体阻断剂等。

环丙孕酮

环丙孕酮（cyproterone）又名色普龙，具有较强的孕激素作用。可反馈抑制下丘脑 - 垂体系统，降低血浆中 LH、FSH 水平，从而降低睾酮的分泌水平。同时可阻断雄激素受体，从而抑制内源性雄激素的作用，抑制男性严重性功能亢进。临床上用于治疗男性严重性功能亢进，其他药物无效或患者无法耐受的前列腺癌，与炔雌醇组成复方制剂避孕。由于本药抑制性功能和性发育，故未成年人禁用。

非那雄胺

非那雄胺（finasteride）又名非那甾胺，是 5α 还原酶抑制剂，可抑制睾酮转化为二氢睾酮，降低雄激素作用强度，长期使用可使前列腺明显变小，主要用于前列腺增生的治疗。对肝、肾以及消化系统无损害。

第四节　抗生育药

抗生育药是指阻碍受孕或能终止妊娠的一类药物，包括避孕药和抗早孕药。目前避孕药多为女性使用。

一、主要抑制排卵的避孕药

本类药物是最常用的女性避孕药，由雌激素和孕激素配伍制成复方制剂。目前国内常用的甾体避孕药有 4 类：口服制剂，长效注射制剂，缓释制剂以及多相片剂（表 33-1）。

表 33-1　目前国内常用的甾体避孕药

类别	名称	成分
短效口服避孕药	复方左炔诺孕酮片（21+7）	左炔诺孕酮 + 炔雌醇
	复方炔诺酮片（口服避孕药片 1 号）	炔诺酮 + 炔雌醇
	复方甲地孕酮片（口服避孕药片 2 号）	甲地孕酮 + 炔雌醇
	复方炔雌醇片（口服避孕药片 0 号）	炔诺酮 + 甲地孕酮 + 炔雌醇
	复方炔诺孕酮甲片	炔诺酮 + 炔雌醇
	去氧孕烯炔雌醇片	去氧孕烯 + 炔雌醇
	屈螺酮炔雌醇片	屈螺酮 + 炔雌醇
长效口服避孕药	复方炔诺孕酮乙片（长效避孕药）	炔诺酮 + 炔雌醚
	复方次甲氯地孕酮片	16- 次甲氯地孕酮 + 炔雌醚
	复方氯地孕酮片	氯地孕酮 + 炔雌醚
长效注射避孕药	复方己酸孕酮注射液（避孕针 1 号）	己酸孕酮 + 戊酸雌二醇
	复方甲地孕酮注射液	甲地孕酮 + 雌二醇
探亲避孕药	炔诺酮片（探亲避孕片）	炔诺酮
	甲地孕酮片（探亲避孕 1 号片）	甲地孕酮
	双炔失碳酯片（53 号避孕药）	双炔失碳酯片

【药理作用和临床应用】

按照说明书要求用药，此类药避孕成功率可达 98% 以上，且停药后不影响生殖功能。

1. 抑制排卵　雌、孕激素复方制剂通过负反馈机制作用于下丘脑，抑制促性腺激素释放激素的释放，从而减少 FSH 和 LH 的分泌，导致卵泡的生长成熟过程受抑制。

2. 抗受精卵着床　甾体避孕药可抑制子宫内膜正常增殖，干扰受精卵着床，还可影响子宫和输卵管平滑肌的正常活动，影响受精卵着床。

3. 干扰受精　甾体避孕药使宫颈黏液的黏稠度增加，可阻止精子通过。

【不良反应】

常见的不良反应有头晕、恶心、挑食、乳房胀痛等类早孕反应，无须特殊处理，后期可自动减轻或消失。其他不良反应有不规则阴道出血、血栓性静脉炎、肺栓塞、脑血管栓塞、血压升高、乳汁减少等。乳房肿块及宫颈癌患者禁用。出现连续闭经 2 个月，应予以停药。

知识拓展

紧急避孕

紧急避孕是指在没有避孕措施的情况下进行性生活或者虽然采取了避孕措施但是失败（如避孕套滑脱、破损等），为了防止意外怀孕而采取的补救措施。目前临床上主要依靠药物紧急避孕，如果使用者按照药品说明书要求使用，避孕成功率一般可达到98%以上。

药物一：左炔诺孕酮，为孕激素类紧急避孕药，是非处方药。主要有两种规格：一种是0.75 mg，单次口服2片，或首次服1片，间隔12小时服第2片；另一种是1.5 mg，单次口服1片。服用前后无须禁食。服药后2小时内若有呕吐，应尽快补服1次。

药物二：米非司酮，为抗孕激素类紧急避孕药，是处方药。空腹或进食2小时以后口服25 mg，服用后禁食1～2小时。服药后2小时内若有呕吐，应尽快补服1次。

两类药物均需在无防护性性生活或避孕失败72小时以内服用，服药越早，预防效果越好。紧急避孕药只针对前一次性生活有事后避孕作用，服药后不能再有无防护措施的性交。

二、抗早孕药

抗早孕药是指在妊娠49天内能产生完全流产而终止妊娠的药物。临床常使用孕激素受体阻断药米非司酮与前列腺素衍生物米索前列醇（misoprostol）序贯配伍应用。药物可破坏子宫蜕膜，促进子宫平滑肌收缩，软化且扩张宫颈而诱发流产。少数用药女性可出现严重出血反应。米非司酮必须在具有急诊、刮宫手术和输液、输血条件下使用。本药作抗早孕使用时不得在药房自行出售，需要在医生的指导下使用药物。

🌿 杏林育英

中国生殖内分泌学奠基人葛秦生教授

葛秦生，女，104岁，北京协和医院妇产科教授，博士生导师，中国生殖内分泌学的开拓者和奠基人，国际知名临床生殖内分泌学家。荣获卫生部科技乙级成果奖、发展生殖医学知识银盘奖、卫生部科技进步奖一等奖、国家科技进步奖三等奖等。本人被英国剑桥国际名人传记中心授予20世纪名人奖以及美国名人传记学院授予世界终身成就奖。

她建立了我国最基本的妇科疾病诊疗方法，如阴道脱落细胞学检查、尿孕二醇测定等。1965年，她参加了4种口服避孕药的临床试用研究，针对国外使用激素剂量过大副作用过多的情况，她首先提出了减量试验。1967年，1/4小剂量口服避孕药在我国上市，早于国外7年。她提出的绝经后骨质疏松的治疗方法，被国外医学界试验所验证。她首次采用中药活血补肾法诱导女性排卵，解决了很多妇女的不孕不育问题，并在全国推广。2003年，80多岁高龄的葛秦生教授依然战斗在临床和科研的第一线，她带领团队开展了"雌激素对心血管疾病和老年痴呆防治作用的基础与临床研究"，发现长期低剂量雌激素补充疗法可以防止海马体的萎缩，对保护大脑功能、防治和延缓阿尔茨海默病，具有重要的临床意义。

葛秦生将自己的一生奉献给了医学，她勤勤恳恳的一生，开疆拓荒、勇担重任的一生，无不体现出对人民的热爱，对医学的热爱，对祖国的热爱。

📝 思考题

1. 雌激素有哪些作用及临床应用？
2. 雄激素有哪些作用及临床应用？

知识拓展

常用制剂和用法

苯甲酸雌二醇（estradiol benzoate）　注射剂，1 mg：1 mL，2 mg：2 mL。肌内注射：每次 1～2 mg，每周 2～3 次。

炔雌醇（乙炔雌二醇，ethinylestradiol）　片剂，0.02 mg，0.05 mg，0.5 mg。闭经、围绝经期综合征：一次 0.02～0.05 mg，一日 0.02～0.15 mg。前列腺癌：一次 0.05～0.5 mg，一日 3～6 次。

枸橼酸氯米芬（clomifene citrate）　片剂或胶囊剂，50 mg。促排卵：一次 50 mg，一日 1 次，连服 5 天。

黄体酮（progesterone）　注射剂，10 mg：1 mL，20 mg：1 mL。先兆流产或习惯性流产：一次 10～20 mg，一日 1 次或一周 2～3 次，一直用到妊娠第 4 个月。

醋酸甲羟孕酮（medroxyprogesterone acetate）　片剂，2 mg，4 mg，10 mg，100 mg。口服，一天 4～10 mg，自月经周期第 16 日开始，连用 5～10 天。

甲地孕酮醋酸酯（megestrol acetate）　片剂，1 mg，4 mg。一次 2～4 mg，一日 1 次。疗程视病情而定。内膜异位症：从月经第 5 天起一次 2.5 mg，一日 1 次，可逐渐增至一日 10～15 mg。

炔诺酮（norethisterone）　片剂，0.625 mg，2.5 mg，5 mg。口服，一次 1.25～5 mg，一日 1 次。

甲睾酮（methyllestosterone）　片剂，5 mg，10 mg。一次 5～10 mg，一日 1～2 次，口服或舌下含服。每个月总量不超过 300 mg。

丙酸睾酮（testosterone propionate）　注射液，25 mg：1 mL，50 mg：1 mL，100 mg：1 mL。肌内注射：一天 10～50 mg，每周 1～3 次。

美雄酮（metandienone）　片剂，1 mg，2.5 mg，5 mg。开始剂量：每日 10～30 mg，分 2～3 次服，病情稳定后改为每日 5～10 mg，连用 4～8 周为一疗程。幼儿：一日 0.05 mg/kg。老人酌情减量。

苯丙酸诺龙（nandrolone phenylpropionate）　注射液，10 mg：1 mL，25 mg：1 mL。一次 25 mg，每 1～2 周 1 次深部肌内注射。小儿：一次 5～10 mg。

司坦唑醇（stanozolol）　片剂，2 mg。口服，每次 2 mg，一天 2～3 次。3～6 个月为 1 疗程。

米非司酮（mifepristone）　片剂，25 mg，200 mg。顿服每次 200 mg；或每次 25 mg，一天 2 次，连续服 3 天。服药后禁食 1 小时。紧急避孕：性交后 72 小时内服 25 mg，用药越早，效果越佳。

（李丹、郭丽琴）

第三十三章
目标测试

第三十四章

抗菌药物概述

素质目标

具有爱心、细心、耐心、求真务实等医师必备的职业道德。

具有依法行医的意识。

知识目标

掌握抗菌药物的基本概念、分级管理、合理应用原则。

熟悉抗菌药物的耐药性。

了解抗菌药物的作用机制。

能力目标

具有良好的沟通能力，能够针对普通人进行抗生素基本知识科普。

抗菌药物（antibacterial drugs）是指治疗细菌、支原体、衣原体、立克次体、螺旋体、真菌等病原微生物所致感染性疾病病原的药物，不包括治疗结核病、寄生虫病和各种病毒所致感染性疾病的药物以及具有抗菌作用的中药制剂。

机体、抗菌药物、病原体之间存在着相互作用，如图 34-1 所示。

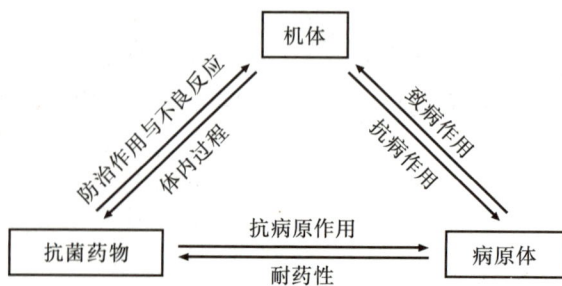

图 34-1　机体、抗菌药物、病原体相互作用的关系

化学药物治疗（chemotherapy）简称化疗，有广义和狭义之分，广义化疗是指针对细菌、其他微生物、寄生虫、癌细胞所致疾病的药物治疗，狭义化疗专指抗恶性肿瘤的药物治疗。化疗药物包括抗细菌药物、抗真菌药物、抗寄生虫药物、抗肿瘤药物等。

第一节　抗菌药物的基本概念

1.抗生素（antibiotics）　指由某些微生物（如细菌、真菌、放线菌等）产生的能抑制或杀灭其他微生物的物质。抗生素有天然抗生素（从微生物培养液中直接提取）和人工半合成抗生素（在天然抗生素的基础上，对结构进行改造而来）。

2.抗菌谱（antibacterial spectrum）　指抗菌药物抑制或杀灭病原微生物的范围。根据作用的范围不同，可分为广谱抗菌药和窄谱抗菌药。其中仅作用于一种菌种或局限于某些菌属有作用的称为窄谱抗菌药，而对多种病原微生物有作用的称为广谱抗菌药。抗菌药物的抗菌谱是临床选药用药的基础。

3.抑菌药（bacteriostatic drugs）　指能够抑制细菌生长繁殖而不能杀死细菌的药物，如林可霉素、四环素等。

4.杀菌药（bactericidal drugs）　指能够杀灭病原菌的药物，如青霉素类、头孢菌素类、氨基糖苷类等。

5.抗菌活性（antibacterial activity）　指抗菌药物抑制或杀灭病原菌的能力。

6.化疗指数（chemotherapeutic index，CI）　指某药半数致死量（LD_{50}）与半数有效量（ED_{50}）之间的比值或者5%致死量（LD_5）与95%的有效量（LD_{95}）之间的比值，它是药物有效性和安全性的评价指标。化疗指数越大，表示该药毒性越小，但化疗指数越大，并不等同于该药一定安全，如青霉素过敏性休克。

7.抗菌后效应（post antibiotic effect，PAE）　指当抗菌药物与细菌短暂接触后，血药浓度逐渐下降，降低到最小抑菌浓度（MIC）以下，或者药物全部排出后，细菌的生长繁殖继续受其影响，此种现象称为抗菌后效应（PAE）。PAE是临床给药方案的重要依据。

8.首次接触效应（first exposure effect）　指抗菌药物第一次与细菌接触时具有强大的抗菌效应，而再度或者连续用药，不再出现这种明显效应的现象。当然，抗菌药物停用相当长时间后再次使用，又可出现首次接触效应。有首次接触效应的药物有克拉霉素、庆大霉素等。

第二节　抗菌药物的作用机制

根据抗菌药物作用环节不同，我们将抗菌药主要分为以下5类：抑制细菌细胞壁的合成、影响胞浆膜通透性、抑制细菌蛋白质合成、影响细菌叶酸代谢，以及影响细菌核酸代谢（图34-2）。

1.抑制细菌细胞壁合成　细菌的细胞壁主要由多糖、肽聚糖、蛋白质和类脂等构成，具有维持细菌形态、抵抗渗透压变化的重要功能。因此，抑制细胞壁的合成会导致细菌细胞破裂死亡；而哺乳动物的细胞因为没有细胞壁，所以不受这些药物的影响。肽聚糖又称为黏肽，它构成巨大

网状分子包围着整个细菌。革兰氏阳性菌细胞壁厚，肽聚糖含量高，而革兰氏阴性菌细胞壁薄，肽聚糖含量低。同时，革兰氏阴性菌在肽聚糖外侧具有脂多糖、外膜以及脂蛋白等成分，可以对细菌形成良好的保护，防止抗生素、去污剂等进入胞内。因此，此类药物对革兰氏阳性菌效果更好。青霉素类、头孢菌素类、万古霉素、磷霉素等抗生素都是通过抑制细菌细胞壁的合成而发挥作用。青霉素类和头孢菌素类都属于 β-内酰胺类抗生素，它们的作用机制是能与青霉素结合蛋白（PBPs）结合从而抑制细胞壁的合成。抑制细菌细胞壁合成的抗生素都是杀菌剂。

2. 影响细菌胞浆膜通透性　细菌胞浆膜具有物质转运、生物合成、维持渗透压等功能。多黏菌素 E 能与细菌胞浆膜中的磷脂结合，使膜功能受损；而两性霉素 B 能与真菌胞浆膜中的麦角固醇结合，导致膜通透性增加。膜通透性增加，导致菌体内氨基酸、蛋白质等重要营养物质外漏而致死。由于人体细胞膜和细菌细胞膜的基本结构有很多相似，因此，这些抗菌药对人体有一定的毒性。

3. 抑制细菌蛋白质合成　细菌各项功能的运行都依赖于酶的参与，而酶都是由蛋白质构成的，干扰蛋白质的合成意味着直接影响到细菌的各种正常代谢。核糖体是蛋白质合成的工厂，细菌核糖体为 70S，由两个亚基 30S 和 50S 共同构成；而人体细胞的核糖体为 80S，分解后由 40S 亚基以及 60S 亚基组成。四环素、氨基糖苷类抗生素可作用于 30S 亚基，而大环内酯类抗生素、氯霉素、克林霉素作用于 50S 亚基，从而抑制蛋白质的合成而达到抗菌的效果，但同时又不影响人体蛋白质合成。

4. 影响细菌叶酸代谢　细菌不具备利用环境中叶酸的能力，而只能靠自身合成叶酸。磺胺嘧啶、甲氧苄啶分别抑制二氢叶酸合成酶与二氢叶酸还原酶，阻碍叶酸的合成和代谢。叶酸缺乏也会影响到核酸的合成，从而影响细菌的生长繁殖。

5. 影响细菌核酸代谢　喹诺酮类抗生素可抑制细菌 DNA 回旋酶，抑制细菌 DNA 复制而产生杀菌作用；利福平抑制 DNA 依赖的 RNA 多聚酶，阻碍 mRNA 合成而达到杀灭细菌的作用。

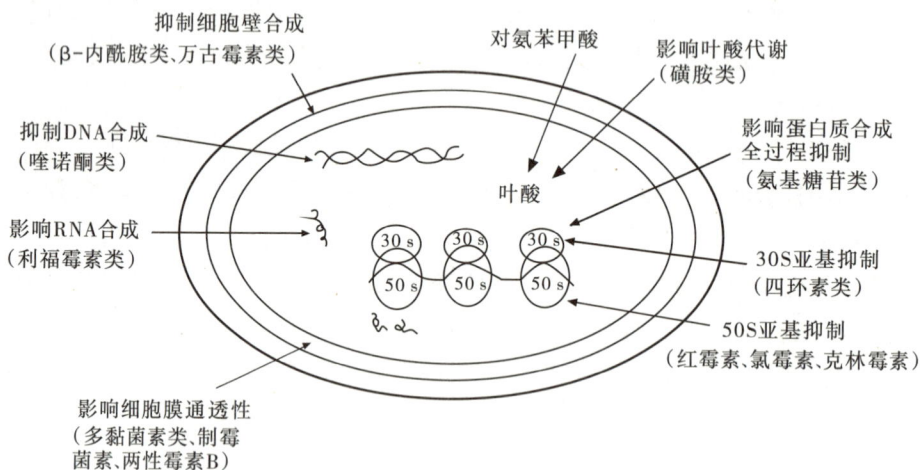

图 34-2　抗菌药物作用机制示意图

第三节　细菌耐药性

抗菌药物对病原微生物有抑制或杀灭作用，反之，病原微生物对抗菌药物也存在着抵御作用，从而使病原微生物对抗菌药物的敏感性降低甚至消失，最终达到存活下来和继续繁殖的目的，这种特性称为耐药性或抗药性。

1. 耐药性的种类　耐药性（resistance）包括固有耐药性（intrinsic resistance）以及获得性耐药性（acquired resistance）两类。固有耐药性又称天然耐药性，是由病原微生物染色体基因决定的，不会因为时间或者代别而改变。如青霉素对大肠杆菌不敏感、抗细菌药一般对真菌不敏感等。获得耐药性是指病原微生物与抗菌药多次接触后，由质粒介导，通过改变自身代谢方式，而形成的一种使其不被抗菌药物杀灭的特性。如金黄色葡萄球菌、链球菌可产生 β-内酰胺酶，瓦解 β-内酰胺环，从而产生对 β-内酰胺类抗生素的耐药。病原微生物获得性耐药性可因后期不再接触抗生素而逐渐消失，部分也可通过质粒将耐药基因传给下一代而变成固有耐药性。

对药物产生耐药的病原菌称为耐药菌株，有些可同时对 2 种或 2 种以上不同类型的抗菌药产生耐药，称为多重耐药。部分耐药菌株对一种抗菌药耐药后，对其他类型的抗菌药也产生耐药，这种情况称为交叉耐药性。

2. 耐药性产生机制

（1）产生灭活酶：灭活酶有两种，一种是水解酶，如 β-内酰胺酶可水解青霉素或头孢菌素；另一种是钝化酶，又称合成酶，可催化某些基团结合到抗生素上，使抗生素失活。

（2）降低胞浆膜通透性：细菌接触抗生素后，可改变通道蛋白（porin）的性质以及数量来降低细菌对抗生素的膜通透性而产生获得性耐药。

（3）改变抗菌药物作用靶位：包括改变靶蛋白结构、产生新的靶蛋白、增加靶蛋白的数量，通过这些途径改变抗菌药的抗菌作用。

（4）改变病原微生物代谢途径：有些病原微生物可通过改变代谢途径而产生耐药。例如，有些细菌，不再利用氨基苯甲酸及二氢蝶啶合成叶酸，而是改为直接利用外源性叶酸，或者通过增加磺胺药拮抗物对氨基苯甲酸（PABA）而获得耐药性。

（5）增强主动外排系统：大肠埃希菌、金黄色葡萄球菌、铜绿假单胞杆菌均有主动外排系统，可将进入菌体内的药物排出体外而耐药。存在被外排作用的抗菌药物包括 β-内酰胺类、四环素类、大环内酯类、喹诺酮类、氯霉素类等。

第四节　抗菌药的分级管理

抗菌药物临床应用的分级管理有助于规范使用抗生素，减少抗菌药物的过度使用，延缓细菌耐药性上升趋势，降低患者过高的治疗费用，缓解医务人员抗菌药物选择性压力。目前，根据《抗菌药物临床应用指导原则（2015 年版）》，我国医疗机构按照"非限制使用级""限制使用级"和"特殊使用级"的分级原则对抗菌药进行管理。医务人员通过病因的诊断，结合抗菌药物的适应证和禁忌证以及自身处方的权限，选择合适的抗菌药进行治疗。

根据抗菌药物的安全性、疗效、细菌耐药性、价格以及处方权限等因素，将抗菌药物分为 3 级。

1. 非限制使用级　指经过长期临床应用检验的，已经证明安全、有效，对病原菌耐药性影响较小，价格相对较低的抗菌药物。临床各级医师都有权根据需要使用。本类药物已经列入了国家基本药物目录、《国家处方集》和《国家基本医疗保险、工伤保险和生育保险药品目录》中。

2. 限制使用级　指经过长期临床应用证明安全、有效，对病原菌耐药性影响较大，或者价格相对较高的抗菌药物。主治医师及以上级别的医师有权根据需要使用此类药物。

3. 特殊使用级 指价格昂贵，不良反应多而明显，抗菌作用较强，抗菌谱广，经常或过度使用病原菌容易产生耐药性；或者新上市的抗菌药，其适应证、疗效、安全性方面的临床研究资料较少的抗菌药。此类药物不宜随意使用，门诊不可使用，且要求具有高级专业技术职务任职资格的医师才可以开具。常见的特殊使用级别的抗菌药有：万古霉素类、第四代头孢、第四代喹诺酮类、碳青霉烯类、深部抗真菌类等。

有下列情况之一可考虑越级应用特殊使用级抗菌药物：①感染严重患者；②感染的免疫功能低下患者；③已有充分证据表明病原菌只对特殊使用级抗菌药物敏感的感染。使用时间限定于 24 小时以内，其后需要补办审办手续并由具有处方权限的医师完善处方手续并决定继续使用。

第五节 抗菌药的合理应用原则

一、药物的选择

理想的抗菌药物应具备干扰细菌的重要功能的同时又不影响宿主细胞的特性。选用抗菌药时，在发挥抗菌药物治疗的同时，必须注重恢复和提高宿主自身的防御功能。

使用抗菌药物应严格掌握适应证，要根据抗生素的抗菌谱、疾病的临床诊断及细菌学检查等条件综合选择用药。优选窄谱和低级别抗菌药，用一种抗菌药能解决问题的就不用两种，轻度或中度感染一般不联合使用抗生素。可用、可不用的疾病尽量不用抗菌药，如一般性病毒感染等。除考虑抗菌药的抗菌作用外，还应根据患者的自身病情、体质、肝肾功能等，来选择适宜的药物、合适的给药途径、适宜的剂量和疗程。

1. 诊断为特定病原微生物的感染者方有应用抗菌药物指征 细菌、真菌感染者，结核分枝杆菌、支原体、衣原体、螺旋体、立克次体及部分原虫等病原微生物所致的感染有应用抗菌药物指征。而缺乏细菌及上述病原微生物感染的临床或实验室证据者，以及病毒性感染者，均无使用抗菌药物指征。

2. 尽早查明感染病原，根据病原种类及药物敏感试验结果选用抗菌药物 抗菌药物品种的选用，原则上应根据病原菌种类及细菌药物敏感试验（以下简称"药敏试验"）的结果而定。因此，有条件的医疗机构，对临床诊断为细菌性感染的患者应尽早明确病原菌和药敏结果，并据此确定抗菌药物。

3. 抗菌药物的经验治疗 对于临床已经诊断为细菌性感染的患者，在未获知细菌培养及药敏结果前，可根据患者的感染部位、基础疾病、发病情况、发病场所、既往抗菌药物用药史及其治疗反应等情况推测可能的病原体，并结合当地细菌耐药性监测数据，先给予抗菌药物经验治疗。待后期获得相关结果后，再调整用药方案。

4. 按照药物的抗菌作用及其体内过程特点选择用药 不同抗菌药物的药效学和药动学不同，临床医师应根据各种抗菌药物的药学特点，按临床适应证正确选用抗菌药物。

二、剂量、途径和疗程

1. 给药剂量 药品说明书以及《药典》有规定的剂量，一般按治疗常用剂量给药。治疗重症感染和抗菌药物不易达到的部位的感染，可以加大抗菌药物剂量到最高限，但一般不能超过极量；治疗单纯性下尿路感染时，由于经肾脏排泄的多数药物尿药浓度远高于血药浓度，故可用较小剂量，但也不可低于规定的药物剂量的下限。

2.给药途径　对于轻、中度感染的大多数患者，应选用口服治疗，不必采用静脉或肌内注射给药。下列情况可先予以注射给药：①不能口服或不能耐受口服给药的患者；②患者存在明显呕吐、严重腹泻、胃肠道疾病等；③所选药物无口服剂型；④需在感染组织或体液中迅速达到高药物浓度以达杀菌作用者，如感染性心内膜炎、化脓性脑膜炎等；⑤感染严重，病情进展迅速，需紧急治疗者；⑥患者口服治疗依从性差。选用肌内注射给药时，由于难以使用较大剂量，且吸收也受药动学等众多因素影响，因此只适用于不能口服给药的轻、中度感染者，不适宜于重症感染者。接受注射用药的感染患者经初始注射治疗病情好转并能口服时，应及早转为口服给药。

抗菌药物的局部应用宜尽量避免，原因是皮肤黏膜局部应用抗菌药物后，很少被吸收，很难达到有效浓度，反而易导致细菌耐药，因此治疗全身性感染或脏器感染时应避免局部应用抗菌药物。下列情况抗菌药物常局部使用：①全身给药后在感染部位难以达到有效治疗浓度时加用局部给药作为辅助治疗；②眼部及耳部感染的局部用药等；③某些皮肤表层及口腔、阴道等黏膜表面的感染。局部用药宜采用刺激性小、不易吸收、不易导致耐药性和过敏反应的抗菌药物。青霉素类、头孢菌素类等较易产生过敏反应的药物不可局部应用。氨基糖苷类等耳毒性药不可局部滴耳。

3.疗程　抗菌药物疗程因感染不同而有差异，一般要求用至体温正常、症状消退后72～96小时，有局部病灶者需用药至感染灶控制或完全消散。但血液感染、感染性心内膜炎、化脓性脑膜炎、伤寒、骨髓炎、B组链球菌咽炎和扁桃体炎、结核病等需要较长的疗程方能彻底治愈。

三、药物的联合应用

能够单一用药治疗的感染，不需要联合用药，有下列情况时可考虑联合：①病原菌尚未查明的严重感染，包括免疫缺陷者的严重感染；②单一抗菌药物不能控制的严重感染，需氧菌及厌氧菌混合感染，多数细菌感染，以及多重耐药菌感染；③需长疗程治疗，特别是病原菌易对某些抗菌药物产生耐药性的感染，如某些侵袭性真菌病，或病原菌含有不同生长特点的菌群，需要应用不同抗菌机制的药物联合使用；④毒性较大的抗菌药物，联合用药时剂量可适当减少，以减少其毒性反应。

联合用药宜选用具有协同作用的药物联合，如青霉素类、头孢菌素类或其他 β - 内酰胺类与氨基糖苷类联合。联合用药一般采用2种药物联合，个别特殊情况可采用3种及以上，如结核病的治疗。联合用药后，要观察药物的不良反应是否增多。

📗 知识拓展

医师违规使用抗菌药物的处理

医师出现下列情形之一的，医疗机构应当取消其处方权：①抗菌药物考核不合格的；②限制处方权后，仍出现超常处方且无正当理由的；③未按照规定开具抗菌药物处方，造成严重后果的；未按照规定使用抗菌药物，造成严重后果的；④开具抗菌药物处方牟取不正当利益的。

医师处方权一旦被取消，6个月内不可恢复其处方权。

——节选自2012年卫生部发布的84号令《抗菌药物临床应用管理办法》

第三十四章
目标测试

（李伟、胡春光）

素质目标

具有爱国爱民、敬业乐业、无私奉献、救死扶伤、细心慎独等医师优良的职业品质。

具有依法依规行医的意识。

知识目标

掌握各类抗生素中代表性药物的临床应用及主要不良反应，过敏的预防以及过敏性休克的救治措施。

熟悉各种抗生素代表性药物的体内过程和作用机制。

了解各类抗生素非代表性药物的临床应用及主要不良反应。

能力目标

具有良好的人际沟通能力，能对患者进行正确的抗生素使用指导。

能正确抢救过敏性休克。

能根据病情选择合适的抗生素。

能正确开具简单的抗生素处方。

抗生素（antibiotics）是指由某些微生物（如细菌、真菌、放线菌等）产生的能抑制或杀灭其他微生物的物质。抗生素有天然抗生素和人工半合成抗生素，天然抗生素是从微生物培养液中直接提取，而人工半合成抗生素是在天然抗生素的基础上进行结构改造而来。

抗生素按照化学结构不同，可分为：β-内酰胺类抗生素、大环内酯类、氨基糖苷类抗生素等。

第一节　β-内酰胺类抗生素

第三十五章
电子课件

案例导入

> 患者，男，19岁。因"前臂伤口术后化脓4天"入院就诊。患者既往无青霉素过敏史。青霉素皮试（－），医生给予患者青霉素G钠400万U静脉滴注，1 min后，患者出现烦躁不安、胸闷、气促、心悸、皮肤苍白，BP 80/50 mmHg。
>
> **请思考：**
>
> 1. 该患者出现了什么情况？
> 2. 如何进行急救？

β-内酰胺类抗生素（β-lactam antibiotics）种类很多，是目前临床上使用比例最高的抗生素，其化学结构中含有β-内酰胺环，包括青霉素类、头孢菌素类、碳青霉烯类、头霉素类、单环β-内酰胺类和β内酰胺酶抑制剂等。此类抗生素具有抗菌活性强、毒性低、适用范围广、疗效好、品种多等优点，广泛用于各个年龄段的患者。

β-内酰胺类抗生素的作用机制主要是作用于细菌菌体上的青霉素结合蛋白（penicillin-binding proteins，PBPs），可竞争转肽酶，阻碍黏肽的形成，继而造成细胞壁的缺损，导致细菌无法维持菌体内的渗透压。同时，细菌自溶酶释放，导致菌体内部结构破坏，菌体膨胀、裂解而死亡（图35-1）。

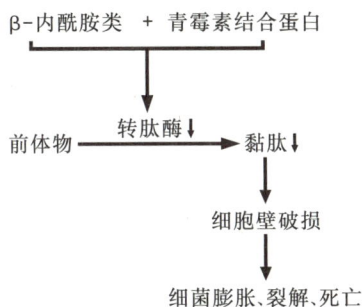

图 35-1　β-内酰胺类抗生素作用机制示意图

由于人体的细胞没有细胞壁结构，因此，本类抗生素对人体的影响较小，毒性较低。由于繁殖期细菌需要合成新的细胞壁，静止期的细菌细胞壁合成不明显，而β-内酰胺类抗生素对已经合成的细胞壁无作用，因此，β-内酰胺类抗生素是繁殖期细菌的杀菌剂。

一、青霉素类

（一）天然青霉素

青霉素G

青霉素G（penicillin G，苄青霉素）是青霉菌培养液中提纯的5种青霉素（X，F，G，K，双H）之一，使用最为常见，也是通常所指的青霉素，临床上常用钠盐或者钾盐，高钾血症的患者禁止使用钾盐。青霉素G粉末制剂稳定，故一般以粉末瓶装保存；溶液环境中，PH值在6.0～7.0最稳定。当环境改变时，青霉素G就非常不稳定，易出现分解，产生有抗原性的降解产物如青霉

噻唑蛋白以及青霉烯酸等，这些物质容易导致机体出现过敏性反应。青霉素 G 不稳定的环境有：溶于水，与酸、碱、醇、氧化剂、金属离子接触，加热等，故青霉素应现用现配，且宜单瓶单用，不宜与其他药物混合滴注。

【体内过程】

青霉素 G 不耐酸，易被消化酶破坏，故不宜口服。肌内注射后，0.5 小时可达血药浓度峰值。本药吸收后可广泛分布于组织、体液中，易透过炎症组织且达有效浓度，胸、腹腔和关节腔液中浓度约为血浆浓度的 50%。可通过胎盘，难以透过血脑屏障，但当颅脑感染，脑脊液中青霉素可达到有效浓度。青霉素血浆蛋白结合率为 45% ～ 65%，血浆半衰期约 30 分钟，仅有 19% 的青霉素经肝代谢，原药及其代谢物主要经肾小管排泄，肾功能减退者药物半衰期可延长。

为了延长青霉素的作用时间，临床上常采用长效的普鲁卡因青霉素（procaine benzylpenicillin，双效西林）和苄星青霉素（benzathine benzylpenicillin，长效西林），两者均采用肌注给药。普鲁卡因青霉素一次注射 80 万 U，作用时间可维持 24 小时；而苄星青霉素一次注射 120 万 U，作用时间可维持 4 周。

【临床应用】

青霉素 G 可肌内注射和静脉滴注，它是治疗敏感的 G^+ 菌（球菌和杆菌）、G^- 球菌、螺旋体所致感染的首选药，对这些微生物有强大的杀灭作用。但是青霉素 G 对革兰氏阴性杆菌、病毒、真菌、支原体、立克次体无效。

1. G^+ 球菌感染　包括金黄色葡萄球菌、溶血性链球菌、肺炎链球菌、草绿色链球菌等引起的感染，常见的疾病有疖、痈、脓肿、骨髓炎、咽喉炎、扁桃体炎、中耳炎、蜂窝织炎、心内膜炎、大叶性肺炎、支气管炎等。

2. G^+ 杆菌感染　包括破伤风杆菌、白喉棒状杆菌、产气荚膜梭形杆菌、炭疽芽孢杆菌等引起的感染，常见的疾病有破伤风、白喉、气性坏疽、炭疽等。

3. G^- 球菌感染　包括脑膜炎奈瑟球菌引起的脑膜炎，以及淋病奈瑟菌引起的淋病。目前，淋病奈瑟菌对青霉素普遍容易耐药。

4. 其他感染　包括螺旋体如梅毒螺旋体、钩端螺旋体、回归热螺旋体引起的感染，还有放线菌感染等。

【不良反应及注意事项】

1. 过敏反应　是青霉素类最常见的不良反应。发生情况与患者的体质、不同药厂的提纯度、储存以及使用的规范性有关。过敏反应的症状有药疹、接触性皮炎、发热、哮喘、间质性肾炎、血清病性反应、溶血性贫血等，这些症状多不严重，消除也很快。最严重的过敏反应为过敏性休克（属 I 型超敏反应），发生和进展速度很快，表现为心悸、胸闷、血压下降、昏迷，如不及时抢救，会导致死亡。

过敏反应的预防措施：①询问过敏史，对青霉素过敏者禁用；②避免滥用和局部用药，避免饥饿时用药；③初次使用、用药间隔 24 小时、更换批号或厂家的均应皮试，结果阳性者禁用；④现用现配，最好不超过 2 小时使用；⑤做好抢救药物和设备的准备，用药后观察 30 分钟无异常后再行离开。

过敏性休克的治疗措施：①就地抢救，采取平卧位或中凹卧位，保持气道通畅，吸氧，保暖；②0.1% 肾上腺素皮下或者肌内注射 0.5 ～ 1 mg，若无效每半小时一次直至脱离危险，小儿剂量酌减，谨慎使用；③立即补充血容量；④出现呼吸抑制时，使用尼可刹米，喉头水肿时，做气管插管或者气管切开；⑤抗过敏可用抗组胺药、肾上腺糖皮质激素如地塞米松；⑥升血压可用多巴胺和阿拉明；⑦出现心跳停止时，立即行心肺复苏，电除颤，以及肾上腺素心内注射等。

2. 赫氏反应　用青霉素 G 治疗梅毒、钩端螺旋体等感染时，可有症状加剧现象，表现为寒战、高热、肌痛、咽痛、心跳加快等，这种现象称为赫氏反应，其原因是大量病原体被杀灭后释放的物质引起的全身反应。

3. 毒性反应　青霉素毒性反应较少见，肌注区可发生周围神经炎。静脉滴注大剂量青霉素可引起肌肉阵挛、抽搐、昏迷等青霉素脑病表现，多见于婴儿、老年人和肾功能减退的患者。

4. 高钾血症、低钾血症、与高钠血症　如静脉给予大量青霉素钾时，可发生高钾血症。高钾血症的患者禁止使用青霉素钾盐。大量使用青霉素钠时，可致高钠血症、极少数可致低钾血症。

📋 处方评判

急性上呼吸道感染的治疗

患者，男，49岁。因"发热3天，伴咳嗽"入院。患者3天前感觉浑身发热，咽喉部不适，伴咳嗽黄色稠厚痰。查体：T 40 ℃，P 96次/分，R 25次/分，BP 120/80 mmHg。听诊心肺无异常。辅助检查：X线未发现肺炎表现。药敏试验显示青霉素与庆大霉素均敏感。

医生诊断：急性上呼吸道感染。处方如下：

Rp：

5% 葡萄糖注射液　500 mL	
青霉素钠粉针剂　960万 U	静脉滴注，一天2次，连用7天
硫酸庆大霉素注射液　8万 U	

请思考：

该处方是否合理？

（二）半合成青霉素

由于天然青霉素口服无效，抗菌谱窄，不耐酶，易产生耐药性，对多数 G⁻ 杆菌如铜绿假单胞杆菌无效等缺点，因此，一些药物化学家对青霉素的结构进行了改造优化，从而获得了一些具有耐酸、耐酶、广谱等特点的半合成青霉素。

1. 耐酸青霉素类　代表药：青霉素 V（penicillin V）。主要特点：耐酸，可口服，不耐酶，对产 β - 内酰胺酶菌无效，用于敏感菌导致的轻症感染。

2. 耐酶青霉素类　代表药：苯唑西林（oxacillin）、氯唑西林（cloxacillin）、双氯西林（dicloxacillin）、甲氧西林（methicillin）等。主要特点：耐酸，可口服，对 β - 内酰胺酶稳定，主要用于产 β - 内酰胺酶菌的感染。

3. 广谱青霉素类　代表药：阿莫西林（amoxicillin）、氨苄西林（ampicillin）。主要特点：耐酸，可口服，不耐酶，广谱，对 G⁺ 菌和 G⁻ 菌都有效。

4. 抗铜绿假单胞杆菌青霉素类　代表药：羧拉西林（carbenicillin）、哌拉西林（piperacillin）、美洛西林（mezlocillin）。主要特点：不耐酸，注射给药，不耐酶，对 G⁻ 杆菌效果强于氨苄西林，对铜绿假单胞杆菌有高效。

5. 抗 G- 杆菌青霉素类　代表药：美西林（mecillinam）。主要特点：对大肠杆菌有高效。

二、头孢菌素类

人类从冠头孢菌的培养液中提取头孢菌素 C，然后以其为原料，经催化水解后引入不同的基团，形成一系列新结构的半合成头孢菌素。根据头孢菌素研发次序、抗菌特点、对 β - 内酰胺酶稳定性以及肾毒性，将头孢菌素分为 5 代。

【体内过程】

可口服的头孢菌素药有头孢氨苄、头孢拉定、头孢克洛、头孢呋辛酯、头孢丙烯、头孢克肟等，这些头孢菌素均耐酸，且胃肠吸收好。无论是口服还是注射给药，吸收后均可迅速渗透至各组织中发挥作用。第三代头孢穿透力强，分布广，脑脊液中能达到有效浓度。头孢菌素一般经肾脏排泄，且尿液中浓度最高；头孢曲松、头孢哌酮主要经肝胆系统排泄。多数头孢菌素半衰期较短（0.5～2.0小时），但头孢曲松半衰期较长，可达8小时，抗菌作用时间可维持24小时。

【临床应用】

头孢菌素类药的临床应用十分广泛，每一代头孢都有其自身的特点，并且可供临床选用的药品不少，具体见表35-1。

1. 第一代头孢菌素　主要用于敏感菌所致的轻中度呼吸道感染、软组织感染、尿路感染等。

2. 第二代头孢菌素　主要用于敏感菌引起的胆道感染、肺炎、菌血症、尿路感染、腹腔感染等。

3. 第三代头孢菌素　主要用于敏感菌所致的严重感染。头孢他定有强大的抗铜绿假单胞杆菌的作用。

4. 第四代头孢菌素　主要用于第三代头孢菌素耐药的G⁻杆菌引起的重度感染，其他适应证与第三代相似，对大肠杆菌作用超过第三代。由于穿透力强，脑脊液浓度高，对细菌性脑膜炎效果更好。

5. 第五代头孢菌素　主要用于复杂性皮肤与软组织感染、社区获得性肺炎和医院获得性肺炎等。

表 35-1　头孢菌素药物的分类及各类特点

分类	代表药物	特点
第一代	头孢拉定（cefradine） 头孢唑啉（cefazolin） 头孢氨苄（cefalexin）	①对 G⁺ 作用强，对 G⁻ 菌作用弱；②对 β-内酰胺酶不稳定；③肾毒性较第二、三代大
第二代	头孢孟多（cefamandole） 头孢呋辛（cefuroxime） 头孢克洛（cefaclor）	①对 G⁺ 菌不如第一代，对 G⁻ 菌作用比第一代强；②对大部分 β-内酰胺酶较稳定；③肾毒性较第一代小
第三代	头孢噻肟（cefotaxime） 头孢曲松（ceftriaxone） 头孢他定（ceftazidime） 头孢哌酮（cefoperazone） 头孢克肟（cefixime）	①对 G⁻ 菌作用强，对 G⁺ 菌作用不及第一代和第二代。对铜绿假单胞菌有效，对厌氧菌有较好的效果；②对大部分 β-内酰胺酶高度稳定；③基本无肾毒性
第四代	头孢吡肟（cefepime） 头孢匹罗（cefotaxime）	①对 G⁺、G⁻ 菌均有较强作用；②对铜绿假单胞杆菌有效；③对大部分 β-内酰胺酶稳定性强；④无肾毒性
第五代	头孢吡普（ceftobiprole） 头孢洛林（ceftaroline） 头孢托罗（bitolterol）	①超广谱抗生素；②对革兰氏阳性菌的作用强于前四代；③对革兰氏阴性菌的作用与第四代头孢菌素相似；④对大部分 β-内酰胺酶高度稳定

【不良反应及注意事项】

1. 过敏反应　是头孢菌素类药最常见的不良反应，多为皮疹、荨麻疹等，偶见过敏性休克。10%第一代头孢过敏者同时有青霉素的交叉过敏，2%～3%第二代头孢过敏者同时有青霉素过敏，0.17%～0.7%第三代和第四代头孢过敏者同时有青霉素过敏。国家卫健委发布的《β-内酰胺类抗菌药物皮肤试验指导原则（2021年版）》不要求头孢菌素做皮试，除了个别的头孢药物说明书上有皮试要求的。同时，青霉素过敏患者可以使用头孢菌素。

2.**肾毒性** 第一代头孢菌素肾毒性在 5 代中最强，大剂量使用时易出现，故应注意给药剂量和给药间隔，用药期间应监测肾功能。第一代头孢菌素尽量避免与氨基糖苷类抗生素、高效利尿药呋塞米等肾毒性高的药物联合应用。第二代头孢菌素药比第一代肾毒性小，第三代、第四代无明显肾毒性。

3.**胃肠道反应** 口服给药可发生胃肠反应，可有恶心、呕吐、腹泻、胃部不适等。

4.**双硫仑样反应** 服用头孢类药期间饮酒可出现此反应，患者表现为面部潮红、发热、头痛、恶心、呕吐、嗜睡、幻觉、血压下降，严重者可致呼吸抑制及死亡。故本类药物在治疗期间或停药一周内，应避免饮酒或进食含乙醇制品。

5.**其他** 第三、四代头孢菌素偶见二重感染，部分头孢菌素类药可致血小板减少性出血。

知识拓展

双硫仑样反应

双硫仑（disulfiram）又称戒酒硫，是一种戒酒药。它的作用机制是抑制肝脏乙醛脱氢酶，阻挠乙醇的正常代谢，致使饮用少量乙醇也可导致乙醛在体内蓄积，随之出现严重的身体不适中毒反应。

有一些药物与双硫仑有类似的作用，如头孢菌素药、甲硝唑、替硝唑、呋喃唑酮、磺胺类药、降糖药（甲苯磺丁脲、氯磺丙脲、格列本脲）等，患者在用药前后有过饮酒，可出现口干、恶心、呕吐、出汗、头痛、胸痛、面部发热、心动过速、视觉模糊等症状，严重者可有精神错乱、呼吸困难、血压下降。医学上将这种现象称为双硫仑样反应（disulfiram-like reaction）。双硫仑样反应的严重程度与用药量与饮酒量成正比。反应较轻的患者，休息后可自行恢复；若出现如呼吸抑制、惊厥、心功能失常等严重反应，需立即采取措施救治。

我们要经常告诫自己的亲人和身边的朋友，在使用可引起双硫仑样反应的药物期间，或者停药后的 1 周时间内，禁止饮酒和进食含酒精的食品或者饮料。

三、新型 β-内酰胺类

（一）头霉素类

头霉素类主要包括头孢西丁（cefoxitin）、头孢美唑（cefmetazole）、头孢替坦（cefotetan），属广谱抗生素，抗菌谱与第二代头孢相同，抗厌氧菌作用强于第三代头孢菌素，对 β-内酰胺酶高度稳定。主要用于腹腔、盆腔、妇科的需氧和厌氧菌混合感染。

（二）氧头孢烯类

氧头孢烯类包括拉氧头孢（latamoxef）、氟氧头孢（flomoxef）等。属广谱抗生素，抗菌谱与三代头孢相似，对 β-内酰胺酶高度稳定，抗菌作用强。对厌氧菌作用甚至超过三代头孢菌素。临床上用于尿路、呼吸道、妇科、胆道感染，以及脑膜炎、败血症的治疗。

（三）单环 β-内酰胺类

常用的单环 β-内酰胺类有氨曲南（aztreonam）。该类药对 β-内酰胺酶稳定，在 G⁻ 需氧菌中，对大肠杆菌、铜绿假单胞杆菌、流感嗜血杆菌及淋球菌作用佳，副作用少。与青霉素无交叉过敏。与氨基糖苷类合用可加强对铜绿假单胞杆菌和肠杆菌属的作用。常作为氨基糖苷类药的替代品。临床上用于大肠杆菌、肺炎克雷伯菌、沙门菌和铜绿假单胞杆菌所致的下呼吸道、泌尿系统、软组织感染、腹腔、生殖系统及败血症的治疗。

（四）碳青霉烯类

碳青霉烯类包括亚胺培南（imipenem）、美罗培南（meropenem）等，抗菌谱广，对大多数 G^+ 菌、G^- 杆菌需氧菌及厌氧菌均有强大的抗菌活性。对各种 β-内酰胺酶高度稳定，抗菌活性较 β-内酰胺类抗生素强，细菌对本品与青霉素类和头孢菌素类抗生素间一般无交叉耐药性，可作为后两者耐药的替代品。常与西司他丁（cilastatin）组成复方制剂。主要用于多重耐药菌引起的严重感染、医院内感染、严重需氧菌和厌氧菌的混合感染。

四、β-内酰胺酶抑制剂

β-内酰胺酶抑制剂（β-lactamase inhibitors）是指能与细菌产生的 β-内酰胺酶发生牢固结合，使酶不可逆的失活。本类药物常与其他 β-内酰胺类抗生素合用，以增强抗菌作用。

克拉维酸

克拉维酸（clavulanic acid）又名棒酸。该药抗菌谱广，抗菌活性低，毒性低，抑酶谱广，与其他 β-内酰胺类抗生素合用以增强抗菌作用，如阿莫西林克拉维酸钾。临床上主要用于产 β-内酰胺酶细菌引起的各种感染。

舒巴坦

舒巴坦（sulbactam）抗菌活性略强于克拉维酸，与 β-内酰胺类抗生素合用有抗菌协同作用，如头孢哌酮舒巴坦。

临床上主要用于产 β-内酰胺酶的流感杆菌、淋球菌、肠杆菌科细菌、金黄色葡萄球菌、脆弱杆菌所致的感染。

他唑巴坦

他唑巴坦（tazobactam）对青霉素酶和 β-内酰胺酶均有较强的抑制作用，较舒巴坦抑酶作用强。

第二节 大环内酯类、林可霉素类及多肽类抗生素

案例导入

患者，男，69 岁。因"高热伴胸痛 1 天"入院就诊。经化验确定肺炎链球菌感染。医生诊断为：大叶性肺炎。患者既往对青霉素和头孢菌素药过敏。

请思考：

1. 该患者可以使用哪些大环内酯药？

2. 根据患者病情，请开具两个抗生素处方。

一、大环内酯类

大环内酯类（macrolides）抗生素是一类具有 14 ～ 16 元大环内酯环基本结构的抗生素。根据化学结构，大环内酯类抗生素分为：14 元大环内酯类，包括红霉素（erythromycin）、克拉霉素（clarithromycin）、罗红霉素（roxithromycin）、泰利霉素（telithromycin）、喹红霉素（cethromycin）等；15 元大环内酯类，包括阿奇霉素（azithromycin）等；16 元大环内酯类，包括麦迪霉素（medemcyin）、乙酰螺旋霉素（acetylspiramycin）等。其中红霉素、麦迪霉素等为天然品；而克拉霉素、罗红霉素、阿奇霉素等为半合成抗生素。

20世纪50年代人类发现了第一代大环内酯药红霉素等，尽管红霉素在部分微生物方面效果良好，但由于抗菌谱较窄，且不良反应较多，于是20世纪80年代，多款第二代大环内酯类药面世，最具有代表性的有阿奇霉素、罗红霉素以及克拉霉素，这几个药半衰期长，且普遍有抗生素后效应（post antibiotic effect，PAE），现已广泛用于临床。目前，人类已经开发出了第三代大环内酯类药，代表有泰利霉素以及喹红霉素。

（一）大环内酯类抗生素基本特征

【抗菌作用】

1.抗菌谱　大环内酯类药抗菌谱较窄，主要对大多数革兰氏阳性菌、厌氧球菌和部分革兰氏阴性菌（包括奈瑟菌、流感嗜血杆菌）有强大的抗菌作用，对军团菌、支原体、衣原体、螺旋体、立克次体、弓形虫等也具有良好的抗菌作用。对产 β - 内酰胺酶的葡萄球菌和耐甲氧西林金黄色葡萄球菌（MRSA）也有一定的抗菌活性。本类药物通常一般浓度为快效抑菌剂，高浓度时为杀菌剂。阿奇霉素对化脓性链球菌、肺炎链球菌以及流感杆菌具有杀菌作用。

2.抗菌机制　大环内酯类药能与细菌核糖体50S亚基发生不可逆的结合，选择性抑制蛋白质合成。由于大环内酯类药与克林霉素、氯霉素都是作用在细菌核糖体50S亚基上相同的结合点上，故这些药物存在着相互拮抗的作用，不适合联合应用。

【体内过程】

红霉素不耐酸，易被破坏，因此，临床上一般采用红霉素的酯化物或者肠衣片。第二代大环内酯类药不易被胃酸破坏，生物利用度高，且半衰期长，使用方便，效果好。食物干扰红霉素、罗红霉素以及阿奇霉素的吸收，但克拉霉素在餐后服用不影响其吸收。药物分布范围广泛，由于不易透过血脑屏障，除脑脊液外，可分布于全身各种体液和组织中。肝、肾、肺中浓度都可高出血药浓度的数倍。本类药主要在肝脏代谢，经胆汁排泄。红霉素和阿奇霉素以原形经胆汁排泄，经肠肝循环部分被重吸收。克拉霉素及其代谢产物经肾脏排泄。泰利霉素大部分在肝脏代谢。

【临床应用】

大环内酯类主要用于对青霉素过敏的 G⁺ 感染患者，军团菌、链球菌、衣原体、支原体、螺旋体、立克次体、白喉杆菌等引起的感染，还可以用于隐孢子虫病及弓形体病的治疗。

【不良反应】

1.胃肠道反应　大环内酯类抗生素普遍有胃肠道不良反应，可出现恶心、呕吐、腹泻、口腔金属味等。红霉素发生率高，而第二代大环内酯类药发生率相较红霉素低。

2.肝损害　常见胆汁淤积，也可导致一过性肝功能损害，患者可见阻塞性黄疸、转氨酶暂时性升高等。药物停用后，肝功能可自行恢复。

3.耳毒性　多见暂时性耳聋，剂量过大或浓度过高时易出现。

4.心脏毒性　红霉素可有心脏毒性，表现为心电图异常、恶性心律失常、个别极严重者可出现昏厥或者猝死。静脉滴注速度过快时易发生。

（二）代表性药物

红霉素

红霉素（erythromycin）是第一代大环内酯类代表性药，是由红链霉菌培养液中提取的天然抗生素，在中性水溶液中性质稳定，不耐酸，碱性环境下作用增强。临床上常用的红霉素制剂有红霉素、依托红霉素、硬脂酸红霉素、琥乙红霉素、乳糖酸红霉素。

红霉素对各种 G⁺ 菌均有很强的抗菌作用，对 G⁻ 菌如百日咳杆菌、流感嗜血杆菌、淋病奈瑟菌、脑膜炎奈瑟菌等亦有效，而对大多数肠道 G⁻ 菌则无活性，对部分螺旋体、立克次体、肺炎支原体、衣原体也有抑制作用。红霉素是耐药的金黄色葡萄球菌和溶血性链球菌感染的首选药，也是军团菌病、白喉、百日咳、支原体肺炎、沙眼衣原体感染的首选药。红霉素还可以用于梅毒、气性坏疽、青霉素过敏等患者。

细菌对红霉素形成的耐药一般不持久，停药数月可恢复其敏感性。本类抗生素之间存在不完全交叉耐药，一般低代别的药物发生耐药，高代别的大环内酯类依然有效。

罗红霉素

罗红霉素（roxithromycin）空腹服用吸收好，餐后吸收率减少一半，半衰期平均为12小时。主要用于敏感菌所致的呼吸道、泌尿生殖道、皮肤软组织及耳鼻咽喉等部位的感染。罗红霉素对革兰氏阳性菌的作用较红霉素差，对军团菌作用较红霉素强。对肺炎衣原体、肺炎支原体、溶脲脲原体的作用与红霉素相当或者略强。

阿奇霉素

阿奇霉素（azithromycin）口服吸收迅速，半衰期长达35～48小时，也是第二代大环内酯类抗生素中最长的，生物利用度37%左右。主要用于敏感菌所致的扁桃体炎、咽炎、中耳炎、鼻窦炎、支气管炎、肺炎、皮肤及软组织感染、沙眼等（肺炎支原体最强）。对化脓性链球菌、肺炎链球菌、流感嗜血杆菌有杀菌作用。对葡萄球菌、链球菌属等革兰氏阳性球菌的抗菌作用较红霉素略差。对流感杆菌作用强于红霉素。

克拉霉素

克拉霉素（clarithromycin）对胃酸稳定，首过消除明显。口服生物利用度55%，半衰期一般为3～7小时。克拉霉素对嗜肺军团菌、肺炎衣原体作用为第一、第二代大环内酯类最强，对甲氧西林敏感的葡萄球菌和链球菌较红霉素略强，对沙眼衣原体、溶脲脲原体作用较红霉素强，对幽门螺杆菌作用良好。

泰利霉素

泰利霉素（telithromycin）抗菌谱与红霉素相似，抗肺炎链球菌作用比红霉素、阿奇霉素、罗红霉素和克拉霉素强上百倍，对呼吸道感染的多重耐药肺炎链球菌、葡萄球菌、链球菌和流感嗜血杆菌都有很强的抗菌活性。临床上用于治疗耐大环内酯类的肺炎链球菌引起的感染及敏感菌所致的呼吸道感染如社区获得性肺炎、慢性支气管炎等。

二、林可霉素类

林可霉素与克林霉素

林可霉素（Lincomycin）又名洁霉素，是由林可链霉菌产生的抗生素，克林霉素（clindamycin）又名氯洁霉素，是林可霉素的衍生物。二者主要通过作用于敏感菌核糖体50S亚基，从而抑制细菌蛋白质的合成而发挥抗菌作用。由于作用部位与大环内酯相近，故与大环内酯类药合用时可产生竞争性拮抗作用。克林霉素作用更强，不良反应相对较少，使用较普遍。林可霉素和克林霉素均属于高效抑菌剂，在高浓度下，对高度敏感细菌也具有杀菌作用。本类药之间存在着完全交叉耐药性，与大环内酯类药之间也存在着交叉耐药性。

【体内过程】

林可霉素口服可吸收，不被胃酸灭活，空腹口服仅20%～30%被吸收，进食后服用则吸收更少。吸收后除脑脊液外，广泛及迅速分布于各体液和组织中，包括骨组织，高浓度见于肾、胆汁和尿液。可迅速通过胎盘。蛋白结合率为77%～82%。林可霉素主要在肝脏代谢，某些代谢产物同样具有抗菌活性。半衰期为4～5.4小时。肾功能减退时，半衰期可延长至10～20小时；肝功能减退时，$t_{1/2}$则为9小时。本品可经胆道、肾脏和肠道排泄，也可分泌入乳汁。

克林霉素口服后迅速吸收，且不被胃酸破坏，空腹生物利用度可达90%，血浆蛋白结合率高达85%～94%。除脑脊液外，可分布于全身各组织器官中，尤其在骨组织、胆汁以及尿液中浓度很高。成人半衰期为2.4～3小时，肝、肾功能损害时，可有所延长。克林霉素在肝脏代谢，部分代谢产物依然具有活性。部分经尿液排泄，少部分经粪便排出。

【适应证】

本类药物对厌氧菌有高效，是治疗金黄色葡萄球菌引起的骨髓炎、关节炎的首选药。还可用于葡萄球菌、化脓性链球菌、肺炎球菌以及多种厌氧菌所致的呼吸道、皮肤软组织、胆道、盆腔、腹腔、心内膜所致的各种感染，包括严重的败血症等。由于林可霉素和克林霉素渗入脑脊液的浓度不能达到有效水平，故不适用于脑膜炎的治疗。

【不良反应】

克林霉素不良反应相较林可霉素要少而轻。二者常见的不良反应有腹痛、腹泻、恶心、呕吐、皮疹等，严重者可出现腹绞痛、严重腹泻（水样或血样）、发热、异常口渴、剥脱性皮炎、异常疲乏或软弱，以及伪膜性肠炎。大剂量林可霉素可引起血压下降，严重者可呼吸心跳停止。林可霉素静脉给药可引起血栓性静脉炎。

三、多肽类

多肽类抗生素属糖肽类抗生素，包括万古霉素类以及多黏菌素类（polymyxins），都属于窄谱的杀菌抗生素。万古霉素类包括万古霉素（vancomycin）、去甲万古霉素（norvancomycin）和替考拉宁（teicoplanin）。多黏菌素类包括多黏菌素B（polymyxin B）、多黏菌素E（polymyxin E）等。万古霉素类因副作用大，过去使用很少，但近年来因能够杀灭耐甲氧西林金黄色葡萄球菌（MRSA）和耐甲氧西林表皮葡萄球菌（MRSE）而作为耐药菌株的备用药。多黏菌素类也由于毒性大，临床应用受限，主要也是作为其他药物耐药的备选用药。

万古霉素类

【体内过程】

万古霉素和去甲万古霉素口服不吸收，肌注可引起剧烈疼痛甚至组织坏死，故只宜稀释后缓慢静脉给药。本类药物可广泛分布于各组织和体液中，在血浆、胸膜、心包、腹膜、腹水中都能达到有效浓度，在尿中浓度很高，但在胆汁中不能达到有效浓度，可少量通过血脑屏障且达到有效浓度，可通过胎盘。本类药物主要经肾脏排泄。替考拉宁口服不吸收，仅可静脉给药，血浆蛋白结合率可达90%，很少在体内代谢，几乎全部以原形从肾脏排泄。在腹腔、肝、胆、胰及黏膜组织中都能达到有效浓度，很难通过血脑屏障。

【药理作用】

万古霉素类可阻断细胞壁合成，造成细胞壁缺损而达到杀灭细菌的作用，尤其是正在分裂增殖的细菌，可表现出强大的杀菌效果。一般不易产生耐药性，与其他抗生素之间也无交叉耐药。

【临床应用】

临床上仅用于对其他抗生素耐药或者β-内酰胺类抗生素过敏的严重G⁺菌感染，特别是MRSA、MRSE、肠球菌等耐药菌的感染。常针对的疾病有败血症、心内膜炎、肺炎、假膜性肠炎、骨髓炎等。

【不良反应】

万古霉素类药的不良反应多且严重，其中的替考拉宁相对较轻，主要表现为耳毒性和肾毒性。耳毒性为本类药物最严重的毒性反应，大剂量应用可出现耳鸣、听力减退甚至耳聋，故使用本类药物时应常规监测患者听力，一旦发生问题，及早停药，多数患者可自行恢复正常功能，少部分停药后依然无法恢复，故本药不宜与其他能够引起耳毒性的药物联合使用，如与氨基糖苷类药物合用。万古霉素类药还有一定肾毒性，多为暂时性的，停药后可自行恢复。万古霉素类药与其他有肾毒性的药物联合使用更易发生肾毒性，如氨基糖苷类药物。其他不良反应还有静脉炎、过敏反应如皮疹等。快速静脉输液时，部分患者可出现后颈部、上肢及上身皮肤极度潮红、红斑、荨麻疹、心动过速和低血压等特征性症状，称为"红人综合征"。

📗 知识拓展

红人综合征

红人综合征（red man syndrome，RMS）又名红颈综合征，是以躯干上部包括脸、颈出现大量的斑丘疹样红斑为特征的综合征，红人综合征同时还可出现寒战、高热、头晕、瘙痒、胸痛、心动过速、血管性水肿等，不同的患者可有不同的具体表现，严重时可出现低血压，甚至危及生命。

红人综合征多发生于万古霉素类药的滴注过程中，与输注本类药物的剂量及速度有关。其中，替考拉宁发生"红人综合征"的概率比万古霉素和去甲万古霉素明显要少。出现红人综合征时一般采用对症治疗，如果患者反应严重，如剧烈瘙痒、头晕、血压下降过快等，应立即停药，同时针对症状给予静脉补液、激素以及抗组胺药治疗。

多黏菌素类

多黏菌素类（polymyxins）只对 G^- 杆菌作用强，尤其是对铜绿假单胞杆菌作用明显，但对 G^- 球菌、G^+ 菌以及真菌无效。本类药物不易产生耐药性，但同类药彼此之间存在着交叉耐受性。药物的毒性较大，不良反应发生率高，常规剂量的不良反应发生率可达 25%，因此不做一线用药。常见的不良反应有肾损害（发生率 22%），多发生于用药 4 天以内，一旦发生，停药后多可自行恢复；还有神经系统毒性症状，如头晕、周围神经炎（口周、手脚感觉异常）、意识混乱、昏迷等；也可引起可逆性的神经阻滞，一旦发生，新斯的明解救无效，需要使用钙剂。

第三节　氨基糖苷类抗生素

📗 案例导入

患者，女，32 岁。因"发热伴咽喉肿痛 1 天"就诊。医生给患者静脉滴注庆大霉素，当使用到 1 周的时候，患者出现间断性耳鸣症状，同时伴有两侧腰部疼痛。尿常规检查显示有蛋白尿及红细胞。

请思考：

1. 该患者使用氨基糖苷类药后出现了什么问题，其背后的原因是什么？

2. 出现上述情况，接下来你会怎样做？

一、氨基糖苷类抗生素的共有特点

氨基糖苷类是指由链霉菌、小单孢菌和细菌所产生的具有氨基糖苷结构的抗生素。包括天然的和人工半合成的，天然的有链霉素（streptomycin）、庆大霉素（gentamicin）、卡那霉素（kanamycin）、妥布霉素（tobramycin）、大观霉素（spectinomycin）和小诺霉素（micronomicin）等；而人工半合成的有阿米卡星（amikacin）、奈替米星（netilmicin）、依替米星（etimicin）等。

【体内过程】

本类药物口服难以吸收，仅作为肠道感染使用，临床上主要采用肌内注射或者静脉注射给药。血浆蛋白结合率低，主要分布于细胞外液；在内耳淋巴液和肾皮质中浓度高（故易发生耳毒性和肾毒性），可透过胎盘屏障，不易透过血脑屏障。碱性环境中作用增强，主要以原形经肾小球排泄。

【药理作用】

氨基糖苷类抗生素对各种需氧 G^- 杆菌有强大的抗菌活性，如埃希菌属、铜绿假单胞杆菌、克雷伯菌属、肠杆菌属、变形杆菌属、志贺菌属、沙门菌属、嗜血杆菌属等；对 G^- 球菌作用较差，如脑膜炎奈瑟菌、淋病奈瑟菌；对链球菌、肠球菌和厌氧菌效果很差；对葡萄球菌效果好。庆大霉素、妥布霉素、阿米卡星对铜绿假单胞杆菌敏感，其中，妥布霉素作用最强。链霉素对鼠疫杆菌和结核杆菌均有效。

本类药物能阻碍细菌蛋白质合成，增加细菌细胞膜的通透性，使菌体内重要物质外漏而死亡，为静止期杀菌剂。细菌对部分氨基糖苷类抗生素存在交叉耐药。

【临床应用】

氨基糖苷类药是广谱抗生素，主要用于敏感需氧 G^- 杆菌引起的全身感染、葡萄球菌引起的感染、鼠疫和结核病。链霉素是鼠疫感染的首选药，也是第一个用于结核治疗的抗生素，目前仍是一线抗结核病药物。

【不良反应】

1. 耳毒性　主要导致两类神经受损，一是前庭神经，二是耳蜗神经。前庭神经受损表现有头晕、视力减退、恶心、呕吐、眩晕以及共济失调，发生率顺序为：新霉素 > 卡那霉素 > 链霉素 > 阿米卡星 > 庆大霉素 > 妥布霉素 > 奈替米星 > 依替米星。耳蜗神经损伤表现为耳鸣、听力下降以及永久性耳聋，发生率顺序为：新霉素 > 卡那霉素 > 阿米卡星 > 庆大霉素 > 妥布霉素 > 奈替米星 > 链霉素 > 依替米星。氨基糖苷类药物的耳毒性直接与内耳淋巴液中的药物浓度相关，药物可造成毛细胞的损伤。耳毒性在早期对人的影响是可逆的，但超过一定度后即可导致不可逆的永久性损害。因此，在使用本类药物时，要经常性监测患者的症状变化，一旦出现眩晕、耳鸣或者听力减退时，要及时停药。同时，本类药物要避免与其他容易引起耳毒性的药物联合使用，如万古霉素类、呋塞米、红霉素、甘露醇等。3 类特殊人群需谨慎使用，儿童尽量回避使用，原因是儿童常常表述不清，不利于医生及时监测；部分老年人有退行性耳聋，易掩盖药物引起的症状；孕妇使用本类药物后，可损害胎儿第 8 对脑神经功能。

2. 肾毒性　本类药物对肾皮质的亲和力非常高，容易导致肾小管上皮细胞损害，严重者可致肾小管急性坏死。临床表现有蛋白尿、血尿、管型尿等，严重者可出现无尿甚至肾衰竭。因此，临床上在使用此类药物时，要定期监测患者肾功能，一旦出现明显的肾损害，要及时停药。同时，本类药物要尽量避免与其他容易引起肾功能损害的药物联用，如第一代头孢菌素药、强效利尿药、万古霉素类药、多黏菌素类药等。

3. 神经肌肉麻痹　此不良反应与给药剂量以及给药途径有关，多见于剂量过大或者滴速过快。患者可表现为心肌抑制、血压下降、肢体瘫痪以及呼吸衰竭。出现神经肌肉麻痹不良反应的发生率顺序是：新霉素 > 链霉素 > 卡那霉素 > 奈替米星 > 阿米卡星 > 庆大霉素 > 妥布霉素 > 依替米星。一旦出现这种情况，可使用新斯的明以及钙剂抢救。本类药物避免与肌肉松弛药、全麻药联合使用。

4.过敏反应　常见的过敏症状有皮疹、发热、口周麻木、血管神经性水肿等，严重者可导致过敏性休克。链霉素过敏性休克发生率仅次于青霉素，但病死率更高。一旦发生，可使用葡萄糖酸钙以及肾上腺素进行解救。

二、常用氨基糖苷类抗生素

常用的氨基糖苷类抗生素及其特点和应用见表35-2。

表35-2　常用的氨基糖苷类抗生素及其特点和应用

药物名称	抗菌作用特点	临床应用
链霉素	对多数 G^- 杆菌有强大的抗菌作用，但毒性大，易耐药，过敏反应发生率在本类药中最高	①鼠疫的首选药物； ②与异烟肼、利福平联合用于结核病的治疗
庆大霉素	抗菌谱较广，抗菌活性强，对 G^- 杆菌作用强，对铜绿假单胞杆菌及金黄色葡萄球菌有效	① G^- 杆菌引起的严重感染，如败血症、骨髓炎、肺炎、脑膜炎等； ②铜绿假单胞杆菌感染，与羧苄西林合用治疗铜绿假单胞杆菌心内膜炎； ③混合感染，与羧苄西林、头孢菌素联合用于 G^+ 杆菌混合感染； ④口服可用于肠道感染或肠道手术前准备
妥布霉素	抗菌谱与庆大霉素相似；对肺炎克雷伯杆菌、肠杆菌属、变形杆菌、铜绿假单胞杆菌作用大约是庆大霉素的 $2\sim4$ 倍，对金黄色葡萄球菌有效	①用于铜绿假单胞杆菌以及各种 G^- 杆菌引起的严重感染； ②对耐庆大霉素的细菌依然有效
阿米卡星（丁胺卡那霉素）	是本类药物中抗菌谱最广的。突出的优点是对许多肠道 G^- 菌，金黄色葡萄球菌和铜绿假单胞杆菌所产生的钝化酶稳定，常用于耐药菌的严重感染	①用于其他氨基糖苷类耐药菌株引起的尿路、呼吸道及肺部等器官组织的感染； ②铜绿假单胞杆菌以及变形杆菌引起的败血症
奈替米星	抗菌谱与庆大霉素相似；对多种氨基糖苷类钝化酶稳定；本药的耳毒性相对较小；对葡萄球菌和其他 G^+ 球菌的作用强于其他氨基糖苷类药	①对耐其他氨基糖苷类药的 G^- 杆菌有效； ②对耐青霉素的金黄色葡萄球菌有效
依替米星	抗菌谱广，不良反应发生率低，耳毒性、肾毒性以及神经肌肉麻醉作用均是目前本类药物中最小的	用于各种敏感菌引起的感染

第四节　四环素类抗生素

四环素类抗生素是由放线菌产生的一类抗生素，包括天然四环素类药物和半合成四环素类药物。天然四环素类药物包括四环素（tetracycline）、金霉素（chlortetracycline）、土霉素（oxytetracycline）等。半合成四环素类药物主要有多西环素（doxycycline）、美他环素（methacycline）、米诺环素（minocycline）、替加环素（tigecycline）等。四环素类药分为3代，第一代代表性药物是四环素、金霉素，由于四环素耐药菌株增多以及不良反应的原因，现在全身使用已经较少，常用于皮肤感染；同样，金霉素由于不良反应多，目前只作外用。第二代代表性药物有多西环素、米诺环素。第三代代表性药物有替加环素（表35-3）。

表35-3　常用的四环素类抗生素

药物名称	抗菌作用特点	临床应用
四环素	受食物影响明显，生物利用度可下降一半。对 G^+ 菌作用强于 G^- 菌，但对 G^+ 菌作用不如青霉素和头孢菌素类药，对 G^- 菌的作用也不如氨基糖苷类药	立克次体、衣原体、支原体及螺旋体感染性疾病
多西环素	口服吸收完全，受食物影响小。抗菌作用比四环素强 $2\sim10$ 倍，且对四环素耐药的金黄色葡萄球菌以及脆弱拟杆菌有效。本药无明显肾毒性	特别适用于敏感细菌合并肾功能不全的感染者
米诺环素	比四环素强 $2\sim4$ 倍，对耐四环素菌株也有作用，对 G^+ 菌的作用强于 G^- 菌，对葡萄球菌高效，对肺炎支原体、沙眼衣原体和立克次体等也有作用。不良反应与四环素类似，但可有前庭反应	耐药菌引起的泌尿生殖系统、呼吸道、胆道、耳鼻咽喉的感染；也可用于酒糟鼻、痤疮的治疗
替加环素	仅可静脉给药，分布广泛，属广谱抗菌药。对耐四环素的菌株有良好效果，对范围内的耐其他类别抗生素的药物也依然有效	复杂皮肤及软组织感染、腹腔感染以及社区获得性肺炎

【药理作用】

四环素类抗生素主要通过抑制细菌蛋白质的合成而发挥抗菌作用。四环素类抗生素属于快效抑菌剂，高浓度时也有杀菌作用。四环素类抗生素对 G^+ 菌、G^- 菌、螺旋体、立克次体、支原体、衣原体、原虫（如阿米巴原虫）等均可产生抑制作用。

【体内过程】

本类药物口服易吸收但不完全，某些离子如 Ca^{2+}、Mg^{2+}、Fe^{2+}、Al^{3+} 可与药物结合形成络合物，由于不溶解，故影响药物吸收。本类药物可广泛分布于骨骼和牙齿中。部分药物在肝脏代谢，经胆汁分泌，可治疗肝胆系统感染。经肾脏排泄，部分药物经粪便排出。

【临床应用】

本类药物为广谱抗生素，综合作用效果以及不良反应类似，常将多西环素作为首选药。可首选用于斑疹伤寒、立克次体病和恙虫病等疾病；还可用于鹦鹉热、衣原体、支原体引起的感染；四环素类还可首选治疗鼠疫、布鲁菌病、霍乱。

【不良反应】

1.胃肠道反应　包括恶心、呕吐、上腹不适、腹痛、腹泻等。

2.二重感染　长期口服或注射使用四环素类药物时，敏感菌被抑制，不敏感菌乘机大量繁殖，从而造成新的感染，称之为二重感染。

3.影响骨骼以及牙齿的生长　本类药物能与骨骼和牙齿中的钙结合，造成恒齿永久性棕黄色色素沉着（俗称牙齿黄染）、牙釉质发育不全，以及生长抑制，还能沉积在胚胎以及幼儿的骨骼中。因此，孕妇、哺乳期妇女和8岁以下的儿童禁止使用。

4.其他　有一定的肝、肾毒性。部分人可引起过敏反应，如皮疹、药热。

处方评判

支气管炎的治疗

某患者被诊断为慢性支气管炎，医生使用中西医结合方法对其进行治疗，开具处方如下：

Rp:

四环素片　0.25 g×100 片

用法：0.5 g，一天 4 次，餐后口服。

牛黄解毒片　10 片 ×12 板

用法：3 片，一天 3 次，口服。

（注：牛黄解毒片中含有石膏成分）

请思考：

该用药处方是否合理？

思考题

1. 简述青霉素过敏的预防以及过敏性休克的治疗措施。
2. 简述第一代至第四代头孢菌素类抗菌药的主要区别，并列举出代表药品。
3. 简述红霉素的临床用途和主要不良反应。
4. 简述氨基糖苷类抗生素的药理作用以及不良反应。
5. 简述四环素类药物的药理作用及不良反应。

知识拓展

常用制剂和用法

青霉素钠（penicillin sodium）注射剂，40 万 U，80 万 U，100 万 U。1 日量为 80 万～200 万 U，分 3～4 次给予，肌内注射。静脉滴注适用于重症，1 日量为 200 万～1 000 万 U，分 2～4 次给予。

普鲁卡因青霉素（procaine penicillin）注射剂，40 万 U，80 万 U。一次 60 万～120 万 U，一日 1 次。

苄星青霉素（benzathine benzylpenicillin）注射剂，60 万 U，120 万 U。一次 60 万～120 万 U，14～28 日 1 次。

青霉素 V 钾（penicillin V）注射剂，40 万 U，80 万 U。一次 20 万～80 万 U，一日 3～4 次，疗程 10 天。

苯唑西林钠（oxacillin sodium）注射剂，0.5 g，1 g，2 g。一次 0.5～1 g，一日 4～6 次，肌内注射或静脉滴注。

氯唑西林钠（cloxacillin sodium）胶囊剂，0.125 g，0.25 g，0.5 g。一次 0.5 g，一日 4 次。注射剂，0.5 g，1 g。一次 0.5 g，一日 4 次，肌内注射。一次 1～2 g，一日 3～4 次，静脉滴注。

氨苄西林钠（ampicillin sodium）胶囊剂，0.25 g，0.5 g。一次 0.25～1 g，一日 4 次。注射剂，0.5 g，1 g，2 g。一次 0.5～1 g，一日 4 次，肌内注射。一次 1～2 g，一日 2～4 次，静脉滴注。

阿莫西林（amoxicillin）胶囊剂、片剂，0.125 g，0.25 g。一次 0.5 g，一日 3～4 次。

羧苄西林钠（carkenicillin sodium）注射剂，1 g，2 g，5 g。一次 1～2 g，一日 4 次，肌内注射或静脉滴注。

哌拉西林钠（piperacillin sodium）注射剂，0.5 g，1 g。一次 1～4 g，一日 2～4 次，肌内注射或静脉滴注。

美西林（mecillinam）注射剂，0.5 g，1 g。一次 0.4～0.6 g，一日 3～4 次，肌内注射或静脉滴注。

头孢氨苄（cefalexin）片剂，0.125 g，0.25 g。一次 0.25～0.5 g，一日 4 次。

头孢唑啉（cefazolin） 注射剂，0.5 g。成人一次 0.5～2 g，一日 2～4 次，肌内注射或静脉注射。

头孢拉定（cefradine） 片剂，0.25 g，0.5 g。成人一次 0.25～0.5 g，一日 3～4 次。注射剂，0.5 g，1 g。一次 0.5～1 g，一日 4 次，肌内注射或静脉滴注。

头孢克洛（cefaclor） 胶囊剂，0.25 g。成人一次 0.25～0.5 g，一日 4 次。

头孢孟多（cefamandole） 注射剂，0.5 g，1 g。成人一次 0.5～1 g，一日 3～4 次，肌内注射或静脉滴注。

头孢噻肟钠（cefotaxime sodium，claforan，凯福隆） 注射剂，0.5 g，1 g。成人一日剂量 2～6 g，分 2 次静脉注射或者静脉滴注。一日不超过 12 g。

头孢曲松（ceftriaxone） 注射剂，0.25 g，0.5 g，1 g。成人每 24 小时 1～2 g，或每 12 小时 0.5～1 g，肌内注射或静脉滴注。最大剂量：一日 4 g。

头孢他啶（ceftazidime，fortum，复达欣） 注射剂，0.5 g，1 g。成人每日 1.5～6 g，分 3 次给药，肌内注射或静脉滴注。

头孢哌酮钠（cefoperazone sodium，cefobit） 注射剂，0.5 g，1 g，2 g。一次 1～2 g，或每 12 小时 1 次。重度感染：一次 2～3 g，每 8 小时一次，肌内注射或静脉滴注。最大剂量：一日 9 g。

头孢匹罗（cefpirome） 注射剂，0.5 g。成人一次 1～2 g，一日 2 次，肌内注射或静脉滴注。

头孢吡肟（cefepime） 注射剂，1 g，2 g。成人一次 1～2 g，一日 2 次，肌内注射或静脉滴注。

头孢吡普（cefopril） 注射剂（粉），500 mg。静脉滴注，500 mg，每 12 小时一次，肾功能不全患者适当减量，疗程 7～14 天。

头孢洛林酯（cefloraxil） 注射剂（粉），400 mg，600 mg。18 岁及以上患者，静脉滴注 600 mg，每 12 小时一次，滴注时间应≥1 小时，疗程应根据患者感染的严重程度、感染部位、临床症状和细菌学检查情况而定。急性细菌性皮肤和皮肤结构感染（ABSSSI）推荐疗程 5～14 天，社区获得性细菌性肺炎（CABP）推荐疗程 5～7 天。

美罗培南（meropenem） 注射剂，0.5 g，1 g。成人一次 0.5～1 g，一日 3～4 次，肌内注射或静脉滴注。

头孢西丁（cefoxitin） 注射剂，1 g。成人一次 1～2 g，一日 3～4 次，肌内注射或静脉滴注。

拉氧头孢（latamoxef） 注射剂，0.5 g，1 g，2 g，成人一次 0.5～2 g，一日 2 次，肌内注射或静脉滴注。

氨曲南（aztrenam） 注射剂，1 g。成人一次 0.5～2 g，一日 2～4 次，肌内注射或静脉滴注。

红霉素（erythromycin） 肠溶片，0.125 g，0.25 g。成人一次 0.25～0.5 g，一日 3～4 次。

琥乙红霉素（erythromycin ethylsuccinate） 片剂，0.125 g，0.25 g。成人一次 0.25～0.5 g，一日 3～4 次。

乳糖酸红霉素（erythromycin lactobionate） 注射剂，0.25 g，0.3 g。成人一次 0.25～0.5 g，一日 3～4 次。先加一定量的灭菌注射用水，用力振摇溶解后稀释，静脉滴注。

罗红霉素（roxithromycin） 片剂，150 mg，250 mg，300 mg。成人一次 150 mg，一日 2 次。

克拉霉素（clarilhromycin，甲红霉素） 片剂，0.25 g，0.5 g。成人一次 0.25～0.5 g，一日 2 次。

阿奇霉素（azithromycin） 片剂，0.125 g，0.25 g，0.5 g。成人一次 0.5 g，一日 1 次。注射剂，0.5 g。一次 0.5 g，一日 1 次，静脉滴注。

盐酸林可霉素（lincomycin hydrochloride） 片剂，0.25 g，0.5 g。成人一次 0.25～0.5 g，饭后服，一日 3～4 次。注射剂，0.2 g∶1 mL，0.6 g∶2 mL。一次 0.6 g，一日 2～3 次，肌内

注射。一次 0.6 g，每 8 ～ 12 小时 1 次，静脉滴注。

磷酸克林霉素（clindamycin phosphate） 胶囊剂，75 mg，150 mg。 成人一次 150 ～ 300 mg，一日 3 ～ 4 次。注射剂，0.3 g∶2 mL，0.6 g∶4 mL。一日 600 ～ 1 200 mg，分 2 ～ 4 次肌内注射或静脉滴注。

盐酸万古霉素（vancomycin hydrochloride） 注射剂，0.5 g。成人一次 0.5 ～ 1 g，一日 2 次，静脉滴注。胶囊剂，0.125 g，0.25 g。成人一次 0.5 g，一日 4 次。

盐酸去甲万古霉素（norvancomycin hydrochloride） 注射剂，0.4 g。一日 0.8 ～ 1.6 g，1 次或分次给予，静脉滴注。

替考拉宁（teicoplanin） 注射剂，200 mg，400 mg。首次 6 ～ 12 mg/kg，以后每次 3 ～ 6 mg/kg，一日 2 次。

硫酸多黏菌素 E（polymyxin E sulfate） 片剂，50 万 U，100 万 U，300 万 U。成人一次 50 万 ～ 100 万 U，一日 3 次。注射剂，100 万 U。成人一次 50 万 ～ 100 万 U，一日 2 次，肌内注射或静脉滴注，疗程不超过 7 天。

硫酸链霉素（streptomycin sulfate） 注射剂，0.75 g，1 g，2 g。成人一次 1 g，一日 1 次，肌内注射。

硫酸庆大霉素（gentamicin sulfate） 注射剂，20 mg∶1 mL（2 万 U），40 mg∶1 mL（4 万 U），80 mg∶1 mL（8 万 U）。成人一次 80 mg，一日 2 ～ 3 次，肌内注射或静脉滴注。滴眼剂，4 万 U∶8 mL。一次 1 ～ 2 滴，一日 3 ～ 5 次。

硫酸阿米卡星（amikacin sulfate） 注射剂，0.2 g（20 万 U）。成人一次 0.2 g，一日 2 ～ 3 次，肌内注射或静脉滴注，疗程不超过 10 天。

硫酸妥布霉素（tobramycin sulfate） 注射剂，10 mg∶1 mL，40 mg∶1 mL，80 mg∶2 mL。成人一次 1 ～ 1.7 mg/kg，每 8 小时 1 次，肌内注射或静脉滴注，疗程 7 ～ 14 天。

硫酸奈替米星（netilmicin sulfate） 注射剂，150 mg∶2 mL。成人一次 3 ～ 4 mg/kg，分 2 次使用，肌内注射或静脉滴注。

盐酸大观霉素（spectinomycin hydrochloride） 注射剂，2 g（200 万 U）。成人一次 2 g，一日 1 次，肌内注射。临用前，每 2 g 加入 0.9% 苯甲醇注射液 3.2 mL，振摇，使之成混悬液，用粗针头注入臂上部外侧深部肌肉内。

硫酸依替米星（etimicin sulfate） 注射剂，50 mg（1 mL），100 mg（2 mL）。 一日 200 mg，一日 1 次，静脉滴注。

多西环素（doxycycline） 片剂，0.05 g，0.1 g。首剂 0.2 g，以后一次 0.1 ～ 0.2 g，一日 1 次。

米诺环素（minocycline） 片剂或胶囊剂，0.05 g，0.1 g。首剂 0.2 g，以后一次 0.1 g，一日 2 次。

第三十五章
目标测试

（李伟）

第三十六章

人工合成抗菌药

■ 素质目标

具有细心、耐心、爱心、责任心等医师必备的职业道德。

具有安全合理用药意识。

■ 知识目标

掌握人工合成抗菌药代表性药物的临床应用和主要不良反应。

熟悉人工合成抗菌药代表性药物的作用机制和体内过程。

了解非代表性人工合成抗菌药物的作用特点。

■ 能力目标

能根据患者的疾病合理选用药物。

能正确指导患者合理使用本章节代表性药。

第一节　喹诺酮类抗菌药

案例导入

> 患者，男，12岁。因"反复咳嗽1周"就诊。经痰液化验检查确诊为支原体感染，医生给其开具盐酸左氧氟沙星注射液100 mL，静脉滴注。静脉滴注过程中，患者出现了滴注侧上臂皮肤散发红疹，伴瘙痒。医生见药液即将滴完，且患者无大的不良反应，依然决定将药物输完。患者输完药液后2小时在太阳底下玩耍，面部和颈部出现大片红斑，并瘙痒异常。
>
> 请思考：
> 1. 该患者出现了哪些情况？
> 2. 医生用药存在哪些问题？

一、概述

喹诺酮类（quinolones）属于人工合成抗菌药，按发明上市的先后顺序及其抗菌性能的不同，分为四代。目前我国抗菌药的使用量上，喹诺酮类抗菌药仅次于 β - 内酰胺类抗生素。

第一代喹诺酮类从20世纪60年代开始使用，包括萘啶酸（nalidixic acid）和吡咯酸（piromidic acid）等。因其作用范围窄，疗效不佳以及不良反应多，现已很少使用。

第二代喹诺酮类，代表药为吡哌酸（pipemidic acid），在抗菌谱方面有所扩大，对肠杆菌属、铜绿假单胞杆菌、沙雷杆菌也有一定的抗菌作用。临床上仅用于这些敏感菌引起的尿路以及肠道感染。

第三代喹诺酮类的抗菌谱更广，对葡萄球菌等 G^+ 菌也有抗菌作用，对一些 G^- 菌的抗菌作用则进一步加强。本类药物中，国内已上市的有诺氟沙星（norfloxacin）、氧氟沙星（ofloxacin）、左氧氟沙星（levofloxacin）、环丙沙星（ciprofloxacin）等。因为本代药物的分子中均有氟元素，因此又称为氟喹诺酮。

第四代喹诺酮类是从20世纪90年代开始研制的，抗菌谱更为广泛，抗厌氧菌活性明显增强，抗 G^+ 菌活性也更强，并保持原有的抗 G^- 菌的活性，对肺炎支原体、肺炎衣原体、军团菌以及结核分枝杆菌的作用也更强，不良反应总体上更小，但价格较贵，代表药有莫西沙星。

【体内过程】

第三代、第四代药物大多口服吸收良好，诺氟沙星生物利用度相对较低，仅为30% ～ 40%；环丙沙星生物利用度为56%；氧氟沙星、左氧氟沙星以及莫西沙星生物利用度都达到了90% 及以上。诺氟沙星空腹吸收更好，食物明显影响吸收；环丙沙星空腹服用更好，餐后口服影响吸收速度但不影响总量；氧氟沙星吸收不受食物影响。本类药物在体内的分布较广，可进入肝、胆、肾、肺、骨、关节、前列腺等。本类药物多数经肝脏、肾脏两种方式消除，氧氟沙星、左氧氟沙星主要以原形经肾脏排出。

【药理作用】

喹诺酮类抗菌药主要作用于细菌 DNA 回旋酶（G^- 菌）和拓扑异构酶Ⅳ（G^+ 菌），而 DNA 回旋酶和拓扑异构酶Ⅳ都是细菌生长所必需的酶，其中任意一种酶受到抑制都影响细菌细胞的生长，最终可导致细菌细胞死亡。喹诺酮类抗菌药对 G^- 菌作用强大，尤其对需氧 G^- 杆菌包括铜绿假单

胞杆菌在内均有强大的杀菌作用，其中环丙沙星的活性最强。对革兰阳性球菌、衣原体、支原体、军团菌及结核分枝杆菌也有效。左氧氟沙星对肺炎链球菌在内的革兰阳性菌作用最强。

近些年，铜绿假单胞杆菌、金黄色葡萄球菌、肺炎链球菌、大肠杆菌、肠球菌等对本类药物的耐药率在不断增高，例如，目前我国的大肠杆菌对本类部分药物的耐药率，从 20 世纪 90 年代的 30% 上升到了 70%。耐药的原因与 DNA 回旋酶的变异、细菌胞质膜药物的通透性降低以及细菌的药物主动外排表达有关。本类药物之间存在着交叉耐药性。

【临床应用】

本类药物（第三代、第四代）都是广谱的杀菌药。主要用于敏感病原微生物导致的泌尿生殖道、肠道、呼吸道、胆道、骨、关节、皮肤软组织等各种器官组织的感染。

1. 骨骼系统感染　骨和关节的感染治疗时间较长，对于敏感菌引起的慢性骨髓炎、化脓性关节炎，可推荐使用喹诺酮类抗菌药。

2. 泌尿生殖系统感染　对于敏感菌所致的单纯性、复杂性尿路感染，急慢性细菌性前列腺炎，淋球菌性尿道炎，宫颈炎，环丙沙星、氧氟沙星等氟喹诺酮类药都有良好的疗效。环丙沙星是治疗铜绿假单胞杆菌引起的尿道感染的首选药。

3. 肠道感染　本类药物可用于治疗敏感菌导致的细菌性肠炎、菌痢、腹泻、伤寒、副伤寒等。本类药物首选用于志贺菌引起的急性、慢性中毒性菌痢。对于沙门菌引起的伤寒、副伤寒，可首选氟喹诺酮。

4. 呼吸道感染　左氧氟沙星、莫西沙星常与万古霉素联用治疗耐青霉素的肺炎链球菌感染，氟喹诺酮（诺氟沙星除外）常替代大环内酯类药用于支原体、衣原体导致的肺炎，以及嗜肺军团菌导致的军团病。

5. 皮肤软组织的感染　用于各种敏感菌引起的皮肤等软组织的感染。

6. 其他　用于败血症、细菌性脑膜炎、腹膜炎等严重感染。

【不良反应】

本类药物的不良反应主要有：①胃肠道反应：恶心、呕吐、胃部不适、疼痛等；②中枢神经系统反应：头痛、头晕、失眠等，可致精神症状，可诱发癫痫；③软骨生长的影响：本类药物可影响动物软骨发育，对人的软骨影响尚缺乏足够的研究资料，美国 FDA 将其列为 C 级药，孕妇、未成年儿童应禁用；④肾损害：本类药物可产生结晶尿，尤其在碱性尿中更易发生；⑤肝损害：大剂量或长期应用本类药物可致；⑥皮肤损害：第三代、第四代喹诺酮类药具有光毒性，表现为患者皮肤被阳光照射部位出现红斑或严重的大疱疹；其他皮肤损害还有剥脱性皮炎等。

【禁忌证】

喹诺酮类药过敏者，18 岁以下的青少年禁用。妊娠以及哺乳期妇女禁止使用。

二、常用喹诺酮类药物

临床上常用的喹诺酮类药物主要是第三代和第四代药，包括诺氟沙星、环丙沙星、氧氟沙星、左氧氟沙星、莫西沙星等，药物的作用及临床应用见表 36-1。

表 36-1　常用喹诺酮类抗菌药的作用及临床应用

药物名称	抗菌作用及临床应用
诺氟沙星 （氟哌酸）	对大多数革兰氏阴性菌有强大的抗菌活性，对金黄色葡萄球菌也有作用，但是对厌氧菌、支原体、衣原体、军团菌以及分枝杆菌无效。临床上主要用于敏感菌导致的泌尿道和胃肠道感染以及软组织等部位的感染

续表

药物名称	抗菌作用及临床应用
环丙沙星	抗菌谱广，对绝大多数革兰氏阴性菌的体外抗菌活性明显强于其他氟喹诺酮类药，对铜绿假单胞杆菌、链球菌以及葡萄球菌都有高效；对沙眼衣原体、支原体、军团菌、结核杆菌有效；但对多数厌氧菌无效。临床上用于敏感菌所致的各种感染
氧氟沙星	在尿中的浓度居喹诺酮中最高，而在胆汁中的浓度是血药浓度的 7 倍，易透过血脑屏障，且对结核杆菌、衣原体、部分厌氧菌有杀灭作用。氧氟沙星可作为二线的抗结核药
左氧氟沙星	是氧氟沙星的左旋体。抗菌谱与氧氟沙星相同，但活性是氧氟沙星的 2 倍。常用作耐青霉素药的细菌的首选药之一，对幽门螺杆菌有效
莫西沙星	除具有第三代药的作用外，还对革兰氏阳性菌、厌氧菌、支原体、衣原体、结核分枝杆菌有显著的杀灭作用，对耐 β - 内酰胺类抗生素的肺炎链球菌、流感嗜血杆菌依然有高效

第二节　磺胺类抗菌药

一、概述

　　磺胺类药物（sulfonamides）为人工合成的抗菌药，用于临床已有 90 余年历史。具有抗菌谱广、性质稳定、使用简便等优点。1969 年，人类发现磺胺增效剂甲氧苄啶（TMP）与磺胺类药联合应用，其抗菌作用增强、治疗范围进一步扩大。尽管近几十年有大量抗生素问世，但磺胺类药中一些品种仍然占有重要的地位。

　　根据临床使用范围，可将磺胺类药物分为 3 类：①肠道易吸收的磺胺药：主要用于全身感染，如败血症、尿路感染、骨髓炎等。根据药物作用时间的长短又可分为短效、中效和长效类。短效类作用时间可维持 4～8 小时，半衰期为 8 小时以内，每日需服 4 次，如磺胺异噁唑（SIZ），短效类因为不良反应较多，且使用不方便，现在已经很少使用；中效类作用时间可维持 10～24 小时，半衰期为 10～15 小时，每日服药 2 次，如磺胺嘧啶（sulfadiazine，SD）、磺胺甲噁唑（sulfamethoxazole，SMZ），中效类在磺胺药中使用最广泛；长效类的作用及半衰期均在 24 小时以上，如磺胺甲氧嘧啶（sulfamethoxydiazine，SMD）等，长效类的临床指征不多，故也较少使用。②肠道难吸收的磺胺药：能在肠道保持较高的药物浓度，主要用于肠道感染如菌痢、肠炎等，如柳氮磺吡啶（sulfasalazine）。③外用磺胺药：主要用于烧伤感染、化脓性创面感染、眼科疾病等，如磺胺嘧啶银（SD-Ag）、磺胺嘧啶锌（SD-Zn）、甲磺米脓（SML）、磺胺醋酰（SA）。

【体内过程】

　　用于全身感染的磺胺类抗菌药口服迅速吸收，在组织和体液中分布广泛。不同的药物与血浆蛋白结合率差别较大，磺胺嘧啶易透过血脑屏障，脑脊液中浓度高。磺胺类抗菌药主要经肝脏代谢失活，原形药及代谢物在碱性尿液中溶解度高，在酸性尿液中溶解度低，易析出结晶而损害肾脏。

【药理作用】

　　细菌的生长繁殖离不开叶酸，叶酸是合成细菌必需成分核酸的原料。细菌本身并不能直接利用外界环境中的叶酸，而是将环境中的对氨基苯甲酸（PABA）和二氢蝶啶、L- 谷氨酸在二氢叶酸合成酶催化下合成二氢叶酸（FH_2）。二氢叶酸继续在二氢叶酸还原酶的作用下形成四氢叶酸，四氢叶酸作为一碳单位转移酶的辅酶，参与到核酸前体物嘌呤和嘧啶的合成（图 36-1）。磺胺药的化学结构与 PABA 类似，能与 PABA 竞争二氢叶酸合成酶，从而影响二氢叶酸的合成，达到最终抑制细菌生长和繁殖的目的。

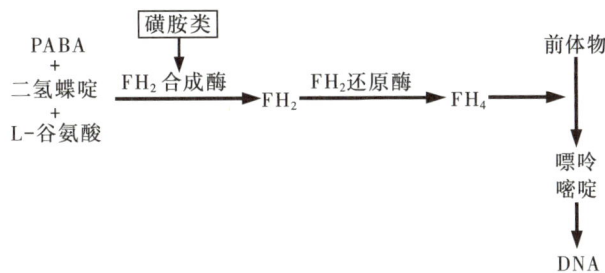

$$
\begin{array}{c}
\text{PABA} \\
+ \\
\text{二氢蝶啶} \\
+ \\
\text{L-谷氨酸}
\end{array}
\xrightarrow[\text{FH}_2\text{合成酶}]{\boxed{\text{磺胺类}}}
\text{FH}_2
\xrightarrow{\text{FH}_2\text{还原酶}}
\text{FH}_4
\longrightarrow
\begin{array}{c}
\text{前体物} \\
\downarrow \\
\text{嘌呤} \\
\text{嘧啶} \\
\downarrow \\
\text{DNA}
\end{array}
$$

图 36-1　磺胺类抗菌类药物的作用机制

由于磺胺类抗菌药的作用方式是一个竞争酶的过程，为了保证其在竞争中占据绝对优势，临床用药时注意：①剂量应充足，使用时首次剂量加倍，使血中磺胺药的浓度明显超过 PABA 的量；②由于脓液和坏死组织中含有大量 PABA，因此应先清创后再用药；③避免与能在体内分解出 PABA 的药物合用，如普鲁卡因。

磺胺类抗菌药属于广谱的抑菌剂，对许多 G^+ 菌和一些 G^- 菌、衣原体和某些原虫（如疟原虫和阿米巴原虫）等都有抑制作用。在 G^+ 菌中对链球菌和肺炎球菌高度敏感，对葡萄球菌和产气荚膜杆菌中度敏感；G^- 菌中敏感的细菌有脑膜炎奈瑟菌、大肠杆菌、变形杆菌、痢疾杆菌等；磺胺类抗菌药对病毒、螺旋体、支原体、立克次体无效。目前认为，不同的磺胺类抗菌药，抗菌力的差别在量的方面，而不在质的方面。

磺胺类抗菌药单用易产生耐药性，且磺胺类抗菌药彼此之间存在着交叉耐药性。

【临床应用】

1. 流行性脑膜炎　各种磺胺类抗菌药中，以 SD 渗入脑脊液中的浓度最高，故治疗脑膜炎时，首选 SD。轻症可口服给药。重症静脉给药。

2. 尿道感染　一般选用溶解度较大、原形从尿液中排出多的磺胺类抗菌药。可用 SIZ、SMZ。SMZ 常与抗菌增效剂（TMP）按 5∶1 比例，制成复方新诺明片，抗菌作用可增至数倍到数十倍。

3. 呼吸道感染　由细菌引起的急性上、下呼吸道感染，咽喉部感染。临床常用 SMZ＋TMP。

4. 肠道感染　一般选用胃肠道难吸收的磺胺类抗菌药如柳氮磺吡啶。目前，肠道耐药菌株已有所增加，所以在治疗时，可加用一些易吸收的磺胺类抗菌药，如 SMZ＋TMP。

5. 局部感染　常选外用磺胺类抗菌药。眼部疾病可用 SA。烧伤和创伤感染可选用 SD-Ag、SD-Zn、SML，三者都有抗铜绿假单胞杆菌作用。

【不良反应】

1. 过敏反应　最常见的是皮疹、药物热。一般在用药后 5～9 天发生，儿童多见。磺胺类抗菌药物之间有交叉过敏，因此当患者对某一磺胺类抗菌药过敏，换用其他磺胺类抗菌药也容易过敏。患者一旦发生过敏，应立即停药。长效类磺胺类抗菌药血浆蛋白结合率高，停药数天血中仍有药物的存在，故危险性很大。

2. 肾脏损害　由于经肝代谢后的乙酰化磺胺溶解度低，尤其在尿液偏酸性时，易在肾小管中析出结晶，引起血尿、尿痛等症状。为预防肾脏损害，可加服碳酸氢钠或柠檬酸盐碱化尿液，增加排出物的溶解度；同时大量饮水，增加尿量，降低排出物的浓度并及时将其排出；老人和肾功能不良者应慎用。

3. 造血系统的影响　磺胺类抗菌药能抑制骨髓造血，引起粒细胞、血小板的减少，同时还可导致再生性障碍性贫血。对于先天性葡萄糖 -6- 磷酸脱氢酶（G-6-PD）缺乏患者，磺胺类抗菌药可引起溶血性贫血。磺胺类抗菌药还可以通过母体进入胎儿循环，与游离胆红素竞争血浆蛋白的结合部位，使游离胆红素浓度升高，引起核黄疸。故孕妇、2 岁以下婴儿禁止使用。长期应用磺胺类抗菌药患者需要注意监测血象变化。

4. 中枢神经系统和胃肠道反应　多由于磺胺达到足量所致。

二、代表性药物

磺胺嘧啶

磺胺嘧啶（sulfadiazine，SD）属中效磺胺药，抗菌作用强。曾为治疗脑膜炎的首选药物，由于耐药菌株的出现，现已较少使用。其与乙胺嘧啶合用可治疗弓形虫病。也可用于治疗尿路感染。

磺胺甲噁唑

磺胺甲噁唑（sulfamethoxazole，SMZ）又名新诺明，属中效磺胺药，脑脊液浓度低于 SD，但尿中浓度与 SD 接近。本品抗菌谱广，抗菌作用强，对葡萄球菌、大肠杆菌特别有效。主要用于尿路感染、呼吸道感染、肠道感染、沙门菌属感染、小儿急性中耳炎、流脑的预防等。

磺胺嘧啶银

磺胺嘧啶银（SD-Ag）属外用短效磺胺药，具有磺胺嘧啶的抗菌作用和银盐的收敛作用。本品抗菌谱广，对多数 G^+ 菌和 G^- 菌均有良好的抗菌活性，抗菌作用不受脓液中 PABA（对氨基苯甲酸）的影响。磺胺嘧啶银的抗铜绿假单胞杆菌作用强，局部使用作用持久，但穿透力不及甲磺米脓，还可促进创面干燥、结痂及愈合。用于预防和治疗Ⅱ度、Ⅲ度烧伤继发的创面感染，不用于深度感染。该药局部刺激性少，偶可引起刺痛。局部创面涂药后，可呈现褐色，可妨碍医务人员病情观察。

磺胺嘧啶锌

磺胺嘧啶锌（SD-Zn）作用和磺胺嘧啶银类似，也属外用磺胺药。抗菌谱广，对多数 G^+ 菌和 G^- 菌均有良好的抗菌活性。该药可释放出磺胺嘧啶和锌离子，磺胺嘧啶具有抑菌作用，而锌具有破坏细菌 DNA 结构的作用，同时还可补充体内丢失的锌，促进创面修复。过敏发生少见。

甲磺米脓

甲磺米脓（sulfamylon，SML），化学性质稳定，不受脓液、渗液的影响，且易溶于水，有很强的穿透力，可透过焦痂，可用于深部坏死组织，易入血，不作全身使用。常用于预防和治疗Ⅱ、Ⅲ度烧伤伴发创面感染的患者。

磺胺醋酰

磺胺醋酰（Sulfacetamide，SA）又名乙酰磺胺、醋磺酰胺，为局部短效磺胺药。本品对葡萄球菌、溶血性链球菌、脑膜炎球菌、大肠杆菌、淋球菌和沙眼衣原体有抑制活性，对沙眼衣原体较为敏感，对真菌也有抑制活性。临床上主要用于眼部的各种常见细菌、真菌、沙眼衣原体感染。

第三节　甲氧苄啶

甲氧苄啶（Trimethoprim，TMP）口服易吸收且完全，吸收率达 90% 以上。吸收后广泛分布于组织和体液中。甲氧苄啶可透过血脑屏障至脑脊液中，也可透过胎盘屏障，还可透过乳汁。药物主要以原形和代谢物经尿液排出。少量药物（约为给药量的 4%）可从胆汁及粪便中排出。

【药理作用】

甲氧苄啶是细菌二氢叶酸还原酶抑制剂，属磺胺增效药。其抗菌作用为干扰细菌叶酸代谢。甲氧苄啶选择性抑制细菌的二氢叶酸还原酶，继而使二氢叶酸不能还原为四氢叶酸，从而抑制细菌合成核酸而影响生长繁殖。甲氧苄啶对多数 G^+ 菌及 G^- 菌都有抗菌活性；此外，对疟原虫及某些真菌也有一定作用。在 G^+ 菌中，链球菌属含肺炎链球菌对甲氧苄啶比较敏感。在 G^- 菌中，大肠杆菌、沙门菌属、痢疾杆菌、伤寒杆菌、百日咳杆菌等对甲氧苄啶敏感。甲氧苄啶对铜绿假单胞杆菌、脑膜炎奈瑟菌无抗菌作用。

【临床应用】

TMP 常与 SMZ 或 SD 联合应用，即复方新诺明片（TMP＋SMZ）和双嘧啶（SD＋TMP）片。用于治疗呼吸道感染、尿路感染、肠道感染、败血症、脑膜炎、伤寒、细菌性痢疾等。TMP 也可与长效磺胺药合用于耐药的恶性疟的防治。

第四节　硝基呋喃类抗菌药

硝基呋喃类药物是一种广谱抗生素，对大多数 G^+ 菌、G^- 菌、真菌和原虫等病原体均有杀灭作用。有研究资料显示，硝基呋喃类药物及其代谢物对动物存在致癌、致畸的毒性作用，但目前对人体尚未有致癌、致畸病例报道。

呋喃妥因

呋喃妥因（nitrofurantoin）又名呋喃坦啶，为合成抗菌药，抗菌谱较广，对大多数 G^+ 菌、G^- 菌均有抗菌作用，如金葡菌、大肠杆菌及化脓性链球菌等。对铜绿假单胞杆菌无效，耐药菌株形成慢，与其他类别药物之间无交叉耐药性。由于血药浓度低，而尿中能达到有效治疗浓度，故一般不作全身其他组织感染的治疗，而仅用于敏感菌导致的泌尿道的感染。临床上主要用于敏感菌所致肾盂肾炎、尿路感染、膀胱炎及前列腺炎等。

呋喃妥因的不良反应中较常见的有胸痛、寒战、咳嗽、发热、呼吸困难（肺炎）等；较少见的有眩晕、嗜睡；大剂量可致周围神经炎。

呋喃唑酮

呋喃唑酮（furazolidone）又名痢特灵，口服不易吸收，仅 5%，肠道内可保持较高的药物浓度。部分吸收药物随尿排出。

【药理作用】

呋喃唑酮为广谱抗菌药，对 G^+ 菌、G^- 菌均有一定的抗菌作用，特别是幽门螺杆菌。其作用机制为干扰细菌氧化还原酶从而阻断细菌的正常代谢。

【适应证】

呋喃唑酮因为安全问题，目前片剂仅用于难以根除的幽门螺杆菌感染。

【不良反应】

呋喃唑酮主要的不良反应有恶心、呕吐、腹泻、头痛、头晕、药物热、皮疹、哮喘、直立性低血压、低血糖等，偶可出现溶血性贫血、黄疸及多发性神经炎。当一日剂量超过 0.4 g 或总量超过 3 g 时，可引起精神障碍及多发性神经炎。使用本药期间及停药 5 天内禁止饮酒，以避免双硫仑样反应。葡萄糖 -6- 磷酸脱氢酶（G-6PD）缺乏者可致溶血性贫血，目前禁用此类病人。孕妇及哺乳期妇女禁用。14 岁以下儿童禁用。为了安全起见，国家已经将呋喃唑酮复方制剂退出国内市场。

思考题

1. 简述常用的喹诺酮抗菌药有哪些不良反应。
2. 简述磺胺类药物的作用机制和主要不良反应。

知识拓展

常用制剂和用法

诺氟沙星（norfloxacin） 胶囊，100 mg。一次 300 ～ 400 mg，一日 2 次。

氧氟沙星（ofloxacin） 片剂，100 mg。一次 200 ～ 400 mg，一日 2 次。注射剂，400 mg：100 mL。静脉滴注一次 400 mg，每 12 小时一次。

左氧氟沙星（levofloxacin） 片剂，100 mg。一次 200 mg，一日 2 次；或一日 500 mg，一日 1 次。注射剂，200 mg：100 mL。静脉滴注一次 400 mg，每 12 小时一次。

环丙沙星（ciprofloxacin） 片剂，0.25 g。一次 0.25 ～ 0.5 g，一日 2 ～ 3 次。注射剂，200 mg：100 mL。静脉滴注一次 200 mg，每 12 小时 1 次，滴注时间不少于 30 分钟。

莫西沙星（moxifloxacin） 片剂，400 mg。一次 400 mg，一日 1 次。注射剂，400 mg：250 mL。静脉滴注一次 400 mg，一日 1 次。

磺胺嘧啶（sulfadiazine） 片剂，0.5 g。一次 1 g，一日 2 次，首剂加倍，服等量碳酸氢钠。注射剂，0.4 g：2 mL。治疗流行性脑膜炎：一次 2 g，一日 4 次。钠盐可深部肌内注射。

磺胺甲噁唑（sulfamethoxazole，SMZ） 片剂，0.5 g。一次 1 g，一日 2 次，首剂加倍。服等量碳酸氢钠。

柳氮磺吡啶（sulfasalazine） 片剂，0.25 g。治疗溃疡性结肠炎时，一次 0.5 ～ 1 g，一日 2 ～ 4 次，好转后减量为一日 1.5 g，直至症状消失。

甲氧苄啶（trimethoprim） 片剂，0.1 g。一次 0.1 ～ 0.2 g，一日 2 次。

呋喃唑酮（furazolidone） 片剂，0.1 g。一次 0.1 g，一日 3 ～ 4 次。

呋喃妥因（nitrofurantoin） 肠溶片，0.1 g。一次 0.1 g，一日 4 次。

（李伟）

第三十六章 目标测试

素质目标

具有严谨、务实、细致、耐心等医师必备的职业素养。

具有依法、依规行医的意识。

知识目标

掌握一线抗结核病药的药理作用、临床应用及主要不良反应。

熟悉二线及新一代抗结核病药的作用特点、临床应用及临床用药原则。

了解各类抗结核药物的体内过程。

能力目标

具有良好人际沟通能力，能对结核病患者进行正确生活指导及用药指导。

会观察、判断抗结核病药的不良反应。

结核病（tuberculosis）是由结核分枝杆菌感染而引起的一种慢性传染病，该病有较强的传染性，以肺部感染最为多见，临床称为肺结核（pulmonary tuberculosis），也可以通过血液播散至全身多个器官和组织。目前抗结核病药有 3 大类，即一线、二线以及新一代抗结核病药。一线抗结核病药主要包括异烟肼、利福平、乙胺丁醇、链霉素、吡嗪酰胺等，该类药物效果好、不良反应少、患者易耐受；二线抗结核病药主要包括对氨基水杨酸钠、乙硫异烟胺、卡那霉素、新霉素、卷曲霉素等，此类药物毒性相对较大、疗效相对较差，临床上主要用于一线药产生耐药或者联用其他抗结核药；新一代抗结核病药包括利福喷丁、氟喹诺酮类等，此类药物疗效较好、毒副作用相对较小，可用于耐多种结核病药的患者。

抗结核病药的作用机制：①阻碍细菌细胞壁的合成，如乙硫异烟胺、环丝氨酸；②干扰结核杆菌代谢，如对氨基水杨酸钠；③抑制 RNA 合成，如利福平；④抑制结核杆菌蛋白质合成，如链霉素、卷曲霉素等；⑤多种机制并存或机制未明，如异烟肼、乙胺丁醇。

第一节　抗结核病药

案例导入

> 患者，男，31 岁。因"咳嗽、咳痰 4 周伴午后低热、盗汗 1 周"收治入院。查体：T 37.6 ℃，P 88 次 / 分，R 22 次 / 分，BP 120/80 mmHg。神志清楚，体型消瘦，皮肤巩膜无黄染，浅表淋巴结未触及肿大。双肺呼吸音粗，未闻及干、湿啰音及胸膜摩擦音。心率 88 次 / 分，律齐，未闻及杂音。腹平软，肝脾肋下未触及。双下肢无水肿。胸部 X 线：右上肺见不规则斑片状阴影，其内可见空洞，无液性平面。实验室检查：ESR 75 mm/h（正常成年男性参考值 0 ～ 15 mm/h）。
>
> 初步诊断：右上肺浸润型肺结核。
>
> 请思考：
>
> 1. 结核病的治疗原则是怎样的？
> 2. 请为该患者制订药物治疗方案。
> 3. 该患者在用药期间需要注意的事项有哪些？

一、一线抗结核病药

异烟肼

异烟肼（isoniazid，INH）又名雷米封（rimifon），是异烟酸的肼类衍生物，具有良好的水溶性、性质稳定、杀菌力强、不良反应少、可口服以及价格低廉等特点。

【体内过程】

异烟肼口服或注射均易吸收。口服后 1 ～ 2 小时血药浓度达峰值，并迅速分布于全身组织体液和细胞液中，包括脑脊液、胸水、腹水、皮肤、肌肉、乳汁和干酪样组织。异烟肼可通过胎盘屏障。异烟肼大部分在肝脏内被代谢，少部分以原形经肾脏排出。在体内的代谢过程分为两种类型：慢代谢型和快代谢型，慢代谢型患者易发生药物蓄积中毒，每日给药不良反应多见。慢代谢型半衰期为 3 小时，快代谢型半衰期为 70 分钟左右，肝、肾功能损害者可适度延长。间歇给药方法，快代谢型者药物消除速度较快，疗效比慢代谢型差。遗传因素是影响异烟肼代谢速度的主要原因，种族差异尤为明显。

【药理作用】

异烟肼对活动期结核生长旺盛的结核分枝杆菌有强大的杀菌作用；对静止期结核分枝杆菌无杀菌作用，仅有抑菌作用。当药物从体内清除后，结核分枝杆菌又可进入活动期恢复增殖。该药的作用效果与病灶部位的药物浓度有关，低浓度时抑菌，高浓度时杀菌。

异烟肼的作用机制至今尚未明确，目前有以下几种观点：①抑制分枝菌酸的生物合成（分枝菌酸是结核分枝杆菌细胞壁的重要组成成分），阻止分枝菌酸前体物质长链脂肪酸的延长，使结核分枝杆菌的细胞壁合成受阻而发挥杀菌作用；②抑制结核分枝杆菌DNA的合成；③异烟肼能与结核分枝杆菌体内的酶相结合，导致结核分枝杆菌代谢紊乱而死亡。

单独使用异烟肼时，结核分枝杆菌易产生耐药性，但停药一段时间后，细菌又可恢复敏感性。异烟肼与其他抗结核药物之间无交叉耐药性，临床上常将异烟肼与其他抗结核药物联合使用，一方面可增加疗效，另一方面也可减少耐药性的产生。

【临床应用】

异烟肼是各类结核病的首选药物。为了避免耐药菌的产生，异烟肼较少单独使用，单用仅限于早期轻症肺结核及预防性用药。规范化治疗各种结核病时，异烟肼需要联合其他一线抗结核药物使用，临床上需根据代谢类型不同而确定给药方案。粟粒性结核及结核性脑膜炎等严重患者，用药量宜大，疗程宜长，必要时可注射给药以提高血药浓度，从而提升其治疗效果。

【不良反应及注意事项】

该药的不良反应与药物使用剂量大小及疗程的长短有关，用药期间应密切观察不良反应，针对症状及时调整药物剂量。

1. 神经系统不良反应 常规治疗量有手脚麻木、肌肉震颤、肌肉萎缩等周围神经炎表现；大剂量可出现兴奋、头痛、头晕、视神经炎等，严重时可出现中毒性脑病和精神病。异烟肼的结构与维生素 B_6 相似，使用异烟肼可导致维生素 B_6 排泄量增加，此外，异烟肼与维生素 B_6 竞争同一酶系，从而引起患者缺乏维生素 B_6，进而使中枢 γ-氨基丁酸生成减少，引起中枢过度兴奋。因此，出现神经系统不良反应时可及时补充维生素 B_6，以减少不良反应。癫痫患者若同时使用异烟肼和苯妥英钠可导致过度镇静或运动失调，故癫痫及精神病患者应慎用。

2. 肝脏毒性 异烟肼可损伤肝细胞，患者可出现转氨酶的升高以及黄疸，严重者可出现肝小叶坏死，故应定期监测患者肝功能。快代谢型患者对异烟肼更敏感，故此型患者和肝功能不良者慎用。

3. 其他 用药期间可出现多种皮疹、发热、胃肠道反应、血小板减少、粒细胞减少、溶血性贫血等症状。

【药物相互作用】

异烟肼为肝药酶抑制剂，可抑制香豆素类、苯妥英钠、三环类抗抑郁药以及交感胺类药物等的代谢，使这些药的血药浓度升高，故合用时应减少给药剂量。异烟肼与利福平合用以及饮酒均可增加肝脏毒性。与肼屈嗪合用可使异烟肼代谢受阻，毒性增加。与肾上腺皮质激素合用，血药浓度降低。

利福平

利福平（rifampicin，RFP）为半合成广谱抗菌药，呈橘红色结晶粉末。

【体内过程】

利福平口服容易吸收，2～4小时血药浓度达峰值，半衰期为1.5～5小时。与对氨基水杨酸钠联合应用时，应间隔8～12小时，因为对氨基水杨酸钠可减少利福平的吸收。该药穿透力强，体内分布较为广泛，可进入菌体、各种体液（如脑脊液、腹水、痰液等）、结核空洞、胎盘及巨噬细胞体内。本药为肝药酶诱导剂，连续使用可缩短自身半衰期。该药主要在肝脏代谢，代谢产物有微弱的抗菌活性。利福平吸收后可从胆汁排泄，具有肠肝循环特点。由于药物本身及代谢产物呈橘红色，并且可广泛分布于人体体液，故患者可出现尿液、粪便、唾液、痰液、泪液、汗液等均呈现橘红色。

【药理作用】

利福平为广谱抗菌药，抗菌作用强大，对静止期和繁殖期的细菌均有作用。利福平对结核分枝杆菌、麻风杆菌、革兰氏阳性和阴性球菌（如金黄色葡萄球菌、脑膜炎奈瑟菌等）均有强大的抗菌作用；对革兰氏阴性杆菌（如大肠埃希菌、流感嗜血杆菌等）以及沙眼衣原体也有抗菌作用。该药具有低浓度抑菌，高浓度杀菌的特点，其治疗效果与异烟肼相当。利福平的抗菌机制为抑制细菌 DNA 和 RNA 多聚酶，阻碍 mRNA 的合成，但对人和动物细胞无影响。利福平单用时易产生耐药性，但与其他抗菌药无交叉耐药现象。

【临床应用】

1. 结核病　利福平是治疗结核病的一线药物，常联用其他抗结核药物治疗各种类型的结核病，包括初治及复发患者。利福平与异烟肼合用治疗初发患者可降低结核性脑膜炎的病死率，以及减少后遗症的发生；利福平与乙胺丁醇、吡嗪酰胺合用对复治患者有良好效果。

2. 耐药金黄色葡萄球菌及其他敏感细菌所致感染。

3. 重症胆道感染　因利福平在胆汁中浓度较高，故临床上也可用于重症胆道感染的患者。

4. 沙眼、急性结膜炎及病毒所致角膜炎　局部用药可用于沙眼衣原体、病毒等所致的眼部感染。

5. 麻风病。

【不良反应及注意事项】

1. 胃肠道反应　常有恶心、呕吐、腹痛、腹泻等，一般不严重。

2. 肝脏毒性　长期大剂量使用利福平，可有黄疸、肝肿大、肝功能减退甚至肝坏死等症状，严重者可出现死亡。患者若同时有慢性肝病、嗜酒、使用异烟肼的情况，其肝脏毒性的发生率将增高。故用药期间应监测肝功能，严重肝病以及胆道梗阻患者禁用。

3. 流感样综合征　大剂量间隔使用时，患者可出现发热、寒战、头痛、肌肉酸痛等类似于流感的症状。由于其发生率与给药剂量以及间隔时间有着密切关系，所以现已不用间隔给药法。

4. 过敏反应　少数患者可出现皮疹、药热等过敏症状。

5. 神经系统不良反应　偶见疲乏、嗜睡、头晕和运动失调等。

由于动物实验证实该药有致畸作用，故临床上禁用于妊娠早期妇女。

【药物的相互作用】

利福平为肝药酶诱导剂，可加速自身及其他药物代谢，如口服抗凝血药、磺酰脲类口服降血糖药、避孕药、洋地黄毒苷、奎尼丁、普萘洛尔、维拉帕米、巴比妥类药物、糖皮质激素和茶碱等。利福平与这些药物合用时需调整给药剂量。

乙胺丁醇

【体内过程】

乙胺丁醇（ethambutol，EMB）口服吸收迅速，且不受食物影响，经 2～4 小时血药浓度可达峰值，可广泛分布于全身组织和体液中，但脑脊液中浓度较低，仅在脑膜炎时可达有效治疗浓度。乙胺丁醇少部分在肝脏内代谢后再由尿液排出，大部分以原形经肾脏排泄。

【药理作用】

乙胺丁醇对繁殖期结核分枝杆菌抑制作用较强。其作用机制为干扰细菌 RNA 的合成，同时抑制阿拉伯糖基转移酶，影响细菌细胞壁的合成，从而起到杀灭结核分枝杆菌的作用。乙胺丁醇对其他细菌无效。单独使用乙胺丁醇易产生耐药性，降低药物疗效，故临床上常联合其他一线抗结核病药使用，乙胺丁醇与其他抗结核病药之间无交叉耐药现象。

【临床应用】

乙胺丁醇用于各种类型结核病的治疗，包括肺结核和肺外结核。乙胺丁醇常与异烟肼、利福平联合应用于初治患者；与利福平、卷曲霉素联合应用于复治患者；尤其适用于经链霉素、异烟肼治疗无效的患者。因该药不良反应少、耐药性产生较慢、安全有效，目前已取代对氨基水杨酸钠成为一线抗结核病药。

【不良反应】

乙胺丁醇常见的不良反应为视力模糊、眼痛、视力减退、视野缩小、红绿色盲、视神经炎（剂量偏大时易发生）。视力变化可为单侧或双侧；相对较少的不良反应为畏寒、关节肿痛；极少的有皮疹、发热、关节痛等过敏反应、周围神经炎等。乙胺丁醇对肾脏有一定毒性，肾功能不良时应慎用。

链霉素

链霉素（streptomycin，SM）是第一个用于临床的有效的抗结核药，是一线抗结核病药。链霉素仅有抑菌作用，且疗效不及异烟肼和利福平。链霉素口服不易吸收，肌内注射后吸收良好，30分钟后可达血药浓度峰值。该药穿透力较弱，不易渗入细胞、纤维化及干酪样病灶，不易透过血脑屏障，对结核性脑膜炎疗效很差。单独使用时，结核分枝杆菌易产生耐药性。因此，链霉素常与其他一线抗结核病药联合应用，但长期使用耳毒性发生率较高，因此需要监测患者听力变化。其抗菌机制、临床应用、不良反应详见第三十五章抗生素。

吡嗪酰胺

吡嗪酰胺（pyrazinamide，PZA）口服易吸收，2小时血药浓度可达峰值，半衰期为6小时。该药口服后体内分布广泛，易透过血脑屏障，故细胞内和脑脊液中浓度均较高。大部分药物在肝脏代谢，少部分以药物原形经肾脏排出。吡嗪酰胺在酸性环境下有较强的作用，且只对结核分枝杆菌有效，对其他细菌无抗菌活性。单独应用时，结核分枝杆菌易产生耐药性，且该药与其他抗结核病药无交叉耐药性，故临床上常将吡嗪酰胺与一线抗结核病药联合应用于初治失败的患者。

吡嗪酰胺的不良反应与给药剂量以及疗程相关，长期、大剂量使用可有严重的肝损害，患者可出现转氨酶升高、黄疸甚至肝坏死。因此，用药期间应定期监测患者肝功能，肝功能不全者慎用。此外，吡嗪酰胺还可抑制尿酸排泄，引起高尿酸血症，甚至诱发痛风。

二、二线抗结核病药

对氨基水杨酸钠

对氨基水杨酸钠（sodium para-aminosalicylate）口服吸收良好，2小时左右血药浓度达峰值，半衰期为1小时，吸收后可分布于全身各组织、体液以及干酪样病灶中，但脑脊液浓度很低。本品水溶液不稳定，见光易分解，故应现配现用，并避光使用。该药大部分经肝脏代谢，少部分以原形经肾脏排泄，故肝、肾功能不全者慎用。

该药抗菌谱窄，仅对细胞外的结核分枝杆菌有抑菌作用，疗效比一线抗结核药差。其作用机制一般认为是由于该药可竞争性抑制二氢叶酸合成酶，阻止二氢叶酸的合成，从而使蛋白质合成受阻，抑制结核分枝杆菌的繁殖。

对氨基水杨酸钠单独应用时细菌易产生耐药性，但相较链霉素轻。目前临床上主要与异烟肼、链霉素联合使用，以延缓耐药性产生，增强疗效。该药不宜与利福平合用，因其可影响利福平的吸收。

对氨基水杨酸钠常见的不良反应为消化道反应，如食欲不振、恶心、呕吐、腹痛、腹泻等。还可引起瘙痒、皮疹、药物热、哮喘等过敏反应。长期大剂量使用可导致肝损害、胃溃疡、胃出血等。

乙硫异烟胺

乙硫异烟胺（ethionamide）是异烟酸的衍生物，对结核分枝杆菌的作用取决于感染部位药物的浓度，低浓度时抑菌，高浓度时杀菌。单用该药细菌易产生耐药性，故常需联用其他抗结核病药治疗一线抗结核药治疗无效的患者。乙硫异烟胺不良反应多、发生率高，常见食欲不振、恶心、呕吐、腹痛、腹泻等胃肠道症状，偶见肝损害、黄疸等。孕妇和12岁以下儿童禁用。

卷曲霉素

卷曲霉素（capreomycin）是多肽类抗生素，对结核分枝杆菌有抑制作用。其抗菌机制是抑制细菌蛋白质合成。单用该药细菌易产生耐药性，且该药与新霉素和卡那霉素有交叉耐药性。临床上该药只用于复治的结核患者。不良反应与链霉素相似但较轻。

环丝氨酸

环丝氨酸（cycloserine）的抗菌机制是通过阻碍细菌细胞壁的合成从而发挥作用。环丝氨酸对多种革兰氏阳性和革兰氏阴性菌均有抗菌作用，抗结核分枝杆菌作用远弱于异烟肼和链霉素。但是该药极不易产生耐药性，故临床上主要用于复治患者，使用时应联用其他抗结核病药。该药主要的不良反应为头痛、眩晕、嗜睡、昏迷、行为异常、精神抑郁、记忆障碍、震颤、抽搐、烦躁不安等神经系统毒性反应，偶见胃肠道反应，如恶心、呕吐、腹痛、腹泻等。

三、新一代抗结核病药

利福喷丁

利福喷丁（rifapentine）是利福霉素的衍生物，其抗结核分枝杆菌的作用比利福平强2~10倍，同时对麻风杆菌、金黄色葡萄球菌、某些病毒以及衣原体等微生物也有作用。其特点为半衰期长，约为26小时，每周给药2次。利福喷丁与其他抗结核病药联用于各种结核病的初治与复治，但不宜用于结核性脑膜炎的治疗。该药不良反应比利福平轻微，少数患者可出现头昏、失眠、转氨酶升高、皮疹、白细胞减少、血小板减少等，胃肠道反应较少。此外，该药还有一定的抗艾滋病（AIDS）作用。

利福布汀

利福布汀（rifabutin，LM427）是利福霉素衍生物，有广谱抗菌活性。本品与利福平有相似的结构和活性，作用机制与利福平相同，除具有抗革兰氏阳性菌和革兰氏阴性菌作用外，还具有抗结核分枝杆菌的活性。利福布汀对结核分枝杆菌的抑制作用比利福平强4倍左右。临床上主要用于肺结核，对利福平耐药的菌株依然有效，可用于耐药、复治结核患者，也可用于细胞内结核分枝杆菌感染以及艾滋病的治疗。

氟喹诺酮类

氟喹诺酮类包括高剂量的左氧氟沙星、莫西沙星、氧氟沙星等，对结核分枝杆菌均有较强的抗菌作用，它们可作为耐多药结核病的核心治疗方案的组成部分，治疗耐药菌株。

罗红霉素

新大环内酯类抗生素均具有抗结核分枝杆菌的作用，其中尤以罗红霉素抗菌作用最强。临床上常与异烟肼或利福平合用。

📗 **知识拓展**

肺结核初治及复治标准化疗方案

1.初治活动性肺结核化疗方案（2HRZE/4HR）

（1）强化期：异烟肼（H）、利福平（R）、吡嗪酰胺（Z）、乙胺丁醇（E），每日一次，共2个月。

（2）巩固期：异烟肼、利福平，每日一次，共4个月。

初治全疗程用药共计6个月。

2.复治涂阳肺结核化疗方案（2HRZES/6HRE）

复治涂阳患者强烈建议先进行药物敏感试验，敏感者按下方方案执行，耐药者按耐药方案治疗。

（1）强化期：异烟肼、利福平、吡嗪酰胺、乙胺丁醇、链霉素，每日一次，共2个月。

（2）巩固期：异烟肼、利福平、乙胺丁醇，每日一次，共6个月。

全疗程用药共计8个月。

四、抗结核病药的应用原则

抗结核病药物的使用是治疗结核病的最主要的手段。合理应用抗结核病药物，不仅能提高药物的疗效，还能降低药物的不良反应。抗结核病药物的应用原则包括早期、联合、适量、全程规律用药。

1.早期用药　患者一经确诊为结核病应立即进行规范的抗结核病药物治疗。早期活动性结核病患者，病灶处于炎症渗出阶段，结核分枝杆菌生长旺盛，对抗结核病药物敏感性很高，而此时病灶处血流丰富，药物易渗入病灶，故此阶段药物效果很好。结核分枝杆菌易被抑制或杀灭，同时炎症也容易吸收，能达到整体满意的疗效。一旦病情发展到了慢性期，病灶就会发生纤维化、干酪化等病理改变，同时可能形成空洞，导致病灶内血供不足，药物不易渗透到病灶以内，导致治疗效果不佳。

2.联合用药　绝大多数情况下，单用抗结核病药容易形成耐药性。临床工作中需严格评估患者病情，必要时联合两种或多种抗结核病用药，一方面增强药物疗效；另一方面，避免严重的不良反应，延缓细菌的耐药。临床工作中，轻症肺结核患者通常选用异烟肼和利福平联合应用，而重症则采取四联或更多抗结核病药联合应用，方法可参考上文中知识拓展部分。

3.适量用药　适量用药是指用药剂量要适量。当给药剂量不足时，药物在组织内难以达到有效浓度，同时还容易诱发结核分枝杆菌耐药，导致后期该药物治疗无效。给药剂量过大时，药物又会产生严重的不良反应。

4.全程规律用药　结核病非常容易复发，所以，结核病的治疗必须做好规律长期用药，一旦确定了治疗方案，就不能随意更改药物剂量、药物品种以及治疗时间，否则会使已被抑制的细菌再度繁殖或迁延，导致最终的治疗失败。所以，必须全程规律用药，用药期间，患者的病情、用药、复查都需在医务人员的监督下完成，以防治疗不彻底。轻症肺结核应持续治疗6～12个月，中度及重度肺结核持续治疗更长，可达到18～24个月，必要时需根据患者的具体病情及时调整用药方案。

📝 思考题

1. 抗结核病的药物分为哪几类？常用药有哪些？
2. 抗结核药物应用原则有哪些？

🔬 知识拓展

常用制剂及用法

异烟肼（isoniazid）　片剂，0.05 g，0.1 g。一次0.3 g，一日1次，顿服。急性粟粒性结核、结核性脑膜炎等重症结核：一次0.2～0.3 g，一日3次。注射剂，0.1 g : 2 mL。一次0.3～0.6 g，加0.9%氯化钠溶液20～40 mL，缓慢推注。儿童用量为每天10～20 mg/kg，可做肌内注射或用5%葡萄糖或生理盐水稀释至0.1%静脉注射（如用于治疗结核性脑膜炎等），注射剂量视病情而定。

利福平（rifampicin） 片剂，0.15 g，0.3 g。一次 0.45～0.6 g，清晨空腹顿服。儿童用量为每天 20 mg/kg。眼部疾病可采用局部给药。

乙胺丁醇（ethambutol） 片剂，0.25 g。初治病例：每天 15 mg/kg，1 次或分 2～3 次口服。复治病例：每天 25 mg/kg，两个月后减为每天 15 mg/kg。

链霉素（streptomycin） 注射剂，0.75 g，1 g。重症结核：0.75～1.0 g/d，分两次肌内注射。轻症结核：每天 1.0 g，每周 2～3 次。儿童 20～40 mg/kg，每天最多不超过 1.0 g。现已少用。

吡嗪酰胺（pyrazinamide，PZA） 片剂，0.25 g，0.5 g。成人常用量，与其他抗结核药联合，一日 15～30 mg/kg，顿服，或一日 1.5 g；间歇疗法可增至一日 2 g，顿服或分 2～3 次服用。小儿除非必须，通常不宜应用。必须应用时应充分权衡后再决定。

对氨基水杨酸钠（sodium para-aminosalicylate） 片剂，0.5 g。成人，一日 8～12 g，最高 20 g，分 4 次服用。小儿，一日 0.2～0.3 g/kg，分 3～4 次，小儿一日剂量不超过 12 g。重症或口服不能耐受者，可静脉滴注。注射剂，2 g，4 g。注射液应新鲜配制，避光条件下 2 小时内滴完。

乙硫异烟胺（ethionamide） 片剂，0.1 g。成人，开始剂量：每天 0.6 g，分 3 次饭后或睡前顿服，逐渐增量至每天 0.8～1 g。小儿，与其他抗结核药合用，一次 4 mg/kg，每 8 小时一次。

卷曲霉素（capreomycin） 注射剂，1 g。成人深部肌内注射一日 0.75～1 g，分 2 次注射，连续应用 2～4 个月后改为一次 1 g，一周 2～3 次。临用时，加氯化钠注射液使溶解。

环丝氨酸（cycloserine） 胶囊剂，250 mg。成人与儿童剂量相同，最初 2 周，250 mg，一天 2 次；后期根据病情调整，最大加至 250 mg，一日 3～4 次。

利福定（rifandin） 片剂，剂量 150～200 mg/d，清晨空腹口服。儿童用量为 3～4 mg/（kg·d）。

利福喷丁（rifapetine） 片剂，0.15 g，0.3 g。每次 0.6 g，一周 1～2 次。

利福布汀（garfubutin） 片剂，0.15 g。口服，一次 0.15～0.3 g，每日 1 次。严重肾功能不全者（肌酐清除率 < 30 mL/min）：剂量减半。

罗红霉素（roxithromycin） 胶囊或片剂，50 mg，75 mg。成人，一次 150 mg，一日 2 次，空腹服用；也可以 300 mg，一日 1 次。儿童，一次 2.5～5 mg。

第三十七章
目标测试

（张彬飞）

第三十八章

抗真菌药和抗病毒药

素质目标

具有热爱国家、诚信待人、无私奉献等医师必备的职业道德。

具有团结协作的学习意识。

知识目标

掌握常用抗真菌药、抗病毒药的临床应用。

熟悉常用抗真菌药和抗病毒药的主要不良反应。

了解常用抗真菌药、抗病毒药的作用机制。

能力目标

能根据药物的适应证、患者的病情合理选用药物。

能及时发现药物的不良反应并正确处理。

第一节　抗真菌药

真菌感染包括表浅部真菌感染和深部真菌感染。表浅部真菌感染是指仅侵犯皮肤、毛发和指（趾）甲表浅部位的真菌，临床上发病率很高；深部真菌感染是指能侵犯人体深部组织和内脏的真菌，常见的有白色念珠菌、新型隐球菌等，严重者可导致全身播散，引起感染性休克甚至死亡。近年来，深部真菌感染的发病率明显升高，这可能与长期使用广谱抗菌药、细胞毒类抗肿瘤药、免疫抑制剂、肾上腺糖皮质激素等有关。

案例导入

> 患者，女，28天，因母亲"发现口腔黏膜白斑1天"就诊。医生检查后初步诊断为：鹅口疮。
>
> 请思考：
> 1.如果你是医生，你会怎样用药？
> 2.如何跟患者解释病情以及指导患者预防鹅口疮？

抗真菌药根据化学结构不同分为4大类，包括：①抗生素类抗真菌药，如灰黄霉素（griseofulvin）、两性霉素B（amphotericin B）、制霉菌素（nystatin）等；②唑类抗真菌药，如咪康唑（miconazole）、益康唑（econazole）、酮康唑（ketoconazole）、克霉唑（clotrimazole）、伊曲康唑（itraconazole）、氟康唑（fluconazole）等；③丙烯胺类抗真菌药，如特比萘芬（terninafine）；④嘧啶类抗真菌药，如氟胞嘧啶（flucytosine）。

一、抗生素类抗真菌药

两性霉素B

两性霉素B（amphotericin B）又名庐山霉素（fungilin），该药从20世纪50年至今，已经成为各种严重真菌感染的首选药物之一。传统剂型毒性大，目前临床上已经有脂质体剂型、脂质体复合物、胶样分散剂型等。这些新剂型一方面有助于提升药物的疗效；另一方面，又可以明显地降低药物的毒性。

【体内过程】

两性霉素B口服吸收少且不稳定，生物利用度仅5%。临床上主要静脉给药，脑脊液浓度不超过血药浓度的2.5%，药物主要在肝脏代谢，使用后数周，尿液中还能检出药物的活性成分。

【药理作用】

两性霉素B为广谱抗真菌药，对几乎所有真菌都有作用。对新型隐球菌、荚膜组织胞浆菌、孢子丝菌及白色念珠菌等均有强大的抑菌作用，高浓度时有杀菌作用。其作用机制是：两性霉素B能选择性地与真菌细胞膜的麦角固醇相结合，在膜上形成微孔，增加膜的通透性，引起菌体细胞内容物外漏，导致真菌停止生长和死亡。由于细菌细胞膜不含固醇，故对细菌无效。而人的红细胞、肾小管上皮细胞都含有固醇，故可引起人的溶血以及肾脏损害反应。真菌很难产生耐药性。

【临床应用】

静脉滴注两性霉素 B 可作为全身性深部真菌感染首选药。可用于各种真菌性肺炎、心内膜炎、脑膜炎、尿路感染及败血症等。真菌性脑膜炎需要鞘内注射；口服仅用于肠道感染；局部使用可用于眼部、阴道、皮肤、指（趾）甲、黏膜等真菌的感染。

【不良反应及注意事项】

本品毒性多且较重，可有发热、寒战、头痛、恶心、呕吐等不良反应；静脉用药可引起血栓性静脉炎；鞘内注射可有背部和下肢疼痛，严重者可瘫痪；部分患者可有肾脏损害，表现为蛋白尿、管型尿，一旦出现，要及时停药或减量；尚有白细胞下降、贫血、血压变化、肝损害、复视、周围神经炎等反应。患者注入药液浓度过高、速度过快、用量过大或有低血钾时可出现心律失常。所以用药期间应定期监测血钾、血尿常规、肝肾功能和心电图。

制霉菌素

制霉菌素（nystatin）和两性霉素 B 在化学结构上属同类型抗真菌药，二者抗真菌作用和机制也相似。制霉菌素对念珠菌属的抗菌活性较高，且不易产生耐药性。因其毒性更大，故不宜注射用药。临床上主要局部用于皮肤、黏膜表浅真菌感染。该药口服很少吸收，故可用于鹅口疮，口服仅用于肠道白色念珠菌感染。口服偶可引起恶心、胃痛、腹泻等；阴道用药可见白带增多。

二、唑类抗真菌药

唑类（azoles）抗真菌药是人工合成的广谱抗真菌药，包括咪唑类（imidazoles）和三唑类（triazoles）。咪唑类抗真菌药包括咪康唑、益康唑、克霉唑、酮康唑等，由于口服毒性较大，目前仅作为浅表真菌感染和皮肤黏膜念珠菌感染的局部用药。三唑类的代表有伊曲康唑、氟康唑等，可作为治疗深部真菌感染首选药。近年来，以氟康唑和伊曲康唑为基础，合成了不少新化合物如伏立康唑（voriconazole）、泊沙康唑（posaconazole）、雷夫康唑（ravuconazole）等第二代药，它们更加广谱、高效以及低毒且不易耐药，是目前抗真菌药中最有发展前途的一类。

【抗菌作用】

咪唑类与三唑类抗真菌药都是广谱抗真菌药，对各种表浅部和深部真菌均有抗菌作用。对念珠菌属、球孢子菌属、孢子丝菌属和新型隐球菌等均有很强的抗菌活性，对曲霉菌也有一定的作用，但对毛霉菌无效。两类药物作用机制相似，都能选择性地抑制真菌细胞膜上的酶，使细胞膜麦角固醇合成受阻，膜的通透性增加，细胞内重要物质外渗，导致真菌停止生长甚至死亡。此外，唑类药还可以干扰真菌代谢，抑制真菌生长。

【临床应用】

咪唑类药物均可作为表浅部真菌感染的治疗。三唑类包括伊曲康唑、氟康唑等，可作为治疗深部真菌感染的首选药。

【不良反应】

唑类最常见的不良反应为恶心、呕吐、厌食等消化系统不良反应，酮康唑常见肝功能损害，因此目前已禁止酮康唑口服使用。唑类导致的肝损害，一般表现为转氨酶升高，故应定期监测肝功能，发现异常及时停药或处理。其他常见不良反应还有头痛、皮肤瘙痒等。视觉障碍多见于伏立康唑，表现为视力模糊、视觉改变及畏光等，这种障碍多为一过性和可逆性的。

【注意事项】

孕妇、哺乳期妇女禁用。用药期间应禁酒和禁肝毒性药物，同时监测肝功能。与利福平、苯巴比妥等药物合用可降低唑类药物的血药浓度。

咪康唑

咪康唑（miconazole）为广谱抗真菌药，用于皮肤癣菌、酵母菌念珠菌等引起的皮肤浅部真菌感染，如指甲感染，头癣、手癣、脚癣、股癣、花斑癣、体癣、甲沟炎等；还可用于阴道真菌感染的治疗。该品的稀释溶液（0.2%～0.5%）可用于膀胱、气管内和创面真菌的冲洗。

克霉唑

克霉唑（clotrimazole）属广谱抗真菌药。本品适用于治疗皮肤念珠菌病、足癣、股癣、体癣、花斑癣，亦可用于治疗甲沟炎和头癣。

酮康唑

酮康唑（ketoconazole）属广谱抗真菌药。该药由于毒性太大，已于 2015 年禁止生产和销售口服制剂，故目前该药只作局部外用。常用剂型有乳膏以及阴道栓剂，主要用于各种浅部真菌的感染。

氟康唑

氟康唑（fluconazole）为广谱三唑类抗真菌药，抗菌谱与酮康唑相似，抗菌活性比酮康唑强。口服吸收良好，在体内分布广，可渗入脑脊液中。该药对白色念珠菌、大小孢子菌、新型隐球菌、表皮癣菌等均有强力抗菌活性。氟康唑为治疗中枢神经系统和尿路真菌感染较为理想的药物。临床上主要用于阴道念珠菌病、口腔念珠菌病、真菌性脑膜炎、肺部真菌感染、腹部感染、泌尿道感染及皮肤真菌感菌等。

氟康唑的不良反应以消化道反应为主，表现为恶心、呕吐、腹痛或腹泻等；其他不良反应还有过敏反应如皮疹、剥脱性皮炎、渗出性多形红斑、肝毒性、头痛、头昏、肾功能异常、一过性中性粒细胞减少和血小板减少等。

伊曲康唑

伊曲康唑（itraconazole）为三唑类的广谱抗真菌药，口服吸收好，体内分布广泛，在肺、肾、皮肤、指（趾）甲的浓度比血药浓度高 10 倍以上，不易通过血脑屏障。本品主要用于浅表真菌感染，如体癣、股癣、头癣、甲癣等，其疗效优于灰黄霉素和酮康唑；也可用于深部真菌感染。

三、丙烯胺类抗真菌药

特比萘芬

特比萘芬（terbinafine）为丙烯胺类抗真菌药，口服吸收好，分布广泛。特比萘芬有广谱抗真菌作用，对皮肤真菌有杀菌作用，对白色念珠菌则有抑制作用。适用于浅表真菌引起的皮肤、指甲感染，如毛癣菌、大小孢子菌等引起的体癣、股癣、足癣、甲癣以及皮肤白色念珠菌感染。本药耐受性好。少数患者服药后有轻度消化道反应。偶见转移酶升高或粒细胞减少，一般停药后均能恢复。

四、嘧啶类抗真菌药

氟胞嘧啶

氟胞嘧啶（flueytosine）为人工合成的广谱抗真菌药，口服易吸收，分布广泛，能透过血脑屏障。适用于治疗新型隐球菌、白色念珠菌等真菌所致深部真菌感染，疗效比两性霉素 B 弱。对隐球菌性脑膜炎疗效较好，单用易耐药，常与两性霉素 B 合用发挥协同作用。氟胞嘧啶的不良反应有骨髓抑制、皮疹、恶心、呕吐、腹泻及严重的小肠炎等。

🌿 知识拓展

念珠菌性外阴阴道炎的治疗

患者，女，46 岁。因"外阴瘙痒 1 月余"就诊。患者一个月前出现外阴瘙痒，白带增多且带异味，因认为隐私部位感染，故一直不好意思就诊。近一周自觉症状加重，白带明显增多且呈豆腐渣样。白带检查确定为白色念珠菌感染。

医生诊断：念珠菌性外阴阴道炎。

请思考：

1. 如果你是医生，你会怎样用药？

2. 需要告知患者治疗期间哪些注意事项？

第二节　抗病毒药

病毒（包括 DNA 病毒和 RNA 病毒）是最微小的、结构最简单的一类非细胞型微生物，病毒没有完整的细胞结构。病毒主要寄生于宿主细胞内，依赖宿主细胞的代谢系统进行增殖。病毒增殖周期有 6 个过程，分别是吸附、穿入、脱壳、合成及组装、成熟、释放。理想的抗病毒药应能进入宿主细胞体内，很好地抑制病毒的复制增殖，同时不损害宿主细胞的结构和功能。由于病毒的增殖依赖于宿主细胞的诸多功能，因此，安全有效的抗病毒药其实非常少。

抗病毒药主要分为：广谱抗病毒药、抗人类免疫缺陷病毒药、抗疱疹病毒药、抗流感病毒药以及抗肝炎病毒药等。

一、广谱抗病毒药

利巴韦林

【药理作用】

利巴韦林（ribavirin）又称病毒唑，为人工合成广谱抗病毒药。对流感病毒（甲型和乙型）、呼吸道合胞病毒、腺病毒、麻疹病毒、乙型脑炎病毒、副黏病毒、甲型肝炎病毒和人免疫缺陷病毒（HIV）等 DNA 或 RNA 病毒均有抑制作用。

【临床应用】

利巴韦林临床上可用于治疗甲型或乙型流感、带状疱疹、生殖器疱疹、流行性结膜炎、甲型肝炎、丙型肝炎、流行性出血热、麻疹等。临床上常用的给药方式有口服、雾化、静脉给药。

【不良反应及禁忌证】

利巴韦林常见的不良反应有头痛、皮疹、一过性的溶血、血红蛋白降低等，大剂量可有白细胞减少、肝功能异常等。严重贫血者慎用。因有较强的致畸作用，故孕妇禁用。

干扰素

【药理作用】

干扰素（interferon，IFN）有Ⅰ型（IFN-α、IFN-β）和Ⅱ型（IFN-γ），Ⅰ型 IFN 具有抗病毒作用，Ⅱ型 IFN 对巨噬细胞、中性粒细胞和自然杀伤细胞（NK）具有很强的活化作用。IFN-α、IFN-β 抗病毒及抗增生作用很强，IFN-γ 有免疫调节作用。IFN 能诱导细胞对病毒感染产生抗性，通过干扰病毒基因转录或病毒蛋白组分的翻译，从而阻止或限制病毒感染。

【临床应用】

本药为广谱抗病毒药，临床上用于各种慢性肝炎、乙型脑膜炎、流行性腮腺炎、疱疹性角膜炎、带状疱疹等治疗，亦用于抗肿瘤。

【不良反应及禁忌证】

干扰素最常见的不良反应有流感样症状，表现为发热、头痛、肌肉及关节酸痛和全身不适，患者一般在 3～5 天内渐渐变重或消失，一般不做处理，症状重时可给予解热镇痛抗炎药。其他不良反应有骨髓抑制、肝功能异常，大剂量可有共济失调、精神失常等。孕妇禁用。

二、抗流感病毒药

奥司他韦

奥司他韦（oseltamivir）是一类神经氨酸类似物。奥司他韦作用于流感病毒表面的神经氨酸酶，抑制神经氨酸酶的活性从而阻止病毒颗粒的释放，切断病毒的扩散链。

【适应证】

奥司他韦临床上用于成人和 1 岁及以上儿童甲型、乙型流感的治疗，也可用于成人和 13 岁及以上青少年的甲型、乙型流感的预防。

【不良反应】

奥司他韦主要的不良反应为消化道的不适和神经系统症状，包括恶心、呕吐、腹泻、腹痛、眩晕、头痛、失眠、疲劳等；其次有呼吸道症状，包括鼻塞、咳嗽等。

金刚烷胺

【体内过程】

金刚烷胺（amantadine）口服吸收迅速且完全，吸收后分布于唾液、鼻腔分泌液中，可通过胎盘及血脑屏障。肾功能正常者半衰期为 11～15 小时，肾功能衰竭者为 24 小时。本品口服后 2～4 小时血药浓度达峰值，每日服药者在 2～3 天内可达稳态血药浓度。主要由肾脏排泄。

【药理作用】

金刚烷胺可阻止 RNA 病毒穿透宿主细胞；如果病毒已穿透宿主细胞，还能阻止病毒的脱壳和释放核酸，干扰病毒早期复制。此外，还能封闭宿主细胞膜上的病毒通道，阻止病毒穿入人体细胞。

【适应证】

金刚烷胺临床上可用于甲型流感，还可用于帕金森病。

【不良反应】

金刚烷胺常见的不良反应有眩晕、失眠、恶心、呕吐、厌食、口干、便秘、幻觉；偶见幻觉、精神错乱、精神失调等。

金刚乙胺

金刚乙胺（rimantadine）为金刚烷胺的衍生物，口服吸收良好，仅对甲型流感病毒有效，且作用优于金刚烷胺，是金刚烷胺的 4～10 倍。金刚乙胺能影响细胞及溶媒体膜，使病毒核酸不能脱壳。此外，还可以阻止病毒进入细胞，干扰病毒的早期复制。可抑制流感病毒株的复制，临床上用于预防甲型流感和治疗早期的甲型流感。不良反应有呕吐、腹泻、消化不良、嗜睡、抑郁等。孕妇及 1 岁以下婴儿慎用。

三、抗疱疹病毒药

阿昔洛韦

阿昔洛韦（aciclovir）口服吸收差，生物利用度为 15%～30%，局部皮肤用药可渗透到表皮基底层，但未见全身吸收现象。阿昔洛韦在疱疹病毒感染的细胞内转化为三磷酸无环鸟苷，抑制病毒 DNA 聚合酶，阻止病毒 DNA 的复制。阿昔洛韦具有广谱抗疱疹病毒活性，对单纯疱疹、带状疱疹病毒有很强的抑制作用。临床为单纯性疱疹病毒感染、带状疱疹病毒感染的首选药，还可用于艾滋病患者并发水痘、带状疱疹等。慎用于呼吸道病毒感染。口服的严重不良反应为急性肾衰竭。孕妇及哺乳期妇女慎用。

伐昔洛韦

伐昔洛韦（valaciclovir）为阿昔洛韦的前体药物。口服吸收后能迅速、完全地转化为阿昔洛韦。与阿昔洛韦相比，其优点是口服易吸收，生物利用度高。本品抗病毒谱广，对带状疱疹病毒、单纯疱疹病毒、EB 病毒以及巨细胞病毒等有较强的抑制作用，疗效显著。不良反应比阿昔洛韦轻。

阿糖腺苷

阿糖腺苷（vidarabine）对部分 DNA 病毒有效，可抑制单纯疱疹病毒、带状疱疹病毒、乙肝病毒等。主要用于单纯疱疹病毒性脑炎、角膜炎，新生儿单纯疱疹，艾滋病患者合并带状疱疹等。本品的不良反应主要是消化道反应，偶见骨髓抑制、白细胞减少等。

四、抗人类免疫缺陷病毒药

人类免疫缺陷病毒（HIV）又称艾滋病病毒，1981 年首次在美国发现。HIV 是一种逆转录病毒，能攻击并破坏人类的免疫系统，导致宿主缺乏抵御感染的能力，所以艾滋病患者往往死于继发感染或者癌症。抗 HIV 药根据结构分为核苷类逆转录酶抑制剂、非核苷类逆转录酶抑制剂和蛋白酶抑制剂 3 大类。

（一）核苷类逆转录酶抑制剂

齐多夫定

齐多夫定（zidovudine，AZT）是美国 FDA 批准的第一个治疗艾滋病病毒感染的药物。1987 年该药被批准上市，因疗效确切，齐多夫定成为"鸡尾酒"疗法最基本的组合成分。

【药理作用】

齐多夫定在体外对逆转病毒包括人类免疫缺陷病毒（HIV）具有高度活性。在受病毒感染的细胞内被转化为三磷酸齐多夫定，既而选择性抑制 HIV 逆转录酶，阻止 HIV 复制和增殖。

【临床应用】

齐多夫定是艾滋病病毒感染治疗的首选药，患者若有并发症时需用对症药物联合治疗。齐多夫定可显著减少 HIV 从感染孕妇到胎儿的子宫转移发生率。

【不良反应】

齐多夫定常见的不良反应有胃肠道反应、贫血、骨髓抑制、白细胞减少、血小板减少等，故用药期间要定期检查血常规。过敏、肝肾功能不全者禁用。孕妇慎用。

杏林育英

何大一和他的"鸡尾酒"疗法

"鸡尾酒"疗法，原指高效抗逆转录病毒治疗，是由美籍华裔科学家何大一于 20 世纪 90 年代提出，它是目前治疗艾滋病最有效的方法。"鸡尾酒"疗法是使用 3 种或 3 种以上抗病毒药物联合治疗艾滋病，这样可以防止病毒对单一药物的耐药，最大限度地抑制病毒的复制，延缓病程进展，延长患者生命。

"鸡尾酒"疗法常常联用蛋白酶抑制剂以及齐多夫定等药物，应用于临床后，70%～80% 的患者体内病毒载量出现了下降，病情得到了明显的延缓，患者的死亡率也得到了显著的降低，这一结果震惊了全世界，同时也确定了何大一在艾滋病研究领域的地位。1996 年，何大一登上了美国《时代》周刊，成为年度风云人物。2001 年，获得了美国总统颁发的"总统国民勋章"荣誉。

何大一尽管是美籍华裔，但他依然有一颗热爱中国的心，他发起和领导了中国艾滋病防治行动，为中国广大的艾滋病患者及家庭带来了福音。

拉米夫定

拉米夫定（lamivudine）是核苷类抗病毒药，作用机制与齐多夫定类似。本品的抗病毒作用强而持久，同时还能提高机体的免疫力，但病毒易产生耐药性，故常与齐多夫定联合用于艾滋病的治疗。另外，拉米夫定也可用于乙肝的治疗。不良反应常见头痛、失眠、疲劳等。

（二）非核苷反转录酶抑制剂

奈韦拉平

奈韦拉平（nevirapine）可与人免疫缺陷病毒 -1（HIV-1）的逆转录酶直接连接并破坏此酶的催化端，从而阻断反转录酶活性，抑制 HIV 的复制。单用此药易产生耐药病毒。因此，奈韦拉平应与其他抗逆转录病毒药物联合用于艾滋病患者。对于分娩时未使用抗逆转录病毒治疗的孕妇，可单独应用奈韦拉平预防母婴传播。本药主要的不良反应有皮疹、疲劳、发热、头痛、恶心、呕吐、腹泻、腹痛、嗜睡和肝功能异常等。

（三）蛋白酶抑制剂

蛋白酶是 HIV 复制过程中产生成熟感染性病毒所必需的酶，抑制此酶可阻止前体蛋白裂解，抑制成熟感染性病毒的生成，进而产生抗病毒作用。蛋白酶抑制剂包括利托那韦（ritonavir）、沙奎那韦（saquinavir）、奈非那韦（nelfinavir）等。

利托那韦

利托那韦（ritonavir）为人免疫缺陷病毒 -1（HIV-1）和人免疫缺陷病毒 -2（HIV-2）天冬氨酸蛋白酶的口服有效抑制剂，利托那韦可使 HIV 颗粒处于未成熟状态，从而减慢 HIV 在细胞中的扩散，进而防止新一轮感染的发生，延迟疾病的进程。本品耐受性一般良好。常见的不良反应有恶心、呕吐、腹泻、腹痛、厌食、味觉异常、感觉异常、头痛、血管扩张和血常规异常等。本品不良反应在治疗开始的 2～4 周最为常见，故应及时关注患者的反应。

思考题

1. 请列举唑类代表性抗真菌药。
2. 抗病毒药分为哪几类？每类的代表药有哪些？

知识拓展

常用制剂和用法

两性霉素 B（amphotericin B） 粉针剂，5 mg，25 mg。溶于 5% 葡萄糖注射液中（浓度不超过 0.1 mg/mL）静脉滴注，必要时加地塞米松。成人与儿童剂量均按体重计算：从一日 0.1 mg/kg 开始，逐渐增至一日 1 mg/kg，每日或隔日给药 1 次。鞘内注射（浓度不超过 0.3 mg/kg）：首次 0.05～0.1 mg，渐增至一次 0.5～1 mg，与地塞米松合用。

注射用两性霉素 B 脂质体（amphotericin B liposome for injection） 注射剂，10 mg（1 万单位）。起始剂量：一日 0.1 mg/kg（用注射用水稀释溶解并振荡摇匀后加至 5% 葡萄糖 500 mL 内静脉滴注，滴速不得超过 30 滴 / 分）；如无毒副反应，第二日开始剂量增一日 0.25～0.50 mg/kg，剂量逐日递增至一日 1～3 mg/kg。输液浓度 <0.15 mg/mL 为宜；总剂量为 1～5 g。

　　制霉菌素（nystatin）　片剂，50万U。肠道感染：一次50万～100万U，一日3～4次。软膏、阴道栓剂供局部使用。

　　克霉唑（clotrimazole）　软膏、霜剂（3%或5%）供外用。

　　酮康唑（ketoconazole）　洗剂、霜剂局部外用。

　　氟康唑（fluconazole）　片剂，50 mg，100 mg，成人，一次200 mg，一日一次，疗程视病情而定，系统性念珠菌感染首剂加倍。

　　伊曲康唑（itraconazole）　片剂，100 mg，200 mg。一次100～200 mg，1次服。

　　咪康唑（miconazole）　胶囊，0.25 mg。一次0.25～0.5 mg，一日2次。软膏局部应用。

　　特比萘芬（terbinefin）　片剂，125 mg。一次250 mg，一日1次。霜剂（1%）外用。

　　氟胞嘧啶（flucytosine）　片剂，250 mg，500 mg。一日100～150 mg/kg，分3～4次服用。

　　盐酸金刚烷胺（amantadine hydrochloride）　片剂，0.1 g。一次0.1 g，一日2次。连用不超过10天。

　　奥司他韦（oseltamivir）　胶囊，75 mg。一次75 mg，一日2次。连用5天。

　　阿昔洛韦（aciclovir，无环鸟苷）　胶囊，200 mg。一次200 mg，每4小时一次。注射剂，每瓶500 mg。静脉滴注一次5 mg/kg，加入输液中于1小时输完，疗程7天。霜、膏剂外用。

　　伐昔洛韦（valaciclovir）　片剂，200 mg，300 mg。一次300 mg，一日2次。

　　利托那韦（ritonavir）　软胶囊，100 mg。成人开始剂量一次300 mg，一日2次，之后每2～3日每次用量增加100 mg，直至一次600 mg，一日2次。

　　奈韦拉平（nevirapine）　片剂，200 mg。成人先期剂量一次200 mg，一日1次，连用14日，之后一日2次，1次200 mg。

　　利巴韦林（ribavirin，病毒唑）　片剂，50 mg，100 mg。一日800～1000 mg，分3～4次服。注射剂，100 mg∶1 mL。一日10～15 mg/kg，分2次肌内注射或静脉滴注，静脉点滴速度宜慢。滴眼液，0.1%，滴鼻液，0.5%。

　　拉米夫定（lamivudine）　片剂，100 mg。一次100 mg，一日1次。

　　齐多夫定（zidovudine）　胶囊，100 mg。一次200 mg，每4小时一次。

　　重组人干扰素α-2a（Recombinant human interferon α-2a）　注射剂，100万U，300万U，450万U，500万U，600万U∶1瓶。慢性活动性乙型肝炎，一次500万U，一周3次，连用6个月。

（李伟、张偶）

第三十八章
目标测试

素质目标

具有爱国敬业、敬佑生命、精益求精、无私奉献的职业精神。

具有保护患者隐私的意识。

知识目标

掌握常用抗疟药、抗滴虫病药、抗肠蠕虫病药的临床应用。

熟悉疟原虫的特点和抗疟药的作用环节。

了解其他抗寄生虫病药的临床应用和不良反应。

能力目标

具有良好的人际沟通能力，能正确对患者及家属进行健康教育。

能针对不同的寄生虫病选择合适的药物。

第一节　抗疟药

第三十九章
电子课件

案例导入

　　患者，男，38岁，因"间歇性高热1周"入院。患者半年前援助非洲，8月初回国，4天后出现寒战、高热，随之大汗，体温下降，每两天反复一次。医生对其进行了各项辅助检查，其中外周血涂片发现疟原虫。发病以来，患者精神不佳，食欲减退，大小便正常。

　　初步诊断：间日疟疾。

　　请思考：

　　1. 为什么患者回国后4天才开始出现疟疾症状？

　　2. 如何治疗该患者？试列举2个用药处方。

　　3. 如何对该患者进行健康教育？要求体现职业精神。

　　疟疾是一种由疟原虫感染引起的寄生虫性的传染病，它由雌性按蚊通过叮咬而进行传播。疟疾广泛流行于热带、亚热带的夏秋之季。目前已知有4种疟原虫可寄生于人体，包括间日疟原虫、三日疟原虫、恶性疟原虫和卵形疟原虫，分别引起间日疟、三日疟、恶性疟和卵形疟。我国以间日疟最常见，而三日疟少见，卵形疟罕见。疟疾的临床表现多样，典型发作的临床表现主要为间歇性寒战、高热和继之出汗及退热。恶性疟起病急、病情重、发展快，可引起贫血及多系统器官功能损害，是致死的主要原因。

一、疟原虫生活史和抗疟药的作用特点

　　各类疟原虫生活史基本相同，主要分为寄生于人体内的无性生殖阶段和寄生于雌性按蚊体内的有性生殖阶段。抗疟药根据作用于疟原虫生活史环节的不同又分为治疗药和预防药。疟原虫生活史和各类抗疟药作用部位示意图如图39-1所示。

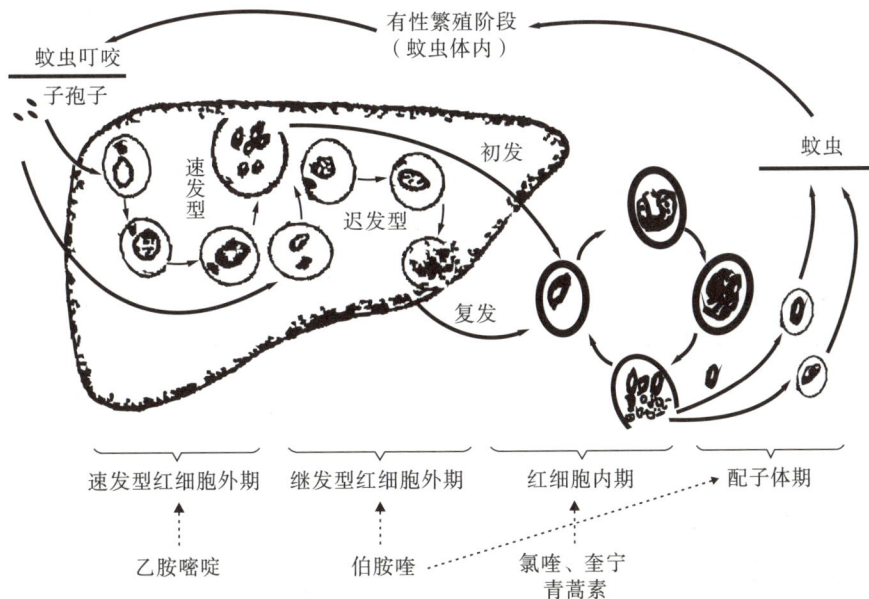

图39-1　疟原虫生活史和各类抗疟药作用部位示意图

（一）人体内无性生殖阶段

1.红细胞外期　当感染的雌性按蚊吸食人血时，疟原虫的子孢子随唾液进入人体，经血流运送至肝细胞内发育，10～14天发育为成熟裂殖体，裂殖体可以产生无数的裂殖子。此期患者无临床症状，为疟疾的潜伏期。作用于此期的药物主要起病因预防作用，其目的是杀灭红细胞外期的裂殖体，药物有乙胺嘧啶。

间日疟原虫和卵形疟原虫部分子孢子（又称为迟发型子孢子）侵入肝细胞后，经数个月或1年的休眠期后（又称为休眠子），再度被激活增殖，此为疟疾远期复发的根本原因。由于恶性疟原虫和三日疟原虫无迟发型子孢子，故不引起疟疾复发。杀灭迟发型子孢子的药物具有阻止间日疟和卵形疟复发的作用，药物有伯氨喹。

2.红细胞内期　红细胞外期的裂殖体不断地产生裂殖子，最终胀破肝细胞并进入血液，随后裂殖子侵入红细胞，发育成为滋养体，继而成熟并胀破红细胞，再次释放出大量的裂殖子、疟色素等代谢物。这些物质引发机体高热、寒战等临床症状，此即疟疾发作。释放出的裂殖子再次重复侵入其他红细胞，导致临床症状反复发作。疟疾的潜伏时间与此循环周期密切相关，间日疟为48小时，三日疟为72小时，恶性疟疾为35～48小时。能杀灭红细胞内期裂殖体的药物都能明显控制疟疾症状，此类药物包括氯喹、奎宁、青蒿素等。

（二）雌性按蚊体内有性生殖阶段

机体红细胞内的疟原虫部分裂殖子发育成雌、雄配子体。当雌性按蚊吸食疟疾患者的血液时，雌、雄配子体随血液进入按蚊胃内，并发育成子孢子，当按蚊再次吸食血液时，子孢子将重新传播。凡是能够杀灭或者抑制配子体的药物，都有控制疟疾传播和流行的作用，此类抗疟药有伯氨喹和乙胺嘧啶。

二、控制疟疾症状药

氯喹

【体内过程】

氯喹（chloroquine）为人工合成的抗疟药，口服吸收快，可广泛分布于全身各组织器官，抗酸药可干扰其吸收。该药1～2小时血药浓度达峰值，肝、肾、脾、肺中的浓度是血浆浓度的200～700倍，在红细胞内的浓度是血浆浓度的10～20倍。当红细胞被感染后，红细胞内的药物浓度达到正常红细胞药物浓度的25倍左右。氯喹在肝脏代谢，代谢产物去乙基氯喹同样有抗疟作用。氯喹以原形药物和代谢产物从尿液中排出。氯喹在体内消除速度缓慢，后遗效应很长，作用可达数周至数月。

【药理作用和临床应用】

1.控制疟疾症状　氯喹的抗疟作用机制复杂，目前尚未完全清楚。氯喹对各型疟原虫的红细胞内期裂殖体均有较强的杀灭作用，能迅速、有效地控制疟疾的症状发作，是控制症状发作的首选药。但是该药对子孢子、休眠子以及配子体无效，不能用于病因预防以及控制远期复发和传播。患者用药后效果明显，作用持久，24～48小时症状消退，48～72小时可消灭血中疟原虫。由于作用持久，氯喹也可用于预防性抑制症状发作。

2.抗肠外阿米巴病作用　氯喹在肝脏中药物浓度高，可用于阿米巴肝脓肿的治疗。

3.免疫抑制作用　大剂量的氯喹可用于系统性红斑狼疮、类风湿性关节炎等免疫系统疾病的治疗。

【不良反应及注意事项】

预防用氯喹不良反应罕见。一般治疗时，不良反应较轻，可有头痛、头晕、恶心、呕吐、皮疹等。大剂量使用可致脱毛、毛发变白、听力障碍、角膜及视网膜病变、心律失常等。目前认为，氯喹可用于孕妇和儿童。

奎宁

奎宁（quinine）为奎尼丁的左旋体，是从金鸡纳树皮中提取的一种生物碱。

【体内过程】

奎宁口服吸收迅速完全，吸收后可分布于全身各组织，以肝脏浓度最高。奎宁在肝脏代谢分解，经肾脏排出，24小时后全部排出体外，无蓄积性中毒。

【药理作用和临床应用】

奎宁对各种疟原虫的红细胞内期裂殖体均有杀灭作用，可迅速缓解各症状。该药对红细胞外期的疟原虫和恶性疟的配子体无明显作用。该药疗效较氯喹差且毒性大，故一般不作首选。临床上主要用于耐氯喹及耐多种药物的恶性疟原虫感染的治疗，特别是脑型疟疾。除抗疟外，尚有解热镇痛、心肌抑制以及兴奋子宫平滑肌作用。

【不良反应及注意事项】

本药不良反应较多，主要包括：

1. 金鸡纳反应　表现类似于水杨酸中毒反应，主要见于每日用量超过1g或连用时间较长时，包括恶心、呕吐、头痛、耳鸣、视力减退等，严重者可出现暂时性耳聋，停药后可自行恢复。

2. 视网膜病变　大剂量可出现视野缩小、复视、弱视等症状。

3. 心血管系统反应　用药过量或滴速过快时，可致低血压、心律失常等表现。

4. 特异质反应　葡萄糖-6-磷酸脱氢酶（G-6-PD）缺乏者，用药后可出现急性溶血。

5. 其他　可引起皮疹、瘙痒、哮喘、低血糖等。孕妇禁用。

甲氟喹

甲氟喹（mefloquine）为奎宁衍生物，作用与奎宁相似，起效慢，作用时间长。该药与氯喹和奎宁之间无交叉耐药现象。主要用于预防或治疗耐药恶性疟原虫感染，也可用于无免疫力短暂停留疫区的旅游者的预防。此外，该药 $t_{1/2}$ 长（约30天），可2周服药1次，用于预防性控制症状发作。该药的不良反应中，胃肠道反应最为常见，还可出现中枢神经系统症状。孕妇、2岁以下的儿童以及神经精神疾病患者禁用。

咯萘啶

咯萘啶（malaridine）是我国自行研制的一种抗疟药。该药主要用于各种类型的疟疾，包括脑型疟。治疗剂量不良反应轻且少见，表现为食欲减退、恶心、头痛、头晕和精神兴奋等。

青蒿素

青蒿素（artemisinin）是我国学者于1972年从菊科植物青蒿中提取的一种倍半萜内酯过氧化物抗疟药。该药效果好，抗耐药疟原虫，是人类抗疟伟大成绩的主要贡献药物之一。

【体内过程】

该药口服吸收迅速，广泛分布于全身各组织，易透过血脑屏障，代谢产物经肾脏和肠道排出。由于代谢和排泄快，作用维持时间短，故难以杀灭疟原虫达到根治效果，停药后复发率较高。

【药理作用和临床应用】

青蒿素对各种疟原虫红细胞内期滋养体和裂殖体都有快速杀灭作用，但是对红细胞外期的疟原虫无效。临床上主要用于间日疟、恶性疟的症状控制，也可用于治疗耐药虫株的感染，以及凶险的恶性疟如脑型疟。由于青蒿素代谢快，作用维持时间短，杀死疟原虫不彻底，故单用疟疾复发率高，该药与伯氨喹合用能降低复发率。2006年，世界卫生组织不再建议单独使用青蒿素，而是将青蒿素的复方制剂列为一线抗疟药物。

【不良反应】

青蒿素使用安全，无明显不良反应。少数病例可有胃肠道反应，罕见白细胞减少、贫血等。有致畸作用，孕妇禁用。

医海拾贝

屠呦呦与青蒿素

1967年5月23日，国家成立"523"项目。1969年，屠呦呦任抗疟中草药研发课题组组长。为了寻得抗疟良方，屠呦呦及其团队遍阅古籍，收集了2 000多种药方，试验数百次，最后，她从葛洪《肘后备急方》的青蒿抗疟记载中得到启发，意识到温度可能是青蒿抗疟的关键因素。随后，屠呦呦采用低沸点乙醚提取青蒿，实验结果显示其对疟原虫的抑制率达100%。屠呦呦为了保证药物的安全性，和3位成员一起以身试药，最终证实对人体无明显危害。1972年11月，青蒿素正式诞生，之后不久，双氢青蒿素，一种疗效更好的青蒿素衍生物被团队研发出来。青蒿素及其衍生物已经挽救了数以百万计的生命，屠呦呦也因此卓越贡献获得了2015年诺贝尔生理学或医学奖。西方媒体将屠呦呦与爱因斯坦、居里夫人、图灵并称为20世纪影响人类历史最重要的4位科学家。

屠呦呦曾经在诺贝尔颁奖仪式上说："她唯一的追求是抗疟、治病。"她还说过："我希望后人把自己的骨灰撒在一片青蒿之间，让我以另外一种方式，守望我终身热爱的土地……"

蒿甲醚和青蒿琥酯

蒿甲醚（artemether）、青蒿琥酯（artesunate）分别是青蒿素的脂溶性和水溶性衍生物。两种药物作用机制和青蒿素相同，抗疟效果优于青蒿素。主要用于耐氯喹的恶性疟及各种危重病例的抢救。

双氢青蒿素和双氢青蒿素哌喹

双氢青蒿素（dihydroartemisin）为青蒿素、青蒿醚和青蒿琥酯的代谢产物，该药起效快，有效率100%，复发率2%，不良反应少。特别适用于恶性疟以及脑型疟的治疗。双氢青蒿素哌喹为双氢青蒿素和磷酸哌喹组成的复方制剂，磷酸哌喹作用类似于氯喹，影响红细胞内期的裂殖体增殖，两药合用疗效增强，减缓耐药虫株产生。

三、控制疟疾复发与传播药

伯氨喹

【体内过程】

伯氨喹（primaquine）口服吸收迅速而完全，生物利用度约为96%，分布广泛，肝脏中浓度较高，体内代谢快，代谢物经肾脏排泄。有效血药浓度维持时间短，故临床需要反复多次用药。

【药理作用和临床应用】

伯氨喹可杀灭间日疟原虫和卵形疟原虫中的休眠子，是防治疟疾复发的主要药物。该药对红细胞内期的疟原虫无效，但与作用于红细胞内期的抗疟药氯喹合用时，可以根治良性疟并减少耐药虫株。本药可杀灭各种疟原虫的配子体，从而阻止疟疾的传播。部分间日疟对伯氨喹耐药。伯氨喹治疗肝内耐药虫株时，剂量需加倍，治疗时间要延长到2周。

【不良反应及注意事项】

治疗剂量的伯氨喹不良反应较少，可引起头晕、恶心、呕吐等。大剂量可引起高铁血红蛋白血症并伴紫绀。当患者缺乏葡萄糖-6-磷酸脱氢酶（G-6-PD）时，可诱发急性溶血，但多不严重，并能自行停止。孕妇、1岁以下婴儿、有溶血史者禁用。

四、疟疾病因性预防药

乙胺嘧啶

【药理作用和临床应用】

乙胺嘧啶（pyrimethamine）为二氢叶酸还原酶抑制剂，使二氢叶酸不能还原成四氢叶酸，最终使核酸合成减少，阻止疟原虫的裂殖体的增殖，对已发育成熟的裂殖体无作用。本药是病因性预防的首选药，主要抑制原发性红细胞外期子孢子的发育和增殖。因排泄缓慢，故作用久，一次给药作用可持续1周以上，该药控制症状起效缓慢。乙胺嘧啶还可抑制配子体在蚊胃内的发育，从而阻断疟疾的传播。

【不良反应】

口服一般剂量时，乙胺嘧啶的毒性很低，较为安全。大剂量（每日25 mg以上）或连服一个月以上机体可出现叶酸缺乏现象。长期大量使用可引起巨幼红细胞贫血、粒细胞减少等。过量可导致急性中毒，严重者可致死。

第二节　抗阿米巴病药与抗滴虫药

一、抗阿米巴病药

阿米巴病是因感染阿米巴原虫所致的一种传染性寄生虫病。阿米巴原虫生活史分为包囊期和滋养体期。包囊期是传染的关键时期，由人畜误食而致感染。阿米巴包囊进入肠道后，在肠腔内发育成小的滋养体。当机体免疫力低下时，小滋养体可发育成大滋养体，大滋养体可侵袭黏膜下层组织，引发坏死或溃疡，即肠内阿米巴病，又称为阿米巴痢疾和慢性阿米巴感染。大滋养体随淋巴液或血流进入肝、肺、脑等组织，引起脓肿，称为肠外阿米巴病。常用抗阿米巴病的药物有甲硝唑和二氯尼特。

甲硝唑

【体内过程】

甲硝唑（metronidazole）又名灭滴灵，为人工合成硝基咪唑类抗菌药。该药口服吸收迅速而完全，生物利用度高，体内分布广，易通过胎盘和血脑屏障。主要在肝脏代谢，代谢产物和原形药主要经肾脏排泄。

【药理作用和临床应用】

1.抗阿米巴作用　甲硝唑对肠内、肠外阿米巴滋养体有较强的杀灭作用，是治疗急性阿米巴痢疾和肠外阿米巴病的首选药。但是该药对肠内阿米巴原虫和包囊无明显作用，不能根治肠腔病原体，故不用于无症状的包囊携带者。

2.抗厌氧菌作用　甲硝唑对革兰氏阳性和革兰阴性厌氧菌都有较强的抗菌作用，对脆弱拟杆菌尤为敏感，故常用于各种常见厌氧菌感染导致的疾病，如产后盆腔炎、败血症和骨髓炎等。

3.抗滴虫作用　甲硝唑是治疗阴道毛滴虫感染的首选药。口服效果良好，对男女感染者均有用。

【不良反应及注意事项】

治疗量的甲硝唑不良反应较少，常见的不良反应为口腔金属味、恶心、呕吐等，部分患者可出现轻微头痛、眩晕、共济失调等神经症状。甲硝唑抑制乙醛脱氢酶，干扰乙醛代谢，饮酒时可诱发双硫仑样反应。甲硝唑在动物实验中证实有致癌和致突作用（人体中尚未证实），且可透过胎盘，因此，孕妇需谨慎使用，尤其是妊娠头 3 个月。

替硝唑

替硝唑（tinidazole）除用于抗滴虫和抗阿米巴原虫外，对各种厌氧菌均有较好的抗菌作用。临床上主要用于治疗和预防上述各种厌氧菌感染，如败血症、骨髓炎、腹腔感染、盆腔感染、肺部感染、伤口感染等；还可用于口腔厌氧菌感染，肠内及肠道外阿米巴病、阴道毛滴虫病感染。该药不良反应少而轻微，临床上以消化道反应最为常见，神经系统症状与甲硝唑类似。饮酒期间服用该药可致双硫仑反应。因此，使用本药期间和停药一段时间内禁止饮用酒精。对本品或甲硝唑过敏者禁用。

奥硝唑

奥硝唑（ornidazole）为第三代硝基咪唑类衍生物，作用于厌氧菌、阿米巴、贾第鞭毛虫。临床上用于上述细菌及寄生虫引起的各种疾病。不良反应和注意事项与替硝唑相似。

依米丁和去氢依米丁

依米丁（emetine）又名吐根碱。去氢依米丁（dehydroemetine）是依米丁的衍生物，作用类似，但毒性略低。两种药物对组织中的阿米巴滋养体有杀灭作用，对肠腔中的滋养体及包囊无效，不适用于轻症的慢性阿米巴痢疾和无症状的包囊携带者。两药选择性低，毒性较大，口服胃肠症状多见，临床多采用深部肌肉注射治疗急性阿米巴痢疾和阿米巴肝脓肿，且仅作为甲硝唑治疗无效或禁用者的备用药。不良反应有心脏毒性、神经肌肉阻断作用如肌无力、震颤等毒性。不良反应较多、较重，需在医师监护下使用。孕妇、儿童和有心、肝、肾疾病者禁用。

氯喹

氯喹除有抗疟疾作用外，尚有杀灭肠外阿米巴滋养体的作用。临床上用于甲硝唑无效或存在禁忌的阿米巴肝脓肿的治疗。氯喹因肠壁中浓度低，故对肠内阿米巴病无效，氯喹可与二氟尼特等肠内抗阿米巴病药合用能够防止阿米巴疾病的复发。

二氯尼特

二氯尼特（diloxanide）为目前最有效的杀灭包囊药，可同时杀灭阿米巴滋养体。单用可作无症状或轻症包囊携带者的首选药。急性阿米巴痢疾患者，宜先用甲硝唑控制症状，再用二氯尼特清除肠腔内的包囊，可有效防止阿米巴病复发。该药对肠外阿米巴病无效。不良反应轻，偶有恶心、呕吐、皮疹等。大剂量可导致流产，但无致畸作用。

二、抗滴虫药

该类药主要用于治疗阴道毛滴虫感染引起的阴道炎、尿道炎以及前列腺炎。阴道毛滴虫主要通过性传播或者卫浴设施传播。要求夫妻同治，同时要求注意个人卫生和经期卫生。甲硝唑是目前抗滴虫病的主要治疗药，替硝唑也是高效低毒抗滴虫药。乙酰砷胺（acetarsol）常用于耐甲硝唑的阴道毛滴虫，可局部使用，可刺激阴道增加分泌物。

第三节　抗血吸虫病药与抗肠蠕虫病药

一、抗血吸虫病药

知识链接

血吸虫病

血吸虫是一种常见的寄生虫，广泛生活在我国的长江流域及以南的13个省、自治区、直辖市。在我国，有文字记载的血吸虫病历史已经有2 100多年。我国感染的血吸虫以日本血吸虫为主，它属于法定的乙类传染病。

血吸虫病的传染源是活卵。活卵进入水中，卵内的毛蚴孵化并感染钉螺，而钉螺是血吸虫唯一的中间宿主，毛蚴在钉螺体内发育成尾蚴并逸出螺体。当人接触疫水后，尾蚴可刺入皮肤，并在体内发展成童虫，童虫随着血流进入肝脏并进一步成熟产卵，最终导致血吸虫肝病。

预防血吸虫感染要做好两点：一是注重个人防护，避免接触疫水，特别是夏天；二是要在枯水季节消灭钉螺，减少血吸虫的中间宿主。

吡喹酮

【体内过程】

吡喹酮（praziquantel）口服吸收迅速而完全，首过消除明显，大部分药物迅速代谢失效。本品主要分布于肝脏，可通过血脑屏障。主要在肝脏代谢，经肾和胆汁排泄。

【药理作用】

吡喹酮是广谱抗吸虫和驱绦虫药。对各类血吸虫成虫均有明显的杀灭作用，作用迅速而强效；对血吸虫幼虫作用较弱；对其他类型吸虫也有显著杀灭作用；对各种绦虫感染及其幼虫引起的囊虫病、包虫病有效。

治疗浓度的吡喹酮可使虫体痉挛性麻痹而失去吸附能力，导致虫体自动脱离宿主组织。当吡喹酮治疗浓度提高时，可损伤虫体表膜，导致虫体被杀灭。吡喹酮对哺乳动物细胞无上述作用，故不良反应少。

【临床应用】

吡喹酮是各种吸虫病的首选药，如各型血吸虫病、华支睾吸虫病、姜片虫病、肺吸虫病，同时也是各类绦虫病的首选药。

【不良反应及注意事项】

吡喹酮不良反应少而短暂。口服可出现短暂的腹痛、腹泻、头痛、眩晕等，服药期间避免驾车和高空作业。偶见发热、皮疹、关节痛、肌痛等症状，无需处理，不影响治疗。治疗脑性囊虫病时，可引起脑水肿等不良反应，可用脱水药和糖皮质激素。孕妇禁用。

二、抗肠蠕虫病药

肠蠕虫病是指线虫、绦虫和吸虫寄生于肠内的一类寄生虫病。我国以线虫感染最为常见，线虫主要有蛔虫、蛲虫、钩虫、鞭虫。目前，我国的肠蠕虫病控制得很好。

甲苯达唑

【体内过程】

甲苯达唑（mebendazole）又名甲苯咪唑，为苯并咪唑类衍生物。口服吸收少，进食（尤其是脂肪类食物）有利于药物的吸收。该药主要分布于肝脏，也可以分布于其他组织和器官。口服该药 24 小时后，大部分由肠道排出，少量由尿液排出。

【药理作用和临床应用】

甲苯达唑能影响虫体多种生化代谢途径，与虫体微管蛋白结合抑制微管聚集，从而抑制分泌颗粒转动和其他亚细胞器运动，抑制虫体对葡萄糖的摄取，导致糖原耗竭，同时使 ATP 生成减少，干扰虫体生存及繁殖。甲苯达唑为广谱驱肠虫药，能杀灭绦虫、蛔虫、钩虫、鞭虫、蛲虫等肠道蠕虫，还对蛔虫卵、钩虫卵、鞭虫卵及幼虫也有抑制发育甚至是杀灭作用。

【不良反应及注意事项】

甲苯达唑口服无明显不良反应，少数病例可出现短暂的腹痛、腹泻、皮肤瘙痒等。大剂量偶见粒细胞减少、脱发、转氨酶增高。肝、肾功能不全者、孕妇及 2 岁以下儿童禁用。

阿苯达唑

阿苯达唑（albendazole）又名肠虫清，是甲苯达唑同类的广谱驱肠虫药，具有高效、低毒的特点。疗效强于甲苯达唑，可用于单种及多种线虫混合感染。也可用于肠道外寄生虫病，如囊虫病、肺吸虫病、华支睾吸虫病等感染，还可用于脑囊虫病的治疗。该药不良反应少，偶有腹痛、腹泻、血清氨基转移酶升高等，停药后症状自行消失。治疗囊虫病时可诱发癫痫发作和颅内压升高。肝、肾功能不全者、孕妇及 2 岁以下儿童禁用。

哌嗪

哌嗪（piperazine）是临床常用驱虫药，对蛔虫、蛲虫均有较强的作用。该药能导致虫体弛缓性麻痹，不能吸附肠壁而随粪便排出。同时，该药使虫体肌肉收缩出现问题。临床上主要用于驱肠道蛔虫，尤其是伴有胆道蛔虫病的患者。该药不良反应轻，大剂量时可出现恶心、呕吐、腹泻、上腹部不适，甚至可见神经症状如眩晕、共济失调等。肝肾功能不全、神经系统疾病以及孕妇禁用。

左旋咪唑

左旋咪唑（levamisole）为广谱驱虫药，该药能使虫体肌肉麻痹不能附壁而导致排出体外。临床上主要用于蛔虫、钩虫、蛲虫感染，另外，对丝虫病也有一定的疗效。本药同时也是免疫增强剂，可用于治疗免疫功能低下。该药不良反应少，偶可出现粒细胞减少，肝功能减退等。妊娠早期、肝肾功能不全者禁用。

噻嘧啶

噻嘧啶（pyrantel，抗虫灵）为广谱驱虫药。临床上主要用于钩虫、蛲虫、蛔虫的单独或混合感染，常与奥克太尔（oxantel）合用。该药不良反应较少，偶有发热、头痛、皮疹和腹部不适。肝功能不全、孕妇、2 岁以下的儿童禁用。与哌嗪有拮抗作用，故不宜合用。

恩波吡维铵

恩波吡维铵（pyrvinium embonate）口服不易吸收，胃肠道内药物浓度高，对蛲虫有较强的驱虫作用。不良反应少，偶见恶心、呕吐、腹痛等消化道症状。

氯硝柳胺

氯硝柳胺（niclosamide）口服不吸收，肠内浓度高，能杀灭多种绦虫的成虫。对虫卵无效。临床上用于牛肉绦虫、猪肉绦虫、阔节裂头绦虫、短膜壳绦虫感染。该药对钉螺和日本血吸虫尾蚴也有杀灭作用，可防止血吸虫传播。氯硝柳胺不良反应轻，可引起胃肠不适等症状。

肠道蠕虫病的治疗用药见表 39-1。

表 39-1　肠道蠕虫病的治疗用药

感染寄生虫	首选药物	次选药物
蛔虫	甲苯达唑、阿苯达唑	噻嘧啶、哌嗪、左旋咪唑
蛲虫	甲苯达唑、阿苯达唑	噻嘧啶、哌嗪、恩波吡维铵
钩虫	甲苯达唑、阿苯达唑	噻嘧啶
鞭虫	甲苯达唑	
包虫	阿苯达唑	吡喹酮、甲苯达唑
囊虫	阿苯达唑、吡喹酮	
绦虫	吡喹酮	氯硝柳胺

思考题

1. 抗疟药的分类以及每类药的代表性药物有哪些？
2. 简述氯喹的抗疟作用特点。

知识拓展

常用制剂和用法

磷酸氯喹（chloroquine phosphate）　片剂，0.075 g，0.25 g。控制间日疟发作：口服，首剂 1 g，6 小时后 0.5 g，第 2、3 日各服 0.5 g。抑制性预防疟疾：口服，每周 1 次，每次 0.5 g。抗肠外阿米巴病：口服，每天 1 g，一日 2～3 次，连用 2 日；以后一日 1 次，一次 0.5 g，连用 2～3 周。注射剂，5 mL：322 mg。控制恶性疟：静脉滴注，第 1 日 1.5 g，第 2、3 日 0.5 g。一般每 0.5～0.75 g 氯喹加入 5% 葡萄糖注射液 500 mL 中，第 1 日药量于入院 12 小时内全部输完。

硫酸奎宁（quinine sulfate）　片剂，0.3 g。一次 0.3～0.6 g，一日 3 次，连服 5～7 日。

二盐酸奎宁（quinine dihydrochloride）　注射剂，0.25 g：1 mL。严重病例静脉滴注，5～10 mg/kg（极量 500 mg），加入氯化钠注射液 500 mL，4 小时滴完，12 小时后重复一次，病情好转后转口服。

青蒿素（artemisinin）　片剂，100 mg。首剂 1 000 mg，6 小时后再服 500 mg，第 2、3 天各服 500 mg。

磷酸伯氨喹（primaquine phosphate）　片剂，13.2 mg，26.4 mg。根治间日疟：一次 13.2 mg，一日 3 次，连用 7 天。消灭恶性疟原虫配子体：一日 26.4 mg，连服 3 日。

乙胺嘧啶（pyrimethamine）　片剂，6.25 mg。预防用药：一次 25 mg，一周 1 次，在进入疫区前 1 周开始服用，用至离开疫区后 4 周。

甲硝唑（metronidazole，灭滴灵）　片剂，200 mg。注射液，50 mg：10 mL；100 mg：20 mL。栓剂（直肠给药）：每枚 0.5 g。阴道泡腾片，每片 0.2 g。阿米巴病：一次 500 mg，一日 2 次，疗程 5～7 天。滴虫病：一次 250 mg，一日 3 次，共 7～10 天。滴虫性阴道炎：一次 0.2～0.4 g，每日 1 次，阴道给药，疗程 7～10 天。

替硝唑（tinidazole）　片剂，250 mg，500 mg。注射液，每瓶 400 mg：200 mL（含葡萄糖 5.5%）。栓剂，0.2 g。

奥硝唑（ornidazole）　片剂或胶囊剂，0.25 g。注射液，0.25 g：5 mL。奥硝唑氯化钠注射液，0.25 g：100 mL。

去氢依米丁（dehydrometine） 注射剂，30 mg：1 mL。一日 1 mg/kg，一次深部肌内注射，连用 5 日。

吡喹酮（praziquantel） 片剂，0.2 g。血吸虫病：一次 10 mg/kg，一日 3 次，连服 2 日。驱猪肉绦虫、牛肉绦虫：一次 20 mg/kg，顿服。

甲苯达唑（mekendazole） 片剂，50 mg，100 mg。驱绦虫和蛲虫：一次 200 mg，顿服。驱钩虫和鞭虫：一次 200 mg，一日 2 次，连服 3 天，第一次治疗鞭虫及钩虫未见效者，可于 2 周后再给予第二疗程。驱绦虫：一次 300 mg，一日 3 次，连服 3 天。

阿苯达唑（alkendazole） 片剂，100 mg，200 mg。蛔虫和蛲虫病：一次 400 mg，顿服。钩虫及鞭虫病：一次 400 mg，一日 2 次，连服 3 日。旋毛虫病：一日 800 mg，分 2 次服，疗程一周。驱绦虫：一次 300 mg，一日 3 次，连服 3 天。

枸橼酸哌嗪（piperazine citrate） 片剂，0.25 g，0.5 g。驱蛔虫：成人一次 3～3.5 g；小儿一次 0.15 g/kg，睡前顿服，连服 2 日。

氯硝柳胺（niclosamide） 片剂，0.5 g。首次 1 g，1 小时后再服 1 g，2 小时后服硫酸镁导泻。

双羟萘酸噻嘧啶（pyrantel pamoate） 片剂，0.3 g。一次 10 mg/kg，顿服，驱蛔虫连服 2 日，驱钩虫连服 3 日，驱蛲虫连服 1 周。

（陈少泽）

第三十九章
目标测试

素质目标

具有诚信友善、大爱无私、团结协作等医师优秀的职业品质。

具有责任担当、依法行医的意识。

知识目标

掌握乙醇、碘伏、次氯酸钠的作用特点。

熟悉甲醛、戊二醛、高锰酸钾、过氧化氢的作用特点。

了解其他消毒防腐药的作用特点。

能力目标

具有良好的人际沟通能力，能根据临床需要正确选择消毒防腐药。

　　消毒防腐药（disinfectants and antiseptics）包括消毒药（disinfectants）和防腐药（antiseptics）两类，消毒药是指能杀灭病原微生物的药物，防腐药是指能抑制病原微生物生长繁殖的药物。两者之间没有绝对的分界线，很多药物在低浓度时有抑菌作用，而在高浓度时可以达到杀菌功能，因此也将它们统称为消毒防腐药。本类药物主要用于皮肤、黏膜、排泄物、分泌物、食品、物品、药品及环境的消毒。消毒防腐药对病原微生物和人体组织细胞无明显选择作用，对人体细胞有一定的影响。此外，其作用和浓度、酸碱度、环境介质等有关，因此，临床应用时需注意这些因素的干扰。

第一节 常用药物

案例导入

> 患者，男，19岁。因打架导致双侧上肢多处皮肤划伤渗血。外科医生接诊时准备对患者进行清创处理。
>
> 请思考：
> 1. 可以选用哪些消毒防腐药？
> 2. 如果你是这位医生，给患者清创时会如何跟患者沟通？

一、醇类

本类药物能够使蛋白质变性、凝固而产生抗菌作用，但对绝大多数病毒、真菌效果不如细菌，对芽胞无效。常用药有乙醇，苯氧乙醇。

乙醇

乙醇（alcohol）又名酒精，它是目前最常用的消毒防腐剂。乙醇无色、易燃、易挥发。临床上作为消毒剂常用的浓度为75%，此浓度杀灭微生物作用最强，可杀灭常见细菌（2分钟内杀死皮肤表面90%的细菌）、白色念珠菌、致病酵母菌以及部分病毒如新型冠状病毒等。除消毒以外，乙醇还可以扩张血管、增强局部血液循环，帮助散热，以及破坏神经功能。

【临床应用】

乙醇可用于注射、穿刺或术前皮肤的消毒。50%的浓度用于涂擦局部受压皮肤，预防压疮。20%～30%的浓度用于高热患者的物理降温。

【不良反应及注意事项】

乙醇有皮肤和黏膜刺激性，故不要用于破损伤口及黏膜的消毒，也不要接触眼睛。大面积涂擦乙醇消毒时，可引起患者体温下降，老年人尤其要注意。乙醇不用于手术和牙科器械消毒。

苯氧乙醇

苯氧乙醇（phenoxyethanol）无色，有黏滞感。对铜绿假单胞杆菌有强大的杀灭作用，而对革兰氏阳性菌以及革兰氏阴性菌的作用相对较弱。临床上主要外用于烧伤、创伤及其他皮肤铜绿假单胞杆菌感染性疾病。

二、卤素类

本类药物主要通过卤化和氧化病原微生物的原浆蛋白，使其变性，改变膜的通透性从而发挥杀菌作用。本类药物效力强大，对细菌、真菌、病毒、芽胞甚至阿米巴原虫都有杀灭作用。

碘伏

碘伏（iodophors）又名碘附。碘伏是指元素碘和聚合物载体相结合的一种疏松复合物，80%～90%的结合碘可释放出游离碘，从而起到杀灭微生物的作用。临床上最常用的碘伏是聚维酮碘（PVP-iodine）。碘伏毒性低、作用时间长、杀灭微生物作用强大，为广谱杀菌剂，可杀灭细菌、病毒、真菌、芽胞以及原虫。临床上常用于皮肤消毒（如注射和手术部位）、黏膜冲洗。也可用于治疗皮肤黏膜病原微生物的感染，如治疗烫伤、滴虫性阴道炎、真菌性阴道炎、化脓性皮肤感染、真菌性皮肤感染等。本药刺激性小，偶有过敏反应。对铜、银、铝等有一定的腐蚀作用，对不锈钢制品无腐蚀作用。

碘

碘（iodine）具有强大的抗菌作用，对细菌、真菌、病毒、芽胞、阿米巴原虫均有强大的杀灭作用。由于对皮肤有刺激性，故临床上仅作为完整皮肤的消毒，偶可用于小伤口以及擦伤的治疗，不用于范围稍大的伤口，因为可引起疼痛。临床上常用的有 2% 碘酊（iodine tincture）和碘甘油（iodine glycerol）。碘酊的杀菌活性可持续 15 分钟，渗透性比碘伏强，可用于较厚的皮肤的感染。碘甘油主要用于咽炎、牙龈炎等。

次氯酸钠

次氯酸钠（sodium hypochlorite）是一种高效、广谱的消毒剂。常用于各种细菌、真菌、病毒、芽孢的感染，对肝炎病毒以及新型冠状病毒都有很好的灭活作用。临床上常配成各种复合制剂，用于医疗器械、排泄物、生活用品、周围环境等的消毒。临床上常用的 84 消毒液，其主要成分就是次氯酸钠。由于本药有一定的刺激性、腐蚀性以及漂白作用，故注意不要用于有色衣物的消毒，使用时要戴手套。

含氯石灰

含氯石灰（chlorinated lime）又名漂白粉。常用于消毒饮水、排泄物、卫生间、管道以及水池等，现用现配。优锁消毒剂的主要成分为含氯石灰，可用于伤口的消毒，但应注意不要触及眼睛，消毒手部皮肤时要用低浓度。

知识链接

最酷指挥官——王骁宙

2020 年，一场突如其来的新型冠状病毒疫情席卷武汉大地，这座伟大的城市中，涌现了无数的令人敬仰的平民英雄。武汉封城期间，山东蓝天救援队队长王骁宙和他的战友们，连续奋战了 51 天。他们每人每天要身背几十公斤重的消毒液（多为含氯的消毒液）对重点场所进行消杀，包括汉口火车站、武汉大学、方舱医院、果蔬批发市场、小区等地。他们克服了一天有时只吃一顿饭、近十小时不上厕所、无论寒热都得穿防护服开展消杀作业以及一天数小时与消毒液亲密接触等困难。那段时期，他们将个人安危置之度外，从来没有埋怨过环境的艰苦，从来没有抱怨过身心的疲惫，有的只是毫无保留的奉献以及心中对人民深深的热爱。

三、醛类

醛类消毒剂易挥发，又称挥发性烷化剂，可发生烷基化反应，使菌体蛋白变性，酶和核酸功能发生改变，从而达到杀灭细菌、真菌、芽胞及病毒的功能。其杀菌作用强大，但对皮肤、黏膜刺激性也强，对人体毒性较大。

甲醛

甲醛（formaldehyde）有多种使用浓度，40% 浓度的甲醛又称为福尔马林。甲醛对细菌、真菌、病毒、芽胞均有杀灭作用，可用于蛹齿、器械、房屋的消毒（熏蒸可用于消毒空气），病理标本的防腐保存，还可用于多汗症。甲醛对皮肤和黏膜的刺激性很强，特别是对眼和鼻黏膜，大量吸收甲醛可引起中枢神经系统反应，甚至死亡。

戊二醛

戊二醛（glutaraldehyde）是广谱的消毒剂，对多种细菌（包括结核分枝杆菌）、真菌、乙肝病毒以及艾滋病病毒均有杀灭作用，对芽胞的杀灭作用缓慢。临床上主要用于器械的消毒、寻常疣以及多汗症的治疗。不良反应与甲醛相同。

四、氧化剂

本类药物遇有机物后释放出新生态氧，使菌体内活性基团氧化而达到杀菌的目的。

高锰酸钾

高锰酸钾（potassium permanganate）又名PP粉，属强氧化剂。具有杀菌和抑菌作用，杀菌能力比双氧水强，但消毒效力受外界条件的影响会减弱。临床上主要用于急性皮肤炎症、急性湿疹的湿敷和冲洗，溃疡或脓疡、蛇咬伤伤口、阴道的冲洗，以及食物及药物中毒时的洗胃。应用时要现用现配，久置或加温可迅速失效。

过氧化氢溶液

过氧化氢溶液（hydrogen peroxide）又称为双氧水，临床常用的浓度为 1.5% ～ 3%。双氧水杀菌力较弱，作用时间短，易失效，对黏膜以及皮肤有轻度的刺激。临床上主要用于口腔疾病、化脓性外耳道炎或中耳炎的治疗，也可以用于皮肤及黏膜的消毒。由于双氧水易与有机物发生反应，故临床上常用于外科清创换药，便于清除脓液、血块、痂皮等坏死物质。

五、酚类

酚类通过使菌体蛋白质变性、凝固而发挥抗菌作用。其作用机制主要是损害菌体细胞膜，使蛋白变性，抑制细菌脱氢酶和氧化酶。酚类对多数无芽胞的繁殖性细菌和真菌有杀灭作用，对芽胞、病毒作用不强，部分药物尚能扩张血管，改善局部血液循环。常用药有苯酚、甲酚等。

苯酚

苯酚（phenol）又名石炭酸，有多种浓度：0.2% 苯酚为抑菌浓度，1% 苯酚可杀灭细菌，1.3% 苯酚可杀灭真菌，5% 苯酚可在 24 小时内杀灭结核杆菌，0.5% ～ 1.5% 苯酚有止痒作用。临床上主要用于外科器械的消毒、皮肤杀菌止痒和中耳炎。不良反应有腐蚀性和刺激性，6 个月以内的婴儿禁用，皮肤破损处禁用。

甲酚

甲酚（cresol）的药理作用与苯酚相同，但抗菌强度比苯酚强 3 ～ 10 倍，毒性也低一些。临床上常制成皂化液（来苏儿），用于手部皮肤、器械、环境以及排泄物的消毒。因对皮肤有灼伤作用，且有臭味，故不用于餐具消毒且浓度不超过 2%。

六、酸类

酸类消毒防腐剂解离出的氢离子能与菌体蛋白中的氨基结合，形成蛋白质盐类化合物，使蛋白质变性或沉淀而发挥抗菌作用。有些药物可改变细菌周围环境的酸碱度进而影响细菌的生长繁殖。

过氧乙酸

过氧乙酸（peracetic acid）属于强氧化剂，对细菌、真菌、芽胞、病毒等各种微生物均有强大的杀灭作用。临床上主要用于消毒室内表面、病房用品、非金属医疗器械、水果蔬菜等，因为过氧乙酸有腐蚀及漂白作用，故不用于金属器械以及有色织物。因易挥发，须现用现配。

硼酸

硼酸（orthoboric acid）防腐作用弱，组织刺激性小。可作为口腔清洗或者含漱剂，也可以与其他药物配伍用于牙周炎、牙龈炎等。

苯甲酸

苯甲酸（benzoic acid）又名安息香酸，同时具有抗细菌以及抗真菌作用。该药在酸性环境下作用较强，而在碱性环境下效力弱。常作为食物和药物的防腐剂，也可与水杨酸合用治疗成人皮肤感染，如手癣、足癣、体癣等。

七、表面活性剂

临床上常用的是阳离子表面活性剂，由于可使油脂乳化及清除油污，所以又称为清洁剂。阳离子表面活性剂能够增加细菌胞质膜通透性，使菌体内容物外漏而杀菌，同时还可阻碍其代谢而发挥杀菌、抑菌作用。其特点为抗菌谱广、作用快、刺激性小。与血浆、有机物、阴离子表面活性剂同用会降低作用效力。

苯扎溴铵

苯扎溴铵（benzalkonium bromide）又称为新洁尔灭，是广谱、快速、中效杀菌剂。低浓度时即对各类细菌均有杀菌作用；较高浓度时对 G$^+$ 菌敏感，对真菌和某些病毒有效，对芽胞、结核分枝杆菌及铜绿假单胞菌无效。用于皮肤、黏膜、伤口、器械消毒。

氯己定

氯己定（chlorhexidine）为广谱杀菌剂，对各类细菌均有作用，还可用于真菌以及部分病毒感染，对 G$^+$ 菌作用强于 G$^-$ 菌。在中性及弱酸性环境中抗菌作用更强，细菌不易产生耐受性。氯己定可用于皮肤和伤口的清洗或者消毒，也可制成喷剂或者漱口液，治疗口腔感染，还可用于器械的消毒。

八、其他类

依沙吖啶

依沙吖啶（ethacridine）又称为雷佛奴尔，属于染料类，通过使蛋白质变性从而抑制细菌的生长繁殖。一般治疗浓度无刺激，主要作用于 G$^+$ 菌以及少数 G$^-$ 菌，多用作防腐。临床上主要用于外科创伤、皮肤黏膜糜烂创面的冲洗和湿敷，也用于口腔黏膜溃疡、牙周炎的辅助治疗。禁止与含氯溶液配伍。

硝酸银

硝酸银（silver nitrate）杀菌力和腐蚀力都很强，常用于棒剂腐蚀过度生长的肉芽组织或者疣，还可用于眼部感染，也可用于黏膜溃疡面的烧灼。

思考题

1. 消毒药与防腐药有什么区别？
2. 简要说明乙醇和碘伏的作用特点。

知识拓展

常用制剂和用法

乙醇（alcohol）75%（V/V）外用。无水乙醇注射液，10 mL，作为神经破坏剂使用。

碘酊（iodine tincture）2% 溶液，完整皮肤消毒，用后须 70% 乙醇脱碘，还可用于小伤口和擦伤。

聚维酮碘（povidone iodine） 0.25%～0.5%溶液，用于外科洗手、手术部位及注射部位皮肤的消毒。0.05%～0.1%溶液，用于口腔黏膜及创口创面擦拭。0.025%溶液，阴道黏膜及伤口创面冲洗。

戊二醛（glutaraldehyde） 2%溶液，用于器械消毒。10%溶液，用于多汗症及寻常疣。

高锰酸钾（potassium permanganate） 片剂，0.1g。0.025%溶液，用于急性皮肤病或急性湿疹伴感染的湿敷，每次0.5～1小时，一日重复3～5次，面积大者也可药浴。0.1%溶液，用于冲洗溃疡或脓疮处理、蛇咬伤及水果食物消毒。

过氧化氢（hydrogen peroxide） 溶液，1.5%～3%，外用于皮肤、黏膜、创面、外耳道感染及中耳炎等。

苯酚（phenol） 1%～5%水溶液，用于器械消毒及排泄物处理。2%软膏，皮肤杀菌及止痒。1%～2%苯酚甘油，用于中耳炎滴耳。

甲酚（eresol） 配成皂溶液，1%～2%，用于手消毒。5%～10%，用于器械和环境消毒。

乳酸依沙吖啶（esacridine lactate） 0.1%溶液，用于器械浸泡、皮肤、黏膜、创面的消毒。

苯扎溴铵（benzalkonium bromide） 0.1%溶液，用于皮肤、黏膜消毒，术前洗手、手术器械消毒和保存。0.01%溶液，用于创面消毒。0.02%～0.05%溶液，用于阴道灌洗。0.005%溶液，用于膀胱和尿道灌洗。

醋酸氯己定（chlorhexidine acetate） 0.05%溶液，用于创伤、烧伤等皮肤损伤或疾患的消毒。0.5%醋酸氯己定溶于70%乙醇溶液，用于手术区皮肤准备，医疗器械的消毒。0.05%醋酸氯己定的水溶液，用于洁净器械保存和消毒，0.02%和0.05%溶液，用作灌洗液。

第四十章
目标测试

（李丹）

第四十一章

维生素类及酶类制剂

素质目标

具有诚信行医、友善待人、团结协作等医师优秀的职业品质。

具有重视中国传统医学的意识。

知识目标

熟悉常用维生素的作用、临床应用。

了解常用酶类制剂的药理作用和临床应用。

能力目标

具有良好的人际沟通能力，能够科普维生素的相关知识。

第一节　维生素类

维生素（Vitamin）又名维他命，是一系列维持机体正常代谢和生理功能所必需的小分子有机化合物。人体对维生素的需求量不大，但它也是人体不可或缺的六大营养素之一。维生素不能像碳水化合物、脂肪一样提供能量，它也不构成人体组织，它往往直接或以某些辅酶（或辅基）的方式参与到代谢过程中，从而维系器官组织的正常代谢和功能。

正常情况下，除少部分维生素可在体内（包括肠道细菌）合成外，绝大多数必须从蔬菜、水果、谷物、肉类、肝脏、禽蛋以及相应制品中获取。科学的饮食搭配、足量的进食，即可满足人体每天需要的各种维生素。当需要增多、补充不足或吸收障碍时，机体相应的物质代谢可能就会受阻，从而导致一系列的症状，这种因缺乏维生素而导致的疾病称之为维生素缺乏症，此时需要额外以药物的方式进行补充。

迄今为止，已发现的维生素种类超过了60种，无论是功能还是结构，它们彼此之间都有很大的差异，临床上一般根据溶解性不同，将维生素分为脂溶性和水溶性两大类。目前，大多数临床需要的维生素已经能够人工合成。

案例导入

> 患儿，男，1岁。因发现"多汗、易惊1月余"入院。患儿近1个月来出现多汗、烦躁症状，夜间常啼哭、睡眠易惊醒，食欲欠佳。查体：枕秃，O型腿。
>
> **请思考：**
>
> 1. 该患儿得了什么疾病，缺乏何种维生素？
> 2. 如何用药？如何给患儿家人进行健康指导？

一、水溶性维生素

常用的水溶性维生素有维生素 B_1、维生素 B_2、烟酸及烟酰胺、维生素 B_6、维生 C、叶酸和维生素 B_{12} 等。

维生素 B_1

维生素 B_1（Vitamin B_1）又名硫胺素，其体内的活性形式为焦磷酸硫胺素（TPP）。它广泛存在于谷类、豆类、干果、酵母以及瘦猪肉中，烹饪过程中维生素 B_1 流失约一半。药用维生素 B_1 为人工合成品，在酸性环境中较稳定，而在中性以及碱性溶液中易破坏。口服易被吸收，肌内注射吸收快。孕妇和儿童需要量比成人有所增加。

【药理作用】

维生素 B_1 是 α-酮酸氧化脱羧酶的辅酶，是糖分解代谢过程中必不可少的物质；同时，维生素 B_1 具有激活胆碱乙酰化酶以及抑制胆碱酯酶的作用。维生素 B_1 缺乏时，α-酮酸氧化脱羧受阻，体内丙酮酸、乳酸会明显增多，机体能量代谢出现障碍，出现组织和器官氧化供能问题；还会导致胆碱酯酶活性增强，加速乙酰胆碱的水解，产生神经、心血管以及消化系统症状。

【临床应用】

维生素 B_1 临床上主要用于防治维生素 B_1 缺乏症，如脚气病、消化不良、心肌炎、心功能不全、

多发性神经炎、感觉障碍等。也可用于全身感染、高热、甲状腺功能亢进症以及妊娠期妇女的维生素补充。

【不良反应】

本药不良反应少，毒性低，但是剂量过大可致头痛、食欲下降、水肿以及心律失常。注射给药偶见过敏反应，如药热、皮炎，严重时可出现过敏性休克。因此，维生素 B_1 应尽量避免采用注射用药，口服更安全。

🌿 **医海拾贝**

> ### 孙思邈与脚气病
>
> 　　唐朝名医孙思邈在行医期间，发现有几位富人都出现下肢浮肿，浑身酸痛麻木，身倦乏力的症状。经过一段时间的治疗，患者一直不见好转，孙思邈为此寝食难安。孙思邈通过反复细心的观察，最终发现这种病只发生在富人身上，且这些富人都有吃精粮的饮食习惯。他立即建议患者改食粗粮糙米，并且将一些细谷糠、麦麸皮煎水服用，随后，患者的各种症状竟然奇迹般地消失了，疾病完全好了。
>
> 　　孙思邈将他的这一发现编写进了《千金要方》和《千金翼方》。他还专门介绍用赤小豆、乌豆、大豆等治疗脚气病。他所记载的疾病其实就是今天所说的"脚气病"（维生素 B_1 缺乏症），该病可表现为肢端感觉减退及异常、多发性神经炎、下肢浮肿、食欲减退、胃肠功能紊乱等症状，而孙思邈所主张的粗粮、谷糠、麦麸皮等都富含维生素 B_1。

维生素 B_2

维生素 B_2（Vitamin B_2）又名核黄素，来源广泛，绿叶蔬菜、谷类、动物的肝、肾、肉类、蛋黄、奶类均含有丰富的维生素 B_2。药用维生素 B_2 多为人工合成品，主要由胃肠道吸收，嗜酒可减少维生素 B_2 吸收，吸收后可立即分布于全身各组织。

【药理作用】

维生素 B_2 在体内转化为活性成分黄素单核苷酸（FMN）和黄素腺嘌呤二核苷酸（FAD），两者均为琥珀酸脱氢酶、黄嘌呤氧化酶等还原酶的辅酶，参与三大营养物质的代谢，在生物氧化过程中扮演传递氢体的角色。维生素 B_2 可激活维生素 B_6，将色氨酸转化为烟酸。维生素 B_2 还起到维持红细胞的完整性的作用。维生素 B_2 缺乏时，可引起口、舌、眼及外生殖器的炎症表现。

【临床应用】

维生素 B_2 常用于舌炎、口角炎、唇炎、眼睑炎、结膜炎、视网膜炎、阴囊炎、脂溢性皮炎等维生素 B_2 缺乏症，临床上常联合应用其他类型的维生素 B。除皮肤黏膜炎症以外，还可用于发热、慢性感染、甲状腺功能亢进、肠道疾病、恶性肿瘤等疾病的辅助治疗。

【不良反应及注意事项】

肾功能正常时毒性很低。大量服药后尿液呈黄绿色。应用吩噻嗪类、三环类抗抑郁药、丙磺舒等药时，要补充维生素 B_2。

维生素 B_6

维生素 B_6（Vitamin B_6）包括吡哆醛、吡哆醇和吡哆胺 3 种。维生素 B_6 广泛存在于绿叶蔬菜、谷类、豆类、动物肝脏、肉类、蛋黄等食物中，肠道细菌也可以合成，单纯性维生素 B_6 缺乏很少见。维生素 B_6 在体内均以磷酸酯的形式存在，吡哆醛、吡哆胺在体内可以相互转化，二者是维生素 B_6 的活性形式。

【药理作用】

维生素 B_6 是体内多种酶的辅酶，广泛参与谷氨酸脱羧、γ-氨基丁酸的合成，糖原分解以及血红素的合成。维生素 B_6 缺乏时，可引起皮炎、舌炎、唇炎、腹泻、周围神经病变等疾病，还可诱发抑郁、贫血和癫痫发作等。

【临床应用】

维生素 B_6 临床上常用于治疗婴儿惊厥发作、贫血、中性粒细胞缺乏症、呕吐以及异烟肼等部分药物引起的周围神经炎、失眠和中枢兴奋等；可用于化疗、放疗所引起的剧烈恶心、呕吐等症状；可用于脂溢性皮炎、动脉粥样硬化、白细胞减少症、慢性肝炎等疾病的辅助治疗；也可用于妊娠、哺乳期、甲状腺功能亢进、慢性感染、发热等需求量增加的疾病。

【不良反应】

肾功能正常时，几乎无毒性作用。长期大剂量使用，偶可见头痛、进行性步态不稳、手足麻木等神经症状，停药后可自行缓解。

维生素 C

维生素 C（Vitamin C）又称为抗坏血酸，广泛存在于新鲜蔬菜以及水果中，如各种青菜、西红柿、橘子、鲜橙、柠檬、猕猴桃、山楂等。正常人所需要的维生素 C 均可由食物获得。

【药理作用】

维生素 C 参与了机体众多的代谢反应，在体内具有广泛的生理、生化作用。它参与部分氨基酸的代谢、胆固醇的转化，促进胶原蛋白的合成、铁的吸收，影响毛细血管的通透性，加速凝血反应；参与氧化还原反应，能促使 Fe^{3+} 还原为 Fe^{2+}，以及体内的叶酸还原为四氢叶酸，是治疗贫血的重要辅助药物；可促进胱氨酸还原为半胱氨酸，以利于免疫球蛋白的合成；还能够抑制亚硝酸转化为具有致癌作用的亚硝胺。

【临床应用】

维生素 C 临床上主要用于防治坏血病，也可用于各种急慢性传染疾病及紫癜等的辅助治疗，以及发热、甲状腺功能亢进、创伤、胃肠道疾病等维生素 C 需要量增加的疾病的治疗。

【不良反应】

过量使用维生素 C 可引起胃肠道症状；由于维生素 C 能明显增加草酸盐和尿酸盐的排泄，故可引起尿路草酸盐结石以及尿酸盐结石。长期大剂量使用可引起恶心、呕吐、胃酸增多、胃痉挛、腹泻等。长期服用每日 2～3 g 可引起停药后坏血病，故宜逐渐减量停药。高草酸盐尿症、肾结石和痛风患者慎用。

二、脂溶性维生素

维生素 A

维生素 A（Vitamin A）又名视黄醇，是最早被发现的维生素。维生素 A 有两种，一种是维生素 A 醇，也就是通常所提到的维生素 A，它只存在于动物性食物中，是最初的维生素 A 形态，维生素 A 醇存在于动物肝脏、肉类、蛋类、乳制品中，其中以鱼肝油中含量丰富。另一种是胡萝卜素，主要存在于植物性食物中，如胡萝卜、西红柿、坚果等，在体内可转变为维生素 A 醇。维生素 A 主要在肝内储存和代谢。

【药理作用】

1.维持正常的视觉功能 维生素 A 参与了视网膜中视紫红质的合成，可增强视网膜的感光能力，维生素 A 缺乏时可引起夜盲症。

2.维持上皮组织完整 维生素 A 可促进上皮细胞糖蛋白的合成，维持上皮组织的完整性。维生素 A 缺乏时可导致皮肤干燥、角化和脱屑，眼结膜表层角化，角膜软化，以及出现干眼症。

3.其他作用 维生素 A 参与软骨内成骨作用，增强机体细胞免疫功能，提高生殖能力。

【临床应用】

维生素 A 主要用于各种原因引起的维生素 A 缺乏症，如夜盲症、干眼症、角膜软化症以及皮肤粗糙等；可与免疫增强剂合用于感染性疾病的辅助治疗；还可用于儿童生长发育、妊娠以及哺乳期需求量增加的补充治疗。

【不良反应】

维生素 A 一般剂量无不良反应，过量可引起食欲不振、呕吐、腹泻、皮肤发痒、干燥和脱屑、颅内压增高等症状。急性中毒主要表现为颅内压增高。肝、肾功能衰竭者禁用。

维生素 D

维生素 D（Vitamin D）又称为抗佝偻病维生素，主要包括维生素 D_2 和维生素 D_3 两种。维生素 D_2 主要存在于动物性食品中，如鱼肝油、蛋黄、猪肝、奶油等；维生素 D_3 主要存在于酵母、蘑菇等菌类植物中。人自身也可以合成维生素 D，经日光或紫外线照射后，人体皮肤组织中的 7-脱氢胆固醇可转变成维生素 D_3。药用维生素 D 由小肠吸收，维生素 D_3 比 D_2 吸收更迅速和完全，借助胆盐与特殊 α 蛋白结合后储蓄于肝和脂肪组织中。

【药理作用】

维生素 D 在肝脏和肾脏内转化为有活性的 25-羟基维生素 D_2 以及 1，25-二羟基维生素 D_3，其作用如下。

1. 促进钙、磷的吸收　维生素 D 活化后能促进小肠黏膜吸收钙以及肾小管重吸收磷，从而提高血钙、血磷的浓度。

2. 对骨骼的影响　一方面，维生素 D 促进破骨细胞成熟，有利于骨质吸收；另一方面，维生素 D 溶解骨质中的骨盐，从而提高血钙和血磷浓度；第三方面，还能刺激成骨细胞，有利于新骨的形成和钙化。

维生素 D 严重缺乏时，会引起血钙、血磷的降低，以及骨骼生长发育障碍。

【临床应用】

维生素 D 临床上一般口服用药，并常常同时补充钙剂，主要用于佝偻病、骨软化症、骨质疏松、老年人骨折等的预防或治疗。维生素 D 吸收不良或不能口服者可肌内注射给药。

【不良反应】

短期内摄入超量或长期大量服用维生素 D 可出现中毒症状，表现为厌食、恶心、呕吐、腹痛、腹泻、全身乏力、嗜睡、头痛、心悸、血压升高、尿钙增多等。高钙血症、高磷血症伴肾性佝偻病禁用。动脉硬化、高胆固醇血症、心功能不全者慎用。

✅ 知识拓展

> **阳光维生素——维生素 D**
>
> 因为人可以在阳光的照射下合成维生素 D（Vitamin D），故维生素 D 又称为"阳光维生素"。人的表皮中的胆固醇转化为 7-脱氢胆固醇，当受到阳光照射时，紫外线（270～300 nm）促使 7-脱氢胆固醇转化成为维生素 D_3，再经过肝脏和肾脏的进一步作用，维生素 D_3 转化为骨化三醇并进入循环，作用一种激素调节钙、磷的吸收，促进骨骼的生长和重构。

维生素 E

维生素 E（Vitamin E）可分为生育酚以及生育三烯酚两大类，每一大类中又可分为 α、β、γ、δ 4种，其中，α-生育酚生物活性最强，已经可以人工合成。天然的维生素 E 广泛存在于各种食物中，如蛋黄、牛奶、水果、莴苣叶、食物油等，尤以大豆油、花生油、玉米油较为丰富。大部分维生素 E 在肠道吸收，吸收过程需要胆盐以及脂肪组织的辅助。可储存于全身组织中，尤其是脂肪组织。在肝内代谢，经胆汁和肾脏排泄。

【药理作用】

维生素 E 具有抗氧化作用，可结合饮食中的硒，防止细胞膜及其他细胞结构上的多价不饱和脂肪酸被自由基损伤，维持细胞膜的正常结构和功能；可维持和促进生殖功能，可加速黄体生成，提高精子生成率以及活力，维生素 E 缺乏可导致女性不孕、胚胎死亡或流产，男性睾丸萎缩，无生育能力；能避免红细胞破坏溶血；能维持毛细血管正常的通透性，抑制血小板聚集，防止血栓形成；保护神经与肌肉免受氧自由基的伤害，维持神经以及肌肉的正常发育和功能，降低组织氧消耗，提高氧的利用率；维生素 E 还是一些酶系统的辅助因子，参与了多种酶的活动，在血红素等的合成中扮演重要角色。

【临床应用】

维生素 E 常用于习惯性流产、先兆流产、进行性肌营养不良、贫血的辅助治疗等。

【不良反应】

治疗量的维生素 E 无明显不良反应。长期大剂量服用可引起视物模糊、乳腺肿大、头痛、眩晕、恶心、腹泻、胃肠功能紊乱、乏力软弱、血小板凝集、血栓形成等。对于维生素 K 缺乏而引起的低凝血酶原血症及缺铁性贫血患者，应谨慎使用维生素 E。

维生素 K

维生素 K（Vitamin K）包括维生素 K_1、K_2、K_3、K_4，其中自然界存在的为维生素 K_1、K_2，都为脂溶性维生素。维生素 K_1 主要来自绿叶蔬菜，肠道细菌合成的为维生素 K_2。维生素 K_3、K_4 为水溶性维生素。维生素 K 主要参与机体凝血因子 II、VII、IX、X 的合成，缺乏可致凝血障碍。临床上用于防治新生儿出血性疾病以及低凝血酶原血症等。维生素 K 可损害肝脏功能，肝功能不全者慎用。

第二节　常用酶类制剂

胰蛋白酶

胰蛋白酶（trypsin）是从牛、羊、猪的胰腺组织中分离而得到，其中从羊胰腺中提取的生物活性要高于牛和猪的胰腺。药液应新鲜配制，由于水溶液对热不稳定，平时应低于 20 ℃进行储藏。

【药理作用】

胰蛋白酶属肽链内切酶，可使天然蛋白、变性蛋白、纤维蛋白和黏蛋白等水解为多肽或氨基酸。由于血清中有非特异性抑肽酶，因此胰蛋白酶不会消化正常组织，但可使创面组织的脓液、血凝块、坏死组织等分解液化，从而引流排出，加速创面肉芽组织的生长。胰蛋白酶还具有一定的抗炎作用，能辅助消除炎症。

【临床应用】

胰蛋白酶临床上常用于脓胸、血胸、肺脓肿、外科炎症、溃疡、创伤性损伤、血栓性静脉炎、瘘管以及眼科多种炎症等。也可用于各类毒蛇咬伤治疗。

【不良反应及注意事项】

胰蛋白酶可引起组胺释放，故可见发热、寒战、头痛、胸痛、腹痛、皮疹、血管神经性水肿等，给予抗组胺药及解热药多数可以缓解，症状轻者不影响继续治疗。该药不作静脉注射。肝肾功能不全、凝血障碍或有出血倾向患者禁用。用药前需做皮肤划痕试验。

糜蛋白酶

糜蛋白酶（chymotrypsin）与胰蛋白酶来源相同，但是分解作用比胰蛋白酶更强，且毒性低、不良反应小。作用部位有所不同。

【药理作用】

糜蛋白酶能激活纤溶酶，使蛋白质迅速分解。例如，可使晶状体的悬韧带以及眼组织的其他蛋白质溶解；促使痰液中的黏蛋白和纤维蛋白水解，使痰液变稀，易于排出；还能用于蛇咬伤，使蛇毒中的有害蛋白质分解，从而消除蛇毒中毒症状。

【临床应用】

糜蛋白酶可用于创伤、术后伤口愈合、积血、扭伤血肿、中耳炎、鼻炎、白内障晶状体摘除术、抗炎、防止局部水肿以及毒蛇咬伤等；还可用于脓性和非脓性痰液的稀释。糜蛋白酶与抗菌药物合用，可发挥抗感染作用。

【不良反应】

糜蛋白酶一般不良反应比胰蛋白酶少，偶有过敏反应，用药前需做皮肤过敏试验。一旦出现过敏，需立即停药，采取抗组胺药等治疗。药液现用现配，不可静脉注射。不满20周岁的眼病患者、玻璃体液不固定的创伤性白内障患者禁用。

玻璃酸酶

玻璃酸酶（hyaluronidase）又名透明质酸酶，来源于动物睾丸或从微生物中提取。玻璃酸酶能水解组织基质中的透明质酸（有限制水分流动的作用），从而降低组织间质的黏性，加速局部血液和组织液的扩散以及吸收，有利于消除血肿、水肿以及积液。

临床上常将其作为药物的渗透剂，如皮下注射的抗生素、化学治疗药物等，可加快局部药液扩散，减轻疼痛；与局麻药合用可加快局麻药药效的产生；用于长期注射胰岛素的糖尿病患者时，可减少患者局部脂肪组织的萎缩；还可用于预防结膜化学烧伤后的睑球粘连等。禁止用于有感染及肿瘤的部位。本药现配现用，不作静脉注射。

思考题

1. "服用维生素类药物有益无害，多多益善"，这种观点对不对？请举例说明。
2. 常见的脂溶性维生素有哪些？主要用来治疗什么疾病？

知识拓展

常用制剂和用法

维生素C（Vitamin C）　片剂，25 mg，50 mg，100 mg。一次50～100 mg，一日3次。注射剂，0.1 g∶2 mL，0.25 g∶2 mL，0.5 g∶5 mL，2.5 g∶20 mL。一次0.1～0.25 g，一日1～2次，肌内注射或静脉注射。

维生素B$_1$（Vitamin B$_1$）　片剂，5 mg，10 mg。一次10～30 mg，一日3次。注射剂，50 mg∶2 mL，100 mg∶2 mL。一次50～100 mg，一日2次，肌内注射。

维生素B$_2$（Vitamin B$_2$）　片剂，5 mg，10 mg。一次5～10 mg，一日2～3次。注射剂，1 mg∶2 mL，5 mg∶2 mL，10 mg∶12 mL。一次1～10 mg，一日10～30 mg，肌内注射。

维生素B$_6$（Vitamin B$_6$）　片剂，10 mg。一次10～20 mg，一日30～60 mg。注射剂，25 mg∶1 ml，50 mg∶1 mL，100 mg∶2 mL。一次50～100 mg，一日1次，肌内注射或静脉注射。

复合维生素 B（Vitamin B complex） 片剂，每片含维生素 B_1 3 mg、维生素 B_2 1.5 mg、维生素 B_6 0.2 mg、烟酰胺 10 mg、泛酸钙 1 mg。成人一次 1～3 片，一日 3 次。小儿 1～2 片，一日 3 次。

烟酰胺（nicotinamide） 片剂，50 mg，100 mg。一次 50～100 mg，一日 3 次。注射剂，50 mg：1 mL，100 mg：1 mL。一次 50～100 mg，肌内注射或静脉注射。

维生素 A（Vitamin A） 胶丸剂，5 000 U，2.5 万 U。一次 1 万～2.5 万 U，一日 1～2 次。

维生素 D（Vitamin D） 胶丸剂，5 000 U，1 万 U。维生素 D 依赖性佝偻病，成人一日 1 万～6 万 U。

维生素 E（Vitamin E） 片剂，5 mg，10 mg。一次 10～100 mg，一日 2～3 次。注射剂，50 mg：1 mL。一日 5～50 mg，肌内注射。

胰蛋白酶（trypsin） 注射剂，1.25 万 U，2.5 万 U，5 万 U，10 万 U。一次 5 000 U，肌内注射。根据需要，可配成溶液剂、喷雾剂、粉剂及软膏用于局部。

糜蛋白酶（chymotrypsin） 注射剂，800 U，4 000 U。一次 4 000 U，临用前用氯化钠注射液溶解，肌内注射。

玻璃酸酶（hyaluronidase） 注射剂：150 U，1 500 U。以适量 0.9% 氯化钠溶液溶解，制成 150 U/mL 或适宜浓度溶液后备用。根据需要，皮下、结膜下或球后注射，一次 50～300 U，最大量不超过一次 1 500 U。

（夏明红、郭丽琴）

[1] 国家药典委员会.中华人民共和国药典（一部、二部、三部、四部）：2025年版[M].北京：中国医药科技出版社，2025.

[2] 杨宝峰，陈建国.药理学[M].10版.北京：人民卫生出版社，2024.

[3] 王开贞，李卫平.药理学[M].8版.北京：人民卫生出版社，2019.

[4] 吴基良，姚继红.药理学[M].3版.北京：科学出版社，2020.

[5] 葛均波，徐永健，王辰.内科学[M].9版.北京：人民卫生出版社，2018.

[6] 陈新谦，金有豫，汤光.新编药物学[M].18版.北京：人民卫生出版社，2018.

[7] 国家药典委员会.中国药品通用名称[M].北京：化学工业出版社，2014.

[8] 秦红兵，姚伟.护用药理学[M].4版.北京：人民卫生出版社，2018.

[9] 李时珍.本草纲目中药学[M].黄志杰，胡永年，编.沈阳：辽宁科学技术出版社，2006.

[10]《抗菌药物临床应用指导原则》修订工作组.抗菌药物临床应用指导原则：2015年版[M].北京：人民卫生出版社，2015.

[11] 朱兰.沙利度胺的故事[J].中国食品药品监管，2019(9)：110-113.

[12] 黄曙辉，葛少岩.碧兰麻在口腔诊疗中的应用观察[J].中国医药导报，2006，3(32)：73-74.

[13] 丁光生.陈克恢：国际著名药理学家[J].生理科学进展，2009，40(4)：289-291.

[14] 周祯祥，张廷模，闵志强，等.论《神农本草经》对中药学的贡献[J].中药与临床，2020，11(3)：43-49.

[15] 王金华，李莉，杜冠华.中药天仙子的历史认识与评价[J].中药药理与临床，2018，34(5)：163-165.

[16] 中华医学会神经病学分会睡眠障碍学组.中国成人失眠诊断与治疗指南(2023版)[J].中华神经科杂志，2024，57(06)：560-584.

[17] 王军平，王晓雨，吴俊，等.精神卫生的先驱：菲利普·皮内尔[J].中华疾病控制杂志，2019，23(12)：1539-1542.

[18] 柳剑，蒋毅，周乙雄.阿司匹林的历史及其在骨科抗凝治疗中的应用争论[J].中华关节外科杂志(电子版)，2014，8(2)：253-255.

[19] 何大一.鸡尾酒疗法让他成为医学英雄[J].人人健康，2012(11)：20-21.

[20] 叶碧绿，田秦杰.葛秦生教授对我国生殖内分泌学发展的贡献[J].生殖医学杂志，2016，25(1)：1-4.

[21] 郭继鸿.凭借起搏器生活的世界第一人：胡根娣[J].临床心电学杂志，2017，26(1)：71-72.

[22] 夏明红，胡春光．从药物治疗方面分析消化性溃疡治疗失败或治疗后复发的原因及对策 [J]. 基层医学论坛，2016，20(29)：4158-4159.

[23] 中国高血压防治指南修订委员会，高血压联盟（中国），中国医疗保健国际交流促进会高血压病分会，等．中国高血压防治指南（2024 年修订版）[J]. 中国高血压杂志（中英文），2024，32（07）:603-700.

[24] 中华医学会糖尿病学分会．中国糖尿病防治指南（2024 版）[J]. 中华糖尿病杂志，2025，17（1）:16-139.

[25] 刘星，董长征．迷走神经刺激术治疗癫痫的研究进展 [J]. 河北医科大学学报，2021，42(1)：111-115.

[26] 中华医学会呼吸病学分会．支气管哮喘防治指南（2024 年版）[J]. 中华结核和呼吸杂志，2025，48（03）:208-248.